한방물리치료 중재학

Oriental Physical Therapy Interention

저자 김용남

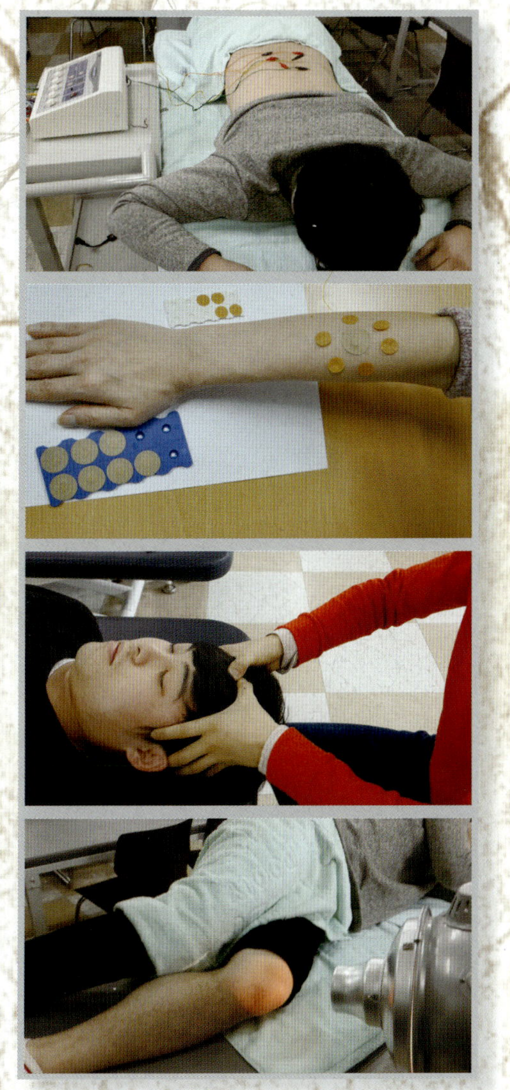

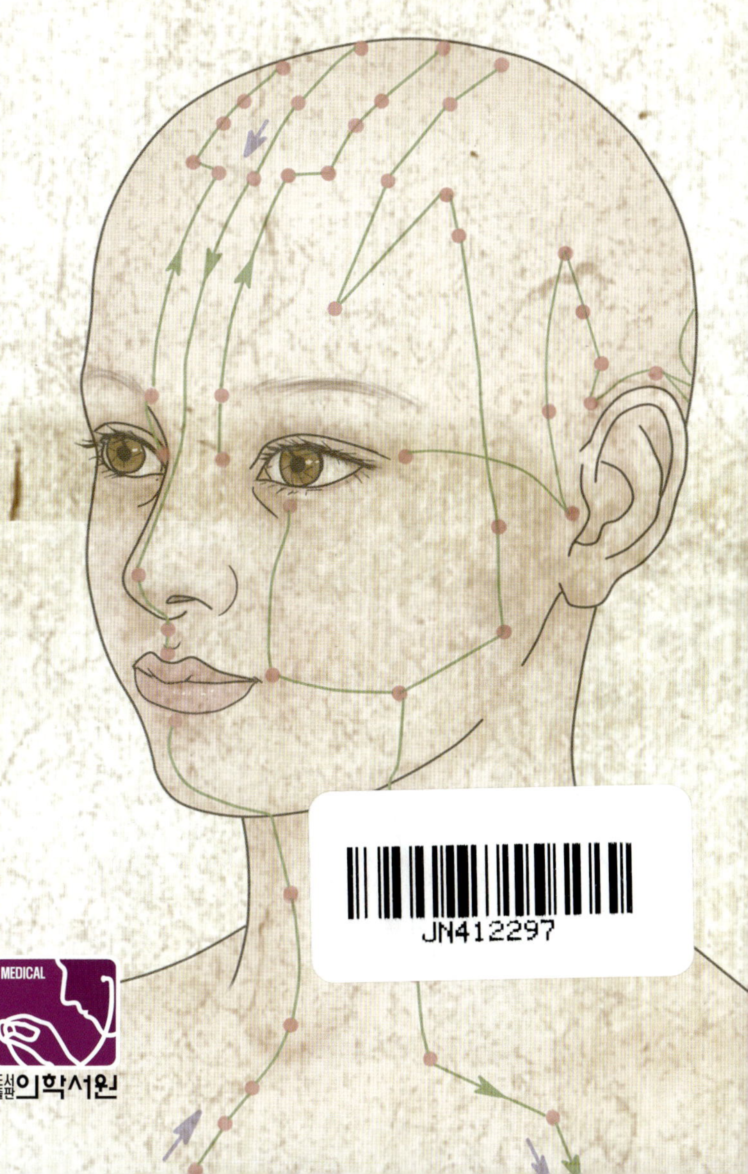

MEDICAL
도서출판 의학서원

머 리 말

물리적 인자치료는 동서의학을 막론하고 인체의 이학적인 자극 또는 기계적인 응용으로 질병의 치료 및 건강증진에 효과를 나타내는 치료를 말하며 근거중심 물리치료의 임상적인 측면을 연구하는 학문을 말한다.

인간의 건강문제를 바라보는 물리치료의 관점은 단순히 해부생리 및 임상학적 관점 뿐 만 아니라 근본적으로 철학적 관점에서 우주의 법칙에 입각하여 건강, 질병관의 이론을 제시하면서 확인하게 되었다.

5천년 이전에 시작된 전통적인 동양의학이 그 동안 기초이론이나 임상적인 기술면에서 특별한 변천이 없었음에도 불구하고 21세기의 과학에 지속적으로 도전하고 있다.

자연과학이 없었던 시기에 시작되었던 동양의학은 철학을 바탕으로 계속적으로 이어져왔고, 동양의학과, 자연과학 및 기술을 바탕으로 한 현대의학 사이에는 사람의 건강과 질병을 다룬다는 공통점에도 불구하고 그 이해와 접근방법에는 차이가 크다고 볼 수 있다. 동양의학과 서양의학은 임상적인 측면에서 상호보완적 관계이기 때문에 이 시대의 모든 의학을 더 높은 차원의 종합의학으로 승화시키기 위해서는 서양의학의 과학적 이해와 동양의학의 철학적 이해의 조화가 절실하다고 해석되어진다.

저자는 이러한 조화로운 면을 고려하여 동양의학에 관심이 있는 일반인과 물리치료사, 작업치료사 또는 물리치료, 작업치료를 전공하는 학생들에게 한방물리적인자의 중재에 대한 이론과 신 치료기술을 개발하는데 조금이나마 도움이 될 수 있는 방법이 없을까 깊게 생각하던 중 경희대학교 한의과대학 부속 한방병원에 재직하던 시절 한의과대학 교수님들에게 이론 강의를 듣고, 임상적 경험을 통하여 근거 중심의 한방물리적 중재이론과 수집된 자료들을 규합하여 교수직으로 자리를 옮긴 후 많은 학생들이 한방에 대한 이론과 학습을 통하여 습득할 수 있는 책을 발간하고자 10여년 전 부터 준비하였던 바 이제서야 발간하게 되였다. 책이 처녀작이라 수정, 개정되어야 할 부분이 많아 주위의 한의사 선생님들이나 교수님들에게 교정을 의뢰하였고, 많은 참고문헌을 활용하여 한방물리치료 중재학으로 개칭을 하게 되었다. 앞으로도 새로운 이론과 기술이 많이 제시되어야 할 것이고, 수정, 보완이 지속적으로 이어져야 할 것으로 생각된다.

학생들에게 한방이론을 가르치고, 틈틈히 준비한 책이 한권으로 모아졌고 이 책을 엮으면서 언제나 끝날지 속박감으로 안타까워 했으나 이 책이 물리치료과 학생들이나 임상에 계신 물리치료사 선생님들 또는 동양의학에 관심을 가지고 계시는 모든 분들에게 도움이 된다면 그간의 어려움은 기꺼이 즐거움으로 간직하고자 한다.

마지막으로 자료와 이론을 제시해준 경희대학교 한의과대학 한방재활의학과 교수님들에게 고개 숙여 감사드리며, 이 책이 출판될 수 있도록 끝까지 도움을 주신 의학서원의 과장님과 편집부직원, 그리고 이승수사장님께 깊이 감사드립니다.

저자

한방물리치료학

목차

제3장 경락·경혈론 · 55

제4장 병리 · 163

제5장 체질과 질병 · 169

제 Ⅲ 부 각론

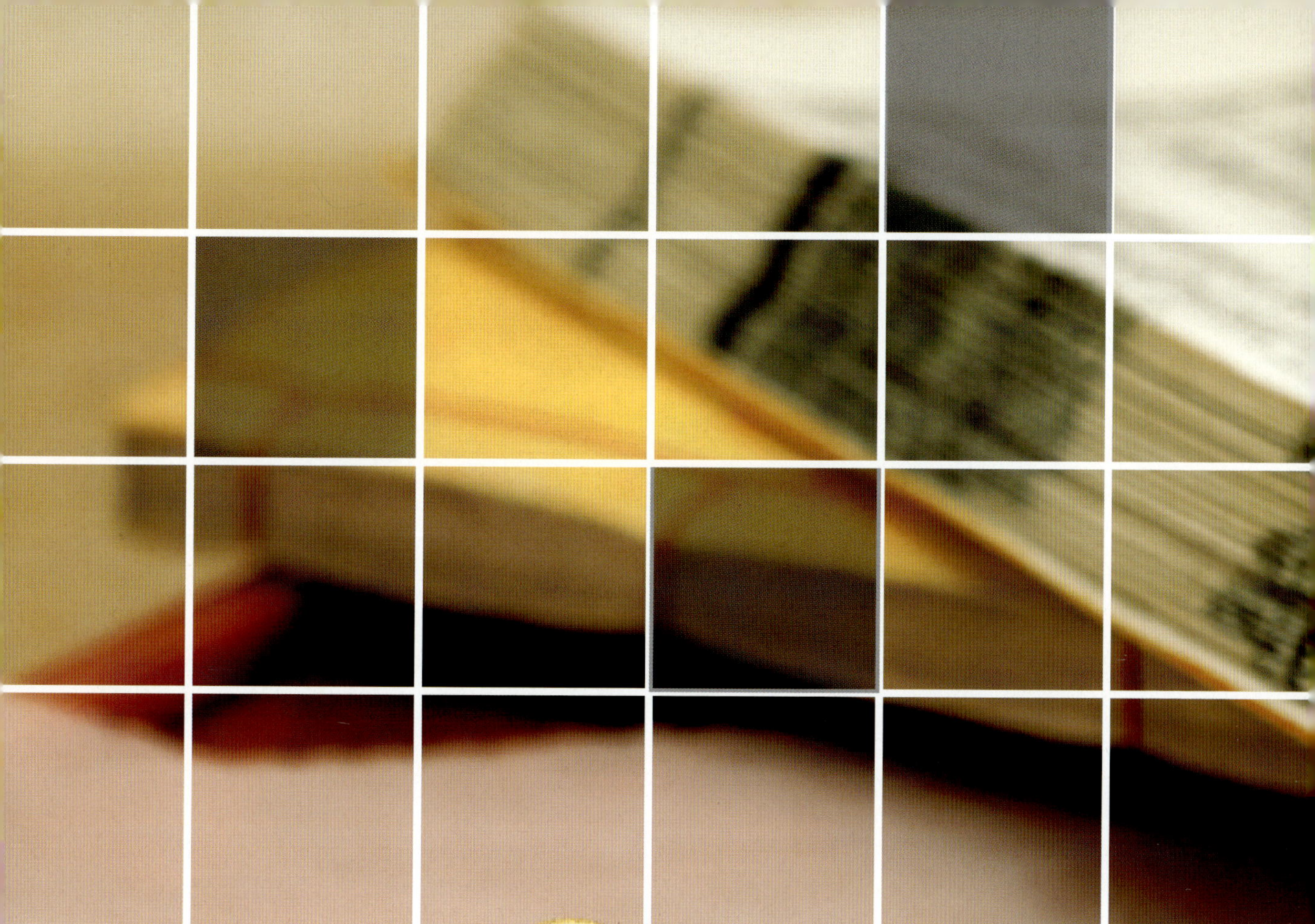

제 I 부 총 론

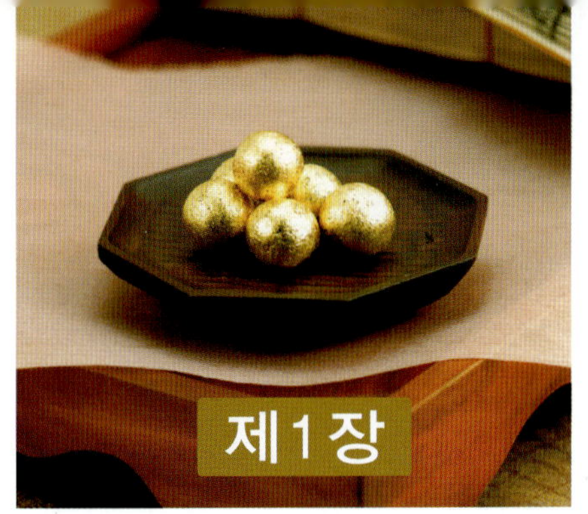

동양의학(한의학)의 기원과 전래

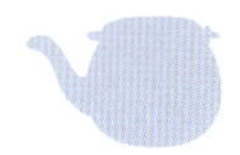

제1절 기 원

동양의학(한의학: Oriental Medicine)은 중국의 오랜 역사적 시대로 거슬러 올라가면 한의학 발전에 크게 영향을 미친 전설적인 인물들이 한의학 발전에 큰 영향을 미쳤다는 기록이 있다. 그 인물들이 바로 복희(伏羲)·신농(神農)·황제(黃帝)·요순(堯舜) 등이다.

황제에 의한 황제내경(黃帝內徑)과 외경(黃帝外徑)은 한의학에서 전해 내려오는 가장 오래된 의학서적이다. 이 서적은 현재까지 한의학의 경전[經典]으로 불려지고 있으며, 전설적 인물인 황제의 이름을 빌려서 명칭을 붙였다고 한다. 또한 신농은 일찍이 여러 가지 약의 효능을 밝혀 한약의 원조처럼 내려오고 있다. 그 약의 효능은 신농본초경(神農本草經)이라는 약학서적을 통하여 한약제의 기본서적으로 현재까지 전해지고 있다.

춘추전국시대를 거치면서 동양의학은 원본적인 틀을 벗어나 본격적인 이론과 의술을 맞추기 시작하였다. 앞에서 제시한 황제내경과 신농본초경도 춘추전국시대에 완성된 것으로 유추할 수 있다.

그 후 한나라 후기(後漢)에 장중경(張仲景)은 상한론(傷寒論)을 집필하여 임상의학 발전에 크게 이바지하였다.

송(宋)나라 이전에는 주로 처방중심의 의학이 대중화를 이루었고, 송나라 시대에 와서 성리학(性理學)이 크게 발전하여 대두되면서 이에 영향을 받아 의학도 처방이나 침술과 같은 치료기술 뿐만 아니라 이론적인 면에서 더욱 관심을 갖기 시작하였다. 이러한 노력의 결과는 동양의학의 이론적 발전에 크게 공헌하였고, 음양오행설(陰陽五行說)의 등장으로 체제가 정립되면서 동양의학의 바탕이 과학적으로 크게 활성화되었다.

금원시대(金元時代)에는 동양의학이 전성기를 맞게 되었다. 이 시기에는 전쟁이 계속되었으며, 전염병 또한 크게 돌아 이로 인한 인명 피해가 컸으며 이러한 문제를 해결하기 위한 끊임없는 노력이 이어졌다. 다행히도 이 시대에 맞추어 유명한 의사 유하간, 장자화, 이동원, 주단계 등의 네 명이 탄생하게 되었는데 이들이 금원사대가(金元四大家)인 것이다. 금원사대가에 의해 동양의학의 정립된 이론과 치료방법들은 명(明)나라를 거쳐 청(淸)나라에 이르러 온병학(溫病學)이라는 새로운 장을 열게 되었다. 온병학은 현대의 열성전염병(熱性傳染病)을 포함한 급성질병(急性疾病)을 말하며, 온병학은 과거의 의학이론을 바탕으로 당시에 큰 문제가 되었던 전염병을 해결함으로써 동양의학 사상 아주 중요한 성과를 나타내었으며 지금까지 전해오고 있다.

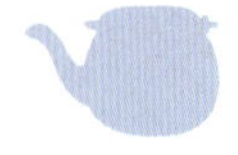

제2절 전 래

우리나라에 동양의학이 들어오게 된 배경으로 최초에 의학서적을 수입했다는 기록은 일본서기(日本書記)에 있으며, 고구려 평원왕 3년에 중국 오(吳)나라 사람인 지총(知聰)에 의해 내 · 외전(內外典), 약서(藥書), 명당도(明堂圖) 등 164권을 가지고 고구려를 거쳐 일본으로 들어왔다고 한다.

이때, 우리나라는 중국의 의학을 최초로 받아들였다는 계기라 할 수 있으며, 이것이 바로 동양의학인 것이다. 여기에서 내 · 외전은 황제내경 및 외경 등의 의학서적을 말하며, 약학서적으로는 신농본초경(神農本草經), 명의별록(名醫別錄) 등이며, 명당도는 침과 뜸에 관한 의학서적인 것이다.

이 보다 약간 후에 백제는 남북조시대(南北朝時代)의 여러 나라로 부터 의학서적을 수입하여 이 시대에 만들어진 백제신집방(百濟新集方)에는 이 서적들의 내용들이 기록되어 있었다고 한다. 이러한 과정을 통하여 전래된 의학과 의학서적들은 삼국시대를 거쳐 고려시대에 이르러 자아 민족적 노력으로 새로운 전기를 맞게 되었다.

고려시대 이전에는 단순한 의학과 의학서적을 수입하여 그 내용들과 기술에 의존하는 양상에서 벗어나 우리나라 사람들에게 맞게 적용할 수 있는 새로운 의학을 정립하고자 노력하기 시작하였다. 이때에 이론적인 면에서 큰 발전을 이루지는 못하였지만, 약재와 처방에서는 많은 성과가 있었다.

조선시대에 들어와서는 고려시대 의학을 종합 · 정리하였고, 새로운 의학이론을 정립하여 중국에 대립할 만한 큰 결실을 맺게 되었는데 그 결실로 맺어진 결과가 향약집성방(鄕藥集成方)과 동의보감(東醫寶鑑)이라는 의학서적이다. 향약집성방(鄕藥集成方)은 고려시대에 편찬된 우리나라 처방 및 의학서적들을 종합 · 정리하여 새롭게 출판되었으며, 우리의 약재를 일반 대중들에게 널리 알리기 위한 노력의 결과였다. 또한 동의보감은 허준(許浚)선생께서 선조의 명을 받들어 중국에서 가장 발달된 의학이라고 할 수 있는 금원사대가의 이론을 받아들이고, 역대 의학서적들을 총괄하여 독특한 방식으로 편집하여 보기에도 쉽고 편리하게 편찬된 의학서적으로 지금까지 유용하게 사용되고 있으며 다시 중국으로 역 수출 되기도 하였다.

동의보감이 출간되기 전 우리의학은 중국의학을 그대로 답습하였거나 중국의학 이론에 국산약재나 우리기술을 가미해서 사용하였지만 동의보감 편찬 이후의 우리의학은 그 토대 위에 많은 발전을 거듭하여 명실공이 중국의학이 아닌 우리 한의학(韓醫學)이라고 자부 할 수 있는 기틀을 마련하였다.

조선은 이미 세종대왕시대에 한국의학의 자주적 기초를 마련할 정도로 크게 발전하였고, 특히 향약의 연구와 보급은 한국인의 질병 퇴치에 획기적인 성과를 올렸다. 이러한 학문적 토대 위에 허준 선생께서 동의보감을 편찬함으로써, 한국의학은 그 독자적 지위를 가질 수 있게 되었고, 동의는 우리 동양의학이 중국의학과 대등한 것임을 과시한 것이었다.

조선조 말기에는 또 다시 우리 동양의학은 새로운 전기를 맞게 되었는데 한의사인 이제마(李濟馬)선생의 동의수세보원(東醫壽世保元)의 출현이다. 이제마 선생께서는 기존의 이론이나 의술과 다른 새로운 체제를 정립하여 사람에게는 태어나면서 오장육부의 허실에 따라 네가지 체질로 구분되어 제각기 다른 성격이나 체격, 좋아하는 음식, 취미, 개성이 다르다는 체질이론(體質理論)을 도입하여, 이를 사상체질의학론(四象體質醫學論)이라 하였다. 이러한 자주적 정신을 이어 받아 한의학을 우리 고유의 한의학(韓醫學)으로 개칭하게 되었다.

동양의학과 서양의학을 비교해 보면 아래(표 I-1-1)와 같다.

〈표 I-1-1〉 **동 · 서의학의 비교**

동양의학	서양의학
전체적	국소적
종합적	분석적
철학적	자연과학적
내적 생명력 체계 확립 후 건강증진	생명력 저해하는 외부의 침해방지 및 치유
현상의학	조직의학
징후학	해부학
내과적	외과적
대증적	대응적
증후학	병명학
이론적	실험적
체질예방	세균의학
액체병리학	세균병리학
자각증 중시	타각증 중시
천연약재	화학약품

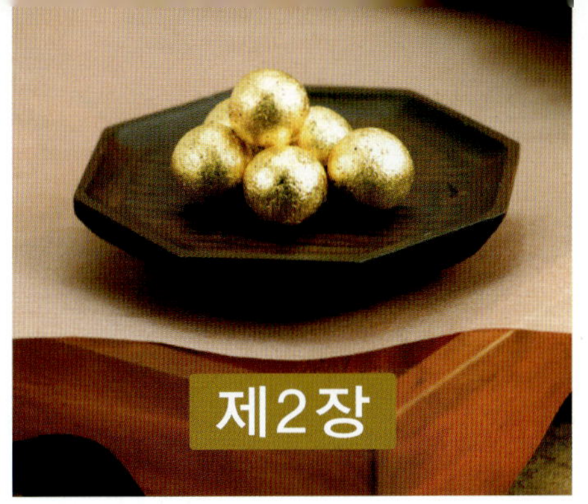

한방물리요법
(韓方物理療法: Oriental physio-therapy)

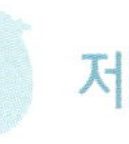

제1절 개 요

인간이 자연계의 한 적응자로서 생존해 가는 데 있어서 가장 중요한 것은 자연현상의 여러 법칙을 올바르게 이해하고 여기에 순응하여 효과적으로 이용하는 것이라 하겠다. 바로 이 자연과 인간과의 관계에서 파생되는 각종 부조화를 규명하고 질병상태의 인체기능을 회복케 하는 것이 동양의학의 근본사상이라 할 수 있다.

물리요법(Physical therapy)이란 동서의학을 구분하지 않고 우리 인체에 이학적인 자극인자나 기계적인 기전을 응용하여 질병의 중재 및 건강증진에 효과를 미치는 치료를 말하며, 물리요법의 이론과 치료기술, 임상적인 측면에서 이러한 요소들을 접근하고 연구하는 학문을 물리요법학(物理療法學)이라고 한다.

한방물리요법학이란 도인안교에서 비롯된 여러 가지 체조요법과 「수기(지압), 수장(손바닥) · 수권(주먹)」을 이용하여 체표(피부)의 경락상의 경혈점을 조정하여 기의 소통을 조절하는 수기조정법 및 체표경혈부에 음압을 적용시켜 정혈과 소염진통을 목적으로 하는 부항요법과 여러 가지 온도에 따른 열과 광선들의 파장을 응용하여 우리 몸에 적용시켜 중재를 하는 온열요법과 광선요법이 있으며, 전기를 응용하여 주파수에 따라 국소 또는 전신의 경락상의 경혈점에 응용 · 적용하여 치료하는 전기요법, 냉온탕이나 구엽탕, 각탕, 관장법, 겨자요법, 약물요법, 토란, 메밀찜질, 도인술에 의한 목욕법 등 물에 혼합하거나 응용하여 중재하는 수 치료 등이 한방물리요법의 영역에 속한다.

제2절 전 래

한방물리요법은 인류가 태어나면서부터 역사적으로 시작되었다고 볼 수 있다. 가장 원시적인 치료로서 자연발생적으로 생명체가 생활환경에 순응하고자 생존해 나가기 위해서 본능적으로 취한 여러 가지 반사적인 행동들로 부터 발전하여 오늘날 수기요법(手技療法: 지압)에 이르게 되었고, 동물들의 행위와 생체를 응용해서 만들어진 체조와 호흡법이 도인안교법으로 하여 정체요법으로 발전하였다. 또한 인간의 본능적이고 슬기로운 지혜가 자연환경에 순응하고자 인체에서 일어나는 여러 종류의 동작들을 응용하여(맨손체조법, 호흡법. 기공. 요가) 오늘날 치료적 운동과 한방물리요법으로 전래 되었다고 볼 수 있다. 이에 대한 학문적 체계를 이룩한 것은 중국의 오래된 의학서적인 황제내경(皇帝內徑)에서 비롯되었지만 내경은 원리적으로 접근 하였으나 소씨병원후론(巢氏病源候論)중의 병후론(病候論)에는 600여종의 도인법들이 질병 별로 수록되어 있어 이러한 기법들이 수기, 지압, 안마의 원전이라고 할 수 있다.

중국의 후기 말(B.C. 2세기 경)에 유명한 의사였던 화타(華陀)에 의해 다섯 종류의 동물들의 생체동작을 본 따서 개발된 오금법(五禽法)은 최고로 체계화된 보건체조 또는 운동요법이라 할 수 있으며, 후세에 중국의 도인들이 만들어 낸 무술의 활법(活法)과 살법(殺法) 등도 모두 경락과 경혈을 이용하여 기를 조절하고 소통시키는 도인안교에 근본적인 뿌리를 두고 있는 것이다.

우리나라의 경우 신라시대에 있어서 화랑의 연병술과 퇴계 이황선생의 퇴계실내체조법 등도 도인안교법에 근원을 두었으며, 태권도, 합기도, 검도 또한 도인안교로부터 유래하여 현대에 이르게 되었다.

근대에 와서 서양의학은 특히 병리적 조직학의 과학적인 발전으로 사람들의 인식이 향상됨에 따라 반대로 철학과 자연적 인자에 근원을 둔 동양의학이 점차 쇠퇴함에 따라 한방물리요법이나 민간요법들이 영향을 받아 사적인 유물로 소외되었다. 그러나 최근에 생활수준의 향상과 물질문명의 한계에 부딪치고 있는 사람들의 의학에 대한 관심과 눈길은 다시 동양의학의 신비를 찾기 시작하였고, 세계적인 침구학(鍼灸學)과 치료기술의 발달에 힘입어 한방물리요법도 새로운 관심을 받기 시작한 것이다. 특히 수기요법(手技療法)이나 도인술(체조법과 호흡법, 운동요법)은 물질문명의 발달로 인해 나타나는 지체부자유 및 마비환자들의 재활요법과 노인성질환, 각종 성인병질환에도 침구술 및 현대의학이 따를 수 없는 탁월한 효능으로 그 이용도가 날로 증가되고 있는 추세이다.

특히 한방의 임상에 있어서 종래의 약과 침구에만 의존해 왔던 치료방법들이 한방물리요법의 병행으로 말미암아 보다 다양하고 효율적인 임상치료가 활성화 되었다.

제3절 특 성

한방물리요법(韓方物理療法)은 신체 체표부의 자극으로 내부의 육장육부(六臟六腑)의 기능조절에 중점을 둔다. 즉 경락상의 경혈점의 자극에 의하여 전신적인 기혈순행의 조절과 육장육부의 생리적 기능의 조절 및 병리적인 변화에 대하여 자연적인 치유력의 촉진을 도모함에 있다. 따라서 한방물리요법의 시행은 현대의학적으로 근육, 신경 등의 생리가 아닌 동양의학적 경혈학과 육장육부의 생리와 병리이다.

한방물리요법은 인체 체표면의 자극에 의하여 내부 장기의 기능조절을 목적으로 하는데 있어서 인체표면과 내부 장기의 연락망인 경락과 연계된 경혈, 그리고 육장육부간의 상생상극관계, 육장과 오수혈의 관계 등 동양의학의 기초를 알지 못하고는 올바른 한방물리요법을 할 수 있다고 볼 수 없다.

〈표 I-2-1〉 **한 · 양방물리요법의 비교**

구 분	한 방	양 방
질병원인	인체의 생리적 부조화 , 체액의 변화	생체 내의 세포 및 각 조직의 이상반응
자극대상	기혈순행로인 경락과 내부장기의 반사점인 경혈점	근육, 신경, 혈관 및 근육의 운동
자극인자	자연적 인자, 자연발생적 힘 응용	온열, 전기, 광선 등 과학적인 기기

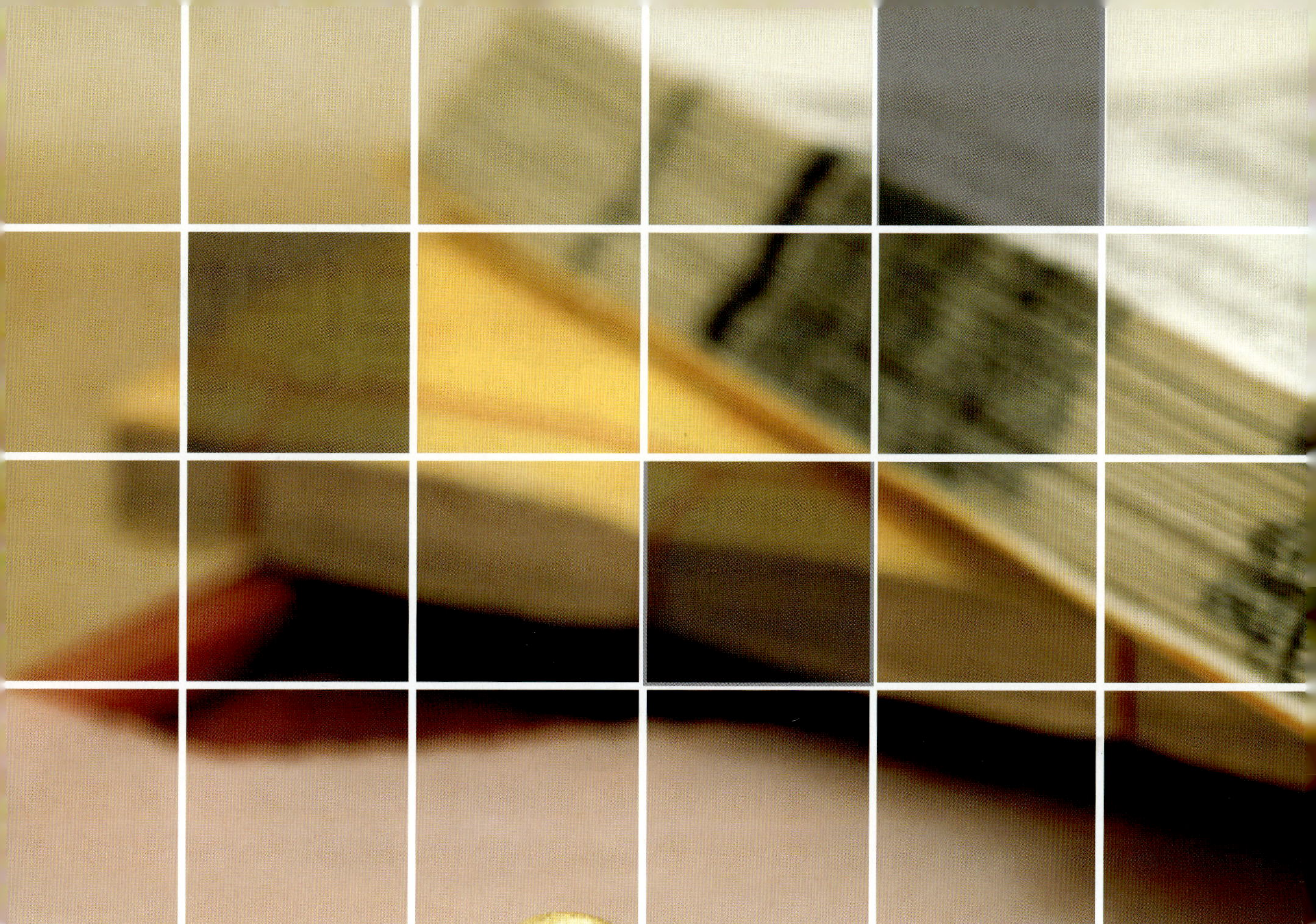

제 Ⅱ 부 기초이론

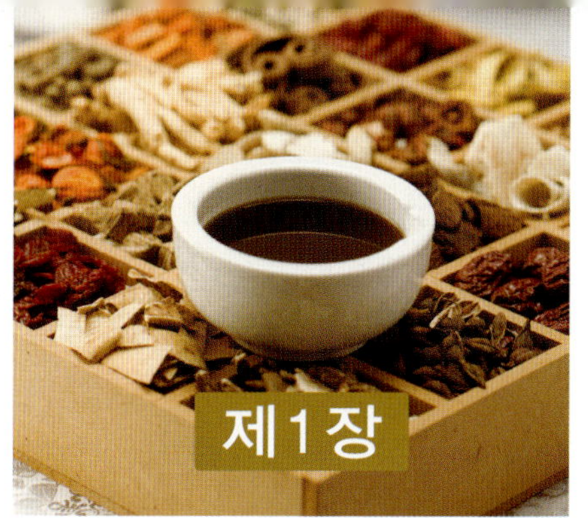

음양론과 오행론 (陰陽論과 五行論)

음양오행론(陰陽五行論)은 음양이론과 오행이론을 합한 용어로서 서로 얽혀 있으며, 떨어져 사용할 수 없는 불가분의 관계이다. 이는 자연의 이치에 따라 우주만물이 성장하고 변화하는 과정을 음양과 오행에 기준을 둔 것이다. 자연계는 크게 음양의 두 현상으로 나누어지며, 모든 것이 음 · 양의 어느 한쪽으로 속해 있다는 자연이론이 사상의 근본을 이루고 있다. 오행(五行)은 자연계의 대우주를 구성하는 물질로 목(木), 화(火), 토(土), 금(金), 수(水)를 나타나내는 것으로서 식물, 열, 토양, 광물, 액체의 다섯 가지의 물질로 구성되며, 동양의학에서는 이를 음양오행설(陰陽五行論)이라고 한다.

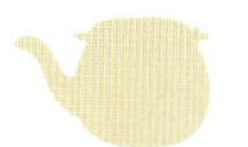

제1절 음양론(陰陽論)

음양론(陰陽論)은 중국을 중심으로 하여 고대철학 사상이론을 바탕으로, 자연계에서 일어나는 사물의 성질과 그 발전 변화의 법칙에 대한 인식의 범주에 속한다.

은주시대(殷周時代)로부터 음양학설이 생겨나기 시작해서 춘추전국 시대에 이르러 크게 발전되었고, 완전성을 띠게 되었다. 이것으로 자연계의 모든 현상을 해석하며, 의학의 영역까지 깊게 응용하게 되었다.

음양학설에서는 음과 양 사이에는 서로 간에 상호대립(相互對立), 상호호근(相互好根), 상호의존(尙好依存)과 상호소장(相互消長) 및 상호전화(相互轉化)의 관계를 형성하고 있다. 그러므로 음양학설을 질병의 진단과 치료에 결합시킬 때에는 반드시 음과 양을 구별함으로써 병을 치료하는 것이다.

음 · 양은 아래의 음양표〈표 II-1-1〉와 같이 자연계 속성의 구분이다. 예를 들면 불은 양, 물은 음, 남자는 양, 여자는 음 등으로 나누어지는 것이다. 자연계의 사물이나 인체의 모든 기관들, 또는 육장육부(六藏六腑)도 이와 같은 방법으로 나누어진다. 즉 머리와 같은 윗부분을 양, 다리와 같은 아래 부분을 음, 얼굴 및 복부(ventral)의 앞쪽을 음, 머리 뒷부분과 등(dorsal)부분을 양, 피부를 양, 내부 장기를 음, 그리고 육장육부 중에서 육장(六藏)을 음, 육부(六腑)를 양으로 나눌 수 있다.

우리 인체에서 음양을 구분을 하게 되면 외형에 의한 구분, 성질에 의한 구분, 위치에 의한 구분 등으로 나누어 볼 수 있다. 예를 들면 외형에 의한 구분으로는 체형을 들 수 있으며 체형이 비만하면 양의 체형, 왜소하면 음의 체형으로 보며, 성질에 의한 구분으로 성격이 급하거나 적극적이고 긍정적이면 양의 성격, 느긋하거나 소극적이고 부정적이면 음의 성격의 소유자로 볼 수 있다. 또한 위치에 의한 구분으로 앞 · 뒤, 상 · 하, 좌 · 우 등으로 음양의 위치를 구분할 수 있다. 그리고 하나의 물질 안에 음 · 양 두 가지 모두를 갖고 있는 경우도 많다. 예를 들어 기름은 불이 붙으면 양이 되지만, 불이 붙지 않은 상태에서는 물과 같은 음으로 표현할 수 있다. 이와 같이 음양론은 음 · 양의 밀접한 관계와 질서가 있는 자연의 이치에 따라 우주만물이 성장하고 변화하는 과정을 근원으로 병을 치료하는데 역점을 두고 있으며, 이것이 동양의학의 특징이라고 할 수 있다.

〈표 II-1-1〉 **음양표(陰陽表)**

음(陰)	地.月.水.女.陰地.靜.六藏.防禦.下.腹.內.밤.秋 · 冬.左.급함.속극적.홀수
양(陽)	天.日.火.男.陽地.動.五腑.攻擊.上.背.外.낮.春 · 夏.右.느림.적극적.짝수

1) 음 · 양(陰陽)의 기본속성

음 · 양에는 기본적으로 상호음양대립(相互陰陽對立), 상호음양호근 및 의존(相互陰陽好根 및 依存), 상호음양소장(相互陰陽消長), 상호음양전화(相互陰陽轉化) 등의 네 가지 속성이 있다.

(1) 상호음양대립(相互陰陽對立)

음양학설에 의하면 자연계는 크게 음 · 양의 두 가지 현상으로 나누어진다. 낮과 밤, 밝고 어두움 등 모든 현상이 음 · 양의 어느 쪽으로든지 속해 있다는 자연이론이 근본사상을 이루고 있다. 모든 사물은 서로 대립되는 음 · 양의 양면으로 한 조(組)를 이룬다. 즉 음양은 서로 통제하고, 제어하며, 서로 대립관계가 된다는 것이다. 예를 들면 인체의 체표(體表)와 기능은 양에 속하지만, 내장(內臟)과 물질은 음에 속하며, 기(氣)는 양, 혈(血)은 음에 속하고, 동(動)은 양, 정(靜)은 음이 된다는 것이다.

사물은 다시 하나가 둘로 나뉘어져서 자체 내에서 또 다른 양과 음을 가지게 된다. 즉 낮에는 양이지만 오전에는 양 중의 양(陽中之陽)이 되고, 오후에는 양 중의 음(陽中之陰)이 된다는 것이다.

(2) 상호음양호근(相互陰陽好根) 및 의존(依存)

음 · 양의 속성 중 상호음양호근 및 의존이란 음과 양은 서로 좋은 뿌리로 연계를 두고 있으며, 상호간에 서로 의존하고 있다는 뜻이다. 음과 양은 서로 대립을 이루고 있는 동시에 서로 의존하며, 자기의 전제조건으로 삼는다. 즉 어느 것도 다른 한 면과 분리되어 단독으로 존재하는 일이 없게 된다는 뜻이다. 예를 들어 온열(溫熱)은 양에 속하고, 한냉(寒冷)은 음에 속하는데, 온열이 없으면 한냉도 없다는 뜻이다. 또한, 인체의 기능은 양에 속하고 물질은 음에 속하는데, 물질이 없으면 기능이 있을 수 없고, 기능이 없다면 기혈(氣血) · 진액(津液) 등의 물질도 만들어지지 않을 것이다. 그래서 음양이 상호존재의 조건을 잃게 되면 음만 있고, 양은 없을 것이며, 양만 있고 음이 없는 현상이 나타나 사물의 발생과 변화는 나타나지 않을 것이다. 그러므로 음과 양의 관계는 서로 뿌리를 두며, 서로 의존한다는 속성이 있다는 것을 의미한다.

〈표 II-1-2〉 음양(陰陽)의 상대성

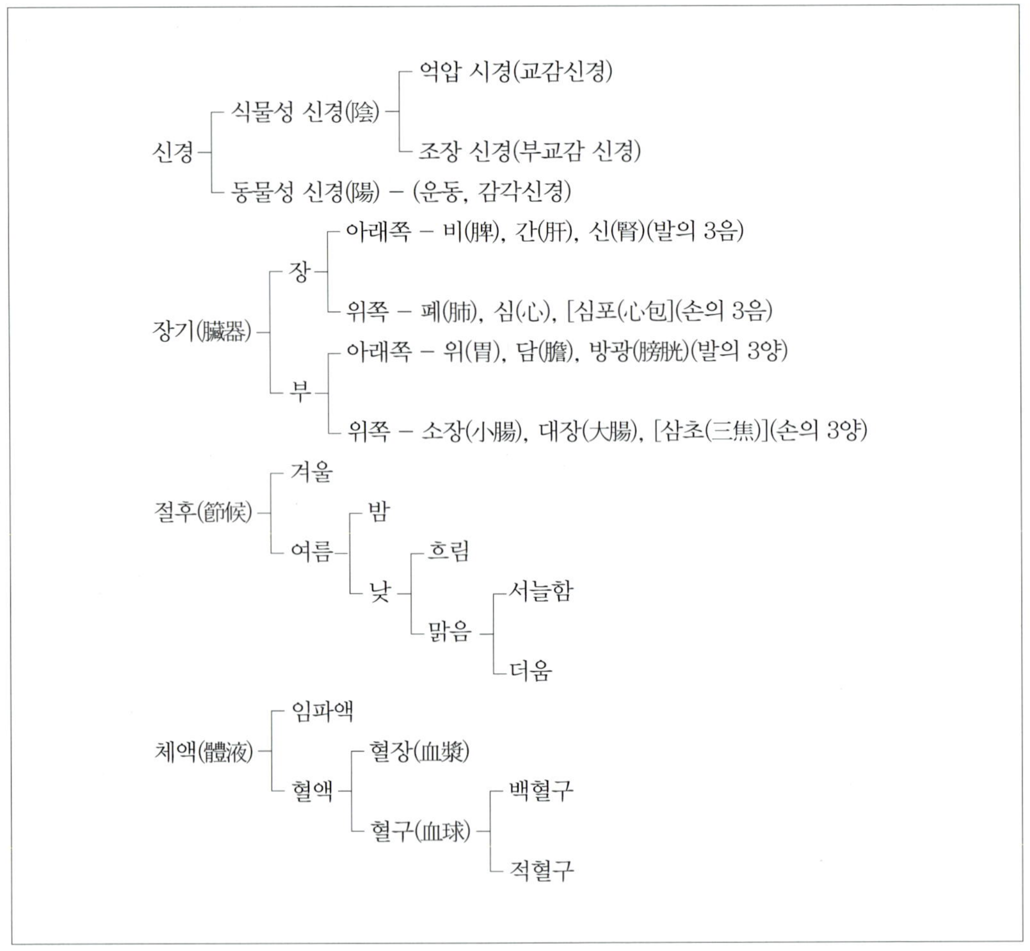

(3) 상호음양소장(相互陰陽消長)

음 · 양이 서로 대립하고 의존한다는 것은 이들의 관계가 정지 · 불변(不變)의 상태에 있지 않고, 끊임없이 소장(消長)과 운동 및 변화를 거듭하고 있다는 뜻이다. 사계절의 기후변화를 보면 겨울에서 부터 봄 · 여름까지는 기후가 점차로 한(寒)에서 열(熱)로 변해가는 이른바 음소양장(陰消陽長)의 과정을 이루고 있지만 여름에서부터 가을 · 겨울까지는 열(熱)에서 한(寒)으로 변해가는 양소음장(陽消陰長)의 과정을 이루게 된다. 그러므로 양과 음은 끊임없이 변화한다는 것이다.

인체의 여러 가지 기능은 양에 속하는데 이러한 기능 활동이 이루어지기 위해서는 음에 속하는 영양물질이 반드시 소모되어야 하고, 각종 영양물질의 신진대사는 일정한 에너지를 필요로 하기 때문에 이러한 음양의 상호 소장(消長)이 상대적인 평형상태를 유지하지 못하고, 일정한 한도를 초과하면 음 · 양 중 균형을 잃고 어느 한쪽으로 치우쳐 결과적으로 질병이 발생하게 된다. 그래서 반드시 음과 양은 끊임없이 변화하여 균형과 조화를 이루기 위해 소장한다는 속성이 있다는 것을 의미한다.

(4) 상호음양전화(相互陰陽轉化)

음 · 양의 소장변화가 일정한 단계에 이르면 각자 그와 상반되는 쪽으로 변하여 음은 양이 되고, 양은 음이 되기도 한다. 즉 음과 양은 상호 변화하는 전화속성이 있다. 예를 들면, 폐렴환자의 경우 처음에는 열이 나고, 얼굴이 붉어지며, 맥이 빠르고 힘 있게 뛰다가 병이 진행되어 위중한 단계에 이르면 손과 발이 차갑고, 안색이 창백해지며, 맥이 가늘고 약해지는 것을 볼 수 있다. 또한 간염의 경우 급성간염일 때는 실증으로 보며, 양증에 해당되지만 점차적으로 앓다 보면 허증으로 전화되어 음증인 만성간염으로 진행되는 경우를 볼 수 있다. 이와 같이 음과 양은 서로 전환되는 속성을 가지고 있다.

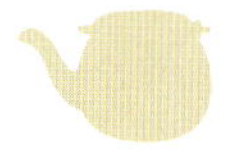

제2절 오행론(五行論)

오행이란 우주를 구성하는 다섯 가지의 물질을 가리키며, 이러한 오행을 구성하는 물질은 목(木), 화(火), 토(土), 금(金), 수(水)를 말한다. 이러한 물질들은 음 · 양에 의해 운동과 변화를 일으킨다고 볼 수 있다. 이 다섯 가지의 물질은 상호자생(相互自生)과 제약(制約)의 관계 속에서 끊임없이 운동하고 변화하기 때문에 이를 가리켜 오행(五行)이라고 한다. 그래서 오(五)는 우주를 구성하는 물질의 다섯 종류의 사물을 가리키고, 행(行)은 운동을 말한다. 이러한 오행의 다섯 가지 물질은 음 · 양의 속성에 의해 운동을 하게 되는데 이 운동에 의해 계절이 바뀌고, 사물이 자라고, 사라지는 현상이 나타나며 하루, 한 달, 한해가 바뀌면서 우주는 공존하게 되는 것이다. 예를 들면 우리 인체에 질병이 생기면 많은 고통과 노화현상이 나타나게 된다. 우주 또한 마찬가지로 천재지변과 같은 현상으로 많은 변화를 갖게 되는 것이다. 이러한 오행론은 의학에 응용되어 인체의 생리와 병리 뿐 아니라 외계환경과의 상호관계 등을 설명하며, 진단과 치료에 있어서도 중요한 이론적 근거가 되고 있다.

오행론의 기본대응에는 오행의 상생 · 상극과 상승 · 상모 및 오행귀류가 포함되며, 오상(五象)의 상호억압 조장관계에 의해 우주의 모든 현상을 관찰하고 설명하려는 일종의 사상체계이다.

음양은 이상(二象)의 상대로서 우주현상을 관찰하게 되는데, 오행론은 오상(五象)의 연쇄적 관계, 순환되는 상대성을 논하는 것이다. 천체의 운행, 계절의 기후, 생물의 성장과 쇠퇴 등 모든 것이 영원히 순환해서 끝도 없고, 시작도 없는 것을 오행의 상생 · 상극으로 설명한다. 이러한 상생과 상극관계를 알게 되면 질병의 원인과 진행경로, 전파관계를 파악할 수 있어 질병의 발병 전 또는 조기단계에서 미리 큰 병으로 진행되는 것을 예방 · 치료할 수 있는 것이다.

1) 오행(五行)의 기본속성

오행(五行)에는 각자 가지는 기본적인 속성들이 있으며 오행 별로 내용들이 담겨져 있다.

(1) 목(木)의 속성

목(木)은 목기(木氣)이며 나무를 상징한다. 나무는 위로 솟구치는 힘이 있다. 즉 상승하는 기운이 주(主)가 된다. 겨울동안 얼어붙었던 땅에서 새로운 새싹을 올라오게끔 하는 것은 목기의 힘이며 그것은 강한 상승력을 갖고 있는 속성이 있기 때문이다. 목은 오행기류(五行歸類)에서 계절 중 봄의 주기에 해당하며, 장부론에서는 간과 담에 해당된다. 오색(五色)으로는 녹색이나 청색에 해당하기 때문에 목은 양기(陽氣)가 시작하는 첫 단계이다. 추운 동절기의 겨울은 음기(陰氣)가 가장 왕성한 시기이므로 그러한 음기 속에서 양기가 올라오는 시기가 이른바 목의 속성인 것이다.

(2) 화(火)의 속성

화(火)는 화기(火氣)이며 불을 상징한다. 불은 활활 타오르는 속성을 가지고 있다. 즉 활활 타는 불이 주가 된다. 봄에 싹이 난 잎이 여름에는 무성하게 자라 녹음이 짙어지는 상태로 이는 화기의 힘이며, 즉 양기가 극성한 상태로 목기가 발전하여 나타나는 현상이다. 화는 오행기류(五行歸類)에서 계절 중 여름의 주기에 해당하며, 장부론에서는 심장과 소장에 해당된다. 또한 오색(五色)으로는 적색이나 붉은색에 해당하기 때문에 화는 화려하고 녹음이 짙은 초목들과 활활 타오르는 불꽃은 어떤 기운이 최상의 고조에 달했을 때 극치를 나타내는 상태이며 이는 화의 속성인 것이다.

(3) 토(土)의 속성

토(土)는 토기(土氣)이며 흙을 상징한다. 흙은 중후하고 무게가 있는 속성이 있다. 이러한 흙의 성격은 목(木)과 화(火)의 양기(陽氣)와 금(金)과 수(水)의 음기(陰氣)의 중간에서 중재자로서의 역할을 한다. 토는 오행기류(五行歸類)에서 계절 중 여름과 가을의 중간 주기에 해당하며, 장부론에서는 비장과 위에 해당된다. 오색(五色)으로는 황색이나 노란색에 해당하기 때문에 목기와 화기로 인해 성장해온 초목은 외형적형태의 성장이지만 내부적인 성장이 부족한 상태이므로 토기는 내부적인 성장을 위해 중간적 역할을 하므로 양기와 음기의 조화와 균형을 맞추는 매개자 역할을 한다.

(4) 금(金)의 속성

금(金)은 금기(金氣)이며 쇠를 상징한다. 쇠는 딱딱한 표면의 형상과 단단한 속성을 지니고 있다. 즉 단단하고 딱딱함이 주가 된다. 금(金)은 오행기류(五行歸類)에서 계절 중 가을의 주기에 해당하며, 장부론에서는 폐와 대장에 해당된다. 오색(五色)으로는 백색이나 흰색에 해당하기 때문에 목기와 화기로 인해 성장해온 초목은 연하고 수분이 많지만 가을은 건조하고, 추수의 계절인 만큼 금기에 의해 성장해 온 초목은 껍질이 딱딱하고 단단하며, 내부적으로는 수분이 적어지면서 열매가 맺어지는 상태에 이른다. 외부가 단단하다는 것은 외부를 위한 성장을 중단하고 내부의 결실을 맺는다는 것을 의미한다. 그러므로 금기(金氣)는 음기를 나타내며 음기(陰氣)의 기운은 서늘하고 차가운 기운이다. 즉 외형적으로 성장한 양기들의 성과를 정리하고 평가하면서 결실을 맺는다는 속성을 내포하고 있다.

(5) 수(水)의 속성

수(水)는 수기(水氣)이며 물을 상징한다. 물의 기운은 모든 것을 간직하고 저장하는 속성을 가진다. 또한 가장 음적(陰的)이면서 활동적인 것들을 흡수하고 간직한다. 수(水)는 오행기류(五行歸類)에서 계절 중 겨울의 주기에 해당하며, 장부론에서는 신장과 방광에 해당된다. 오색(五色)으로는 흑색이나 검정색에 해당하기 때문에 수는 화와 반대로 강한 음의 성격을 가지며 물은 얼어서 얼음이 되지만 그 속에 모든 것을 간직하고 새봄을 준비하는 형상과 함께 양의 기운이 남아 있다. 그 양기의 기운은 다시 봄에 새싹을 돋아나게 하는 것이다. 물은 위에서 아래로 흐르는 속성을 가지고 있듯이 항상 음은 양으로 양은 음으로 전환하는 속성을 가지고 있는 것이다.

2) 오행 간의 관계

가. 오행의 정상적 관계

(1) 상생(相生)관계

상생(相生)이란 상호 발생하고 기른다는 뜻이며 생(生)에는 자생(資生)・조장(助長)한다는 뜻이 들어 있다. 상생의 순서는 목생화(木生火)・화생토(火生土)・토생금(土生金)・금생수(金生水)・수생목(水生木)으로 되어 있다. 예를 들면 수생목(水生木)은 물은 나무를 자라게 하니 즉 물이 나무를 낳으므로, 수(水)는 장부론에서 신장. 방광에 해당되고, 목(木)은 간. 담에 해당하므로 신장・방광은 간・담의 어미[母]로 신장・방광과 간・담은 모자(母子)관계가 되는 것이다. 오행 상의 상생관계는 부모와 자식관계라 하며 나를 낳는 것은 부모가 되며, 내가 낳는 것은 자식이 되는 것이다. 따라서 상생관계라 함은 서로를 생각하고, 돕고, 이해하면서 더불어 살아가는 관계를 말한다.

① 목생화(木生火)

목생화(木生火)의 관계는 목은 화를 낳는다. 즉 나무는 불을 만든다는 뜻이다. 목은 오행에서 간과 담에 대입하고, 화는 심장과 소장에 대입하기 때문에 목과 화는 부모와 자식관계에 있는 것이다. 그러므로 만약 간과 담에 이상이 생기면 심장과 소장에도 이상이 온다. 따라서 심장기능에 문제가 생기면 상생관계에 있는 간과 담을 다스려서 치료를 해야 하는 것이다.

② 화생토(火生土)

화생토(火生土)의 관계는 화는 토를 낳는다. 즉 불은 나무를 태워서 재를 남기고 남은 재는 결국에 흙이 된다는 원리이다. 그러므로 화에 속하는 심장과 소장의 기능이 왕성하면, 비위의 기능도 활발하게 되어 소화기능도 좋게 되고 결국에는 비위의 기능이 좋아지게 되는 것이다. 반대로 비위의 소화기능에 문제가 생기면 상생관계에 있는 심장과 소장을 다스려서 치료를 해야 한다.

③ 토생금(土生金)

토생금(土生金)의 관계는 토는 금을 낳는다는 뜻이다. 즉 흙은 흙속에서 광물질인 쇠가 만들어져 쇠를 생산하듯 쇠를 낳는다는 원리로 토는 장부론에서 비위에 속하기 때문에 비위는 소화기능을 담당하며, 비위의 기능이 활발하면 폐와 대장의 기능도 좋아진다는 뜻이다. 즉 기능적으로 말하면 소화기능이 활발하면 호흡기도 좋아 진다는 원리이다. 반대로 소화기능이 나빠지면 호흡기도 나빠질 수 있으며 이런 경우 폐와 대장에 문제가 생기면 상생관계에 있는 비위를 다스려서 치료를 해야 한다.

④ 금생수(金生水)

금생수(金生水)의 관계는 금은 수를 낳는다는 뜻이다. 즉 금은 쇠물이 되어 결국 물을 낳는다는 뜻으로 장부론에서 금은 폐와 대장에 해당되므로 이 기능이 활발하면 영양을 섭취하고 난 찌꺼기의 배설 및 생식기능의 작용이 좋아진다. 수에 속하는 신장과 방광은 금의 영향을 많이 받는 것이며, 금에 속하는 폐와 대장의 상생관계에서 모체이기도 하다.

⑤ 수생목(水生木)

수생목(水生木)의 관계는 수는 목을 낳는다는 뜻이다. 즉 물은 나무를 자라게 하니, 물이 나무를 낳으므로, 수(水)는 장부론에서 신장. 방광에 해당되고, 목(木)은 간. 담에 해당하므로 신장 · 방광은 간 · 담의 어미[母]로 신장 · 방광과 간 · 담은 모자(母子)관계가 된는 것이다 그러므로 간담의 기능이 좋으면 신장과 방광의 기능이 좋아지지만 반대로 간 · 담인 자식이 나빠지면 그 어미인 신장과 방광을 다스려 치료를 해야 한다.

(2) 상극(相克)관계

상극(相克)이란 상호 억제하고 제약한다는 뜻으로 상극의 순서에는 목극토(木克土) · 토극수(土克水) · 수극화(水克火) · 화극금(火克金) · 금극목(金克木)으로 이어진다. 동양의학에서 화극금(火克金)은, 금(金)은 폐 · 대장이며 화(火)는 심장과 소장인데, 심장의 화기(火氣)가 실(實)한 것은 철(鐵)에 해당하는 폐장을 녹일 수 있음으로 폐에 큰 해를 준다. 상극관계는 아극(我克)과 극아(克我)로 운영되며, 아극이란 제압을 의미하며, 극아는 견제를 의미한다. 오행 중에 서로 낳는 가운데 제압하고, 제압하는 가운데 낳는다. 서로 도우면서 견제하니 자연계의 모든 사물이 끊임없이 변화하고 발전한다.

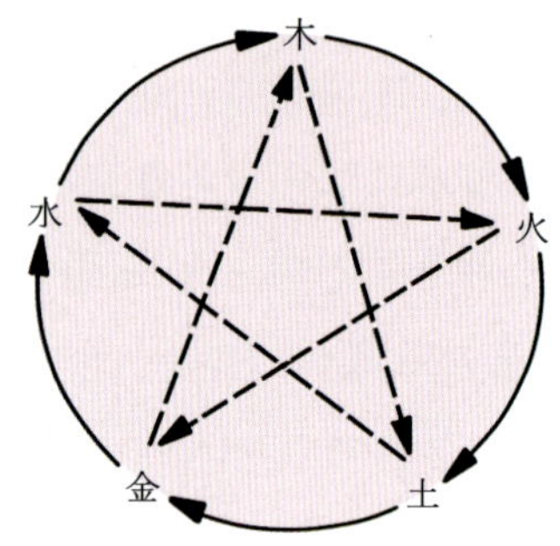

상생(相生)관계 원칙

* 수생목(水生木): 물은 나무를 자라게 한다.
* 목생화(木生火): 나무는 불을 만든다.
* 화생토(火生土): 불은 타서 흙을 만든다.
* 토생금(土生金): 흙은 쇠를 생산 한다.
* 금생수(金生水): 쇠는 쇳물을 만든다.

〈그림 II-1-1〉 **오행(五行)의 상생(相生)에 상극(相克)이 포함된 그림**

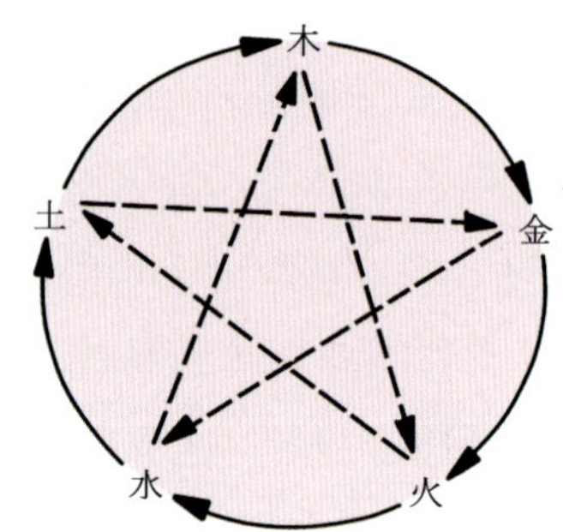

상극(相克)관계 원칙

수극화(水克火): 물은 불을 이긴다.
화극금(火克金): 불은 쇠를 이긴다.
금극목(金克木): 쇠는 나무를 이긴다.
목극토(木克土): 나무는 흙을 이긴다.
토극수(土克水): 흙은 물을 이긴다.

〈그림 II-1-2〉 **오행(五行)의 상극(相克)에 상생(相生)이 포함된 그림**

황제내경의 기록에 의하면 상생관계의 원칙에 있어서는 허측기보 모혈하고, 실측기사 자혈(虛側基補 母穴, 實側基寫 子穴)하라 하였고, 상극관계의 원칙에 있어서는 허측기보 자혈하고, 실측기사 모혈(虛側基 補子穴, 實側基寫 母穴)하라는 원칙이 기록되어 있다.

이와 같은 원칙을 장부를 대입하여 상생 상극관계원칙을 설명하면 아래와 같이 된다.

1. 상생관계(相生關係) 원칙(그림 II-1-1)

* 간이 허할 시에는 방광을 보하고, 소장을 사한다.
* 담이 허할 시에는 신장을 보하고, 심장을 사한다.
* 심장이 허할 시에는 담을 보하고, 위을 사한다.
* 소장이 허할 시에는 간을 보하고, 비장을 사한다.
* 비장이 허할 시에는 소장을 보하고, 대장을 사한다.
* 위가 허할 시에는 심장을 보하고, 폐를 사한다.

* 폐가 허할 시에는 위장을 보하고, 방광을 사한다.
* 대장이 허할 시에는 비장을 보하고, 신장을 사한다.
* 신장이 허할 시에는 대장을 보하고, 담을 사한다.
* 방광이 허할 시에는 폐를 보하고, 간을 사한다.

2. 상극관계(相克關係) 원칙(그림 II-1-2)

* 간이 실할 시에는 대장을 사하고, 위장을 보한다.
* 담이 실할 시에는 폐를 사하고, 비장을 보한다.
* 심장이 실할 시에는 방광을 사하고, 대장을 보한다.
* 소장이 실할 시에는 신장을 사하고, 폐를 보한다.
* 비장이 실할 시에는 담을 사하고, 방광을 보한다.
* 위장이 실할 시에는 간을 사하고, 신장을 보한다.
* 폐가 실할 시에는 소장을 사하고, 담을 보한다.
* 대장이 실할 시에는 심장을 사하고, 간을 보한다.
* 신장이 실할 시에는 위를 사하고, 소장을 보한다.
* 방광이 실할 시에는 비장을 사하고, 심장을 보한다.

이러한 순서로 오행(五行)에 장부(臟腑)를 대입하여 상생관계(相生關係)의 원칙에 있어서는 모(母)를 보(補)하고 자(子)를 사(瀉)하며, 상극관계(相克關係)의 원칙에 있어서는 모(母)를 사(瀉)하고 자(子)를 보(補)하는 관계가 형성되는 것이다.

나. 오행(五行)의 비정상적 관계

(1) 상승(相乘)

상승(相乘)은 오행의 상극관계에서 한 사물이 다른 한 사물보다 더 심하게 제약하고, 억제하는 관계를 말한다. 즉 승(乘)이란 허한 틈을 타고 침입한다는 뜻으로 지나친 억제를 말한다. 예를 들면 상극관계에서 목극토(木克土)는 목은 토를 억제하고 견제하는 역할을 하는 것을 말하는데, 목기가 병적으로 커지게 되면 그 억제하는 기능이 지나쳐서 승(乘)하게 되어 토(土)의 허한 틈을 타고 들어가거나 상대적으로 심하게 억제하여 토기(土氣)가 기능

〈표 II-1-4〉 인체오행법칙

음양(陰陽)	표리관계(表裏關係)	순행(循行)	장부(臟腑)	오 행(五 行)					
				목(木)	화(火)	토(土)	금(金)	수(水)	상화(相火)
양(陽)	표(외부)	상에서 하행	육부	담	소장	위	대장	방광	삼초
음(陰)	리(내부)	하에서 상행	육장	간	심장	비장	폐	신장	심포

〈표 II-1-5〉 오행과 체질과의 관계

오행	피부색	성 격	체 형
목형	청색	· 생각하기 좋아하고 낙천적이다. · 힘이 약하다. · 계절적으로 봄 · 여름에는 건강하고, 가을 · 겨울에는 몸이 약하다.	· 머리가 작고 얼굴이 길다. · 어깨의 폭이 넓고, 등줄기가 뻗어 있다. · 손 · 발이 비교적 작다.
화형	붉은색	· 성급하고 어깨를 자주 움직인다. · 성질이 급해서 실수가 잦고, 말이 빠르다. · 계절적으로 봄 · 여름에는 건강하고, 가을. 겨울에는 병이 나기 쉽다.	· 머리가 작고 턱이 길다. · 인상이 날카로운 느낌을 준다. · 어깨, 등, 허리, 배 등에 살이 많다. · 팔 다리에 균형이 잘 잡혀 보행이 좋다.
토형	노란색	· 마음이 차분하고, 타인에게 친절하며 권력에는 관심이 없다. · 타인의 의견을 잘 청취하는 편이다. · 주로 가을 · 겨울에 건강하지만, 봄 · 여름에는 질병이 나타난다.	· 얼굴이 둥글며, 비교적 머리가 크다. · 어깨와 등줄기선이 곧고, 배부위가 크며, 다리도 근육질이다. · 달리기를 잘 한다.
금형	백색	· 깔끔하고, 깨끗한 것을 좋아한다. · 마음은 조용하고 느긋한 것 같지만 급할 때는 민첩하게 행동한다. · 주로 가을 · 겨울에 건강하지만 봄 · 여름에는 질병이 자주 발생한다.	· 얼굴이 작고 머리와 어깨 등이 작다. · 배 부위와 손 · 발이 비교적 작다. · 전체적으로 체격이 작다.
수형	검정색	· 매사에 거만하며, 겸손하지 못하다. · 사람을 기만하는 성격과 자기 과시형이다. · 이런 성격은 가을. 겨울에 건강하나 봄 · 여름에는 질병이 많다.	· 대체적으로 머리가 큰 편이고 턱에 털이 많다. · 어깨가 작고 배가 크며, 동작이 비교적 민첩하고 빠른 편이다. · 대부분 키가 크다.

〈그림 II-1-5〉 인체 오행과 상호 반응하는 각 기관의 위치도

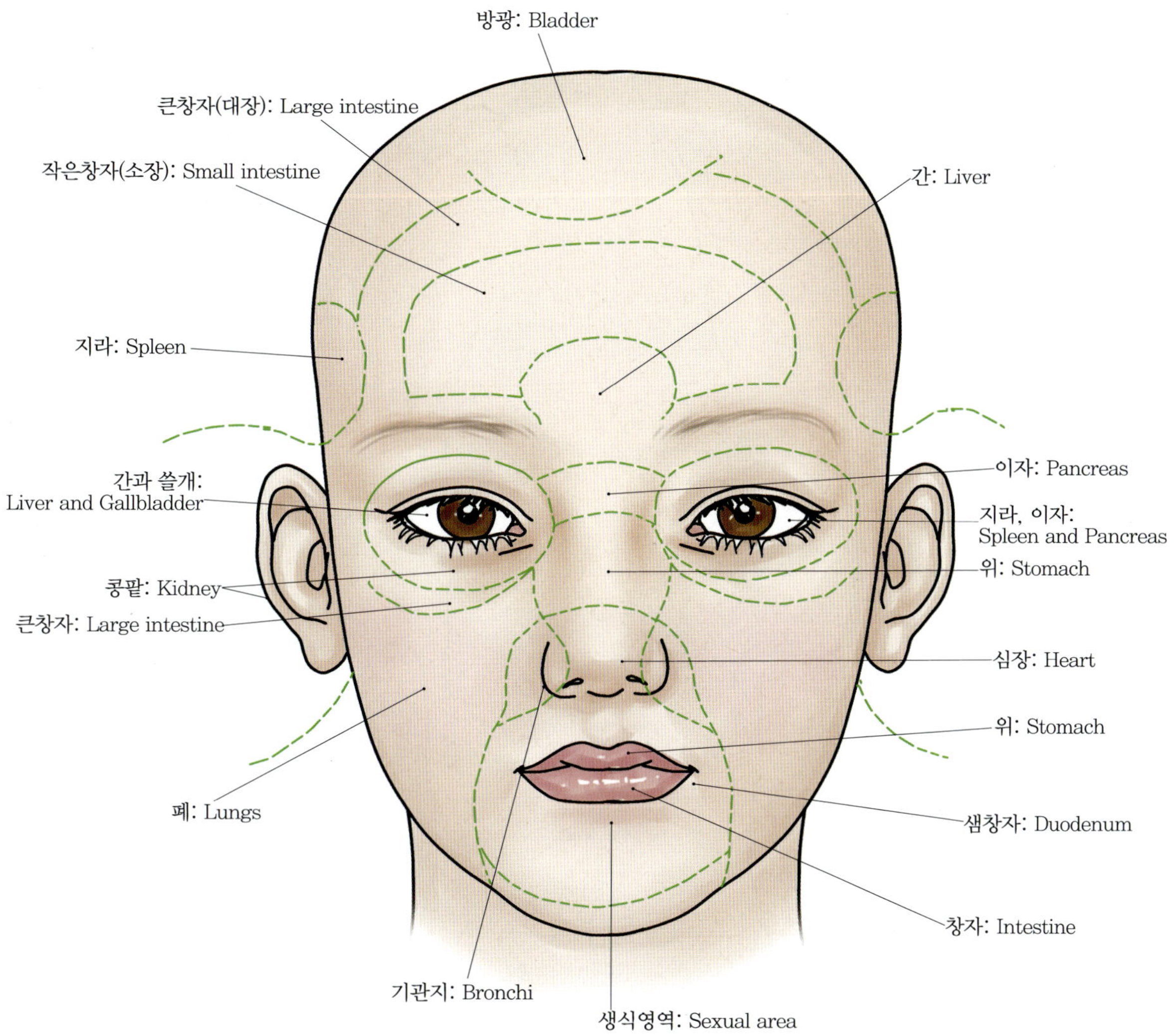

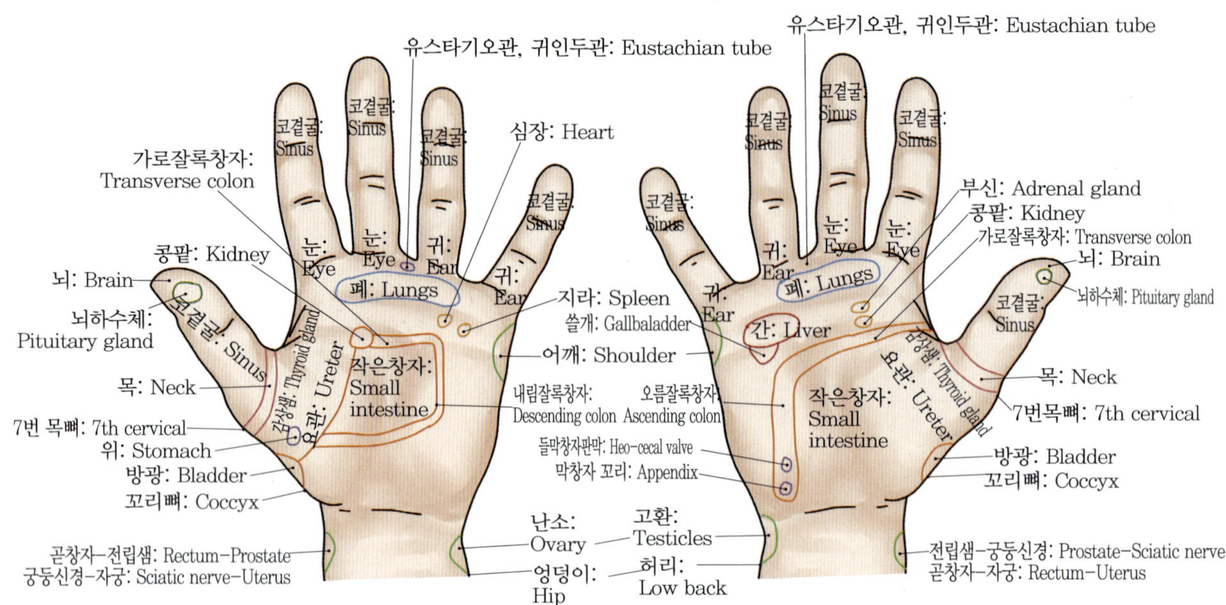

왼손: Left Hand(Palm up)

오른손: Right Hand(Palm up)

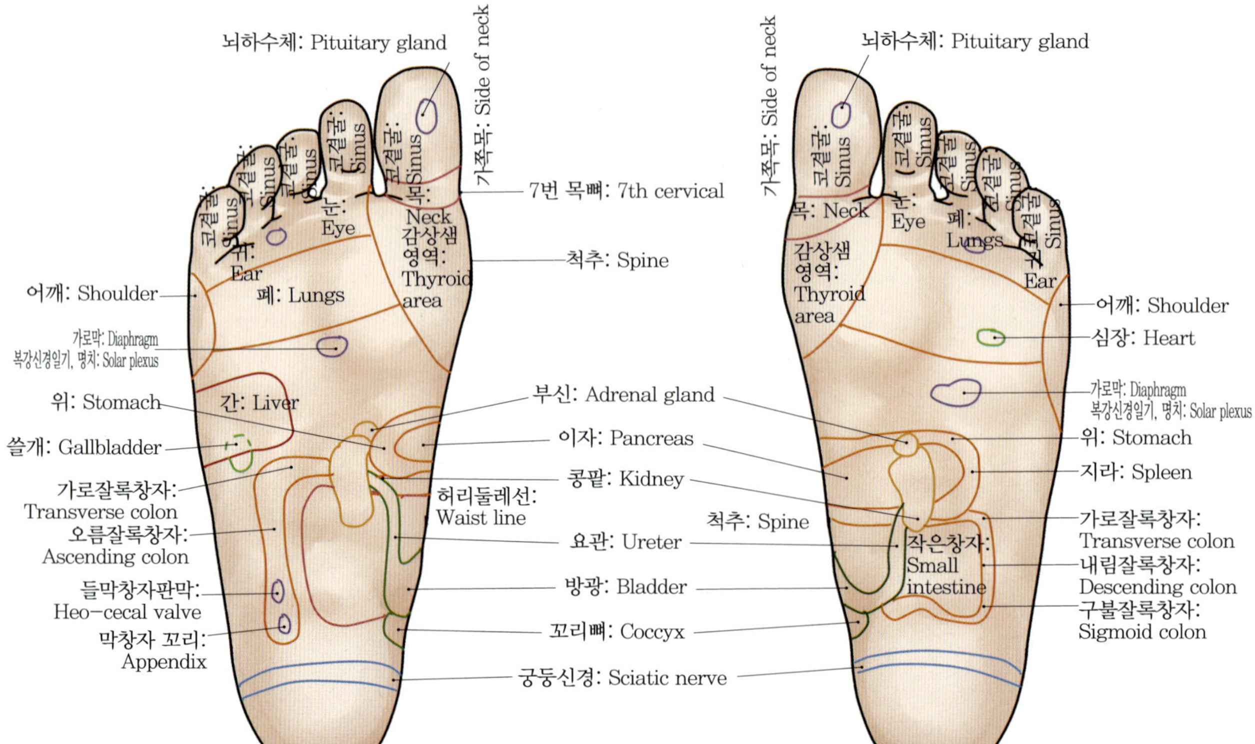

뇌하수체: Pituitary gland
가쪽목: Side of neck
코결굴: Sinus
7번 목뼈: 7th cervical
목: Neck
눈: Eye
귀: Ear
폐: Lungs
감상샘 영역: Thyroid area
척추: Spine
어깨: Shoulder
심장: Heart
가로막: Diaphragm
복강신경얼기, 명치: Solar plexus
위: Stomach
간: Liver
부신: Adrenal gland
쓸개: Gallbladder
이자: Pancreas
지라: Spleen
콩팥: Kidney
가로잘록창자: Transverse colon
허리둘레선: Waist line
오름잘록창자: Ascending colon
요관: Ureter
작은창자: Small intestine
내림잘록창자: Descending colon
들막창자판막: Heo-cecal valve
방광: Bladder
구불잘록창자: Sigmoid colon
막창자 꼬리: Appendix
꼬리뼈: Coccyx
궁둥신경: Sciatic nerve

오른발: Right Foot

왼발: Left Foot

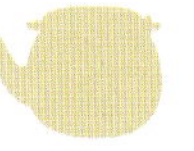

제3절 진찰론(診察論)

질병의 원인과 증상 · 병변을 진단하기 위해서는 여러 가지 진찰법이 이용되는데 주로 동양의학에서의 진단은 한의학의 기초이론을 바탕으로 사진법(四診法)이 사용된다. 또한 병변의 심천(深淺), 상하(上下) 중 어느 부위에 발병하였는지를 판별하고, 질병의 원인, 병변부위, 질병의 상태 등을 찾아내고, 치료하는데 필요한 여덟가지 요소를 가리켜 팔강(八綱)이라 한다. 팔강은 병의 증(證)이 어디에 속하는가를 알아내는 일이다. 따라서 증후론(證候論)에서 분류한 각 병증(病症)을 팔강에 대입하여 분석하고 찾아낸다. 이러한 진찰 방법들은 음양오행론, 장부론, 경락 및 경혈론, 영위기혈(營衛氣血) 등에 의해 다루어져야 하며, 그 지역의 기후나 환경, 풍토 등도 충분히 고려되어야 하며, 체질적인 요인 또한 충분히 파악해서 진료에 임해야 한다. 또한 진찰법에는 사진법 외에 경락진과 역진의 진찰방법도 이용된다.

1. 팔강변증(八綱辨證)

팔강변증(八綱辨證) 중 팔강(八綱)이란 일반적으로 기혈(氣血), 장부(臟腑), 병사(病邪), 병증(病症) 등을 포함하여 질병의 진단 시에 팔강을 밝힐 수 있는 기혈, 장부, 병사, 병증 등의 방법을 운용하며, 팔강에는 음(陰), 양(陽), 표(表), 리(裏), 한(寒), 열(熱), 허(虛), 실(實) 등의 8개 변증강령(辨證綱領)을 말한다.

변증(辨證)이란 질병의 상태와 증상을 정확히 분석하고 판별하는 것이다. 방법론적으로는 사진(四診)을 통하여 병의 상태와 증상 등을 임상자료를 통하여 종합분석하고, 팔강으로 나누어 병의 원인, 장부(臟腑), 영위기혈(營衛氣血), 기혈진액(氣血津液)의 병리변화를 근거로 복잡한 증상의 주요 병의 위치(病位)를 알아낸다. 또한 변증(辨證)은 질병의 발생을 정확한 진단과 치료지침을 결정하는데 중요한 요인이 된다.

변증방법의 종류에는 임상에서 팔강, 장부, 기혈진액, 기혈영위변증 등이 있다. 이 중에서 팔강변증이 각종 변증의 총강(總綱)이 되는 것이다. 단 다른 변증방법을 종합 · 응용하여 결합하는 것은 필수적이다. 이러한 방법을 통해서 질병의 전면적인 분석과 판단을 할 수 있다.

팔강변증은 사진(四診)을 근거로 하여 인체 정기의 강약(强弱), 병사(病邪)의 성질과 회복상태여부, 병변부위의 심천(深淺) 등 상황과 진행을 종합 · 분석하여 8가지 증후의 변증방법으로 나타내는 것이다.

1) 사진법(四診法)

동 · 서의학을 막론하고 병의 상태, 증상 등은 사진(四診)의 진단방법을 통하여 임상자료를 종합분석하고, 복잡한 증상의 주요 병의 위치(病位)를 알아낸다. 사진이란 시진(視診), 문진(聞診), 문진(門診), 촉진(觸診)을 말한다. 이러한 사진법에 의해 환자의 증상을 살피고, 여기에서 파악된 자료를 근거로 팔강, 오행, 경락 등의 이론에 대입하고, 분석함으로써 정확한 진단을 하게 되는 것이다.

(1) 시진(視診)

시진(視診)은 망진(望診)이라고도 하며 시각을 통하여 진찰하는 기술적 방법이다. 예를 들면 오행귀류의 오색(五色)을 보면 얼굴이나 피부에 청색계통의 색이 나타나면 간(肝)에 병변이 있음을 나타내고, 적색은 심장(心腸), 황색은 비장(脾腸), 백색은 폐(肺), 검정색은 신장(腎臟)에 질병이나 증상이 있는 것으로 보고 진찰하는 방법 중 하나이다. 여기에는 손톱진단법, 모발진단법, 수장진단법, 안면(오관)진단법 등이 있다.

예를 들면 손톱 진단법을 보면 손톱은 장부론에서는 장의 신장에 속하며, 심장과 간장의 상태를 알려주는 역할을 한다. 손톱은 한 달에 약 3~4㎜정도 자라는 것으로 알려져 있다.

손톱의 성장속도가 느리면 몸이 허약한 생태이고, 관절상태가 좋지 않다는 것으로 의심할 수 있다. 손톱은 색깔과 상태에 따라 질병을 진단하는데 먼저 손톱의 정상적인 색깔은 분홍색이며, 검은색과 자주색을 띠면 혈액이 탁하고, 순환이 안 된다는 것을 의미하며, 흰색은 빈혈기가 있는 경우에 나타나며, 노란색을 띠면서 손톱바탕에 흰 반점이 보이면 간 기능이 저하 된 경우이고, 빨강색을 띠면 고혈압, 중풍, 심근경색이 나타날 수 있다고 한다.

손톱의 상태를 보면 손톱이 잘 갈라지는 경우는 혈액공급이나 영양상태가 좋지 않는 경우이고, 간 기능이 저하되어 있는 상태를 말한다. 또한 손톱의 반달형 무늬(반월)가 없는 경우는 체력이 떨어지고, 만성피로의 상태에 있는 경우에 나타나며, 손톱에 가로 줄이 생기면 극심한 피로와 빈혈과 같은 오랜 병을 앓고 있는 것으로 볼 수 있다, 또한 손톱에 세로줄이 형성되면 근육의 위축이나, 노화의 빠른 진행이며, 주로 편식이 심한 어린이에게서 잘 나타난다.

손가락 모양의 손톱 끝이 뒤집히면 빈혈이 심해진 상태를 말하고, 자궁근종이나 자궁내막종, 생리과다 및 출혈, 자궁기능의 이상이 있는 경우에 나타날 수 있다. 또한 작은 충격에도 손톱이 잘 떨어지면 신장의 기능저하나 진액부족, 정력저하, 관절염, 디스크계통의 질병이 올 수 있다고 한다. 이처럼 시진은 질병을 진단하는데 대단히 중요한 진찰법으로 임상에서나 일반적으로도 많이 사용된다.

(2) 문진(聞診)

문진(聞診)은 청진(聽診)이라고도 하며 청각이나 청진기를 이용하여 진찰하는 방법으로 환자의 음성, 호흡, 망어(妄語), 광어(狂語), 재채기, 트림, 배의 소리 등을 귀로 듣고 판단하는 진찰법을 말한다.

음성은 오음(五音)과 오성(五聲)으로 나누어 두 가지를 비교하면서 진찰하는 방법을 이용한다. 또한 후각으로 환자의 구취(입냄새)와 분비물, 배설물 등을 맡아보고 질병을 팔강별로 증상을 판별하는 진찰법이다.

(3) 문진(門診)

문진(門診)의 진찰방법은 환자 또는 보호자에게 물어서 환자의 상태 및 병력, 주증상, 식사상태, 통증부위, 가족력, 수면 등 신진대사와 관계된 면을 고려하여 바이탈 사인(Vital Sign)과 함께 연결하여 진찰하는 방법을 말한다. 문진 시에는 질병에 대한 발병 시기, 원인, 시간, 기왕력, 기호식품도 관해서도 질문하여 참고하는 것이 좋다.

(4) 촉진(觸診)

촉진(觸診)은 맥진(脈診), 복진(腹診), 경락안진(經絡按診), 절진(切診)이라고도 하며, 환자를 직접 만져서 이상유무의 상태를 가려내는 진찰법을 말한다. 여기에는 맥진법, 복부진법, 오장의 진법 등이 있다.

맥진법의 맥진부위는 여러 곳이 있지만 대표적으로 손목의 요골동맥의 맥을 양손으로 촉진하는 방법으로 육부(六腑)와 관계되는 육부정위법(六腑定位法)을 많이 사용한다. 그러나 이 방법은 많은 경험과 숙련성이 있어야 정확하다.

맥진방법은 먼저 시지, 중지, 약지의 지문부를 환자의 요골동맥부위(손목부위)의 체표부위에 갖다 대고, 맥박의 상태를 파악함으로써 망문문(望聞問)의 3진결과를 팔강에 대입시켜 환부의 냉열, 연경(軟硬), 압통과 비괴(痞塊), 기타 이상변화 등을 살펴서 질병을 판별하는 진단방법이다.

2) 경락진법(經絡診法)

우리 인체는 정경(正經)으로 12경맥, 그리고 기경(奇經)으로 8맥과 365개의 경혈점으로 분포되어 있다. 이러한 경락과 경혈점을 중심으로 진단하는 방법이 경락진법이다. 즉 경락을 손끝으로 촉지하여 장부와 관련된 질병여부를 알아보는 진찰 방법이다. 즉 경락은 눈에 보이는 기질적인 실체는 없지만 순환기능과 순환작용을 하며, 우리 인체에 분포되어 있다. 이러한 경락상의 선을 따라 피부표면에 나타난 경혈점을 눌러 봄으로서 이상 유무를 확인하는 진단법을 말한다.

3) 역진법(易診法)

역진(易診)이란 동양철학적으로 오운육기(五運六氣)와 관련하여 오행(五行)을 응용한 여러 가지 요소로써 체질을 구별하고, 선천적인 질병과 후천적으로 나타나는 질병을 알아내는 진단법을 말하며, 앞으로 나타날 수 있는 질병까지도 그 사람의 체질과 철학적인 면을 오행에 대입해서 찾아 내는 진단법을 말한다.

1.1 표리론(表裏論)

표리론에서 표(表)와 리(裏)는 겉과 속을 의미한다. 즉 외부와 내부를 가르키는 말이다.

표(表)는 인체 겉 표면을 말하며, 피부와 피부, 부속기관 그리고 오관(눈 · 입 · 혀 · 코 · 귀)을 의미하고, 리(裏)는 내부장기를 가리킨다. 그리고 위(胃)나 장(腸)에 염증과 출혈로 인한 복통, 땀, 열 등을 표증(表症)이라 하고, 출혈, 설사, 구토 등의 증상을 리증(裏症)이라 한다. 따라서 내부장기의 병변이 인체의 겉 표면에 나타나는 증상을 표증, 내부장기로 부터 시작하여 직접 장기의 삼출액이나 분비물 등이 밖으로 나오는 증상을 리증이라 한다.

이러한 질병치료 시 표(表)증으로 인한 치료방법은 주로 땀으로 배출시키는 방법을 사용하며, 리(裏)증으로 인한 질병은 설사나 구토를 하게 해서 치료하는 방법을 이용한다. 그런데 이와 반대로 표(表)에 있는 병을 설사시키면 표(表)에 있는 병이 오히려 몸속으로 깊숙하게 들어가게 되므로 질병의 표리(表裏) 인식은 매우 중요하다.

인체의 겉 표면에 나타나는 색깔이나 기타 피부이상으로 나타나는 현상은 내부 장기에 질병이 있음을 암시한다. 예를 들면 오관과 연결해서 눈이 충혈 된다든지, 황달이 들면 간과 관련해서 간이 좋지 않다는 신호이며, 귀가 잘 들리지 않거나 귀에서 소리가 나는 이명(耳鳴)현상은 신장의 기운이 부족하다는 의미로 부족한 신장의 기운을 보(補)하면 더 이상 신장의 병이 악화되는 것을 막아준다는 의미이다.

대부분의 인체에서 나타나는 질병과정은 표에서 리로, 천에서 심으로, 경증에서 중증으로 진행되므로 표리의 구분은 질병의 깊이와 진단을 하는데 있어서 매우 중요한 것이다.

* 반표 · 반리증(半表 · 半裏證)

반표 · 반리증(半表 · 半裏證)은 표증과 리증의 중간적 상태이며, 나타나는 증상은 덥기도 하고, 춥기도 하며, 흉부와 옆구리부위가 터질 것 같이 아프고 조이며, 가슴이 답답하고, 입 안이 쓰고, 구토가 나며, 음식물을 먹기 싫어한다.

질병이 진행과정 중 정기가 허하고, 사기가 실하며, 치료나 조리를 잘못하여 표증이 풀리지 않을 경우 이로 인해 이부(裏部)까지 영향을 주게 되어 병의 악화를 가져 올 수 있다.

반대로 비록 병이 이증에 속하지만 치료나 조리를 적당하게 때를 맞추어 적절히 하면 병사가 이부에서 표부로 나오게 되어 병세가 가벼워지고 호전됨을 예측할 수 있다.

1.2 한 · 열론(寒 · 熱論)

동양의학에서 한(寒)과 열(熱)은 질병의 원인 및 증상과 성질 및 상태를 나타내는 대표적인 표현방법 중의 하나이다. 한과 열은 자연계의 기후현상이기도 하지만 인체 내에서 수(水)와 화(火)를 한(寒)과 열(熱)로 바꾸어 표현하기도 한다. 한 · 열은 질병으로 나타나는 증상 중에 포함되며, 음(陰)과 양(陽)에 귀속된다.

음(陰)이란 차고, 어둡고, 오목하고, 그늘지고, 에너지의 물질적 자원이므로 인체에서는 수(水)와 한(寒), 오장(五臟) 등이 이에 해당된다.

양(陽)은 뜨겁고, 밝고, 볼록하며, 에너지 활동이므로 화(火)와 열(熱), 육부(六附) 등이 이에 해당된다.

자연계에서 한은 계절적으로 겨울의 기후이나 한의 기운이 몸에 질병의 원인으로 작용하여 인체에서 나타나는 현상은 한이 될 수도 있고, 열이 될 수도 있다. 예를 들어 감기는 분명히 한의 기운이 몸에 들어와 열을 일으키는 질병이지만 그 열이 조금 지나면 추운(寒) 증상으로 바뀌어 나타나기도 한다. 또한 열은 계절적으로 여름의 기후이며 물질의 운동성이 활발하다. 그러기 때문에 인체 내에서의 열은 에너지대사를 항진시키고, 체외 밖으로 나타나는 증상도 같은 의미를 내포한다. 그러나 내부장기의 기능은 극도로 허약한데 외부 표피의 반응은 발열(發熱)이나 한출(汗出)로 나타나는 경우가 있다. 이를 가리켜 진한가열(眞寒假熱)이라 한다.

한과 열은 질병의 원인 및 질병의 증상으로 작용하게 되며, 두 가지로 구별된다. 그리고 인체는 열이 많은 사람, 한이 많은 사람으로 구별되며, 질병의 증상에는 한증인 경우에도 열이 부족하고 한이 많은 경우가 있고, 열증인 경우 또한 한이 부족하고 열이 많이 나타나는 경우가 있다.

1.3 음 · 양론(陰 · 陽論)

음 · 양(陰陽)은 팔강변증에서 질병의 성질을 판별하는 기본적인 이론으로서 표리 · 한열 · 허실 등을 포함한다. 표 · 실 · 열증은 양증에 속하며, 리 · 허 · 한증은 음증에 속한다.

인체 내에서 상대적으로 음 · 양의 평형과 균형이 깨지게 되면 병변이 발생하고, 이러한 병변은 음성, 양성, 음허, 양허 등으로 나타나며, 음성은 한 · 실증에 속하며, 양성은 열 · 실증에 속하는데 이러한 증상은 모두 한증과 열증에서 나타나는 증후이다. 또한 음허의 경우 허 · 열증이 되고, 양허는 허 · 한증으로 대부분 나타나게 된다. 심한 구토나 설사 · 발한 · 출혈과다 등은 음과 양이 한계에 이르게 되는데 이러한 증상은 망음, 망양의 중대한 증상을 나타내기도 한다. 팔강이 비록 변증의 기본강령이지만 장부, 기혈진액, 영위기혈 변증과 병인병증 등과 함께 연결시켜 질병을 분석하고, 병변부위와 질병의 성질 및 원인 등을 파악하여 질병의 본질과 치료 · 관리 · 예방을 할 수 있는 것이다.

1.4 허 · 실론(虛 · 實論)

인체에서 기가 부족한 상태를 허(虛), 넘치거나 넉넉한 경우를 실(實)이라는 표현은 우리 일상생활에 흔히 쓰는 표현이다. 동양의학에서 허(虛)와 실(實)은 "정기 · 허(正氣虛), 사기 · 실(邪氣實)"을 의미한다. 이는 질병을 일으키는 환경으로 몸에 필요로 하는 정기(正氣), 즉 외부 병원체와 싸우는 면역력 저하를 정기 · 허(正氣虛)라 하고, 사기 · 실(邪氣實)은 외부의 병원체가 인체내부로 들어와 질병을 일으키는 힘이 충분함을 말한다. 다시 말해, 인체가 병이 들었다 함은 면역력이 저하되어 병원균에 대항할 수 있는 힘이 없어 질병에 노출되었다는 경우를 말한다.

그리고 질병이 이미 발생한 인체의 증상도 허와 실로 나눌 수 있다. 즉 기운이 없고, 미열이 나며, 통증도 은은히 나타나면 허증(虛證)이라 하고, 고열을 동반하고, 심한통증 등을 일으키는 것을 실증(實證)이라고 말한다.

허(虛)와 실(實)은 치료면에서 보(補)와 사(瀉)로 구분되는데 "허즉 · 보(虛則補), 실즉 · 사(實則瀉)"로 표현된다. "보" 란 부족한 곳을 채워 넣는 의미인데 그 부족함이 정기(正氣)이므로 정기의 부족함을 돕고, 사(瀉)란 남는 것을 버린다는 뜻인데 그 남는 것은 사기(邪氣)를 의미하므로 인체 내의 사기를 땀이나 대변으로 배설시키는 것을 말한다.

각각의 장부에서 기의 공급이 활동하는데 필요한 양에 미달되면 허증이며, 이런 경우에는 기운이 없고, 피로감, 저린감, 마비현상이 나타나기도 한다.

1) 허증(虛症)의 종류

허증(虛症)의 종류에는 기 · 허증(氣 · 虛症), 혈 · 허증(血 · 虛症), 양 · 허증(陽 · 虛症), 음 · 허증(陰 · 虛症) 등이 있다.

(1) 기 · 허증(氣 · 虛症)

기 · 허증(氣 · 虛症)은 우리 몸에 원기(元氣)가 부족한 경우를 말한다. 원기란 태어날 때 부모로 부터 물려받은 기를 말하며, 신(腎)에서 저장되고, 원기(原氣) 진기(眞氣) 생기(生氣)라고도 부른다. 우리 몸에 원기가 충분하면 장부의 기능이 왕성하여 몸이 건강하지만 원기가 선천적으로나 후천적으로 부족하면 사기(瀉氣)로 부터 대항하는 힘이 약해져 질병으로 부터 시달리게 된다. 이런 경우 원기를 보충해주고, 그 바탕을 견고히 하는데 주안점을 두어야 한다. 원기는 삼초를 거쳐 온몸에 골고루 퍼져있어 장부조직의 생리작용을 도와주고 인체의 정상적인 성장을 유지하는 기능을 가지고 있다.

원기의 부족으로 나타나는 주증상은 충분한 수면을 취한 후에도 자리에서 일어나기를 싫어하며, 잠자고 일어나도 잔 것 같지 않다고 호소하며, 매사에 오래 앉아 있지 못하고 자꾸 자리에 눕기를 좋아 한다. 앞에 놓여진 일들에 대해 권태감을 느끼며, 말하기를 싫어하고, 묻는 말에 답변하기를 귀찮게 여긴다.

치료는 보중익기(補重益氣) 즉 기를 올려 주는데 중점을 두고 치료를 해야 한다. 기를 올려주는 데에는 녹용, 꿀, 인삼 등이 좋으며, 한방에서는 사군자탕을 처방해서 환자들에

옷을 착용하거나 입는 것이 좋다. 요즈음 검정 숯을 응용한 음식이나 물건, 의복, 시설 등을 이용하면 건강에 유익할 수 있다.

2) 실증(實症)의 종류

(1) 양 · 실증(陽 · 實症)

양 · 실증(陽 · 實症)이란 장부 중 대장 · 간장 · 심장 · 심포 · 방광 등이 실하고, 담 · 소장 · 삼초 · 비장 · 폐 · 신장 등이 허한 상태에 있는 경우를 말한다.

양 · 실증은 대장의 실증으로 발생하여 폐에는 허증으로 되면서 간실, 심실, 비허, 위실, 신허, 방광실, 심실의 상태로 전해져 질병이 된다. 이런 환자의 반응처의 경혈점은 질병이 진행되면서 복부 부분에 위치한 하완, 중완, 기문, 거궐, 중극 등 경혈점에 나타나며, 등 부분에 위치한 상천주, 천주, 거골, 고황, 지실, 양관, 간수, 심수 등을 경형점에도 나타난다. 병이 진행되어 점점 심해지면 요추 3, 4, 5번의 추간판 사이에서 탈출증이 발생할 수 있으며, 이러한 발생이 왼쪽에서 나타나면 좌양 · 실증이고, 오른쪽에서 나타나면 우양 · 실증으로 본다. 대부분의 경우 좌측에서 많이 발생한다.

양 · 실증의 주 증상은 간 · 실증으로 눈의 건조, 충혈 및 안구통증, 방광 · 실증으로 두통 등이 나타나고, 위 · 실증으로 공복 시에는 속이 쓰리거나 신물이 잘 올라오며, 위 · 십이지장 등의 궤양이 발생된다. 또한 심 · 실증에 의해 심계항진, 고혈압, 동맥경화, 협심증 및 대장 · 실증으로 변비, 설사가 오며, 폐의 허증으로 원기가 부족하며, 항상 피로를 호소하고, 호흡기가 약하여 감기에 자주 걸린다. 이런 경우 계절적으로는 봄을 많이 탄다. 성격은 신경이 예민하고 화를 잘 내는 편이나 예의나 경우는 바르며, 뒤끝이 없다. 말은 매사에 달변이며, 한 곳에 가만히 있지 못하고 돌아다니기를 좋아한다.

(2) 음 · 실증(陰 · 實症)

음 · 실증(陰 · 實症)은 장부 중 비장 · 심장 · 폐 · 심포 · 담 · 방광 등이 실하고, 신장 · 간장 · 위장 · 대장 · 삼초 등이 허한 상태에 있는 경우를 말한다.

음 · 실증은 비장의 실증에서 발생되어 위 · 허증, 신 · 허증(토극수)으로 나타나는 것이 주증상이며, 신장의 허증으로 인하여 심 · 실증과 방광의 실증이 되어 비만, 위산과소, 양기부족, 뒤통수의 통증, 고혈압 등이 나타나며, 간의 허증으로 담이 실증이 되면서 빈혈,

어지러움증, 시력감퇴, 다면증(색이 변하는 얼굴) 등이 나타난다. 이런 환자의 반응처의 경혈점은 질병이 진행되면서 복부부분에 위치한 대횡에서 일월, 중부, 중극, 거궐 등 경혈점에 나타나며, 중완혈에서 다른 부분보다 차가움을 느낄 수 있다. 질병이 진행되어 악화되면 척추가 앞 · 뒤로 전 · 후만 되면서, 5번, 6번의 흉추가 전만되면서 앞가슴과 복부가 튀어나오거나 거만한 자세로 변하게 된다.

음 · 실증의 주증상은 가슴의 통증, 심장의 통증, 신경통, 관절염, 복통 및 복부의 냉증, 빈혈, 정력감퇴, 좌골신경통, 췌장염, 당뇨병, 담석증, 치질, 수족경련, 골수염, 기관지염, 천식, 해소, 요도염, 삼차신경통, 중풍, 악성피부병 등과 사지에 무거움을 자주 느낀다. 음 · 실증의 체형은 목이 비교적 짧고, 굵은 편이며, 주로 산성체질이다. 성인병에 잘 노출되는 체질이며, 인체를 상 · 하로 나누어 위쪽에는 열이 많으나 아래쪽에는 습이 많다. 성격은 온화한 편이고, 이해심이 많으나 말수가 적다. 모든 일들에 실천가이며 대식가이다. 잠이 많고, 욕심 또한 많다. 이런 경우 계절적으로는 환절기에 질병을 얻거나 악화되는 경우가 많다.

(3) 신 · 실증(腎 · 實症)

신 · 실증(腎 · 實症)은 장부 중 신장 · 간장 · 폐 · 위장 · 소장 · 삼초 등이 실하고, 방광 · 담 · 대장 · 비장 · 심장 · 심포 등이 허한 상태에 있는 경우를 말한다.

신 · 실증은 임맥경 중 황유혈과 배꼽아래의 음교, 석문(삼초경), 관원(소장경)에 나타나며, 진행되어 악화되면 수분, 중완(위경), 기문(간경), 중부(폐경) 등 임맥을 따라서 모두 아픔을 호소한다. 배꼽아래 부분이 딱딱해지고, 배꼽주변이 전부 굳어진 경우에는 난치병이나 불치병으로 전환되는데 이런 경우는 신실증으로 심허(수극화)가 되면서 심장의 열기가 하복부를 영위하지 못하면서 냉성 경락이 점점 굳어진 현상으로 하복부와 수족이 차고, 소변이상, 자궁 및 생식기 이상, 생리불순, 생리통, 하복통, 불임증, 관절염으로 인한 통증 등이 나타난다.

신 · 실증으로 인한 신체적 증상은 척추 전체가 구부정하며 흉추(가슴뼈) 5, 6, 7번 사이에 심한 통증이 오며, 천추(엉덩뼈) 1, 2번, 경추(목뼈) 2, 3번 그리고 6번에서 이상 징후가 나타나 뒷목이 뻐근하고, 아프며, 어깨나 견갑부에 통증이 나타난다. 계속 진행되어 악화되면 하지마비도 일어날 수 있다.

신 · 실증의 주증상은 잘 놀라며, 손발이 차고, 생식기이상, 자궁질환, 전립선질환, 불임증, 구내염, 위산과다, 소변불수, 요통, 하지무력 등이 나타나며, 이런 경우 계절적으로는 겨울에 악화되는 경우가 많으며, 주로 우측으로 많이 발생한다. 성격은 매사에 소극적이며, 소심하고, 겁이 많으며, 노이로제 증상을 나타내기도 한다. 여성적이고, 섬세하고, 부지런하며, 저축심이 많고, 강한 성격을 지닌다.

〈표 II-1-6〉 **허 · 실관계의 경락 상반응**

경락	관련부위	실 증	허 증
수태음폐경	폐, 코, 피부	어깨응결, 감기, 천식, 치질, 편도선염 * 사혈: 척택	호흡곤란, 수족냉증 및 저림증, 피부이상, 인후건조증 * 보혈: 태연
수양명대장경	피부, 입, 치아, 어깨, 코	어깨응결, 치통, 치질〈 인후건조, 상완이상, 복부팽만 * 사혈: 이간	배변이상, 설사, 치통, 인후구순건조증 *보혈: 복지
수궐음심포경	심장	심장병, 눈충혈, 상완이상, 흉늑장만 *사혈: 천정	심계항진, 언어장애, 가슴쓰림증, 손바닥열 *보혈: 중충
수소양삼초경	삼초, 귀, 눈, 어깨, 췌장	이명, 난청, 하지장만감, 소변이상, 인후동, 두통 * 사혈: 천정	피로권태, 호흡곤란, 복부냉증 및 팽만감 *보혈: 중저
수소음심경	심장, 혀, 눈, 액와	언어장애, 위장팽만, 인후건조, 심장병, 심열, 변비 * 사혈: 신문	심계항진, 언어장애, 불안감, 심화통 * 보혈: 소충
수태양소장경	소장, 귀, 눈, 혀	하복이상, 머리회전이상, 아구창, 변비, 심열항출, 인후통, 류미치스, 손부위의 이상 * 사혈: 소해	두통, 이명, 난청, 류마치스, 하복부이상 * 보혈: 후계
족태음비경	비장, 췌장, 위, 늑간, 뇌(이마굴)	위복부장만, 구토, 슬관절상, 족냉증, 축농증 * 사혈: 상부	설사, 구토, 소화불량, 황달, 당뇨, 불면 * 보혈: 대도
족양명위경	위, 정신, 입, 치아, 코, 유선, 안검	구순건조, 위약증, 유열불한출, 유선염 * 사혈: 여태	우울증, 안면부종, 복통, 오한, 수족증(무거움) * 보혈 회계
족궐음간경	간, 생식기, 늑간, 근육 목	현기증. 안질환, 생식기질환, 기분불쾌, 월경이상, 늑간신경통, 요통, 불면증 * 사혈: 횡간	현기증, 성욕감퇴, 무기력, 소변자리, 시력감퇴, 탈홍 * 보혈: 곡천
족소양담경	담낭, 눈, 근육, 머리	두중(머리가 무겁다), 구중(입안이 쓰다), 소화불량, 오한, 발열, 두통, 화를 잘냄 사혈: 양보	눈의 이상, 현기증, 수족무력, 혈압이상, 원기부족 * 보혈: 협계
족소음신경	신장, 부신, 비공, 대뇌, 눈	객혈, 토혈, 하혈, 천식, 생식기 질환, 인후통, 설건조, 혈압이상 * 사혈: 용천	소변적색, 황색, 건망증, 피로, 성욕감퇴, 소화불량, 설사, 변비, 요통, 이명 * 보혈: 독류
족태양방광경	방광, 치아, 코, 뇌하수체, 눈	후두부응결, 요통, 좌골신경통, 비출혈, 치질, 작안(간질) * 사혈: 곡골	요통, 견응결, 치질, 하지 및 족신경마비 * 보혈: 지음

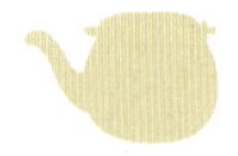

제4절 변증론치(辨證論治)

변증론치(辨證論治)란 질병으로 나타나는 증상과 변화를 살펴서 종합 · 분석하고, 장부의 생리기능 및 병리현상의 "증(證)"에 따른 치료를 결정하는 것이다. 서양의학이 주로 질병을 발견하여 치료한다면 동양의학은 "변증론치"한다고 할 수 있다. 즉 외부로 나타나는 증상을 살피고난 후에 치료계획을 세워 치료에 응용하는 것이다.

서양의학에서는 질병의 진단명이 전제되고서 치료를 시작할 수 있지만, 동양의학에서는 병명에 관계없이 증(證)을 우선적으로 살핀 후에 치료에 임하는 점에서 다르다고 할 수 있다.

증은 질병의 증상을 말하며 질병의 원인 · 부위 · 성질과 환자의 신체적 여건 등이 상호 연계된 특징을 지니면서 각종 증상이 종합된 일종의 증후군인데, 이를테면 몇 개의 증상이 일정한 틀 속에 공통성을 띠고 유기적으로 집합되어 있는 것이라고 할 수 있다.

그러므로 동양의학에서는 아무리 복잡한 증상들이 나타나도 하나하나의 증상에 집착하기보다는 이들 증상 간에 어떠한 연계성이 있으며, 그 연계성이 어디에서 비롯되었는가를 추적하게 되는데, 이러한 변증방법은 팔강변증을 거쳐야 되며, 기혈진액과 생리적 변화와 연계하여 종합 분석함으로써 질병의 증상과 본질을 알 수 있게 된다.

병의 증후군을 가려내는 방법이 잘 되었는지 또는 잘못 되었는지는 그에 따른 치료의 만족과 불만족 여부를 결정하는 중요한 길잡이가 되며 이것이 동양의학 이론의 핵심인 것이다.

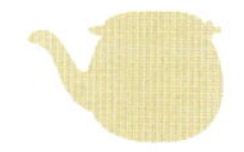

제5절 정체관념(整體觀念)

정체관념(整體觀念)이란 동양의학적 질병의 진단과 치료에 있어 특유의 관념 중의 하나로, 질병을 국한적 또는 국소적, 단편적으로 관찰하지 않고, 전체와의 연계를 함으로써 인체의 생리와 병리를 설명하고, 질병을 파악하며, 치료원칙을 세우는 방법을 말한다.

인체는 내부에 있는 장기와 체표조직 및 기관은 각각 별개가 아니라 반드시 서로 깊은 연계성을 가지고 있다. 예를 들어, 폐, 대장, 피부, 코, 모발 등은 서로 다른 기관으로써 연계성이 없이 각각의 기능과 작용을 한다고 생각하지만 이들 기관이 기능적으로 연계를 이루고 있다면 함께 다스리는 방법을 쓸 수 있을 것이다. 실제로 동양의학에서는 눈을 눈으로만 보고 눈의 질환이나 나타나는 증상을 안과에서만 치료하는 것이 아니라 눈을 간장과 연계해서 눈의 질환에 간 기능을 다스리는 약을 처방하며, 뼈를 뼈로만 보는 게 아니라 신장과 연계성을 두고, 뼈의 질환에는 신장의 기능을 조절하는 약을 쓴다. 또한 경혈과 내부에 있는 장기는 떨어져 보이지만 그 경혈점에 내부장기의 반응이 나타나고, 그 경혈점에 침을 놓아서 해당 장기의 병을 고칠 수 있는 것이다.

이처럼 오행귀류에서 언급했듯이 우리 인체의 각 기관과 장부를 연계해서 질병을 치료하는 것이 동양의학의 특징이며, 이것이 바로 정체관념인 것이다. 기후나 환경이 인체의 생리나 병리에 일정한 영향을 미친다는 생각으로 인체와 외계환경과의 통일성까지 중시하였다.

이와 같은 유사한 기능끼리의 전체성을 강조한 정체관념이 동양의학의 특징이다.

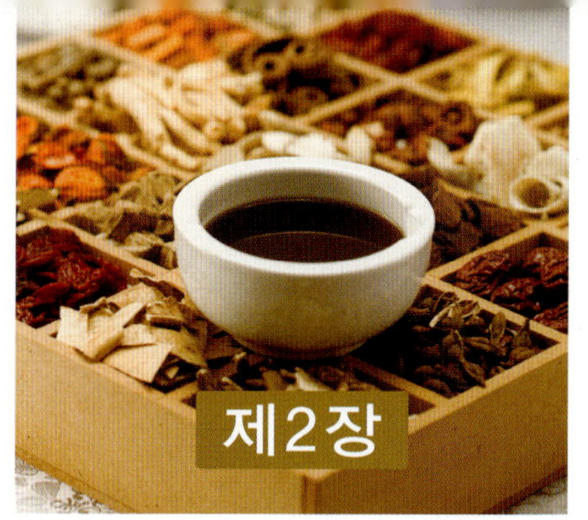

장부론 (藏腑論)

장 · 부(臟 · 腑)는 우리 인체의 내부에 있는 장기를 통틀어 총칭하는 말이며, 이러한 장 · 부에 대해 연구하는 학문을 장 · 부론(臟 · 腑論)이라 한다. 고대에는 장 · 부론을 장상론(藏象論)이라고도 하였으며, 장(臟)은 인체의 오장 · 육부를 가리키며, 상(象)은 장부의 형태와 기능의 외부적으로 나타나는 외재적 표현을 의미한다.

황제내경의 기록에 의하면 장(藏)은 저장한다는 뜻으로 정 · 기 · 혈 · 진액 등을 만들고, 저장하며, 부(腑)는 창고 또는 집이란 뜻으로 사람과 사물이 들어가고 나올 수 있으나, 오랫동안 머물 수 없다는 뜻으로 음식물을 받아들여 소화시키고 전달한다는 뜻이다.

장 · 부는 오장(五臟)과 육부(六腑), 기항지부(奇恒之腑) 등을 포함한다. 즉 장 · 부론은 음양오행설을 기초로 하여 오장과 육부의 생리기능과 병리변화 및 상호관계를 연구하는 학문을 일컫는 말이다.

장부는 크게 2가지로 분류하는데 육장과 육부이다.

육장은 간장 · 심장 · 비장 · 폐장 · 신장을 말하며, 여기에 심포장, 즉 심장의 둘레를 싸고 있는 막 또는 주머니로 이것은 눈으로 보이는 실체적 구조가 있는 것이 아니라 기능적인 것이므로 오장에 포함하면 육장이 되는 것이다. 이를 육장이라고 한다.

육부는 담 · 소장 · 위 · 대장 · 방광 · 삼초를 말한다.

기항 · 지부란 형태적, 기능적, 내용적으로 구분되며, 기항이란 목 위부분에 해당하며, 천기(天氣)와 장(藏)에 해당하며, 지부는 몸통에 해당하며, 지기(地氣)를 가르킨다. 형태적으로는 육장육부와 구별되는 특이한 조직이며, 기능적으로는 육장과 비슷하고, 형태적으로는 육부와 비슷하다. 내용적으로는 뇌 · 맥 · 골 · 수 · 담포궁(자궁)과 피 · 모 · 근 · 육 · 구 · 목 · 비 · 이 · 설 · "전 · 후음"(성기와 항문) 등의 조직기관 기능과의 관계에 대한 내용과 생명활동에 있어서 기 · 혈 · 진액 · 정신 등의 작용은 이들과 장 · 부 간의 관계에 대한 다른 하나의 내용이다.

장 · 부는 상호의존, 상호제약 관계에 있으며, 각 기능을 분담하여 하나의 유기체를 구성한다.

제1절 육장(六臟)

육장은 동양의학에서의 여섯 개의 내장, 즉 간장(肝臟), 심장(心臟), 비장(脾臟), 폐장(肺臟), 신장(腎臟)과 기질적 실체가 없는 심포장(心包臟) 등을 말한다. 장(臟)이란 일반적으로 흉강과 복강 속에 있는 내부조직이 충실하고 저장, 분비, 정기(精氣), 제조기능을 가진 장기를 말한다.

동양의학에서 다른 내장과는 달리 육장을 특별히 중요하게 여기는 이유는, 생명활동에서 중요한 요소인 정(精) · 기(氣) · 신(神) · 혈(血)의 저장소로서 생명의 근본이 되기 때문이다. 또한, 육장은 전신의 기타 장기조직과 정신활동을 지배하며, 외계환경인 사계절의 기후변화에도 영향을 받는다.

동양의학에서 육장에 대한 인식은 실질적인 장기를 뜻하기 보다는 장기의 기능활동과 병리변화 등을 뜻하며, 서양의학에서의 장기와는 다른 특징을 가지고 있다. 예컨대, 비장은 소화기계통과 밀접하게 연계되어 영양상태와 소화기관을 조절하며, 일부 대사작용 및 혈액계통과도 관련되는 기능도 포함한다. 또한 심장은 순환계통과 관계가 있는 생리기능과 혈맥을 조정하고, 중추신경계통의 정신과 마음의 상태 등을 유지하는 기능도 가지고 있다. 간장은 혈액의 저장소이며, 정신활동과 감정조절을 주관하며, 병의 증상으로는 운동계통 및 일부 신경계통과 관련이 있다. 폐장은 인체의 기(氣)를 주관하여 사기(邪氣)의 침입을 막고, 호흡과 혈액순환에 관련된다. 신장은 체액을 조절하고, 정(精)을 저장하여 인체의 강장 및 생식능력을 가지며, 비뇨기계통의 기능도 포함한다.

육장이 중심이 된다는 이 학설은 전신의 기타 장기, 조직, 정신활동 및 외계환경의 변화까지도 모두 육장과 연계시켜 그 작용을 중요시 한다.

제2절 육부(六腑)

육부는 위(胃) · 소장(小腸) · 대장(大腸) · 방광(膀胱) · 담(膽) · 삼초(三焦) 등을 가리킨다.

육부의 주된 기능은 음식물을 받아들이고 소화시켜, 소화의 산물인 진액(津液)과 음식물의 찌꺼기를 대사(代謝)과정으로 보내 주는 것이다.

음식물은 위에서 소화과정을 거친 후 소장에서 찌꺼기와 진액으로 분리되는데, 진액은 삼초를 통해 전신의 상 · 중 · 하초로 보내진다. 소장으로 옮겨진 음식물의 중간 소화물은 다시 흡수되고, 그 찌꺼기는 대장으로 옮겨져 마지막으로 흡수되고, 나머지는 대변으로 배출된다. 방광으로 들어간 진액은 기화작용(氣化作用)을 거쳐 전신에 흡수되며, 최후로 남은 찌꺼기가 소변으로 배출된다. 이상의 소화과정에 역할을 하는 장기를 제외하면 육부 중에 삼초가 남는다.

1. 간 · 담(肝膽)

간 · 담(肝膽)은 서양의학에서는 주로 창고의 기능으로 저장 그리고 소화기능을 담당하는 역할을 하나, 동양의학에서는 혈액을 저장하고, 감정은 조절하는 역할을 한다고 한다. 즉 간은 혈액을 저장하고 혈액량을 조절하는 생리적 기능을 말한다. 간이 혈액을 저장하는데 있어서 하나는 일정한 양을 저장했다가 인체 각 부분에 필요한 양 만큼 보내주는 기능과 혈액부족을 방지하는 기능까지도 함께 담당한다. 간은 육장에 속하지만 담은 육부에 속하면서 간 · 담은 서로 음 · 양관계에 있으면서 부부관계에 있는 것이다.

동양의학에서 간은 오관(五官) 중 눈과 관계가 있으며, 간기(肝氣)는 눈으로 통하며, 간이 조화로울 경우 눈으로 색을 구별할 수 있고, 조화롭지 못한 경우에는 눈을 통해 그 색깔이 표출된다고 하였다. 또한 간의 정기는 간에 저장되며, 수면 중에는 혈액이 간으로 돌아와 저장되는데 눈은 간의 혈액과 기를 받음으로써 시각기능을 발휘하며, 간과 눈은 서로 밀접한 연관성이 있다고 하였다. 그러므로 동양의학에서는 눈병에 간을 치료하고, 간이 안 좋을 때는 눈을 살핀다. 또한 간은 오주(五主)에서 근(筋: 힘줄)을 다스린다고 하였으며, 간은 피로함을 담당하는 본부이므로 그 빛깔은 손톱과 발톱에도 나타나게 되어 간과 힘줄은 그 생리적 활동이 하나로 이어진다 하였다.

담(膽)은 쓸개(gallbladder)를 말하는데 담은 간과 함께 십이지장의 부속기관으로 음식물에서 나온 영양분의 저장과 소화를 담당하는 기능을 한다. 담은 음식물의 소화를 촉진시키고 정신활동에서는 결단을 주관하는 기능으로 간과 함께 표 · 리관계에 있다. 간의 남은 운기가 담에 미칠 때 담즙이 만들어 지는데 담즙은 황갈색의 즙으로서 양방에서는 소화액인 빌리루빈(bilirubin)이라는 호르몬을 분비하여 소화를 촉진시키고, 이 즙이 황갈색이기 때문에 음식물의 소화과정에서 희석되므로 변의 색깔이 황갈색인 것이다. 그러므로 아침에 보는 변의 색깔이 황갈색일 때 아직 소화기관이 건강하다는 것을 의미한다. 만약 담즙 배설기능의 조화와 균형이 깨진 경우에는 소화에 이상이 생긴다. 또한 담즙은 본래 쓴맛이고 황갈색이므로 담이 병들면 담화(膽火)가 치밀어 올라와 쓴물을 토하며, 얼굴과 눈, 온몸에 누런색이 나타나는 황달현상을 보이게 된다. 이런 경우 족소양담경(足少陽膽經)의 순행과 관계가 있으며, 이 경락을 위주로 치료하여야 한다. 담은 사물을 판단하고 결단을 내리는 능력을 가진 정신의식을 가진다고 하였으며, 이런 의식을 저해하거나 방해하는 요소들을 제어하거나 방어하여 정상적인 기혈(氣血)의 운행을 유지하여 장기들 사이의 상호협동관계에서 보호하는 작용을 한다고 하였다. 그러므로 담기(膽氣)가 강한 사람은 어떠한 정신적인 자극에도 큰 영향을 받지 않지만 담기(膽氣)가 허약한 사람은 이 때문에 질병이 발생하는 경우가 많다.

담기가 허(虛)해서 나타나는 질병의 증상을 보면 매사에 잘 놀래고, 두려움증이 있으며, 불면증, 꿈을 많이 꾸는 증상 등이 나타나게 되는데 이러한 경우에는 담(膽)을 중심으로 치료를 해야 한다.

2. 심 · 소(心小)

양의학에서 심장은 우리 인체에서 가장 중요한 기관으로서의 기능을 하며, 전신에 혈액을 공급하고, 사용한 혈액을 거둬들이는 역할을 한다. 즉 에너지인 영양분과 산소를 우리 몸에 공급하고, 사용한 노폐물과 이산화탄소를 밖으로 내보내는 역할을 한다. 또한 소장은 십이지장 공장. 회장으로 나뉘어 소화기능을 하지만 동양의학에서는 심장과 소장은 같은 장부로서 혈맥을 조정하고, 마음과 정신상태를 유지하는 역할을 담당한다. 심장은 생명활동의 중심이라 할 수 있으며 즉 혈맥을 주관하고, 혈액의 창고라 할 수 있다.

심장의 상태는 얼굴색 및 맥 그리고 오관(五官)에서 혀와 밀접한 관계가 있으며, 심장의 기능면에서 문제가 생기거나 안 좋으면 혈액순환이 나빠지고, 얼굴색이 붉어지거나 창백하게 보여진다. 또한 심장의 기(氣)가 약해지면 얼굴색의 붉은 기운을 잃게 되고, 윤기가 없어지며, 어둡거나 푸르스름한 색을 띄게 된다. 또한 심음(心陰)이 허(虛)하거나 심화(心火)가 너무 강하면 혀끝이나 혀 전체가 빨개지고, 혀에 좁쌀모양의 혓바늘이 돋거나 혀가 갈라지는 증상이 나타나게 된다. 또한 심양(心陽)이 허(虛)하거나 심기(心氣), 심혈(心血)이 부족할 때는 혀의 색깔이 옅고, 어두운 빛깔이 나타나게 된다. 또한 심혈(心血)이 막혀 어혈이 생긴 경우에는 혀의 색깔은 어둡고, 검은 점들이 생겨 흑태가 끼는 것을 볼 수 있다. 심에 사기(邪氣)가 침입하면 혀의 움직임이 좋지 않고, 말이 어둔한 반응을 보이게 된다.

소장(小腸)은 장부론에서 심장과 부부관계에 있으며, 소장의 위치는 위(胃)의 바로 아래에 있으며 길이는 약 3.5m이며, 음식물을 소화하고, 진액을 퍼뜨리며, 노폐물을 배설하는 등의 작용을 한다.

소장의 주 기능은 위에서 소화된 음식물을 받아서 그것을 십이지장에서 다시 소화시키고, 맑고 탁함을 나누는 작용을 한다. 소장의 기능에 문제가 생기거나 조화와 균형이 깨질 경우 기(氣)의 순환이 좋지 않게 되어 복부에 여러 가지 증상이 나타나게 되고, 이를 병리적으로 해결하지 않는다면 질병을 초래하게 된다. 또한 음식물의 소화 · 흡수장애를 받아 창만증, 설사 등이 나타날 수 있으며, 맑고, 탁한 것을 가르는 기능에 조화를 잃게 되면 소화 · 흡수기능과 소변까지도 이상을 초래하게 된다. 즉 소장에 화(火)가 미치거나 수소음심경(手少陰心經)의 열(熱)이 소장으로 전이 된 경우, 소변의 양이 적어지고, 자주 마려우며, 배변 시에 시원치 못하고 통증과 함께 붉은 색의 소변을 보게 된다.

3. 비 · 위(脾胃)

비 · 위는 비장과 위장을 통틀어 일컫는 말로, 생리적 · 병리적으로 매우 밀접한 관계가 있다.

비장과 위장은 소화기계의 대표적 장기로, 음 · 양으로는 육장육부 중 육장의 하나인 비장을 여성적인 음성장기로 보며, 육부의 하나인 위장을 남성적인 양성장기로 본다. 따라서, 비장과 위장 두 장기를 부부처럼 결합해서 비 · 위라 일컫게 된 것이다.

비장은 음식물의 맑고 깨끗한 에센스(정화 물질: 精華物質)를 상승시켜 전신에 골고루 공급하고, 소화흡수 및 운반기능과 음식물에서 나오는 영양분을 소화 · 흡수 · 운반하고, 수분을 흡수 · 운반하는 두 가지 기능을 포괄하고 있다. 만약 비장이 수분을 흡수 · 운반하는 기능이 줄어들면 수분이 몸 안에 머물게 되고, 습이나 담음 등의 병리적 물질이 생기거나 부종이 생긴다.

위장은 소화과정에서 발생하는 여러 가지 탁한 기운이나 혼탁물을 아래로 내리게 하여 몸 밖으로 배설시키는 초보적 단계를 담당한다. 또한 비장은 소화흡수와 운반기능을 담당하고, 위장은 음식물을 받아들이는 것을 담당하며, 비의 기운은 올리는 작용, 위의 기운은 내리는 작용 등 비 · 위는 각각의 길항작용을 하며, 상호통제와 상호생성 작용을 하게 된다. 이외에 소화흡수와 음식물을 받아들일 때는 서로 의존관계에 놓여 소화작용을 갖는다.

비장의 기운이 그 기능을 다하지 못하면 얼굴에 윤기가 없고, 어지러움 증이 나타나며, 식은땀이 많고 입맛이 없으며, 복부팽만과 대변이 묽어진다. 위장의 기운이 그 기능을 다하지 못하면 소화불량으로 식욕이 없고, 위장부위가 더부룩하고 아프며, 트림과 딸꾹질이 나면서 토하게 된다. 그래서 항상 비 · 위가 제대로 그 기능을 다할 수 있도록 하는 것이 동양의학 특유의 치료법이다.

비 · 위는 오행 중 토(土)의 역할을 하고, 소화작용에서도 위는 금과 수의 역할을 담당하며, 비는 목과 화의 상승작용을 하는 것도 토의 중간자적 입장이다. 비 · 위는 인체의 혈액 생성과 순환에도 관여한다.

4. 폐 · 대(肺大)

폐 · 대(肺 · 大)는 폐와 대장을 일컫는 말로 대장의 경맥은 폐와 이어져 있다.

서양의학에서 폐는 호흡기계를 담당하는 대표적 장기로 온몸에서 사용한 혈액이 심장에서 들어와 폐로 보내지면 호흡을 통하여 이산화탄소를 산소와 교환하고, 몸 밖으로 내보내는 기능을 담당한다. 대장은 소화기계로써 대장 내에서 수분의 조절과 변을 만들고, 배설기능을 담당한다. 그러나 동양의학에서는 폐와 대장은 인체 내의 기를 조절하고, 기도나 피부를 통해 들어오는 나쁜 기(邪氣)의 침입을 막는 기능을 담당한다. 음 · 양으로는 육장육부 중 육장의 하나인 폐를 여성적인 음성장기로 보며, 육부의 하나인 대장을 남성적인 양성장기로 본다. 따라서 폐와 대장 이 두 장기를 부부처럼 결합해서 폐 · 대라 일컫게 된 것이다.

폐는 우리 몸의 기를 주관한다. 여기에는 두 가지 뜻이 있다. 하나는 호흡기능을 말하고, 다른 하나는 청기(清氣)를 지배하는 것을 말한다. 폐의 호흡기능으로 흩뿌리는 작용과 정화하강작용에 의존한다. 이 두 작용이 정상이면 호흡이 원활하게 되어 인체의 생명활동이 유지된다. 또한 청기의 지배기능으로 청기는 사람에게 근본이 되는 기를 말하는데 폐로 들어 마신 공기는 청기를 형성하는 주요성분이 된다. 인체에 기가 생성되는 종류에는 신중정기(腎中精氣), 수곡지기(水穀之氣), 청기(清氣) 등을 들 수 있다. 신중정기(腎中精氣)는 진기(眞氣) 또는 원기(元氣)를 말하며, 태어날 때 부모로부터 선천적으로 물려받은 기로 주로 신장에서 주관하고, 저장한다. 수곡지기(水穀之氣)는 물과 음식물에서 얻어지는 기로 비장과 위를 통해 주관한다. 청기(淸氣)는 폐를 통하여 대기 중의 공기를 들이마셔 그 속에서 얻어지는 기를 말한다. 이로서 폐에 문제가 생기면 기침, 호흡량의 감소, 발한증상(한증), 천식 및 호흡이 순조롭지 못한 증상 등의 기의 허증이 나타나는데 이는 폐가 허하기 때문이다. 또한 폐가 허하면 양기도 허(虛)해져서 피부의 적응기능이 좋지 않아 감기에 걸리기 쉬우며, 심하면 식은땀이나 괜한 땀이 흐르게 된다.

대장은 진액을 주관한다. 대장의 기능에 이상이 생기면 전달기능의 조화를 잃어버리게 되어 변비, 설사, 복통 및 뱃속에서 이상 음이 들리게 된다. 또한 대장에서 수분의 재흡수가 일어나지 않을 경우 설사를 하게 된다. 대장이 허하면 허증 변비가 나타나게 되고, 실열(實熱)이 있으면 진액이 메말라 변이 굳게 되어 설사를 하게 해서 치료를 해야 한다. 대장에 풍(風)이 생기거나 열이 맺히면 항문출혈이 발생하고, 습열이나 기 순환이 좋지 않을 경우 복통이나 배변을 하고 싶은데 변이 나오지 않고, 뒤가 무지근한 증상 등이 나타난다.

대장의 경락(手陽明大腸經) 소통에 문제가 생기면 관련 증상으로 목이 붓거나 치통이 생기고, 눈의 흰자위가 노랗게 되며, 입이나 입술이 마르는 증상 등이 생긴다.

5. 신 · 방(腎膀)

신 · 방은 서양의학에서는 주로 비뇨생식기로써 혈압을 조절하고, 오줌을 만들고, 배설하며 혈액을 거르는 작용을 한다. 그러나 한방에서는 체액을 조절하고 정(精)을 저장하는 인체의 영양물질 가운데 가장 중요한 엑기스, 즉 원기(元氣)를 저장하는 역할과 수분과 뼈를 주관하며, 골수를 만든다.

신장은 장부론에서 육장(六臟)에 속하지만 방광은 육부(六腑)에 속하면서 신 · 방은 서로 음 · 양관계이면서 부부관계인 것이다. 신장과 방광은 오관(五官)에서 귀(耳)와 관계가 있으며, 신장의 기능면에서 이상이 생기거나 안 좋게 되면 생식과 발육에 문제가 생기고, 수분대사의 장애와 뼈를 주관하는 기능과 생식기능에 조화를 잃게 되고, 이로 인해 허리가 약해지며 통증이 유발되고, 뼈의 발육에 이상과 함께 호흡 및 청력 그리고 머리카락에 윤기가 없어지며, 얼굴이 검게 되고, 탄력성이 없어지게 된다. 또한 방광은 수분대사와 진액을 저장하고, 기화(氣火: 방광 안에 있는 태양의 기운)를 통해 오줌을 배설시키게 된다. 방광은 신장과 함께 표리(表裏)관계에 있으면서 신(腎)에 원양(元陽)이 있듯이 방광 또한 양기(陽氣)가 있다. 방광안의 수분은 기화작용을 거쳐 맑은 것은 위로 증발시켜 기(氣)가 되거나 몸 밖으로 보내져서 땀이 되며, 더러운 것은 아래로 흘러 오줌이 만들어지는데 이 작용을 진액기화작용(津液氣化作用)이라 하며, 신양(腎陽)이 주관하는 것이다. 방광의 기화작용에 조화와 균형이 깨지면 소변보기가 어려워지거나 오줌을 못보는 증상(융폐증)이 나타날 수 있다. 또한 이와 반대로 저장작용이 조화를 잃으면 오줌을 많이 보거나 오줌소태 증상이 나타날 수 있다.

6. 삼초(三焦)

삼초(三焦)라는 개념은 서양의학에서는 존재하지 않으며, 동양의학에서만 존재하는데 장부론에서 육장육부 중 육부(六腑)의 하나로서, 심포와 음 · 양관계를 이룬다. 또한 삼초는 상초(上焦), 중초(中焦), 하초(下焦) 등 세부분으로 나뉜다. 또한 삼초는 완전한 부(腑)의 소속이 아니고, 실체가 없으며 작용과 기능만 있는 기관이며, 모든 기를 조정하고 통합하여 통솔한다. 즉 삼초는 상 · 중 · 하의 삼초를 주로 몸의 부위에 따라 구분하며 상초(上焦)는 머리와 가슴을 포괄하고, 가로막 이상을 상초(흉추 7번째 부위: 견갑골 하각과 일치)라 하고 심장과 폐의 수송 작업에 힘입어 음식물의 에센스(Essence)를 전신에 보내며, 피부 · 근육 · 골격을 보양한다. 또한 영양분을 산화해서 피부와 몸을 따뜻하게 하고, 머리카락을 윤택하게 한다, 중초(中焦)는 윗배와 비위를 포괄하여 가로막 아래에서 배꼽까지를 중초(요추 4번째 부위: 장골능선과 일치)라 하며, 음식물의 소화 · 흡수와 혈액화 하는 작용, 즉 영양물질을 혈액으로 변화시키는 작용을 말한다. 또한 소화된 음식물을 청탁으로 나누고, 진액을 증발시키며, 영양분을 변화시켜, 위의 폐경맥으로 보내서 혈액을 만들어 기혈을 만드는 기능을 한다. 하초(下焦)는 아랫배와 성기, 방광, 신장을 포괄하여 배꼽이하를 하초라 하며, 맑고, 탁함 그리고 대변과 소변을 분리시키며, 노폐물을 몸 밖으로 배설시키는 작용을 한다. 대장에서 수분을 방광으로 보내고, 신장과 방광이 수분을 조절하고, 오줌을 배설시키는 비뇨생식기의 기화기능을 한다. 즉. 상초는 심장과 폐로 호흡기계통 및 순환기계통, 중초는 비장과 위, 간(肝)으로 소화기계통, 하초는 신장, 대장, 소장, 방광으로 비뇨 · 생식기계통 등의 내장을 포괄한다.

삼초는 여러 기(氣)가 중심적으로 작용하는 곳으로 인체의 기화작용(氣化作用: 기혈의 작용에 의해서 내장의 고유기능이 발휘되는 것)을 종합 · 통제하는 곳이며, 원기(元氣)와 내분비물이 운송되는 길이기도 하다. 또한 삼초는 몸속을 가리키는 말로 위와 장까지 포함하는 기관으로 상, 중, 하의 기(氣)는 하나가 되어 몸을 보호한다. 삼초의 기능은 주로 진액을 기화시키고, 체액을 잘 통하게 하는 기능을 가지고 있다. 그리고 폐, 비, 신, 위, 대장, 소장, 방광 등의 내장은 인체에서 수분대사를 조절하며 이를 삼초기화(三焦氣化)라 한다.

〈그림 II-2-1〉 **삼초(三焦)**

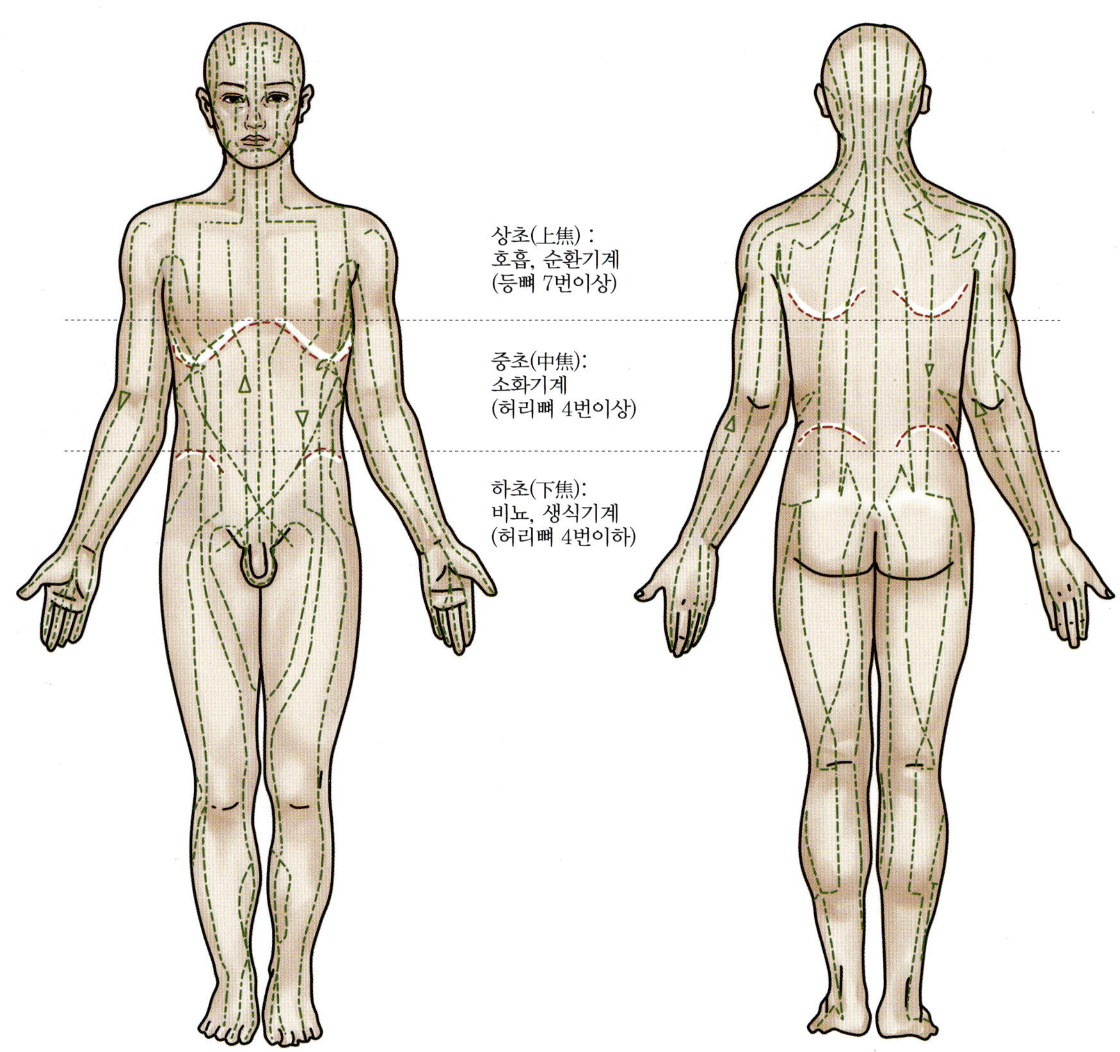

7. 심포(心包)

심포(心包)란 삼초의 개념과 마찬가지로 삼초와 음 · 양관계를 이룬다. 또한 서양의학에서는 존재하지 않으며, 동양의학에서만 존재하는데 장부론 중에서 육장육부 중 육장(六臟)의 하나로서, 심주라고도 하며, 심낭 또는 심장을 둘러싸고 있는 주머니라고도 한다. 서양의학에서는 관상동맥을 뜻하는 문헌도 있고, 심장의 장측막을 뜻한다는 문헌도 있다. 그러나 전체적으로는 심장둘레를 싸고 있는 막이나 주머니를 말하며, 기질적 실체가 있는 장 · 부가 아닌 기능과 작용만 가지는 육장 중의 하나로 알려져 있다. 심포는 폐와 심장의 끊임없는 활동을 뒷받침해 주는 것이 심포의 기능이다. 즉 심장을 둘러싸고 보호하며, 심장의 명령을 집행하는 기관으로 군주인 심장의 기능을 돕기 때문에 오행 중 군화(君火)가 아닌 상화(相火)에 속한다. 심장의 보조기관이기 때문에 심장에 병이 발생 했을 때 먼저 심포를 다스리고, 효과가 없을 때는 심경을 다스린다. 즉 형체는 없으므로 심장주위의 모든 기관, 심낭, 대동 · 정맥, 관상동맥을 주관한다.

심포에 병이 생기면 정신이 혼미하고, 어지러우며, 허리에 통증이 나타나고, 손발이 저리며, 말초부에 혈액순환장애 등이 나타난다.

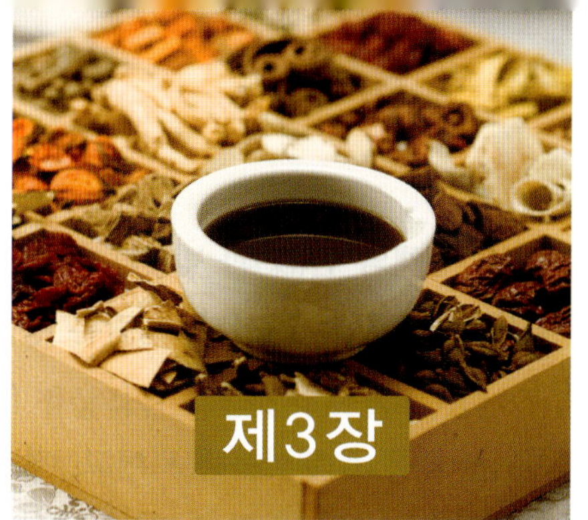

경락(經絡) 경혈론(經穴論)

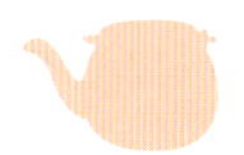

제1절 경락(經絡)과 경혈(經穴)

경락과 경혈은 우리 인체를 대상으로 하여 음양오행(陰陽五行), 장부(藏腑), 영위(營衛), 기혈(氣血)등과 함께 동양의학의 기초이론으로 다루는 것이다. 이 학설은 생리(生理), 병리(病理), 진단(診斷), 치료(治療)면에서 각각 이론적 · 실제적으로 중요한 의의가 있다.

1. 경락(經絡)

경락은 지금으로 부터 약 5000년 전의 중국의 전설적 인물인 황제에 의해 제시된 의학서적(醫書)인 『황제내경』에 의해 밝혀진 것으로 인체의 육장육부와 연결되는 기혈통로를 의미한다.

경락이란 인체의 기혈이 연행(連行) 또는 통과(通過), 연락(連絡)하는 곳의 순행(巡行)로이며, 경혈들을 결합시켜 만든 기능적 통로이다. 즉 기(氣)가 순행하는 통로를 말한다. 이것은 신경, 혈관 또는 임파선과 같이 눈에 보이는 기질적인 해부학적 실체가 있는 것이 아니라 어디까지나 기능적인 것으로 이 선상에 위치하는 장부(藏腑) 혹은 조직들이 서로 밀

뼈, 오관(五官)과 구규(九竅: 아홉구멍), 근육과 피부와 연결되어진다. 그러므로 장부의 기능변화는 경맥을 통하여 체표에 반영되고, 경맥의 변화는 소속-연락하는 기능활동에 영향을 주게 된다(경락연계 – 기타장부 – 체표부위의 반응 – 진단).

4) 운수작용(運輸作用)

운수작용이란 생명현상으로 나타나는 기(氣)의 흐름과 바탕이 되는 물질의 운송이 경맥을 통하여 이루어진다는 것으로서, 만약 기의 순환이 고르지 못하고 물질의 운송이 원활하지 못할 때는 경락을 조정함으로서 질병치유가 가능하게 된다. 즉 장부에 필요한 물질이 경락을 따라 운송되는 작용을 말하며, 인체 각 부분의 기능활동에 대하여 상대적 평형과 협조를 유지하는 작용을 말한다.

5) 반응작용(反應作用)

경락의 반응작용이란 어떤 원인에 의하여 인체 장부(藏腑)의 품질적 또는 기능적 장애가 일어나서 질병상태에 이르게 되면 해당되는 장부와 관련이 있는 경락상에 반응이 나타난다. 이것은 내부 장기와 피부표재부가 서로 협력하여 연락 후 병인(病因)을 발상 · 중화시켜서 질병상태로 부터 회복하고자 하는 자연치유의 발현으로 작용하는 반응인 것이다. 이를 경락의 반응작용이라 하며 전신적인 것과 국소적인 것이 있다.

6) 전도작용(傳導作用)

경락의 전도작용 때문에 일어나는 현상은 앞에서 제시한 반응작용이다. 내부장기에 병변이 생기면 경락을 통하여 피부의 체표지절에 관련된 경혈점에 반영되어 반응현상으로 나타나게 된다. 즉 외적병인(外的病因)에 의한 내장침입이 경락에 대한 경락의 전도작용을 말한다. 또한 경락은 병사의 침입이나 침구자극 등을 전달하는 작용이 있다.

7) 방어작용(防禦作用)

환경 중에서는 사계(四季)와 육음(六淫)이 있다. 이로 인해 외사가 발생하게 되는데 이는 사계와 육음에 의한다.

인체는 건강한 생활을 하면서 외사의 침입을 받는데 이를 방어하는 것은 경락의 작용에 의한다. 즉 우리 몸을 질병이나 외사로부터 방어작용에 관여하는 기를 가리켜 위기(衛氣)라 하며, 위기는 근육을 따뜻하게 하고, 피부를 윤택하고 매끄럽게 하며, 땀구멍을 열고 닫는 것을 주관한다. 또한 경락은 외사를 방어하면서 장 · 부로 운송해서 몸을 보호하고, 외사를 방어하여 건강을 유지하게 하는 작용을 한다.

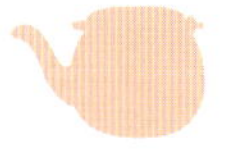

제2절 경락의 명칭 및 분류

경락계통은 경맥, 낙맥, 안으로는 장 · 부, 밖으로는 체표 등 크게 네 부분으로 구분된다. 경맥과 낙맥은 앞에서 설명하였듯이 서로 긴밀하게 연결되어 있고 또한 가로, 세로로 교차하여 연락망을 형성하고 있다. 장 · 부와 근육, 건, 뼈 등 모든 조직은 경락이 서로 그물처럼 연결하여 집합체를 이룬다. 정경 14경락 중 기경팔맥을 제외한 각 경락은 시작점 또는 끝나는 점이 주로 손과 발의 말단에 있다. 이런 관계로 손 또는 발의 경락 점을 장부에 대입하여 경(經)이라 부른다. 또한 음양론에서 장(藏)은 음(陰)에 해당되고, 부(腑)는 양(陽)에 해당되기 때문에 음 또는 양의 영향력의 정도에 따라 태음(太陰), 궐음(厥陰), 소음(小陰)을 삼음(三陰)이라 하고, 양명(陽明), 소양(小陽), 태양(太陽)을 삼양(三陽)이라고 하는데, 경맥에도 이러한 삼음(三陰)과 삼양(三陽)의 명칭을 부쳐 수삼음경의 경우에는 수태음 폐경(手太陰 肺經), 수궐음 심포경(手厥陰 心包經), 수소음 심경(手小陰 心經)으로 나눈다. 또한 족삼음(足三陰)의 경우에는 족태음 비경(足太陰 脾經), 족궐음 간경(足厥陰 肝經), 족소음 신경(足少陰 腎經)과 수삼양의 경우는 수양명 대장경(手陽明 大腸經), 수소양 삼초경(手小陽 三焦經), 수태양 소장경(手太陽 小腸經)으로, 족삼양(足三陽)의 경우에는 족양명 위경(足陽明 胃經), 족소양 담경(足少陽 膽經), 족태양 방광경(足太陽 膀胱經) 등 이와 같은 명칭으로 나뉘어 부른다. 각 경맥들은 서로 짝을 지어서 오행적(五行的)으로 상생(相生), 상극관계(相克關係)를 이룬다.

〈표 II-3-1〉 경락의 분류

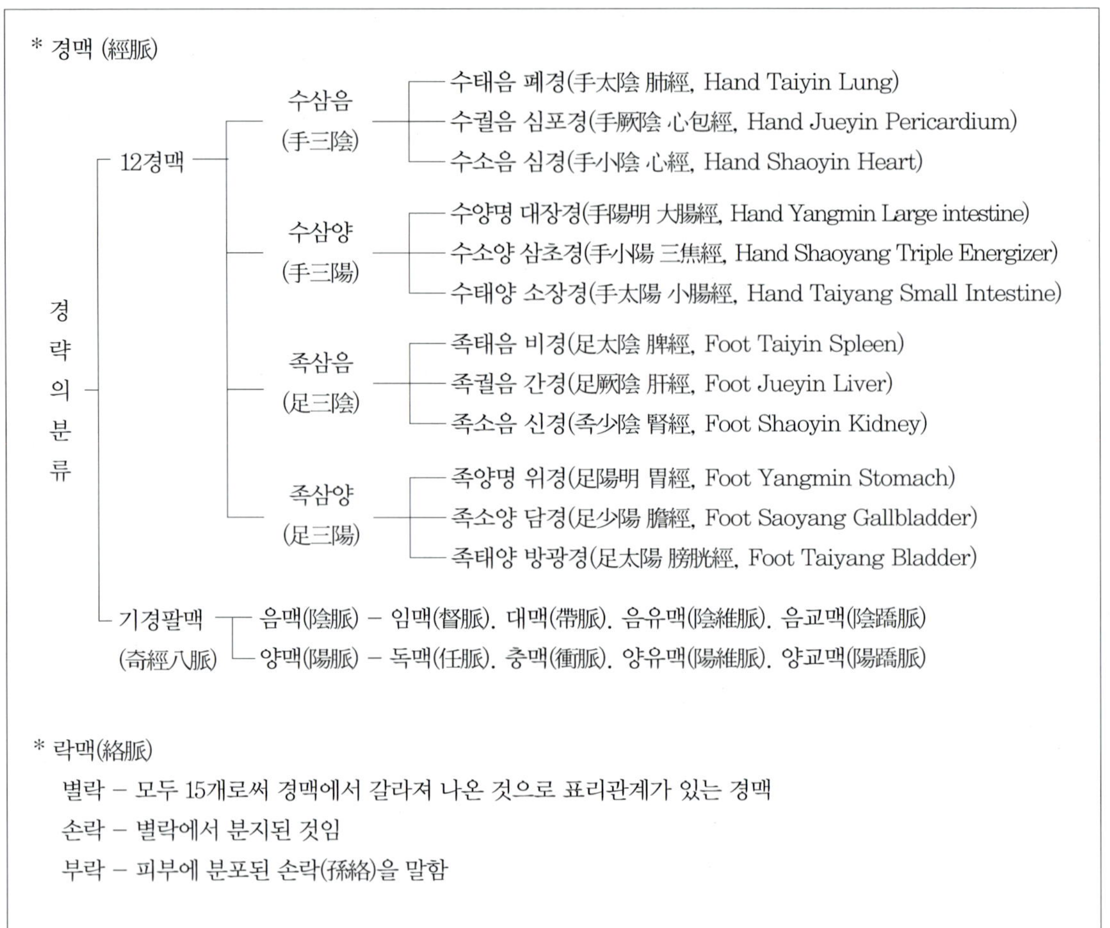

1. 12경맥(十二經脈)

12경맥은 안쪽으로는 장부(藏腑)와 연결되어 연락하고, 바깥쪽으로는 손가락마디 관절에 연락한다. 이것은 경락의 내부와 외부의 연접통로 임을 설명한 것이다.

12경락은 전체 경락계통의 가장 대표적인 것이다. 대개 오장육부(五臟六腑) 중에 심포(心包)를 포함한 육장(六藏)에 속한 것은 음경(陰經)이라 하고, 육부(六腑)에 속한 것은 양경(陽經)이라 한다. 또한 상지에 연락하는 것을 수경(手經)이라고 하고, 하지에 연락하는 것을 족경(足經)이라고 한다. 따라서 12경맥은 오장에 심포(心包)를 포함한 육장의 여섯 경맥과 육부에 속한 여섯 경맥을 모두 합하여 12경맥이 되므로 이를 정경 12경맥이라고 한다.

〈표 II-3-2〉 12경맥의 표리관계

표경맥(表經脈): 양경(陽經): 부(腑)	리경맥(裏經脈): 음경(陰經): 장(臟)
수양명 대장경맥(手陽明大腸經脈) 수태양 소장경맥(手太陽小腸經脈) 수소양 삼초경맥(手少陽 三焦經脈) 족양명 위경맥(足陽明胃經脈) 족태양 방광경맥(足太陽膀胱經脈) 족소양 담경맥(足少陽膽經脈)	수태음 폐경맥(手太陰肺經脈) 수소음 심경맥(手少陰 心經脈) 수궐음 심포경맥(手厥陰 心包經脈) 족태음 비경맥(足太陰脾經脈) 족소음 신경맥(足少陰 腎經脈) 족궐음 간경맥(足厥陰 肝經脈)

2. 기경팔맥(奇經八脈)

기경(奇經)이란 정경(正經)에 반대되는 개념이다. 기경에서 기(奇)란 기이하게 따로 떨어져 있다는 뜻으로, 즉 음양표리와 관계가 없고, 일정한 소속장부(藏腑) 또한 없는 경락을 말한다. 반대로 정경(正經)은 소속장부가 있고, 규칙성이 있는 12경맥을 말하며, 음양표리(陰陽表裏) 관계가 명확하게 구성되어 있는 경맥을 말한다.

기경맥은 순행이나 내장의 연결이 12경맥과 다르고, 온몸에 골고루 분포되어 있지 않아 기경이라 한다. 기경의 분포는 몸의 정 중앙이나 양 옆으로 분포되어 있다. 양 옆으로 분포된 맥은 12경맥에서 갈라진 중요한 맥이며 서로 공유하고, 가로 · 세로로 관통하여 기생하기도 한다. 또한 위로는 머리와 얼굴에 이르고, 몸통과 아래로는 종아리 발 등에도 분포한다. 정경에서 넘친 기는 기경으로 넘어가며, 이때는 정경이 감독할 수 없으며, 기경으로 다스려야 한다. 기경팔맥은 주로 비뇨 · 생식기를 주관하며, 이와 밀접한 관계를 가진다.

기경팔맥의 종류를 분류하면 음맥으로는 임맥(任脈), 대맥(帶脈), 음교맥(陰蹻脈), 음유맥(陰維脈)과 양맥으로는 독맥(督脈), 충맥(衝脈), 양교맥(陽蹻脈), 양유맥(陽維脈) 등으로 분류된다.

1) 기경팔맥의 주요작용

(1) 12경맥사이의 연결

기경팔맥은 순행하는 과정에서 정경맥과 함께 각 경맥사이를 연락하고 밀접하게 소통시키는 역할을 한다. 즉 12경맥의 양경맥과 음경맥은 기경팔맥의 양유맥과 음유맥에 의해 조절되어 합쳐지게 된다. 또한 독맥경은 양 경락들을 총괄하고, 지시하므로 수삼양경과 족삼양경을 연결하고 양 경락이 모두 대추혈에서 만날 수 있도록 감독한다. 따라서 대맥의 경우는 허리를 감싸고 있기 때문에 몸통을 지나가는 경맥들을 총괄하며, 임맥경은 음을 총괄하고, 충맥은 위 · 아래로 소통하면서 삼음, 삼양에 기혈을 보내주며, 음교맥과 양교맥은 종아리와 무릎사이에 위치하여 음경과 양경을 독려하고 돕는 작용을 한다. 이처럼 기경은 정경과의 긴밀한 협조 아래 서로 돕고, 균형과 조화 속에서 서로의 작용과 역할을 한다.

(2) 12경맥의 기혈조절과 일부장부와의 소통관계

기경팔맥은 12경맥과 그물처럼 분포되어 연결되어 있으며, 12경맥의 활발한 작용으로 흘러넘치는 기혈은 평상시는 기경팔맥에서 저장되며, 필요에 따라 기경은 정경에 기혈을 보조하고 공급해주는 역할을 한다. 예를 들면 충맥의 경우 상행하면서 여러 양 경락을 지시하고 감독하여 정기를 공급하며, 하행해서는 삼음경으로 흡수되어 각 낙맥을 지시하고 감독을 한다. 따라서 기경은 12경맥의 기혈을 조절하는 작용을 가지고 있으며 기경과 기항지부(奇恒之腑)와는 비교적 밀접한 관계를 지닌다. 그러므로 기경과 간경 신경 등의 장과 자궁, 뇌, 골수 등의 기항지부는 직접 기경과 연결되어 상호간에 생리 · 병리적으로 영향을 미치게 된다.

〈그림 II-3-1〉 기경팔맥(奇經八脈)

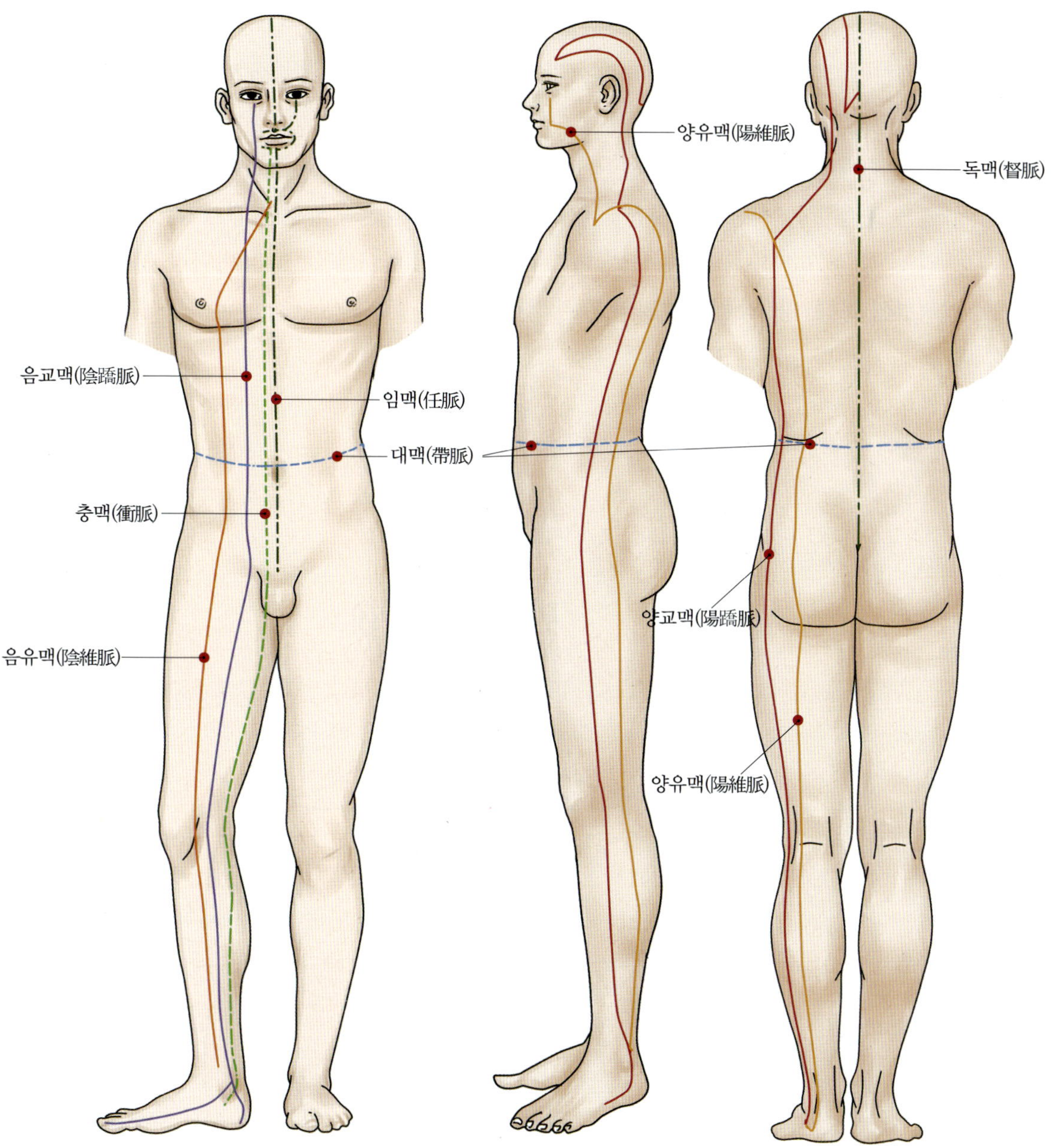

(3) 충맥(衝脈: 좌우 22혈)

충맥은 자궁에서 시작하여 회음혈 아래로 나와 서혜부(사타구니)에서 족소음 신경과 함께 상행하여 앞가슴부위에 이르러 흩어지게 된다. 충맥은 다시 가슴에서 목을 거쳐 입술에 도달하면 입술주위를 한 바퀴 돌고, 하복부에서 한 가지가 나와 등을 타고 올라간다. 또한 충맥은 족태음 비경, 족양명 위경, 수소음 심경 등의 경맥으로 이루어져 있으며, 12경맥의 기혈을 조절하고, 전신의 영양공급 및 호르몬의 기능항진과 밀접한 관계가 있고, 그리고 생리(월 경)를 조절하는 역할을 담당하기 때문 경맥의 바다 또는 피의 바다라고도 불린다. 즉 생명의 영향, 피, 남 · 여 생리의 기본 뿌리가 된다.

〈그림 II-3-2〉 충맥(衝脈)

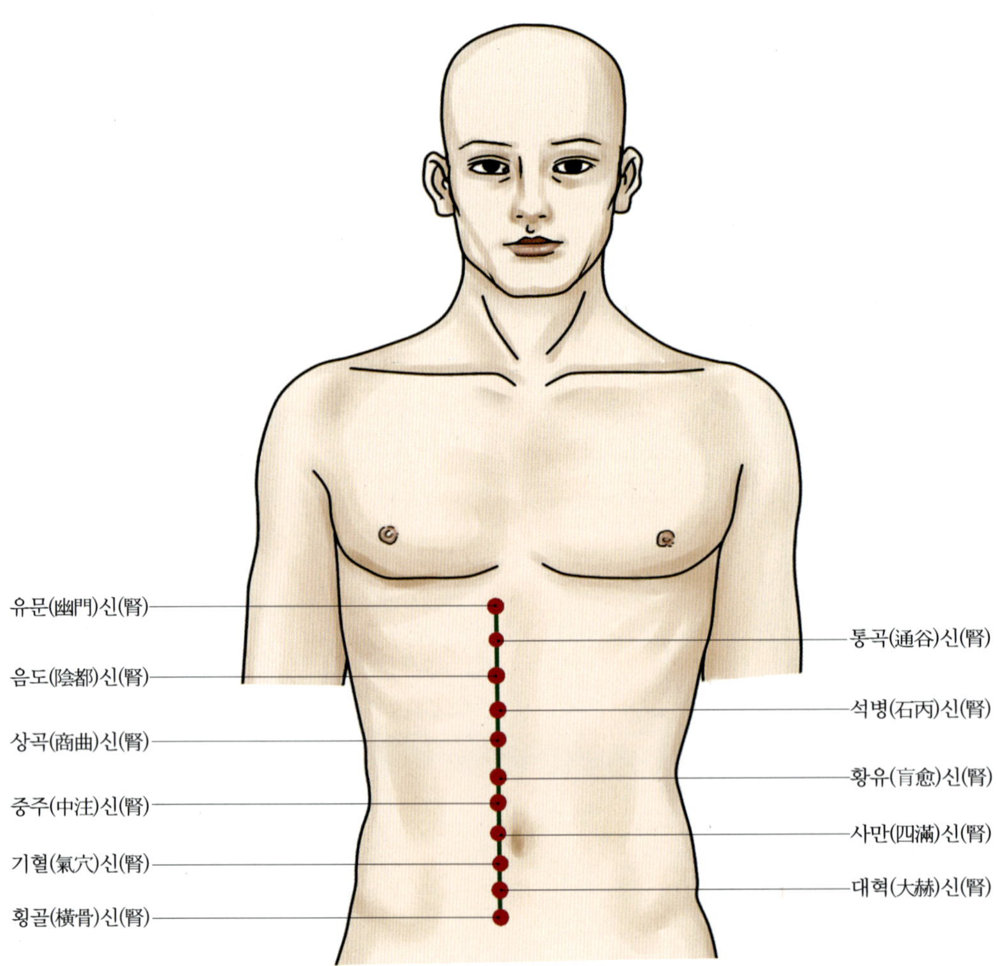

(4) 대맥(帶脈: 좌우 8혈)

대맥은 허리둘레를 감싸고 있다하여 혁대(革帶)처럼 이루어졌기에 붙여진 이름으로 족궐음 간경과 족소양 담경과 함께하며 이루어진 경맥이다. 특히 족궐음 간경과 족소양 담경 중에서도 허리부분에 분포한 경맥이므로 기능으로는 성 생식기능의 저하로 인한 허리부분의 근육피로를 담당하는 맥이다. 또한 전신의 모든 경락을 응집시켜 작용을 하며 중풍 및 피부병, 허리통증에도 이 맥을 사용하면 좋다.

〈그림 II-3-3〉 **대맥(帶脈)**

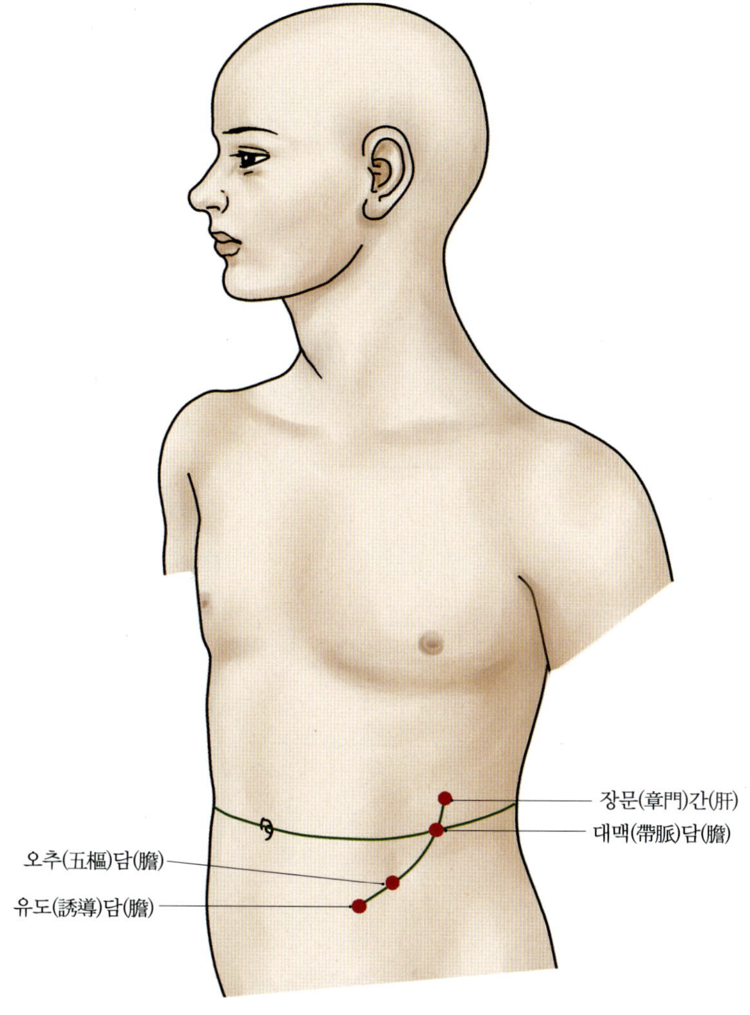

(5) 음교맥(陰橋脈: 좌우12혈)

음교맥은 발꿈치의 안쪽 복숭아뼈 아래 부분인 연곡혈에서 시작하여 안쪽 복숭아뼈를 돌아서 다리의 안쪽 족소음 신경과 만나 가슴 안으로 순행하여 결분혈로 들어간다. 목구멍을 따라 인영혈 앞쪽으로 나와 광대뼈 안쪽을 지나 눈의 안쪽 모서리에 이르러 족태양 방광경의 시작혈인 정명혈과 만나 뇌에 이른다. 음교맥은 족소음 신경이 수태양 소장경, 족양명 위경, 족태양 방광경, 양교맥과 만나 이루어지는 경맥이다. 이 음교맥의 근거는 음경락에 있고, 음경락과 서로 연락이 되어 있다. 기능으로는 족소음 신경맥이 지배하는 영역 즉 성 생식기 부분의 음적 기능을 항진시키는 양의 경락이 가미되어 서로 길항작용을 하고 있다.

〈그림 II-3-4〉 **음교맥(陰橋脈)**

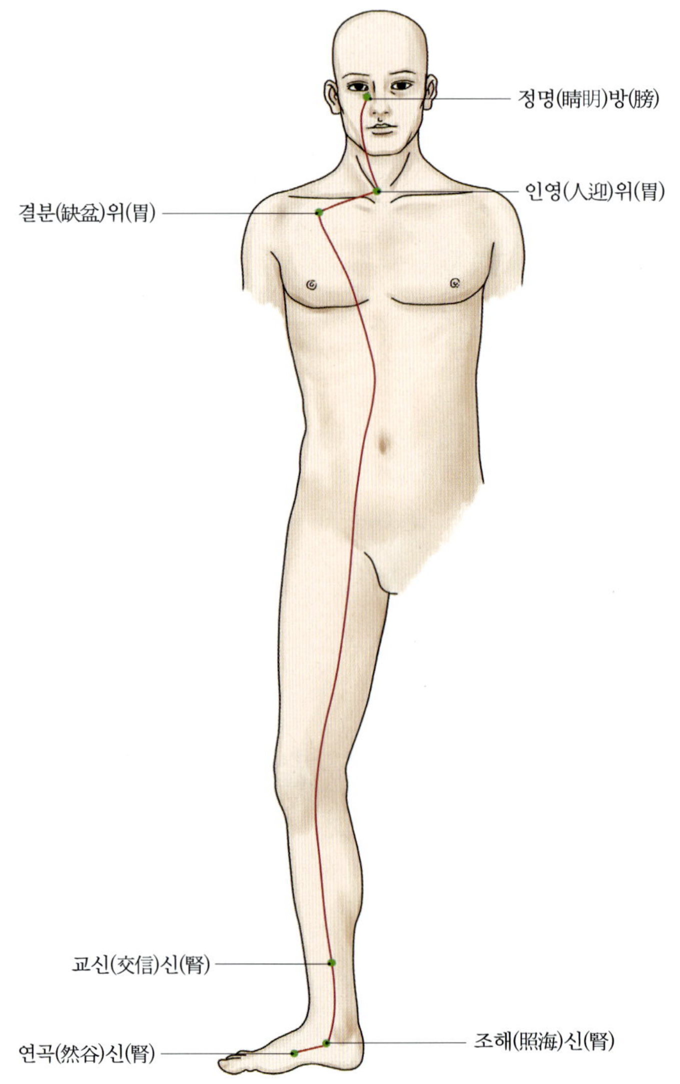

(6) 양교맥(陽蹻脈: 좌우 20혈)

양교맥은 발뒤꿈치 바깥쪽 복숭아뼈 아래 신맥혈에서 시작하여 복사뼈 뒤쪽을 지나 다리 바깥쪽으로 올라가 족소양 담경과 만나 옆구리를 지나 어깨의 견봉을 걷쳐 입술 옆 지창혈을 지나 눈의 바깥쪽에 이르러 귀의 뒷부분으로 순행하여 풍지혈에 이른다. 여기에서 다시 뒷목의 정중앙의 후두골과 제1경추사이에 위치한 풍부 혈에 이르러 뇌로 들어간다. 양교맥은 수태양 소장경, 수양명 대장경, 수소양 삼초경, 수소음 심경, 족궐음 간경, 족태음 비경, 임맥(任脈), 족태양 방광경, 음교맥(陰蹻脈), 족소양 담경과 만나는 것으로 각 경맥의 기능을 항진시키는 경혈들로 이루어져 있다. 이 맥의 경우 양이 많으면 불면증이 나타나고 이와 반대로 음이 많으면 잠이 많아지는 증상이 나타난다.

〈그림 II-3-5〉 양교맥(陽橋脈)

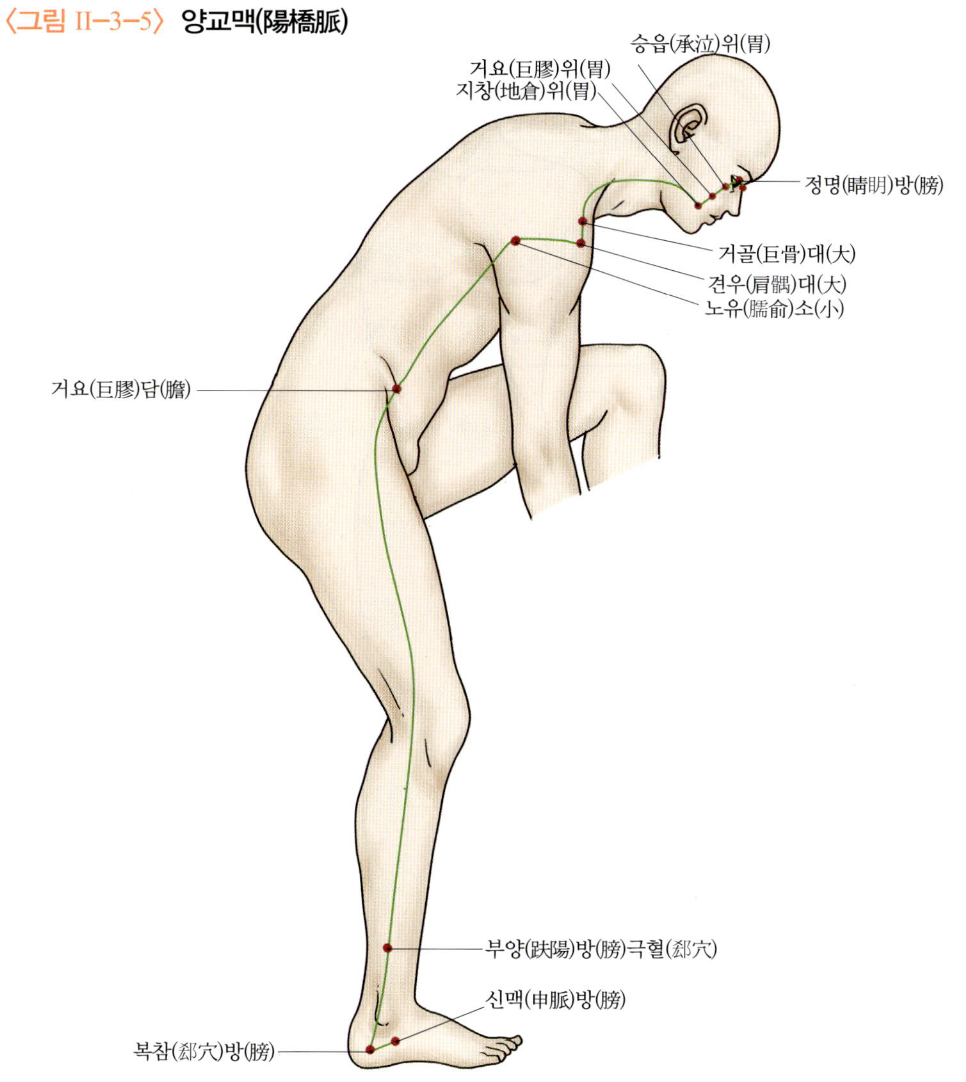

3. 정 경(正 經)

정경이란 음양표리(陰陽表裏)관계가 명확히 구분되어 있는 12경맥을 말하며, 실체가 있는 소속 된 장부와 연결되어 있는 경맥이다.

기경(奇經)과는 반대되는 개념이다.

1) 양명경(陽明經)

양명경의 소속 장부는 위 · 대장을 말하며, 양명경의 이상으로 나타나는 질병이나 결과는 주로 심장과 비장에 영향을 주게 된다. 그러므로 허리와 등이 아프며 여성에게는 월경 기능에 문제가 발생될 수 있다. 양명경의 주증상으로는 우리 몸에 진액이 결핍되어 조직이나 장기의 수분부족으로 각 소속장부나 기관에 퇴행변화가 생길 수 있으며, 신체는 쇠약하게 되고, 결국에는 체력이 약해져 활동하는데 제한을 받게 된다.

2) 태양경(太陽經)

태양경의 소속장부는 방광과 소장을 말하며, 태양경의 이상으로 발생되는 주 증상이나 질환은 오한(惡寒), 하반신의 동통(疼痛), 저림 증상, 시큰거림과 떨림증 또는 몸이 차고, 피부가 거칠며, 윤기가 없다. 또한 좌골신경통, 중추신경계통과 척추에 까지 영향이 미친다.

3) 소양경(少陽經)

소양경의 소속장부는 삼초와 담경을 말하며, 소양경의 이상으로 나타나는 질병은 호흡곤란 및 기침, 가끔씩 설사도 나타난다. 이 증상이 심해지면 협심증과 신경증으로 이어지며, 목이 답답하고 때로는 대 · 소변의 제한이나 불편 등을 초래한다.

4) 양명경(陽明經)과 궐음경(厥陰經)

양명경과 궐음경은 대장, 위, 심포, 간과 관계하며 이 두개의 경에 이상이 생기면 매사에 잘 놀래고, 겁이 많으며, 신체적으로 고환과 궐음수 부근에 통증을 잘 느낀다. 트림을 잘하고, 자주 가슴이 답답함을 호소하며, 하품과 어지러움증이 자주 나타난다.

5) 소음경(少陰經)과 소양경(少陽經)

소음경과 소양경의 소속장부는 심장과 신장, 삼초와 담경과 관계한다. 음양의 표리가 되기도 한며, 신체에서 가장 중요한 위치에 속한다. 즉, 정기(精氣)와 신기(神氣)이며 음과 양의 분수령이 되기도 한다. 이와 같이 음과 양 사이의 이상이 심장부위에서 이상이 발생되었다면 흉격(胸膈)이 팽창되며, 가슴이 터지는 듯한 압박감을 느끼게 되고, 호흡곤란도 초래하게 된다.

6) 태양경(太陽經)과 소양경(少陽經)

태양경과 소양경이 음 · 양경의 이상으로 질병이 발생되었다면 인체의 복부와 허리 후측(後側)과 폐 · 비장(脾腸), 즉 음측(陰側)의 상 · 중초와 양의 후측으로 병이 옮겨지면 신체를 움직일 수 없다. 중풍, 반신불수 등과 전신의 중심을 상실하게 된다.

4. 12경맥의 운행순서

12경맥이 우리 몸에서 흐르는 순환의 순서는 경락의 운행이 어디에서 먼저 시작하고 끝나는지에 대해서 구체적으로 정확히 알 수는 없지만, 장부 상호관련에 의하여 모든 맥이 모이는 곳이 폐경(肺經)이기 때문에 수태음 폐경을 출발점으로 본다. 또한 음양표리의 관계와 운행순서에 의해 12경맥이 끝나는 점이 족궐음 간경이므로 이를 끝점으로 본다.

수태음 폐경에 모든 기(氣)나 맥(脈)이 모인다는 것은 엄지손가락이 구부려지는 쪽 손목부분에 육장육부(六臟六腑)의 상황이 맥(脈)의 움직임으로 나타나기 때문이며, 인체의 12경맥 중 상지의 팔 앞부분에 수3음경(폐 · 심포 · 심), 뒷부분에 수3양경(대장 · 삼초 · 소장), 그리고 하지의 다리 바깥부분에 족3양경(위 · 담 · 방광), 안쪽부분에 족3음경(간 · 비 · 신)이 흐르고 있다.

경락의 운행은 12경맥의 한 바퀴 순행시간을 약 24분 46초로 추정하며, 하루에 건강한 성인의 경우 약 58회 정도 순행하는 걸로 추정하고 있다.

〈표 II-3-3〉 12경맥의 운행순서

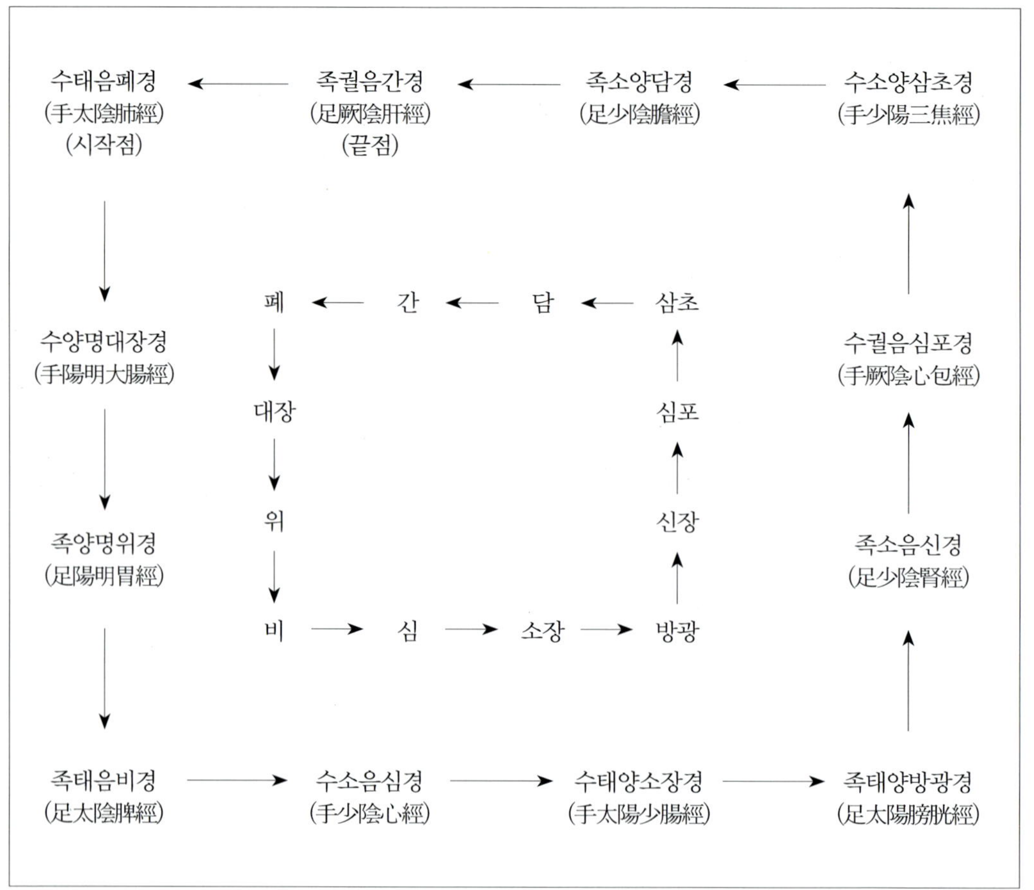

1) 경락의 순행원칙

12경락이 우리 몸에 위치하여 흐르는 순행원칙을 요약하여 제시하면 아래와 같이 흐른다.

⊙ 수3음경락(폐 · 심포 · 심) – 종흉주수(從胸走手):
가슴에서 손가락 끝의 방향으로 흐른다.

⊙ 수3양경락(대장 · 삼초 · 소장) – 종수주두(從手走頭):
손가락 끝에서 머리부분의 안면부 방향으로 흐른다.

⊙ 족3음경락(간 · 비 · 신) – 종족주복,흉(從足走腹 · 胸):
발가락 끝에서 배와 가슴 방향으로 흐른다.

⊙ 족3양경락(위 · 담 · 방광) – 종두주족(從頭走足):
머리부분에서 다리와 발가락 끝 방향으로 흐른다.

〈표 II-3-4〉 **12경맥의 체표 순행표**

순서	경락명	체표의 순행 부위	소속장부와 연결장부
1	수태음폐경	흉부 외측 → 상지의 내측 전면 → 엄지 내측	폐에 소속, 대장에 연결
2	수양명대장경	검지 내측 → 상지의 내측 후면 → 인중에서 교차 → 코양측	대장에 소속, 폐에 연결
3	족양명위경	눈아래 → 얼굴흉복부하지의 외측 전면 둘째발가락 외측	위에 소속, 비에 연결
4	족태음비경	엄지발가락내측 경골 내측의 정중앙 대퇴 내측 전면흉복부 겨드랑이	비에 소속, 위에 연결
5	수소음심경	겨드랑이상지의 외측 전면 5지의 내측	심에 소속, 소장에 연결
6	수태양소장경	5지의 외측상지의 외측 후면 견갑부 목 귀앞	소장에 소속, 심에 연결
7	족태양방광경	눈의 안측면 두부경사 후면 요배부 하지 외측 후면 제5번 발가락 외측	방광에 소속, 신에 연결
8	족소음신경	발바닥 중심하지의 내측 후면 흉복부 전면	신에 소속, 방광에 연결
9	수궐음심포경	유방의 외측 상지 전측의 정중면3번째 손가락 끝	심포락에 소속, 삼초에 연결
10	수소양삼초경	제4지외측 상지 후측의 정중면 어깨, 목 귀를 돌아 견외측	삼초에 소속, 삼포에 연결
11	족소양담경	귀의 외각 두부를 거쳐 목, 늑골, 요부 하지의 외측 정중면 제4번째 발가락 외측	담에 소속, 간에 연결
12	족궐음간경	엄지발가락 외측 발등 내측과 전면 하퇴부 내측 전면 외음부를 돌아 늑골하	간에 소속, 담에 연결

〈그림 II-3-8A〉 14경맥의 분포도(전면)

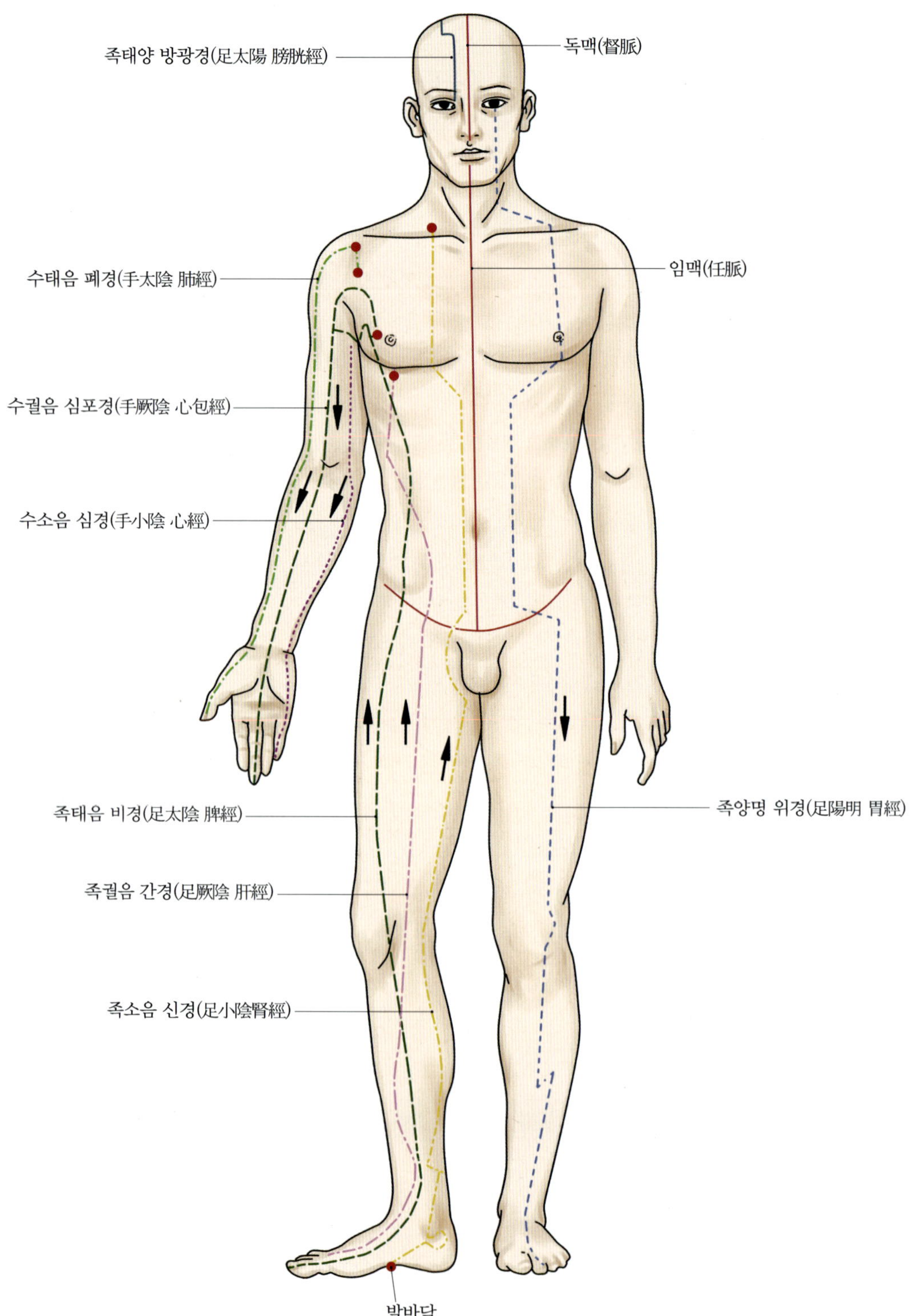

〈그림 II-3-8B〉 14경맥의 분포도(후면)

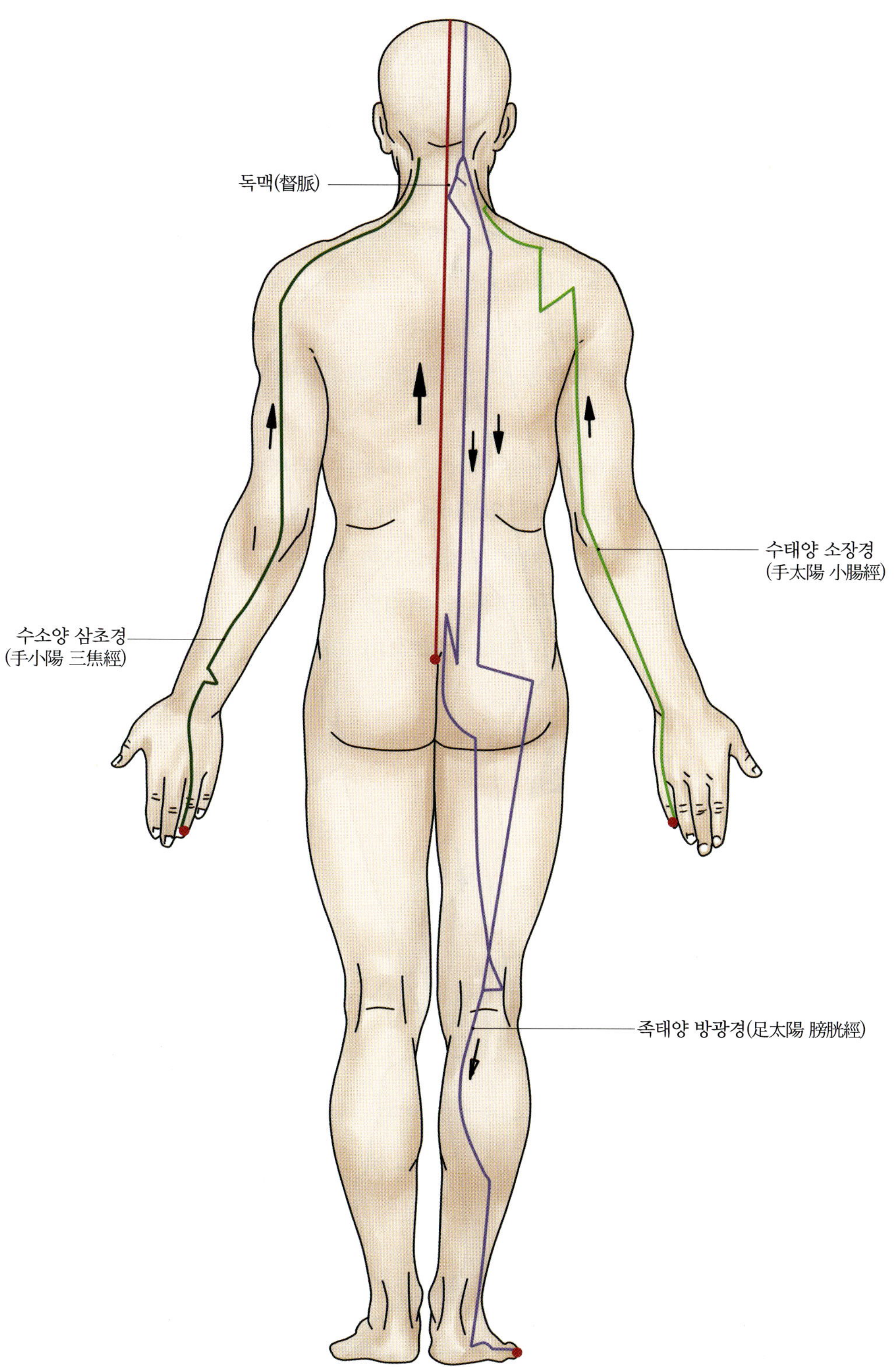

(2) 서양의학적 단위(횡지법)

서양의학적 단위인 측정법에서의 횡지법(橫指法)은 엄지손가락을 제외한 그 사람의 손가락을 일자로 늘어 놓은 폭을 말한다.

⊙ 1횡지 – 동신촌법의 2분의 1촌 또는 치

⊙ 2횡지 – 동신촌법의 1촌 또는 1치

⊙ 3횡지 – 동신촌법의 2촌 또는 2치

⊙ 4횡지 – 동신촌법의 3촌 또는 3치

〈그림 II-3-10〉 전신의 골도분촌

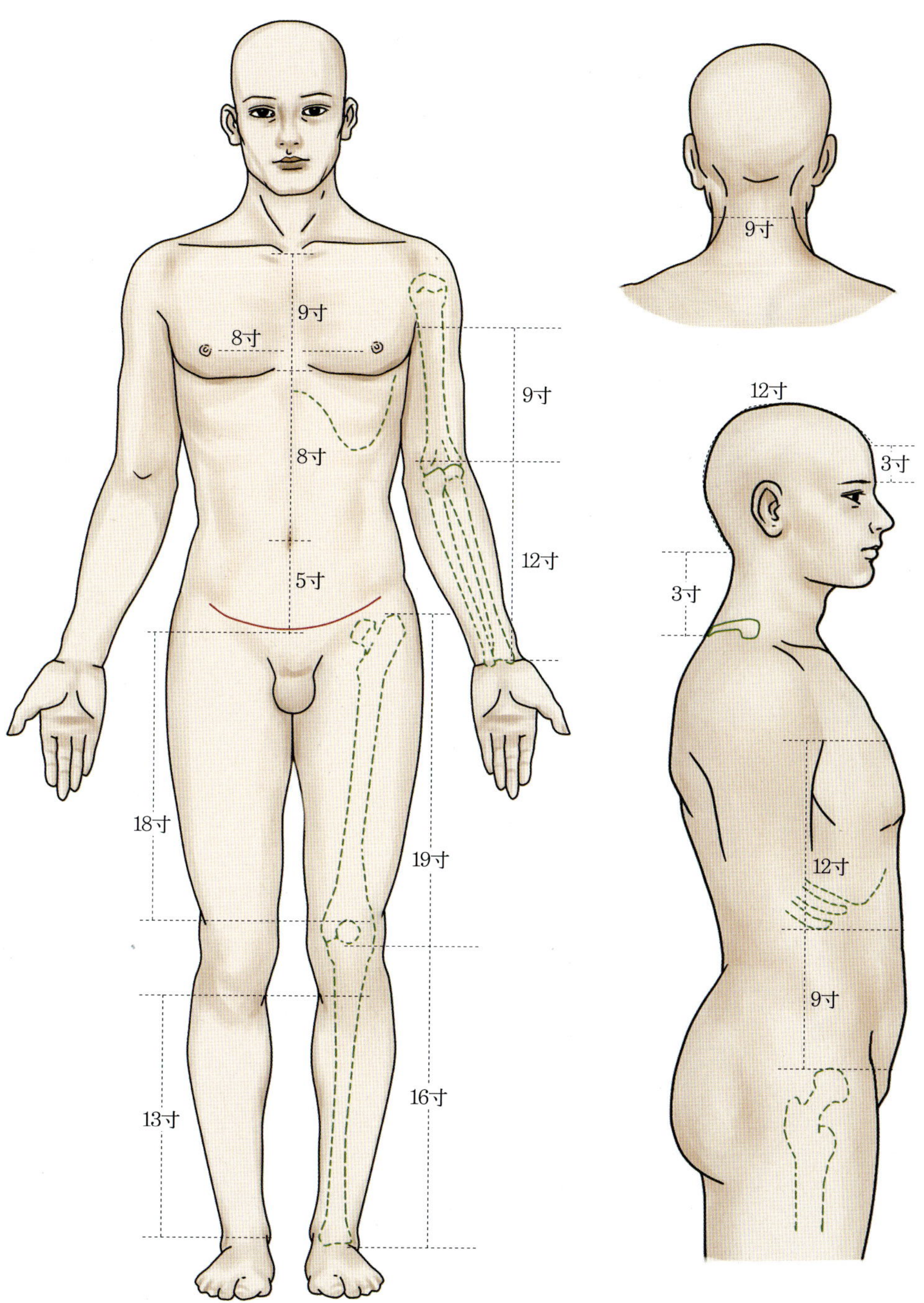

〈그림 II-3-11〉 수태음 폐경(手太陰 肺經)

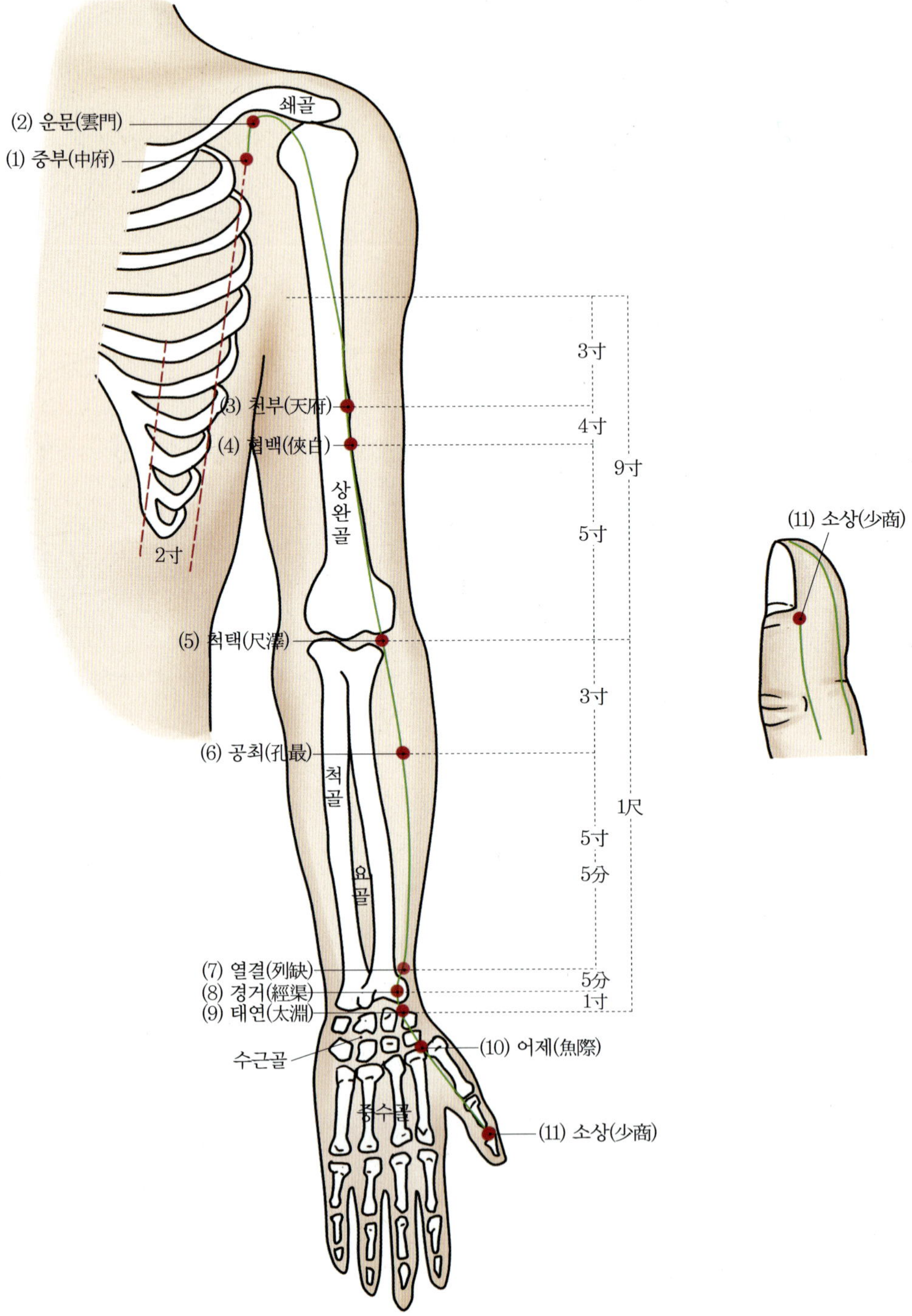

(2) 운문(雲門)
(1) 중부(中府)
쇄골
2寸
3寸
(3) 천부(天府)
4寸
(4) 협백(俠白)
9寸
상완골
5寸
(5) 척택(尺澤)
3寸
(6) 공최(孔最)
척골
1尺
5寸
5分
요골
(7) 열결(列缺)
5分
(8) 경거(經渠)
1寸
(9) 태연(太淵)
수근골
(10) 어제(魚際)
중수골
(11) 소상(少商)

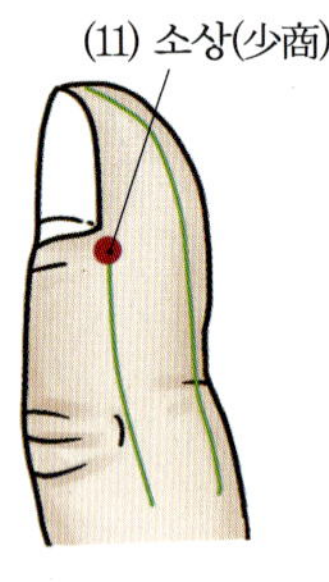

5. 수태음 폐경(手太陰 肺經): 11혈, 오행속성 – 금경(金經)

〈순행로선〉: 종흉주수(從胸走手): 가슴에서 손가락 끝 방향으로 흐른다.

수태음 폐경맥은 호흡, 순환담당인 흉부에서 시작하여 명치와 배꼽의 중간부위인 임맥경의 중완(中脘)혈에서 배꼽 아래로 내려가 대장에 연락하고, 위의 상부를 거쳐 횡경막을 통해 폐에 들어간다. 다시 인후부에서 옆 겨드랑이로 나와 수태음 폐경의 시작 혈인 중부혈에서 시작하여 팔의 경락을 따라 엄지손가락 내측 소상 혈에서 끝난다. 대체로 폐에 문제가 있는 환자들은 주먹 쥐는 것이 다르다. 폐에 병이 생기면 주 증상으로 가슴이 답답하고, 쇄골부위, 팔, 어깨가 아프며, 기침 또는 천식, 목이 마르고, 목구멍이 붓고, 피부가 거칠고 윤기가 없어진다.

폐의 기능은 기를 주관하고, 심장을 도와 혈액순환을 조절하며, 피부와 모발을 주관한다. 또한 오관 중 코와 통해 있어 폐에 병이 생기면 코에도 문제가 발생한다.

수태음 폐경과 관련된 근육은 앞톱니근(serratus antrior muscle)이다.

*주치(主治): 폐 · 호흡기 계통 및 폐경이 통과하는 부위의 계통, 기관지 질환, 인후염, 천식, 해소 두통, 발열, 변비, 설사, 동결어깨(오십견), 긴 가슴신경마비 등

1) 수태음 폐경혈위

(1) 중부(中府): 가슴부 정중선 양방 6촌에서 빗장뼈 아래 운문혈에서 1촌 아래 맥박이 느껴지는 부위

(2) 운문(雲門): 가슴부 정중선 양방 6촌에서 빗장뼈 바로 아래 함몰 처

(3) 천부(天府): 앞쪽겨드랑이와 횡문두 아래 3촌의 위팔두갈래근의 가쪽 모서리. 겨드랑이 횡문제란과 척택을 이은선의 4촌 부위

(4) 협백(俠白): 앞쪽겨드랑이와 횡문두 아래 4촌의 위팔두갈래근의 가쪽 모서리. 겨드랑이 횡문제란과 척택을 이은선의 중간부위

(5) 척택(尺澤): 팔굽관절 앞쪽겨드랑이 횡문 중앙과 노뼈쪽 끝을 이은 선의 중간부위

(6) 공최(孔最): 척택에서 태연까지 이은 선은 10촌이 되며, 척택에서 태연방향으로 3촌 부위

(7) 열결(列缺): 손목 횡문 상 1.5촌 노동맥 응수처

(8) 경거(經渠): 손목 횡문 상 1촌 노동맥 응수처

(9) 태연(太淵): 손목 횡문 상 0.5촌 노동맥 응수처
(10) 어제(魚際): 손바닥측 제1 손허리뼈 중점 근위부
(11) 소상(少商): 엄지손톱 뿌리부 요측 1분처

2) 수태음 폐경 혈의 주요 임상응용

(1) 중부(中府): 해수, 천식, 흉통, 어깨부위의 통증(오십견)
(2) 척택(尺澤): 기침, 편도선염, 인후질환
(3) 열결(列缺): 기관지 계통, 호흡기 질환, 손과 팔의 통증 및 저림
(4) 태연(太淵): 토혈, 각혈
(5) 소상(少商): 인후종통, 경련, 식체

6. 수양명 대장경(手陽明 大腸經): 20혈, 오행속성 – 금경(金經)

〈순행로선〉: 종수주두(從手走頭): 손가락 뒤쪽에서 얼굴부위 방향으로 흐른다.

수양명 대장경은 둘째손가락(index finger) 손톱 옆 모서리에 있는 상양(商陽)혈에서 시작하여 혈로를 따라 상행하여 견봉(acromion)의 견우(肩髃)혈을 거쳐 뒤쪽 견갑부위(scapular region)혈로 넘어가 거골(巨骨)혈에서 다시 앞쪽 목(neck)부위에서 얼굴로 올라가 코 양옆 영향(迎香)혈에 이른다.

이 경락은 폐와 음 · 양 관계를 이루고 있으며, 폐의 질환과도 관계가 있고, 폐를 보강하여 만들어지는 가스를 배출하고, 체내의 독성을 해소시키며, 간, 심 위의 기능을 조화롭게 한다. 소화기능을 관장하는 대장경을 치유하면 점차적으로 체력이 좋아지며 폐와 다른 장기의 기능도 좋아진다. 대장에 병이 생기면 주 증상으로 아래쪽 치통과 인후종통이 생기며, 코피가 자주 나고, 얼굴과 피부에 윤기가 없어지고 거칠어지며, 입과 코 안이 자주 건조해지고, 어깨부위에 통증이 나타난다.

대장의 기능으로는 소장에서 소화흡수 되고 내려온 소화물을 수분과 영양물을 조절하여 대변을 만들어 배출하는 기능을 한다.

수양명 대장경과 관련 된 근육은 넙다리근막긴근(Tensorfacia lata muscle)이다.

*주치(主治): 위, 장 등의 질환 및 대장경이 통과하는 부위의 계통, 대장통, 설사, 변비, 치통, 두통, 폐질환, 호흡기, 기관지, 인후통, 비염, 구안와사(안면신경마비)

〈그림 II-3-12〉 수양명 대장경(手陽明 大腸經)

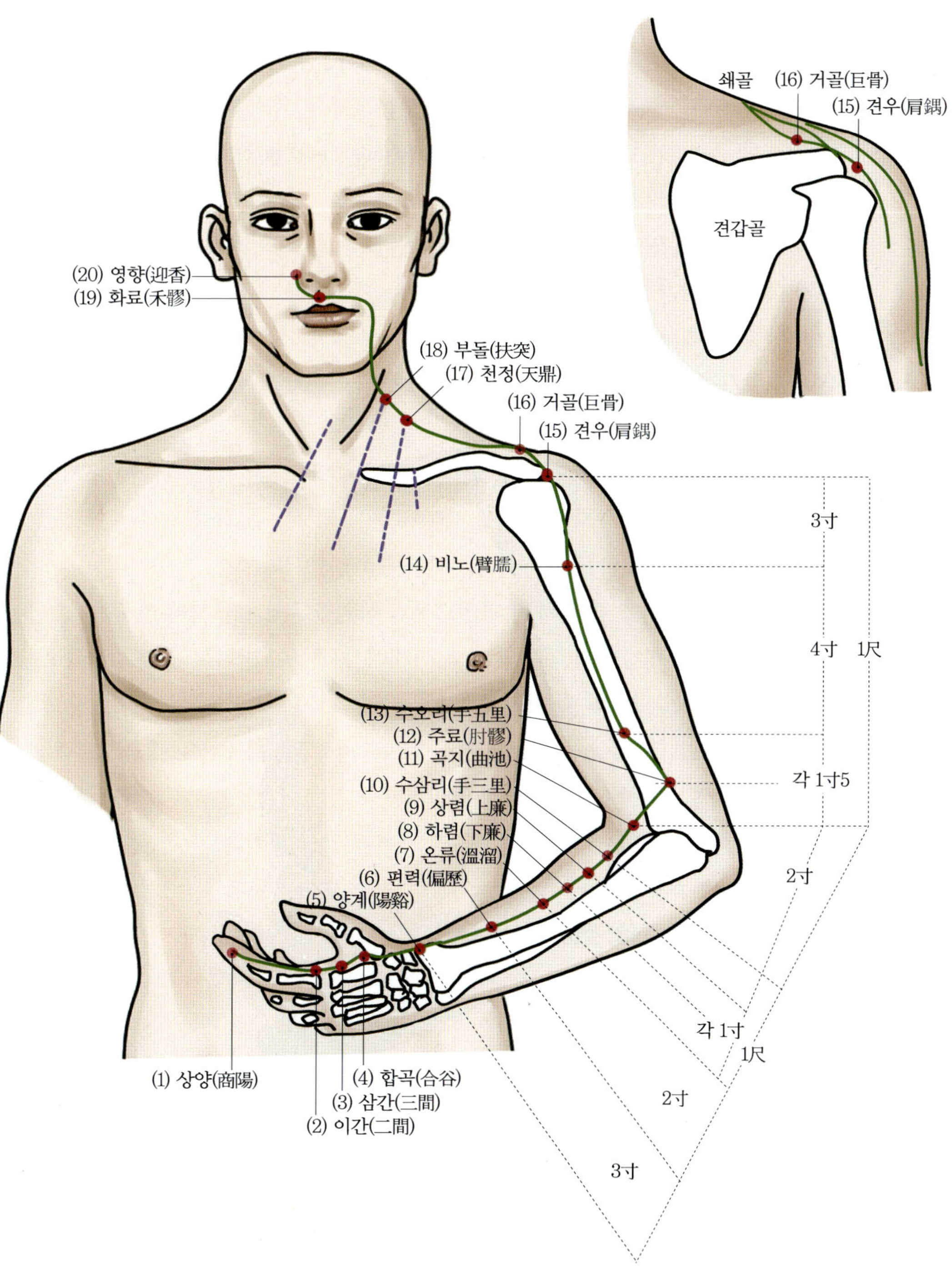

1) 수양명 대장경혈위

(1) 상양(商陽): 검지의 손톱뿌리부 노뼈측 1분처
(2) 이간(二間): 검지의 손허리부 앞쪽 노뼈측 함몰부위
(3) 삼간(三間): 검지의 손허리부 뒤쪽 노뼈측 함몰부위
(4) 합곡(合谷): 엄지와 검지사이의 함몰부분
(5) 양계(陽谿): 해부학적 코담배 갑(Anatomical snaff box)의 가운데 부위
(6) 편력(偏歷): 양계에서 위쪽으로 3촌 부위
(7) 온류(溫溜): 양계에서 위쪽으로 5촌 부위
(8) 하렴(下廉): 곡지에서 아래로 4촌 부위
(9) 상렴(上廉): 곡지에서 아래로 3촌 부위
(10) 수삼리(手三里): 곡지에서 아래로 2촌 부위
(11) 곡지(曲池): 팔굽관절의 횡문상의 요측 함몰처
(12) 주료(肘髎): 팔굽관절의 90도 굽힘 시 곡지후방 1.5촌. 위팔뼈 가쪽모서리
(13) 수오리(手五里): 곡지에서 위로 3촌 부위
(14) 비노(臂臑): 견우 아래 3촌 부위. 세모근 아래모서리
(15) 견우(肩髃): 어깨 끝 어깨뼈 관절오목과 상완골두의 양골사이 함중처
(16) 거골(巨骨): 빗장뼈의 봉우리 단과 어깨뼈가시 끝이 만나는 곳의 함몰처
(17) 천정(天鼎): 부돌(18번) 바로아래 1촌 부위
(18) 부돌(扶突): 결후(adams apple)에서 양방 3촌 부위, 목빗근의 정중앙 부위
(19) 화료(禾髎): 인중 혈 바로 옆의 양방 5분
(20) 영향(迎香): 코의 양 옆 부분

2) 수양명 대장경혈의 주요 임상응용

(1) 상양(商陽): 치통, 편도선염, 인후통, 중풍발병 시
(2) 삼간(三間): 치통, 편도선염, 인후통
(3) 합곡(合谷): 소화불량, 변비, 두통, 비염
(4) 편력(偏曆): 안질환, 비 질환, 이명
(5) 수삼리(手三里): 견비통(오십견), 반신불수
(6) 곡지(曲池): 발열, 반신불수

(7) 견우(肩髃): 오십견, 견비통, 반신불수
(8) 영향(迎香): 비염, 안면부종, 안면마비, 삼차신경통

7. 족양명 위경(足陽明 胃經) 45혈, 오행속성 – 토경(土經)

〈순행로선〉: 종두주족(從頭走足): 머리에서 하행하여 가슴 · 복부를 거쳐 다리의 전 · 외측을 지나 둘째 발가락 외측 끝 방향으로 흐른다.

족양명 위경맥은 두 곳에서 시작하는데 한 가지는 얼굴의 코 옆 영향(迎香)혈에서 시작하여 눈 밑 승읍(承泣)혈에 이르고, 다른 한 가지는 하악골의 대영(大迎)혈에서 상행하여 이마의 맨 옆쪽부위의 두유(頭維)혈에 이르고 경부를 따라 하행하여 흉 · 복부 정중선 옆 혈로를 따라 다리 전 · 외측연을 타고 둘째 발가락 외측 발톱모서리 여태(厲兌)혈에 이른다. 위장에 문제가 발생하면 흉골(sternum)부위에 통증이 오고, 앞 이마부위가 늘 아프며, 입 둘레에 단단한 피부종기가 생기고, 심하게 토하는 증상과 함께 사지가 비틀리는 경련현상은 양명경(陽明經)에서 발생한다. 또한 고열과 코피가 자주 나며, 입이 비틀어지는 증상과 두통, 편도선염, 광증, 복수가 차거나 서혜부, 하지의 전 · 외측, 발등 및 두 번째 발가락에 통증 및 운동장애가 나타나며, 추위를 잘 타고, 잦은 하품과 이마가 검게 된다.

또한 이 경락의 특성은 대부분의 양경락은 인체 후 · 측면에서 흐르는 데 족양명 위경은 독특하게 인체 전면에서 흐른다.

위의 기능은 섭취한 음식물을 소화시키는 기능과 비경과 서로 표리관계를 가지고 있다.

족양명 위경과 관련 근육은 큰가슴근(빗장뼈가지: pectoralis major muscle)이다.

*주치(主治): 위장 등의 소화기 질환, 안면부 질환, 구토, 복창, 췌장염, 열병, 인후종통, 두면부 질환, 흉 · 복부질환, 신체전면 병증, 두통, 치통 등

〈그림 II-3-13〉 족양명 위경(足陽明 胃經)

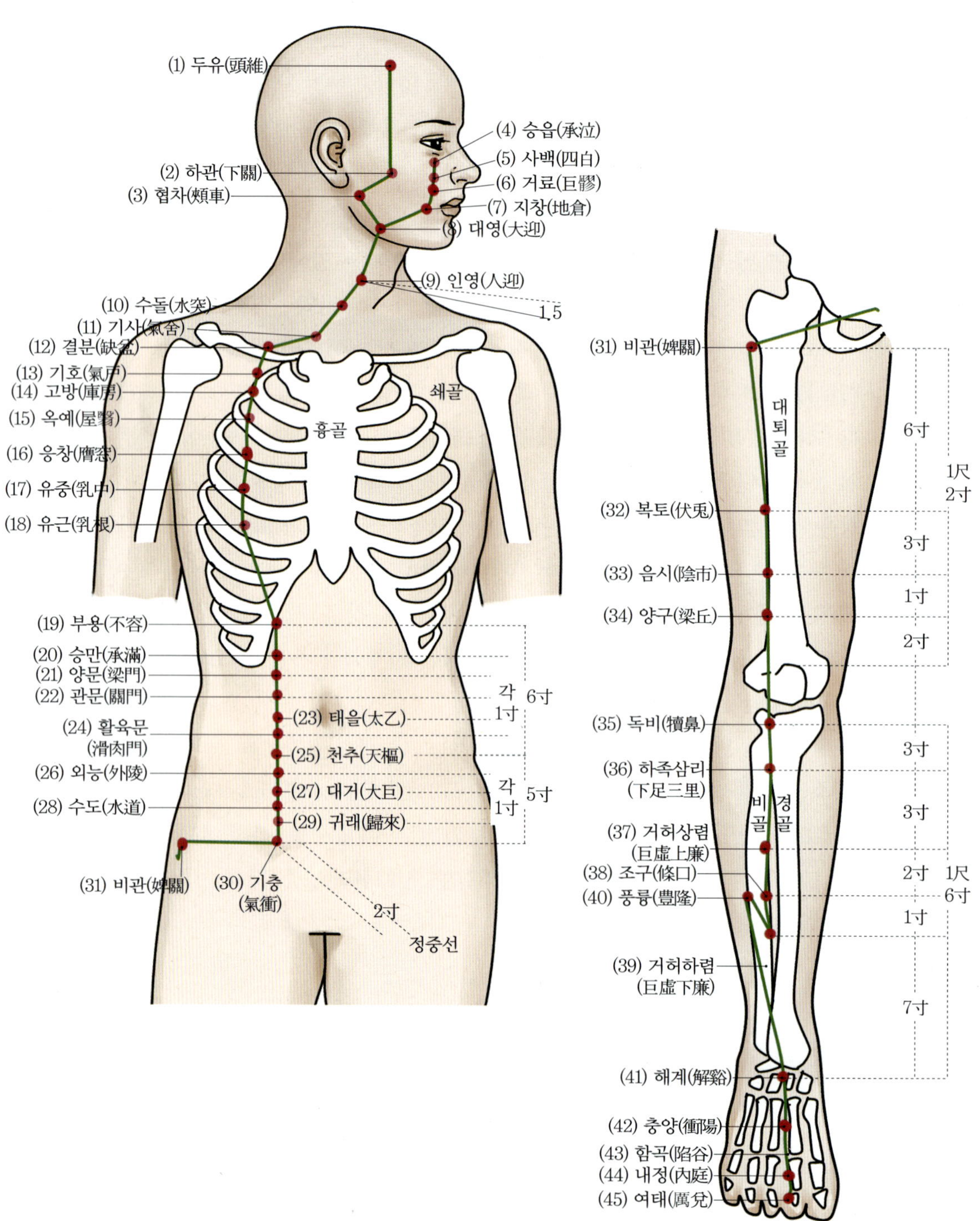

1) 족양명 위경혈위

(1) 두유(頭維): 이마의 양쪽 끝 부위

(2) 하관(下關): 관골 궁 후 하연 함몰부, 입을 열 때 들어가는 부위

(3) 협차(頰車): 귀 아래부분과 아래턱뼈 우각사이에서 저작 시 융기 처

(4) 승읍(承泣): 눈동자 바로 아래 7분 처

(5) 사백(四白): 눈동자 바로 아래 1촌 눈확 아래뼈 구멍

(6) 거료(巨髎): 눈동자 바로 아래선과 코 아래 양방을 이은 선의 만나는 곳

(7) 지창(地倉): 입을 다문상태에서 양 구각 옆의 4분 처

(8) 대영(大迎): 입을 다문상태에서 우각 전 1.3촌에 함몰 부위

(9) 인영(人迎): 결후(Adams apple)의 1.5촌 동맥의 응수처

(10) 수돌(水突): 인영(9번)혈과 기사(11번)혈의 중간. 목빗근의 중간부위

(11) 기사(氣舍): 인영 바로 아래 임맥경의 천돌 양방1.5촌 부위

(12) 결분(缺盆): 천돌 양방의 4촌에서 빗장뼈의 상연 함중 처

(13) 기호(氣戶): 빗장뼈의 아래부분. 임맥경의 선기의 양방 4촌 부위

(14) 고방(庫房): 빗장뼈의 아래부분. 임맥경의 화개의 양방 4촌 부위

(15) 옥예(屋翳): 빗장뼈의 아래부분. 임맥경의 자궁 양방 4촌 부위

(16) 응창(膺窓): 빗장뼈의 아래부분. 임맥경의 옥당 양방 4촌 부위

(17) 유중(乳中): 빗장뼈의 아래부분. 임맥경의 단중 양방 4촌 부위

(18) 유근(乳根): 빗장뼈의 아래부분. 임맥경의 중정 양방 4촌 부위

(19) 부용(不容): 임맥경의 거궐혈의 양방 2촌 부위(복부 갈비연골 8.9 사이)

(20) 승만(承滿): 임맥경의 상완혈의 양방 2촌 부위(복부 갈비연골 10번 부위)

(21) 양문(梁門): 임맥경의 중완혈의 양방 2촌 부위(상복부부위)

(22) 관문(關門): 임맥경의 건리혈의 양방 2촌 부위(상복부)

(23) 태을(太乙): 임맥경의 하완혈의 양방 2촌 부위(중복부)

(24) 활육문(滑肉門): 임맥경의 수분혈의 양방 2촌 부위(중복부)

(25) 천추(天樞): 제중(배꼽)에서 양방 2촌 부위(중복부)

(26) 외능(外陵): 임맥경의 음교혈의 양방 2촌 부위(하복부)

(27) 대거(大巨): 임맥경의 석문혈의 양방 2촌 부위(하복부)

(28) 수도(水道): 임맥경의 관원혈의 양방 2촌 부위(하복부)

(29) 귀래(歸來): 임맥경의 중극혈의 양방 2촌 부위(복부)

(30) 기충(氣衝): 임맥경의 곡골혈의 양방 2촌 부위(넙다리동맥의 맥이 뛰는 곳)
(31) 비관(婢關): 무릎뼈(슬개골)의 상연 위 12촌 부위
(32) 복토(伏兎): 무릎뼈의 위모서리 위 6촌 부위
(33) 음시(陰市): 무릎뼈의 위모서리 위 3촌 부위
(34) 양구(梁丘): 무릎뼈의 위모서리 위 2촌 부위
(35) 독비(犢鼻): 와 슬안 부위(외측 반월판 연골부위)
(36) 하족삼리(下足三里): 정강뼈모서리 외측 독비혈의 바로아래 3촌
(37) 거허상렴(巨虛上廉): 독비혈의 바로아래 6촌 경골의 골간 연 부위
(38) 조구(條口): 독비혈의 바로아래 8촌 경골의 골간연
(39) 거허하렴(巨虛下廉): 독비혈의 바로아래 9촌 정강뼈의 뼈사이 모서리 부위
(40) 풍륭(豊隆): 조구혈의 후방 1촌 비골의 전열부위
(41) 해계(解谿): 십자혁대 사이의 부위
(42) 충양(衝陽): 해계혈의 아래 1.5촌 부위
(43) 함곡(陷谷): 발의 2.3 발가락의 발등면 본절마디 뒷면 2촌 부위
(44) 내정(內庭): 발의 2.3 발가락의 발등면 사이 적백육제
(45) 여태(厲兌): 발가락의 2지 외측 조갑근 1분처

2) 족양명 위경혈의 주요 임상응용

(1) 승읍(承泣): 눈질환, 눈꺼풀의 경련
(2) 지창(地倉): 얼굴신경마비, 입술경련
(3) 협거(頰車): 얼굴신경마비, 치통, 귀밑샘염(볼거리)
(4) 하관(下關): 얼굴신경마비, 치통
(5) 두유(頭維): 두통, 안질환
(6) 천추(天樞): 변비, 소화불량, 중복부 통증(배꼽주위)
(7) 음시(陰市): 무릎통증, 하지무력
(8) 독비(犢鼻): 무릎질환 통증 및 관절염
(9) 족삼리(足三里): 복통 및 팽만, 변비, 설사, 허리질환, 중풍의 반신불수
(10) 풍융(豊隆): 두통, 기침, 정신질환
(11) 해계(解谿): 두통, 얼굴부종, 발목의 통증
(12) 충양(衝陽): 안면부종, 얼굴신경마비, 정신병, 위장장애

(13) 내정(內庭): 치통, 복통, 설사
(14) 여태(厲兌): 정신질환, 불면증

8. 족태음 비경(足太陰 脾經): 21혈, 오행속성 – 토경(土經)

〈순행로선〉: 종족주복 · 흉(從足走腹 · 胸): 발가락 끝에서 가슴 · 복부 방향으로 흐른다.

족태음 비경은 엄지발톱 내측 은백(隱白)혈에서 시작하여 발 내측과 하지 내측의 혈로를 따라 위로 올라가 복부의 정중선 옆을 지나 늑골부위의 복애(腹哀)혈에 이르고 늑골을 따라 상행하여 주영(周榮)혈에서 내려와 겨드랑이 아래 여섯 번째 늑골사이(제6 늑간)에 있는 대포(大包)혈에 이른다. 비장에 기능부전 등의 장애가 발생하면 혀가 굳어지고 위장주위의 묵직한 통증을 느낀다. 속이 메스껍고 트림이 나며, 설사나 변비, 하지냉증 및 불면증의 증상과 하지의 내측이 붓거나 아프며 싸늘해지고, 엄지발가락의 운동장애가 나타나기도 한다.

비장의 기능은 음식물에서 얻은 영양물질을 인체 각 부분에 운반 · 공급하고, 근육의 생성과 성장에 관여하며, 전체의 혈액을 통할한다. 또한 비장은 오관 중 입과 밀접한 관계를 가지므로 비장의 상태에 따라 입술의 색이 변하므로 진찰 시 입술 색깔을 잘 살피는 것도 중요하다. 족태음 비경과 관련 근육은 넓은등근(Latissmus dorsi muscle)이다.

*주치(主治): 비 · 위 등의 소화질환, 비뇨생식기의 질환, 위장병, 부인병, 생리계통, 당뇨, 비만, 신경통, 피부병, 사지병, 복통, 탈수증, 허약체질, 차 · 배 멀미, 더위병, 갈증 등

〈그림 II-3-14〉 족태음 비경(足太陰 脾經)

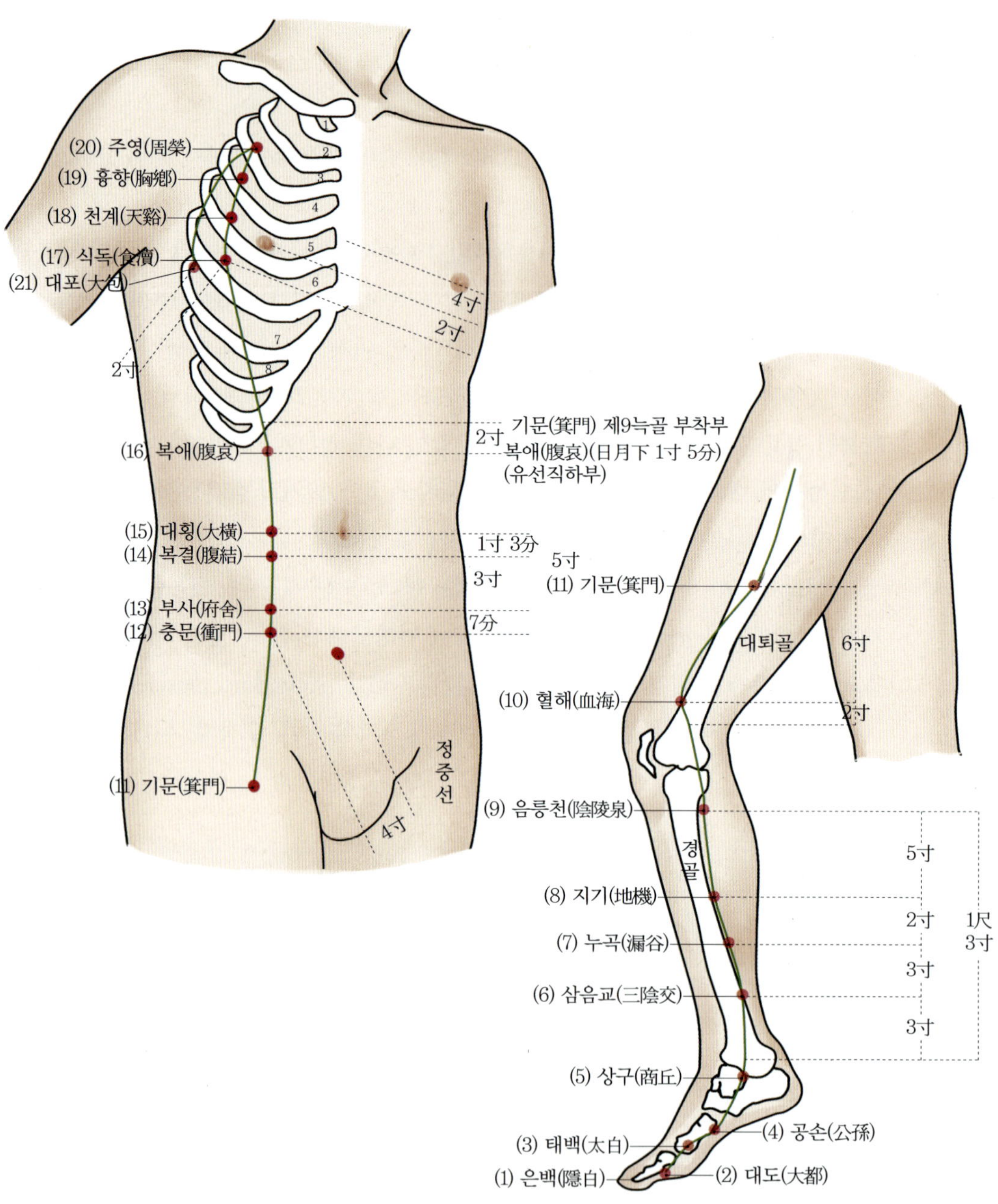

1) 족태음 비경혈위

(1) 은백(隱白): 엄지발가락의 안쪽 조갑 1분 처
(2) 대도(大都): 엄지발가락의 안쪽 본절 전방 적백육제 부분
(3) 태백(太白): 엄지발가락의 안쪽 본절의 후방 적백육제의 함몰 부분
(4) 공손(公孫): 엄지발가락의 발허리뼈 바닥부 앞 · 아래모서리 후방 1촌 부위
(5) 상구(商丘): 안쪽 복숭아뼈 앞쪽 하방 함몰 처
(6) 삼음교(三陰交): 다리의 안쪽 복숭아뼈 위로 3촌 부위의 정강뼈 뒤모서리 부분
(7) 누곡(漏谷): 다리의 안쪽 복숭아뼈 위로 6촌 부위의 정강뼈 뒤모서리 부분
(8) 지기(地機): 다리의 안쪽 복숭아뼈 위로 8촌 부위의 정강뼈 뒤모서리 부분
(9) 음릉천(陰陵泉): 다리 안쪽의 정강뼈안쪽과 아래모서리의 정강뼈와 종아리근육 사이
(10) 혈해(血海): 무릎덮개뼈(슬개골)의 안쪽 위모서리의 위로 2촌 부위
(11) 기문(箕門): 무릎덮개뼈의 안쪽 위모서리의 바로 위 8촌 부위
(12) 충문(衝門): 임맥경 곡골에서 양방 4촌 부위
(13) 부사(府舍): 임맥경 중극에서 양방 4촌 부위
(14) 복결(腹結): 임맥경 음교에서 양방 4촌 부위
(15) 대횡(大橫): 배꼽에서 양방 4촌 부위
(16) 복애(腹哀): 임맥경 건리에서 양방 4촌 부위
(17) 식독(食瀆): 임맥경 중정에서 양방 6촌 부위
(18) 천계(天谿): 임맥경 단중에서 양방 6촌 부위
(19) 흉향(胸鄕): 임맥경 옥당에서 양방 6촌 부위
(20) 주영(周榮): 임맥경 자궁에서 양방 6촌 부위
(21) 대포(大包): 겨드랑이의 바로아래 6촌 부위

2) 족태음 비경혈의 주요 임상응용

(1) 은백(隱白): 하지냉증, 하복부 팽만, 월경과다, 소아경련, 정신질환
(2) 태백(太白): 위통, 복통, 구토, 설사, 변비, 내장의 질환
(3) 공손(公孫): 하복부의 경련, 소화불량, 위통
(4) 상구(商丘): 장울림, 매스껍고 멍한 증상, 식욕부진, 설사
(5) 삼음교(三陰交): 복막염, 자구질환, 소변분리

(6) 음릉천(陰陵泉): 늑간신경통, 부종, 소변분리
(7) 혈해(血海): 생리불순, 자궁출혈, 냉대하
(8) 대포(大包): 천식, 늑간신경통

9. 수소음 심경(手小陰 心經): 9혈, 오행속성 – 군화(君火)

〈순행로선〉: 종흉주수(從胸走手): 가슴에서 앞쪽 손가락 끝 방향으로 흐른다.

수소음 심경맥은 심장부위에서 시작하여 제1선은 보이지 않는 혈로를 따라 소장에 이르고, 제2선은 상행하여 인후를 따라 올라가 눈에 이르고, 겨드랑이 중앙에 있는 극천(極泉)혈에서 시작하여 상지의 내측 아래쪽을 따라 새끼손가락(小指)의 손톱 내측 모서리 소충(少衝)혈에 이른다.

웃거나 힘줄 때의 안면근육부, 여드름이 많은 부위, 화장 시 연지 찍는 곳, 폐질환 환자의 붉은 기운이 나타나는 것 등은 그 부위가 심장상태를 나타내는 반응부위이기 때문이다. 심장이 약하여 혈액순환이 좋지 않은 사람은 대개 새끼손가락이 다른 손가락 보다 차고, 혈액순환에 관계되는 질병에는 대부분 수소음 심경에서 변화가 먼저 온다.

심경에 병이 생기면 주증상으로 가슴이 아프고, 심하면 갈증을 느끼며, 상지를 구부릴 때 그 부분의 주위가 아프고, 상지는 차고 반대로 손바닥은 뜨거운 증상이 생긴다.

심경의 기능은 정신활동과 의식을 주관하며, 혈액을 전신에 끊임없이 흐르게 하고, 오관 중 혀와 관계하므로 심장에 병이 발병하면 혀의 상태를 살핀다. 즉 혀가 나타내는 색은 오색에서 붉은색이므로 적태 또는 백태, 흑태 등의 상태에 따라 질병상태를 구분하여 진단하기도 한다. 수소음 심경과 관련 근육은 어깨밑근(Subscapularis Muscle)에 해당된다.

*주치(主治): 심, 순환계 질환, 신경정신질환, 소장질환, 혈액순환장애, 고 · 저혈압, 부인병, 냉증, 류마티즘, 알레르기 질환, 타박상, 두통, 견갑통, 주완통, 열성병, 경항통, 안질환, 흉부질환 등

〈그림 II-3-15〉 수소음 심경(手小陰 心經)

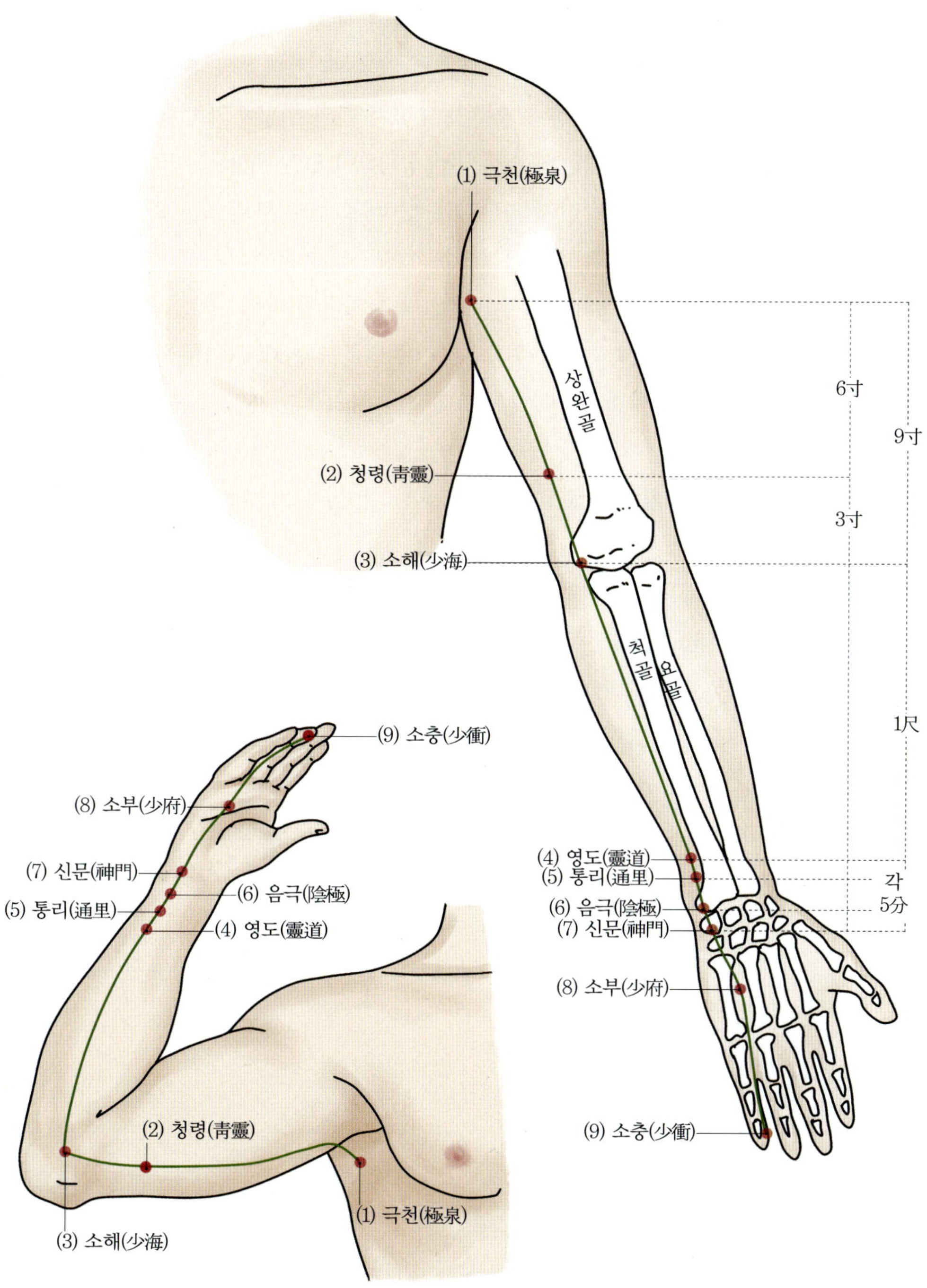

1) 수소음 심경혈위

(1) 극천(極泉): 겨드랑이 사이. 정중동맥의 내측 부위

(2) 청령(靑靈): 소해혈 위쪽으로 3촌 부위(소해혈부터 액와까지 9촌)

(3) 소해(少海): 굽힘 시에 주횡문의 팔꿈치 끝과 위팔뼈의 안쪽융기와의 중간지점

(4) 영도(靈道): 손바닥면의 손목횡문 상방의 1.5촌 부위

(5) 통리(通里): 손바닥면의 손목횡문 상방의 2.5촌 부위

(6) 음극(陰極): 손바닥면의 손목횡문 상방의 5분 부위

(7) 신문(神門): 횡문 위 척측수근굴건과 천지굴건 사이

(8) 소부(少府): 제4, 제5 중수골 사이. 주먹을 가볍게 쥐어서 약지 끝이 닿는 부분

(9) 소충(少衝): 새끼손가락의 내측 손톱부위의 1분 처

2) 수소음 심경혈의 주요 임상응용

(1) 극천(極泉): 늑간신경통, 견비통(오십견)

(2) 소해(少海): 구토, 협심증 및 흉부통증

(3) 통리(通里): 심계항진(가슴두근거림), 언어곤란

(4) 음극(陰郄): 땀의 과다분비, 심계항진

(5) 신문(神門): 심장질환, 건망증, 간질환, 불면증

(6) 소충(少衝): 협심증, 중풍, 발열

10. 수태양 소장경(手太陽 小腸經): 19혈, 오행속성 – 군화(君火)

〈순행로선〉: 종수주두(從手走頭): 손가락 끝에서 얼굴부위 방향으로 흐른다.

수태양 소장경맥은 새끼손가락(小指) 손톱 바깥쪽 소택(少澤)혈에서 시작하여 상지외측 혈로를 따라 상행하여 배부(등)의 견갑부위를 지나 제7 경추 옆 견중수(肩中兪)혈에서 다시 경부 옆을 타고 안면부위로 올라가 관골하단부(zygomatic inferior area)의 관료(顴髎)혈에서 귀 앞 청궁(聽宮)혈에 이른다. 소장기능에 이상이 생기면, 소장기능과 조혈작용에 문제가 발생하고, 눈의 흰 자위가 황색을 띠며 귀가 잘 들리지 않는다. 또한 목의 통증과 어깨, 팔이 아프고, 소장수(小腸兪)혈과 족태양 방광경의 1차 방광경 67번 관원수(關元兪)혈에서 반응이 나타난다.

소장의 기능은 위장에서 소화된 음식물을 한 번 더 소화시켜 인체에 필요한 영양소를 흡수하고 불필요한 것들은 대장과 방광으로 보낸다. 또한 소장과 심장은 서로 부부인 표리관계를 가진다. 수태양 소장경과 관련 근육은 넙다리네갈래근(Quadriceps Muscle)에 해당된다.

*주치(主治): 소장질환, 심장질환, 소장경의 순행부위 병증, 귀 질환(耳命), 두통, 소장기능의 약화, 조혈기능(골수 · 간 · 비장)의 이상, 현운(어지러움증), 시력감퇴, 중이염, 장염, 정신질환, 뒷목의 통증, 어깨통증, 팔굽관절과 팔의 통증 등

〈그림 II-3-16〉 수태양 소장경(手太陽 小腸經)

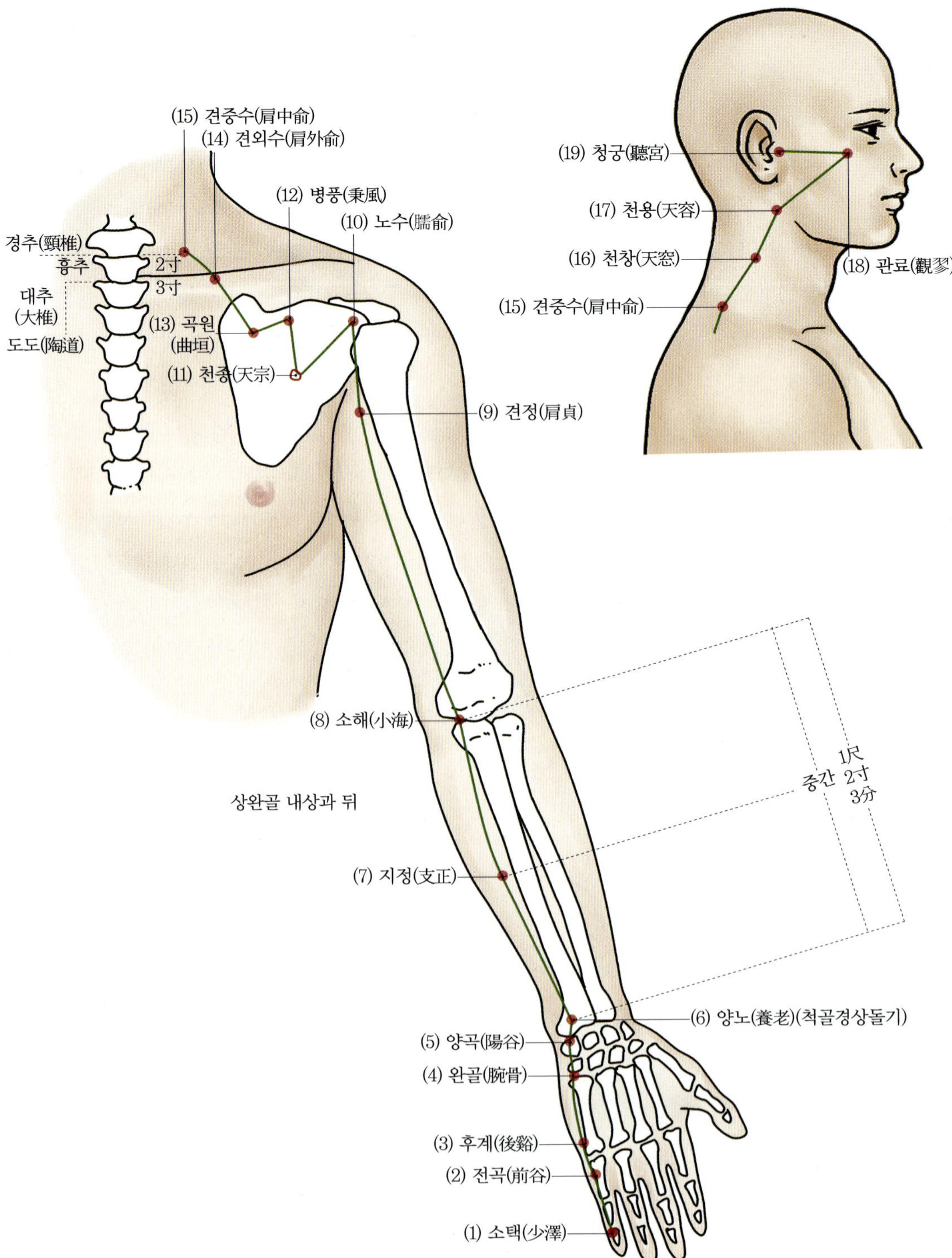

1) 수태양 소장경혈위

(1) 소택(少澤): 새끼손가락의 자뼈쪽(외측) 손톱 근부 1분 처
(2) 전곡(前谷): 새끼손가락의 손허리뼈 앞 노뼈모서리 함몰 처
(3) 후계(後谿): 새끼손가락의 뒤 손허리뼈 노뼈모서리 함몰처(주먹을 쥐었을 때 노뼈쪽 손금이 끝나는 부위)
(4) 완골(腕骨): 제5 손허리뼈 후 갈고리뼈와 콩알뼈 사이
(5) 양곡(陽谷): 횡문 상 자뼈의 붓돌기와 콩알뼈 사이 함몰 처
(6) 양노(養老): 아래 노 · 자관절의 함몰 처
(7) 지정(支正): 소해 혈과 양곡 혈 사이의 중간지점(팔굽관절에서 아래로 6촌 3분 부위)
(8) 소해(小海): 자뼈 팔꿈치와 상위팔뼈의 안쪽융기 사이의 함몰 처
(9) 견정(肩貞): 겨드랑이 뒤쪽 끝에서 1촌 올라간 곳
(10) 노수(臑俞): 견정 혈의 바로 위 · 어깨뼈가시 아래
(11) 천종(天宗): 어깨뼈가시 중간점 직하선과 제5 흉추 하와 평행으로 이은선과 만나는 점
(12) 병풍(秉風): 어깨뼈 위쪽 모서리 중간점의 곡원혈과 거골혈 사이
(13) 곡원(曲垣): 어깨뼈 위쪽 모서리 내측 안 부위
(14) 견외수(肩外俞): 도도혈의 양방 3촌 어깨뼈 안쪽모서리의 상부
(15) 견중수(肩中俞): 대추혈의 양방 2촌 견정과 대추혈 사이
(16) 천창(天窓): 복빗근의 뒤모서리로 결후 혈의 양방 3.5촌 부위
(17) 천용(天容): 귀의 바로 아랫부분의 함몰 처
(18) 관료(觀髎): 얼굴의 광대뼈 부위의 돌출된 부분(연지 찍는 곳)
(19) 청궁(聽宮): 귀 바로 앞부분의 정중앙 함몰 처

2) 수태양소장경 혈의 주요 임상응용

(1) 소택(少澤): 두통, 안질, 중풍
(2) 후계(後谿): 안질, 비 질환, 중이염 및 이비인후과 질환
(3) 완골(腕骨): 두통, 이명(귀에서 여러 소리가 들리는 증상), 황달
(4) 지정(支正): 어지러움 증, 정신질환
(5) 소해(小海): 귀 질환, 치통, 하복부의 통증

(6) 노수(臑俞): 어깨뼈의 동통 및 등 배부의 통증

(7) 천종(天宗): 등부위의 동통

(8) 견외수(肩外腧): 목부 또는 등부위의 동통

(9) 관료(觀髎): 구안와사(안면신경마비), 삼차신경통

(10) 청궁(聽宮): 귀의 질환

11. 족태양 방광경(足太陽 膀胱經): 67혈, 오행속성 – 수경(水經)

〈순행로선〉: 종두주족(從頭走足): 얼굴부위에서 머리 위 · 배부(등)를 거쳐 다리 뒷쪽 부분으로 내려와 발가락 끝 방향으로 흐른다.

족태양 방광경맥은 눈의 내측 정명(睛明)혈에서 시작하여 위쪽으로 머리 위 정중선 옆의 혈로를 따라 제1경추 옆 천주(天柱)혈까지 내려와서 제1선(제1차 방광경)은 척추 중앙에서 외측으로 1.5촌 간격을 두고 혈로로 하행하여 신에 연락하고, 방광에 소속하며 허리에서 엉덩이를 지나 위중혈로 들어간다. 제2선(제2차 방광경)은 제1선에서 외측으로 1.5촌 간격을 두고 혈로로 하행하여 환도 혈(대퇴골의 대전자 부위)을 지나 대퇴후부로 하행하여 1선과 2선이 무릎 뒤의 위중(委中)혈에서 만나 하지 후면(장딴지)으로 내려가 외측 복숭아뼈 뒤쪽(곤륜 혈)으로 나와 새끼발가락 외측모서리 지음(至陰)혈에 이르러 족소음 신경과 만난다.

방광경은 인체 14경락 중에서 그 영역이 가장 넓고, 체표면적의 절반을 차지하며, 특히 물리요법에서 사용하는 중요한 혈이 가장 많은 경락이다.

족태양 방광경에는 전신에 걸쳐 혈이 뻗어 있기 때문에 육장육부(六藏六腑)에 연결되는 혈들이 줄지어 있고, 척주 양 옆에 위치해 있는 혈들은 육장육부의 해당 장기의 이상을 가장 신속히 나타내는 체표반사점으로 아주 중요한 맥이다. 호흡, 소화, 비뇨생식기 및 자율신경의 조절 그리고 갱년기 장애 등 척추질환에 가장 많이 사용되는 경락이다.

방광경에 병이 생기면 주 증상으로 머리와 허리가 아프고, 뒷목이 뻣뻣하며, 항시 눈이 붓는 것 같고, 코피가 잘 나며, 정신착란 증세, 반신불수, 다리, 무릎 및 발가락이 아프거나 움직임이 불편하게 된다.

방광의 기능은 진액을 저장하며, 소변을 주관하고, 신장과 서로 부부인 표리관계에 있다. 또한 오색 중 흑색을 띠며 이상 시에는 얼굴이 검고 푸석거림이 나타난다. 족태양 방광경과 관련 근육은 등세모근(Trapezius Muscle)에 해당된다.

*주치(主治): 방광질환, 신장질환, 방광경맥의 순행부위의 병증, 허리통증, 고관절

통증, 척추질환, 비뇨생식기 질환, 신경정신 질환, 호흡 및 순환, 소화 관련 육장육부에 관여하는 질환, 인체 뒤쪽 면의 병증 등

〈그림 II-3-17A〉 **족태양 방광경(足太陽 膀胱經)**

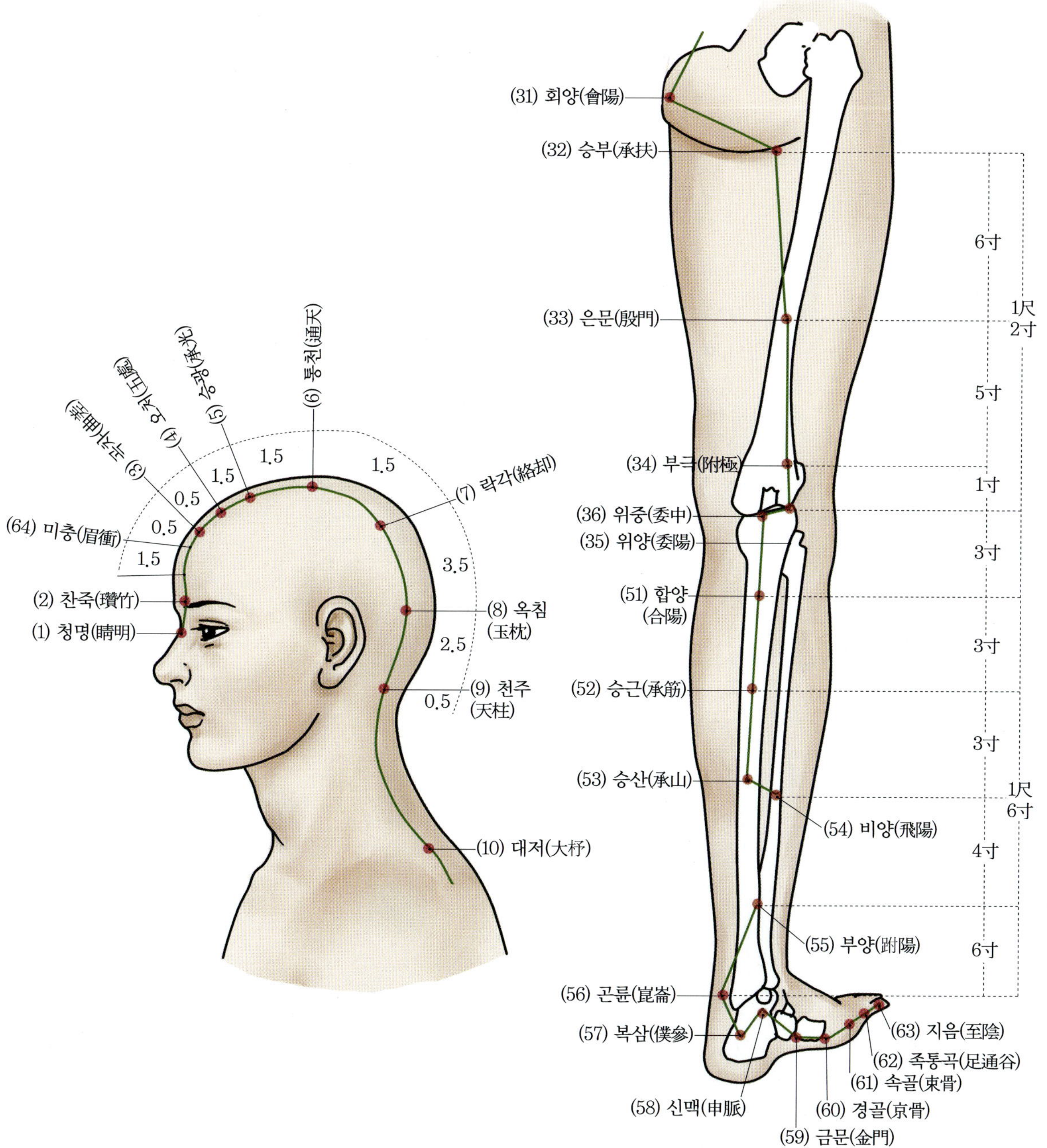

〈그림 II-3-17B〉 족태양 방광경(足太陽 膀胱經)

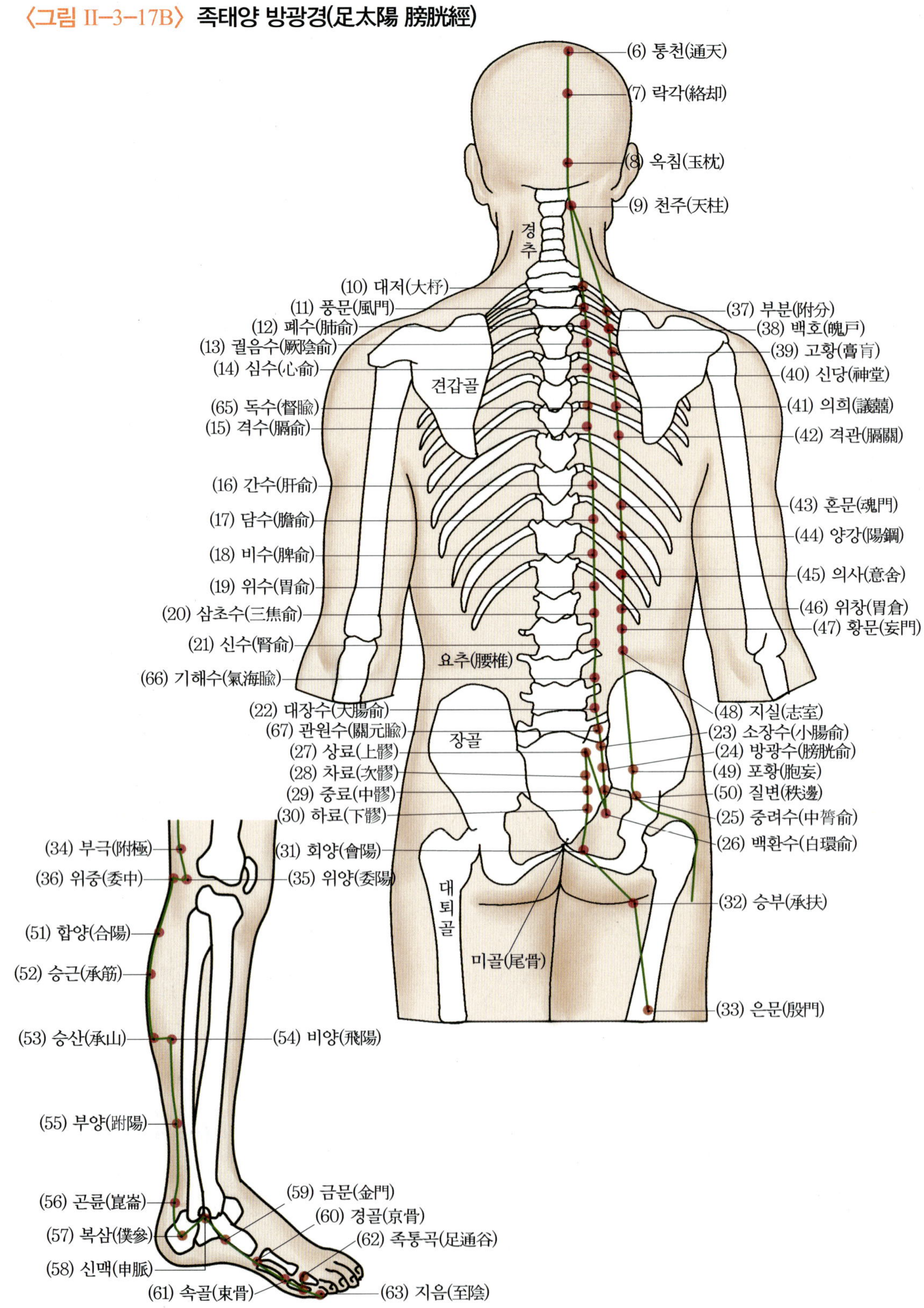

1) 족태양 방광경 혈위

(1) 청명(睛明): 눈 안쪽 부위의 1분 처
(2) 찬죽(攢竹): 눈썹 안쪽 단 끝 부분
(3) 곡차(曲差): 독맥경의 신정혈에서 양방 1.5촌 이마의 머리시작부분에서 5분 올라간 곳
(4) 오처(五處): 신정 혈에서 양방 1.5촌 이마의 머리시작부분에서 1촌 올라간 곳
(5) 승광(承光): 신정 혈에서 양방 1.5촌 이마의 머리시작부분에서 2.5촌 올라간 곳
(6) 통천(通天): 백회 혈에서 양방 1.5촌 부위
(7) 락각(絡却): 후정 혈에서 양방 1.5촌 부위
(8) 옥침(玉枕): 뇌후 혈에서 양방 1.5촌 부위
(9) 천주(天柱): 아문 혈에서 양방 1.5촌 부위
(10) 대저(大杼): 제1 등뼈에서 아래로 양방 1.5촌 부위
(11) 풍문(風門): 제2 등뼈에서 아래로 양방 1.5촌 부위
(12) 폐수(肺兪): 제3 등뼈에서 하 양방 1.5촌 부위
(13) 궐음수(厥陰兪): 제4 등뼈 아래 양방 1.5촌 부위
(14) 심수(心兪): 제5 등뼈 아래 양방 1.5촌 부위
(15) 격수(膈兪): 제7 등뼈 아래 양방 1.5촌 부위
(16) 간수(肝兪): 제9 등뼈 아래 양방 1.5촌 부위
(17) 담수(膽兪): 제10 등뼈 아래 양방 1.5촌 부위
(18) 비수(脾兪): 제11 등벼 아래 양방 1.5촌 부위
(19) 위수(胃兪): 제12 등뼈 아래 양방 1.5촌 부위
(20) 삼초수(三焦兪): 제1 허리뼈 아래 양방 1.5촌 부위
(21) 신수(腎兪): 제2 허리뼈 아래 양방 1.5촌 부위
(22) 대장수(大腸兪): 제4 허리뼈 아래 양방 1.5촌 부위
(23) 소장수(小腸兪): 제1 엉치뼈 아래 양방 1.5촌 부위
(24) 방광수(膀胱兪): 제2 엉치뼈 아래 하 양방 1.5촌 부위
(25) 중려수(中膂兪): 제3 엉치뼈 아래 양방 1.5촌 부위
(26) 백환수(白環兪): 제4 엉치뼈 아래 양방 1.5촌 부위
(27) 상료(上髎): 제1 엉치뼈 아래 양방 1촌의 제1 엉치뼈 구멍
(28) 차료(次髎): 제2 엉치뼈 아래 양방 9촌의 제2 엉치뼈 구멍
(29) 중료(中髎): 제3 엉치뼈 아래 양방 8촌의 제3 엉치뼈 구멍

(30) 하료(下髎): 제4 엉치뼈 아래 양방 7촌의 제4 엉치뼈 구멍

(31) 회양(會陽): 꼬리뼈 끝 함몰 처 양방 5분 부위

(32) 승부(承扶): 큰궁둥근 하부 횡문 정중부위

(33) 은문(殷門): 승부혈과 위중혈(38)과의 정중선

(34) 부극(附極): 위양혈의 상방 1촌 부위

(35) 위양(委陽): 무릎관절 굽힘 시에 슬와 횡문 중앙동맥 응수 처

(36) 위중(委中): 무릎절 굽힘 시에 슬와 횡문 중앙동맥 응수 처

(37) 부분(附分): 제2 등뼈 아래 양방 3촌 부위

(38) 백호(魄戶): 제3 등뼈 아래 양방 3촌 부위

(39) 고황(膏肓): 제4 등뼈 아래 양방 3촌 부위

(40) 신당(神堂): 제5 등뼈 아래 양방 3촌 부위

(41) 의희(譩譆): 제6 등뼈 아래 양방 3촌 부위

(42) 격관(膈關): 제7 등뼈 아래 양방 3촌 부위

(43) 혼문(魂門): 제9 등뼈 아래 양방 3촌 부위

(44) 양강(陽綱): 제10 등뼈 아래 양방 3촌 부위

(45) 의사(意舍): 제11 등뼈 아래 양방 3촌 부위

(46) 위창(胃倉): 제12 등뼈 아래 양방 3촌 부위

(47) 황문(肓門): 제1 허리뼈 아래 양방 3촌 부위

(48) 지실(志室): 제2 허리뼈 아래 양방 3촌 부위

(49) 포황(胞肓): 제2 엉치뼈 아래 양방 3촌 부위

(50) 질변(秩邊): 제3 엉치뼈 아래 양방 3촌 부위

(51) 합양(合陽): 위중 혈 아래 2촌(위중 혈과 곤륜 혈 사이)

(52) 승근(承筋): 위중 혈 아래 5촌 부위

(53) 승산(承山): 위중 아래 8촌(위중과 곤륜 중간부위)

(54) 비양(飛陽): 곤륜 혈의 바로 위 7촌 부위

(55) 부양(跗陽): 곤륜 혈의 바로 위 3촌 부위

(56) 곤륜(崑崙): 발목 복숭아뼈 후의 첨과 아킬레스건 후연 정중부분

(57) 복삼(僕參): 곤륜 혈의 바로아래(직하) 1.5촌 부위

(58) 신맥(申脈): 족 외과(바깥 복숭아 뼈) 아래 모서리 5분

(59) 금문(金門): 정강뼈와 신경 맥의 중간부위

(60) 경골(京骨): 제5 발허리뼈 후방 팽대부 하연 적백육제

(61) 속골(束骨): 제5지 본점 후의 측(바깥쪽) 함몰 처
(62) 족통곡(足通谷): 제5지 본점 앞쪽 바깥쪽 함몰 처
(63) 지음(至陰): 제5지 발톱근부 외측 1분 처
(64) 미충(眉衝): 눈의 안쪽에서 수직선으로 올라가 이마의 머리시작 부분과 만나는 부분
(65) 독수(督腧): 제6, 7 등뼈 가시돌기 사이에서 외측 1.5촌 부위
(66) 기해수(氣海腧): 제3, 4 허리뼈와 제1 엉치뼈 가시돌기 사이에서 외측 1.5촌 부위
(67) 관원수(關元腧): 제5 허리뼈와 제1 엉치뼈 가시돌기 사이에서 외측 1.5촌 부위

2) 족태양방광경 혈의 주요 임상응용

(1) 정명(睛明): 유행성결막염, 눈의 질환
(2) 찬죽(攢竹): 눈의 질환
(3) 통천(通天): 두통, 어지러움, 코의 질환
(4) 천주(天柱): 후 경부 동통(목이 뻣뻣한 경우), 두통, 시력저하
(5) 대저(大杼): 감기, 기침, 발열, 두통
(6) 풍문(風門): 중풍, 해수, 두통
(7) 폐수(肺俞): 해수, 토혈, 폐결핵, 폐질환
(8) 궐음수(厥陰俞): 협심증, 구토, 해수
(9) 심수(心俞): 심장병, 불면증, 심계항진, 정신질환
(10) 격수(膈俞): 해수, 심장병, 딱국질
(11) 간수(肝俞): 황달, 간질환, 비장종대, 시력감퇴
(12) 담수(膽俞): 복부팽만, 구토, 황달, 육체피로
(13) 비수(脾俞): 복부팽만, 비장종대, 설사, 황달
(14) 위수(胃俞): 상 복부팽만, 위 질환, 위통
(15) 삼초수(三焦俞): 부종, 요통, 설사
(16) 신수(腎俞): 요통, 피로증후군, 생리불순, 신장병
(17) 대장수(大腸俞): 요통, 대장질환, 설사
(18) 소장수(小腸俞): 소화불량, 설사, 혈뇨, 야뇨증, 소복창만(배가 부분적으로 딱딱한 것)
(19) 방광수(膀胱俞): 야뇨증, 소변불통, 방광질환
(20) 위중(胃中): 요통, 무릎관절통
(21) 승산(承山): 종아리근육통, 변비

1) 족소음 신경혈위

(1) 용천(湧泉): 발바닥 앞쪽 중심 함몰부 · 선천적으로 생명력이 샘솟는 혈
(2) 연곡(然谷): 발의 안쪽 복숭아뼈 안쪽 융기 앞 발꿈치뼈 아래 1촌
(3) 태계(太谿): 발의 안쪽 복숭아뼈 안쪽 융기 뒤 5분 처
(4) 태종(太鍾): 태계 혈 후과 5분 처
(5) 조해(조해): 발의 안쪽 복숭아 뼈 직하 4촌 부위
(6) 수천(水泉): 태계 혈의 하 1촌. 조해 혈의 직후와 태계 혈 직하의 교차점
(7) 복유(腹溜): 태계 혈의 직상 2촌 부위
(8) 교신(交信): 복유 혈 전 5분 처
(9) 축빈(築賓): 발의 안쪽융기 위쪽 5촌 부위
(10) 음곡(陰谷): 무릎 내측을 구부려서 만나는 두 인대 사이의 지점
(11) 횡골(横骨): 곡골 혈의 양방 5분 처(하복부)
(12) 대혁(大赫): 중극 혈의 양방 5분 처
(13) 기혈(氣穴): 관원 혈의 양방 5분 처
(14) 사만(四滿): 석문 혈의 양방 5분 처
(15) 중주(中注): 음교 혈의 양방 5분 처(중복부)
(16) 황수(肓俞): 신궐 혈의 양방 5분 처
(17) 상곡(商曲): 하완 혈의 양방 5분 처(상복부)
(18) 석관(石關): 건리 혈의 양방 5분 처
(19) 음도(陰都): 중완 혈의 양방 5분 처
(20) 복통곡(腹通谷): 상완 혈의 양방 5분 처
(21) 유문(幽門): 거궐 혈의 양방 5분 처
(22) 보랑(步廊): 중정 혈의 양방 2분 처(가슴부)
(23) 신봉(神封): 전중 혈의 양방 2분 처
(24) 영허(靈墟): 옥당 혈의 양방 2분 처
(25) 신장(神藏): 자궁 혈의 양방 2분 처
(26) 욱중(彧中): 화개 혈의 양방 2분 처
(27) 수부(俞府): 선기 혈의 양방 2분 처(빗장뼈 아래 · 복장뼈 옆 부분)

1) 수궐음 심포경혈위

(1) 천지(天池): 유두 외측 1촌 부위
(2) 천천(天泉): 겨드랑이 횡문 두 하방 2촌. 위팔두갈래근의 두머리 사이
(3) 곡택(曲澤): 주와 횡문 중앙
(4) 극문(極門): 대릉 혈과 곡택 혈 사이 정중앙
(5) 간사(間使): 대릉 위 3촌 부위
(6) 내관(內關): 대릉 위 2촌 부위
(7) 대릉(大陵): 손바닥 측 손목관절 횡문 중앙
(8) 노궁(勞宮): 손바닥 중앙. 시지와 중지를 굽혀 양 손가락 사이
(9) 중충(中衝): 손바닥 시지 쪽 중지손톱 근 외측 1분 처

2) 수궐음 심포경혈의 주요 임상응용

(1) 천지(天池): 부종, 흉 · 협통
(2) 곡택(曲澤): 팔굽관절염, 경완증후군, 심통, 심계항진, 신열, 심장병, 기관지염
(3) 간사(間使): 간질, 열병, 잘 놀라는 증상, 공포증
(4) 내관(內關): 구토, 위장병, 심장병, 공포증, 메스거움, 불면증, 흉통, 중지마비, 건초염
(5) 대릉(大陵): 손목관절통, 건초염, 심계항진, 토혈, 흉 · 협통, 위장병
(6) 중충(中衝): 중지마비, 신열, 심통(가슴이 답답함)

14. 수소양 삼초경(手小陽 三焦經): 23혈, 오행속성 – 상화(相火)

〈순행로선〉: 종수주두(從手走頭): 손가락 끝에서 얼굴부분 방향으로 흐른다.

수소양 삼초경맥은 약지(ring finger)의 손톱 외측모서리 관충(關衝)혈에서 시작하여 손등과 상지외측 혈로를 타고 올라가 견갑부위의 견료(肩髎)혈에서 경부외측으로 올라가 귀밑 예풍(翳風)혈에서 귀를 감싸고 돌아 귀앞 이문(耳門)혈에서 눈썹외측 끝 사죽공(絲竹空)혈에 이른다.

삼초는 이름은 있지만 실체가 있는 장기는 아니라서 알기도 어렵고, 설명하기가 쉽지 않다. 그러나 삼초는 후천의 기가 들어오는 곳이라 해서 사람이 태어날 때 부모로 부터 받은

천기를 보하고, 키워주는 주요한 에너지기관이다.

삼초는 심포와 음양을 이루며 상초, 중초, 하초로 구분한다. 목 아래에서 흉추 7번까지를 상초(上焦: 호흡 · 순환기 담당), 흉추 7번부터 요추 4번까지를 중초(中焦: 소화기계 담당), 그 아래를 하초(下焦: 생식기계 담당)라 한다.

상초의 기능은 기를 온몸으로 골고루 보내서 피부를 따뜻하게 하고 모발을 윤택하게 하는 기능을 가지며, 중초는 음식물에서 영양물질을 흡수하여 전신에 영양분을 공급하는 기능을 하며, 하초는 배설을 주관하는 기능을 한다.

삼초에 병이 생기면 비교적 땀을 많이 흘리며 귀가 어둡고, 인 · 후 종통이 생기며, 볼 · 귀 뒷부분, 어깨, 팔 등에 통증이 오거나 약지 혹은 새끼손가락에 기능장애가 나타날 수 있다.

삼초경은 심포경과 표리관계에 있으며, 이 두 경맥은 육장육부 중에서 눈으로 보이는 실체가 있는 것이 아니라 기능 만을 가지는 것이 특징이다. 수소양 삼초경과 관련 근육은 작은원근(Teres minor Muscle)에 해당된다.

*주치(主治): 허리통증, 몸의 굽힘, 폄 불능 시, 전신적인 증상, 몸살, 온몸에 열이 날 때, 호흡 · 순환 · 소화 · 비뇨생식기계의 질환, 귀 질환, 어깨관절 질환, 눈 질환 등

〈그림 II-3-20〉 수소양 삼초경(手小陽 三焦經)

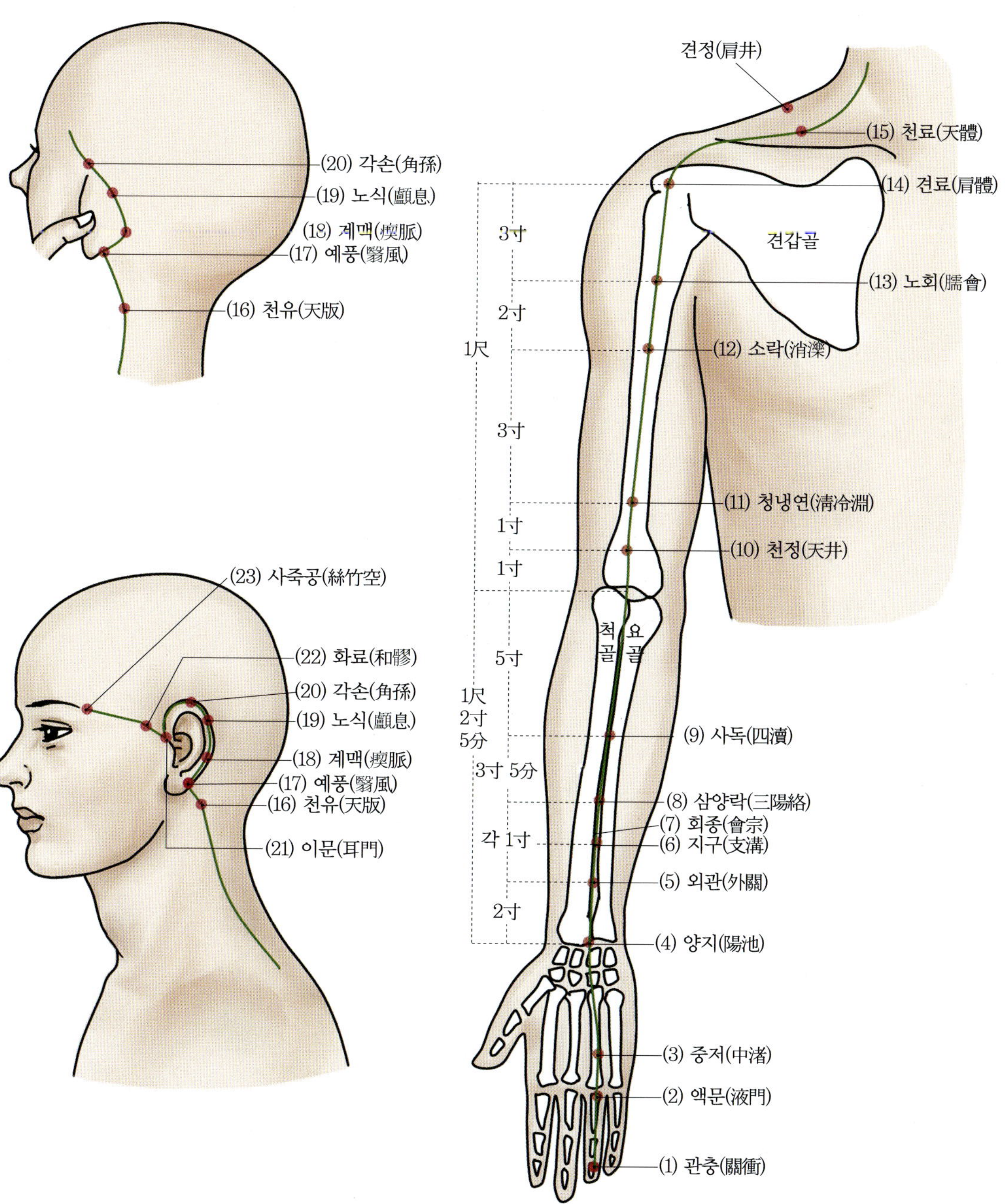

1) 수소양 삼초경혈위

(1) 관충(關衝): 네 번째 손가락(약지)의 손톱 끝 외측 1분 처
(2) 액문(液門): 네 번째 손가락(약지)의 첫째마디 머리부 사이
(3) 중저(中渚): 네 번째 손가락(약지)의 중간마디 뒤
(4) 양지(陽池): 손목관절 손등 면 중앙
(5) 외관(外關): 양지 상 2촌 부위
(6) 지구(支溝): 양지 상 3촌 부위
(7) 회종(會宗): 지구에서 척골 쪽 1분 처
(8) 삼양락(三陽絡): 양지 상 4촌
(9) 사독(四瀆): 팔꿈치 머리 아래 5촌 부위
(10) 천정(天井): 팔꿈치 머리 위 1촌 함몰 처
(11) 청냉연(淸冷淵): 천정혈 상 1촌 부위
(12) 소락(消濼): 천정혈 상 5촌 부위, 노회 혈과 청냉연 혈의 중간점
(13) 노회(臑會): 견료혈 직하 3촌 부위
(14) 견료(肩髎): 어깨봉우리 외측단 후 아래모서리
(15) 천료(天髎): 어깨뼈 위쪽각 부위
(16) 천유(天牖): 천용혈과 천주혈의 중간부위
(17) 예풍(翳風): 귀 후 · 하 첨각 함몰 처
(18) 계맥(瘈脈): 유양돌기 상연으로 예풍혈 상 1촌 부위
(19) 노식(顱息): 계맥혈 상 1촌 부위
(20) 각손(角孫): 귀 직상 머리시작 부위
(21) 이문(耳門): 귀 앞 청궁혈의 상단 함몰 처
(22) 화료(和髎): 이문혈 전 상방 5분 처
(23) 사죽공(絲竹空): 눈썹 외측 단 함몰처

2) 수소양 삼초경혈의 주요 임상응용

(1) 관충(關衝): 이명, 현기증, 협심증, 중풍, 두통, 눈질환, 편도선염, 인후질환
(2) 중저(中渚): 두통, 인후통, 이통, 노신경마비, 손가락굴신불능, 류마티스, 난청
(3) 양지(陽池): 당뇨병, 손목 및 팔의 통증, 류마티스, 건초염

(4) 외관(外關): 감기, 두통, 발열, 위팔신경통, 아래팔관절통
(5) 지구(支溝): 언어곤란, 흉협통, 구토, 견배통, 손의 관절통, 건초염, 인후염
(6) 사죽공(絲竹空): 시력저하, 결막염, 편두통, 안질, 삼차신경통

15. 족소양 담경(足小陽 膽經): 44혈, 오행속성 – 목경(木經)

〈순행로선〉: 종두주족(從頭走足): 머리부에서 몸통 옆구리를 지나 발가락 끝 방향으로 흐른다.

족소양 담경맥은 눈의 외측 동자료(瞳子髎)혈에서 시작하여 귀 앞 청회(廳會)혈을 거쳐 상행하여 두부를 순행하고 풍지(風池)혈에서 목의 뒤쪽으로 하행하여 견정(肩井)혈을 지나 흉부로 넘어와 늑골혈로로 내려와 둔부(gluteal region)의 환도(環跳)혈에서 다시 하지 외측 혈로로 하행하여 네 번째 발톱 외측모서리 족규음(足竅陰)혈에 이른다.

담(쓸개)은 간을 도와주는 역할을 하며, 호리병 모양으로 간장 밑에 숨겨져 있다. 서양의학에서의 담(쓸개)은 소화액을 분비하며 황갈색의 담즙(bilirubin)이 분비되어 황 누런 변은 즉 건강한 소화를 의미하며 그렇지 못한 경우에는 변의 색깔이 좋지 않고 그것은 담의 기능이 좋지 않기 때문이다. 담의기능은 인간의 사고활동을 결정하며, 간과 표리관계에 있다.

담에 병이들면 한 · 열이 생기고, 입 안이 쓰거나 옆구리가 아프고, 편두통이나 한숨이 자주 나며, 대퇴부, 무릎, 정강이의 외측 및 넷째발가락 부위에 이상이 오거나 아프다.

담경은 간경과 표리관계에 있으며, 족소양 담경과 관련 근육은 세모근(앞섬유, Deltoid: anterior fibers)에 해당된다.

*주치(主治): 간, 담의질환, 담 기능장애(肝도 포함), 편두통, 경항통, 옆구리 통증, 인체의 옆면의 병, 소화기병, 하지외측, 목뼈부, 발목관절 등의 이상에 활용. 소화기 질환, 중풍에 관한 것도 일부 포함

〈그림 II-3-21A〉 족소양 담경(足小陽 膽經)

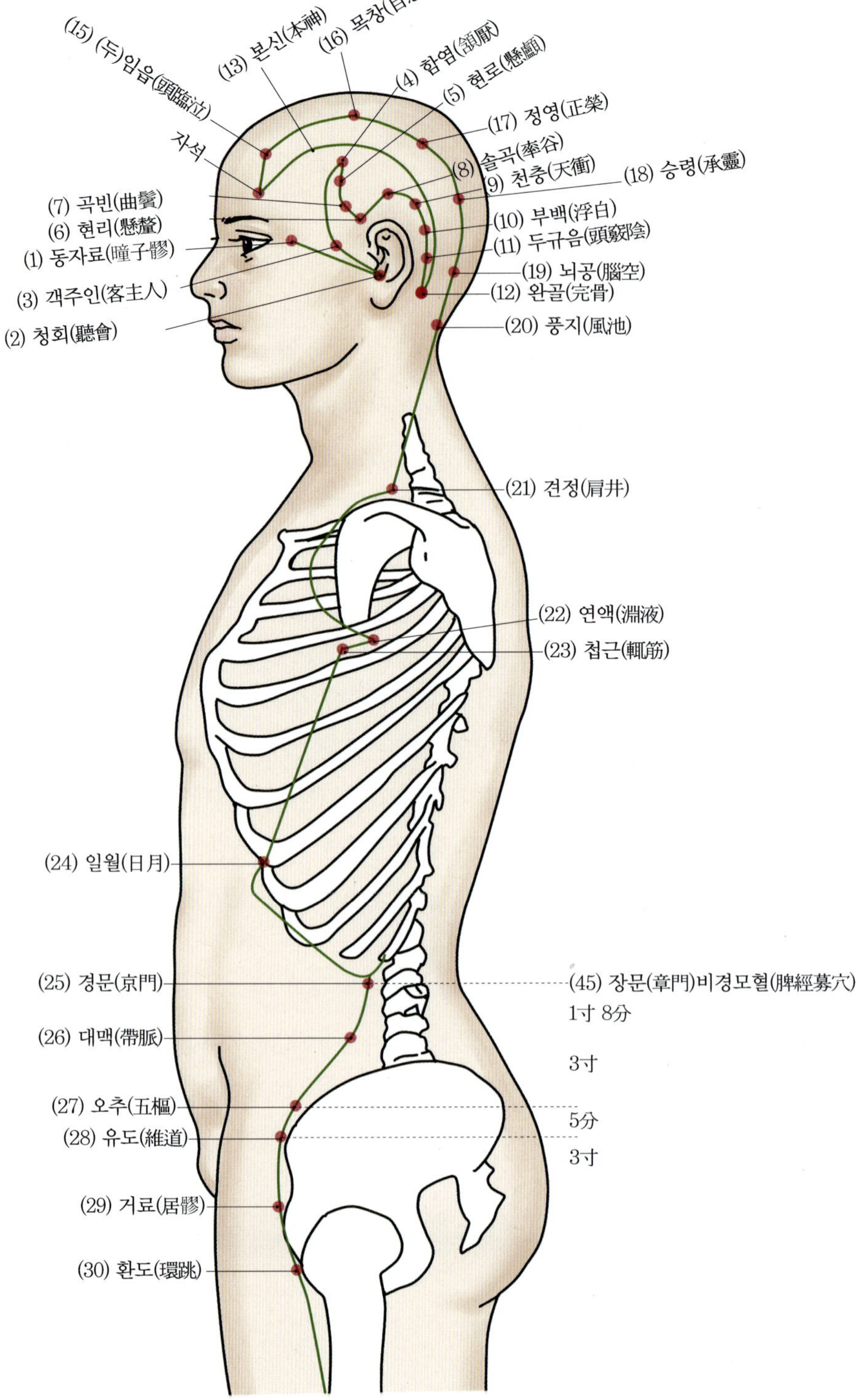

(15) (두)임읍(頭臨泣)
(13) 본신(本神)
(16) 목창(目窓)
(4) 함염(頷厭)
(5) 현로(懸顱)
(17) 정영(正營)
자석
(8) 솔곡(率谷)
(9) 천충(天衝)
(18) 승령(承靈)
(7) 곡빈(曲鬢)
(6) 현리(懸釐)
(10) 부백(浮白)
(1) 동자료(瞳子髎)
(11) 두규음(頭竅陰)
(19) 뇌공(腦空)
(3) 객주인(客主人)
(12) 완골(完骨)
(2) 청회(聽會)
(20) 풍지(風池)
(21) 견정(肩井)
(22) 연액(淵液)
(23) 첩근(輒筋)
(24) 일월(日月)
(25) 경문(京門)
(45) 장문(章門)비경모혈(脾經募穴)
1寸 8分
(26) 대맥(帶脈)
3寸
(27) 오추(五樞)
5分
(28) 유도(維道)
3寸
(29) 거료(居髎)
(30) 환도(環跳)

〈그림 II-3-21B〉 족소양 담경(足小陽 膽經)

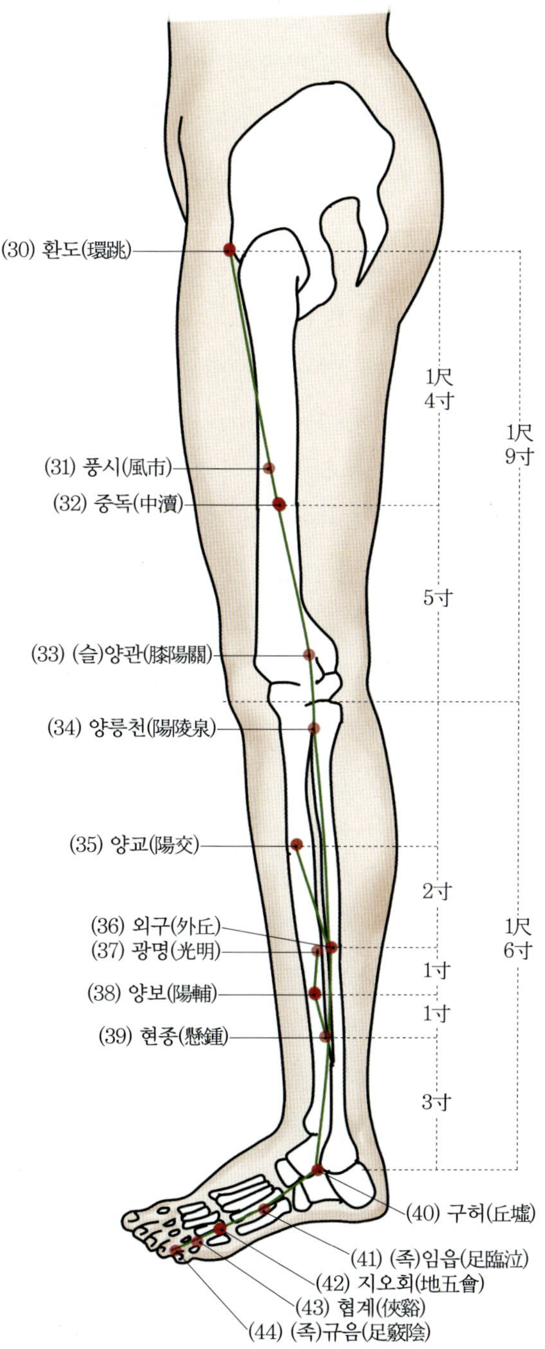

1) 족소양 담경혈위

(1) 동자료(瞳子髎): 눈 외측 끝 5분 처
(2) 청회(聽會): 귀밑샘(이하선) 앞 함몰처
(3) 객주인(客主人): 협골궁 상렴. 입을 벌렸을 때 구멍이 생기는 곳
(4) 함염(頷厭): 귀 직상 3촌 부위. 두유혈과 곡빈혈을 이어 1/4되는 점
(5) 현로(懸顱): 함염 혈과 현리 혈의 중간부위
(6) 현리(懸釐): 현로 혈 아래 1촌
(7) 곡빈(曲鬢): 귀 위의 횡선과 귀 앞 직선의 교차점
(8) 솔곡(率谷): 귀 위 발제 상 1.5촌
(9) 천충(天衝): 귀 후 발제 2촌에서 후방으로 2분 처
(10) 부백(浮白): 천충 혈 하방 1촌
(11) 두규음(頭竅陰): 완골 혈 상 침골 아래부위
(12) 완골(完骨): 유양돌기 후연의 하방 끝 2분 처
(13) 본신(本神): 신정 혈 양방 3촌
(14) 양백(陽白): 눈썹 위 1촌 눈동자 직상
(15) (두)임읍(頭臨泣): 이마 발제 5분 처
(16) 목창(目窓): (두)임읍 혈 후 1.5촌
(17) 정영(正營): 목창 혈 후 1.5촌
(18) 승령(承靈): 정영 혈 후 1.5촌
(19) 뇌공(腦空): 풍지 혈 상 후 1.5촌
(20) 풍지(風池): 완골 혈과 천추 혈의 중간부위
(21) 견정(肩井): 결분 혈 위 1.5촌 부위
(22) 연액(淵液): 겨드랑이 아래 3촌 부위
(23) 첩근(輒筋): 겨드랑이 아래 3촌에서 흉부로 1촌 부위
(24) 일월(日月): 유두 직하 7.8 늑골사이 부위
(25) 경문(京門): 제12 늑골 하단
(26) 대맥(帶脈): 제11 갈비뼈 끝과 볼기뼈 능선의 중간지점
(27) 오추(五樞): 대맥 혈 아래 3촌 부위
(28) 유도(維道): 장문 아래 5.3촌 부위
(29) 거료(居髎): 중극혈 양방 5촌 부위

(30) 환도(環跳): 넙다리뼈의 대전자와 요수를 잇는 선의 전 1/3부위
(31) 풍시(風市): 서서 손끝을 내려서 다리에 닿는 부분
(32) 중독(中瀆): 풍시 혈 하 1촌 부위
(33) (슬)양관(膝陽關): 양릉천 혈 상 3촌 부위
(34) 양릉천(陽陵泉): 무릎아래 1촌 종아리뼈 머리의 내직 하 부위
(35) 양교(陽交): 가쪽 복숭아뼈 상 7촌 부위
(36) 외구(外丘): 양교 혈 전방 3분 처
(37) 광명(光明): 가쪽 복숭아뼈 상 5촌 부위
(38) 양보(陽輔): 가쪽 복숭아뼈 상 4촌 부위
(39) 현종(懸鍾): 가쪽 복숭아뼈 상 3촌 부위
(40) 구허(丘墟): 가쪽 복숭아뼈 하 함몰 앞 부위
(41) (족)임읍(足臨泣): 발가락 4지와 5지 중간 맨위 함몰 처
(42) 지오회(地五會): (족)임읍 하 1촌
(43) 협계(俠谿): 발가락 4지와 5지 지골사이
(44) (족)규음(足竅陰): 4지 발톱 외측모서리

2) 족소양 담경혈의 주요 임상응용

(1) 동자료(瞳子髎): 안질, 안면신경통, 시력저하, 두통
(2) 청회(聽會): 이병(귓병), 치통
(3) 풍지(風池): 두통, 안질, 시력감퇴, 중풍, 신경통, 뇌신경쇠약, 견배통, 감기, 불면
(4) 견정(肩井): 두항통, 견배통, 중풍, 견관절주위염
(5) 대맥(帶脈): 생리불순, 냉대하, 소복통
(6) 환도(環跳): 좌골신경통, 요통, 반신불수, 고관절통
(7) 족규음(足竅陰): 측두통, 현훈, 발목관절의 염좌, 종창
(8) 협계(俠谿): 눈 어지러움, 족배수종
(9) 족임읍(足臨泣): 담석증, 족배통, 요통, 족관절 염좌, 담경의 통증
(10) 구허(丘墟): 족관절통, 관절류마티스, 흉협통, 항근긴장(목근육)
(11) 현종(懸鍾): 목뼈근함, 족관절통, 고혈압증
(12) 양보(陽輔): 족배 · 족관절통, 두통, 각기병, 두통, 복통
(13) 양릉천(陽陵泉): 간 · 담질환, 흉협통, 요통, 하지통, 반신불수

16. 족궐음 간경(足厥陰 肝經): 14혈, 오행속성 – 목경(木經)

〈순행로선〉: 종족주복 · 흉(從足走腹.胸): 발가락 끝에서 흉 · 복부방향으로 흐른다.

족궐음 간경맥은 엄지발톱(great toe) 외측모서리 대돈(大敦)혈에서 시작하여 하지내측 혈로를 따라 상행하여 복부를 지나 늑골 하단부 장문(章門)혈을 지나 제6 늑골 내측 기문(期門)혈에 이른다.

족궐음 간경은 서양의학에서의 간장과는 조금 다르다. 간장은 제9 흉추에 위치해 있으며 푸른색을 띤다. 간은 인체에서 화학공장의 역할을 한다. 비장에서 파괴된 적혈구로 담즙을 만들어 담낭으로 보내어 소화작용을 돕고, 위와 장에서 흡수된 각종 영양소를 문맥에 의해서 간으로 옮겨져 처리된다. 간의 부(腑)는 담이고 지혜와 깊은 생각을 조정하는 내장이다. 간의 기능은 혈을 주관하고 저장하며 혈액을 조절하고 사지관절에 있는 힘줄의 활동에 대한 진행과 오관 중 눈과 관련하여 통하고 있으므로 간에 이상이 생기면 눈에서 질병의 증상이나타난다.

간에 이상이 오면 입과 목의 안쪽이 마르고, 얼굴에 화색이 없고, 기미가 많이 끼며, 옆구리와 가슴부분에서 묵직한 통증과 답답함을 느끼며, 구토 또는 설사를 자주한다. 또한 내장이 전체적으로 아프며 여성의 겨우 아랫배와 허리에 통증을 호소한다.

간경은 담경과 표리관계에 있으며, 족궐음 간경의 관련 근육은 큰가슴근(복장뼈 부분)(Pectoraris major: sternum area)에 해당된다.

*주치(主治): 간 · 담 및 신경계 질환, 비뇨 · 생식기계 질환, 소화기계 질환, 호흡기계 질환, 부인과 질환, 알코올 및 약물중독, 중풍, 정신병, 눈 질환 등

〈그림 II-3-22〉 족궐음 간경(足厥陰 肝經)

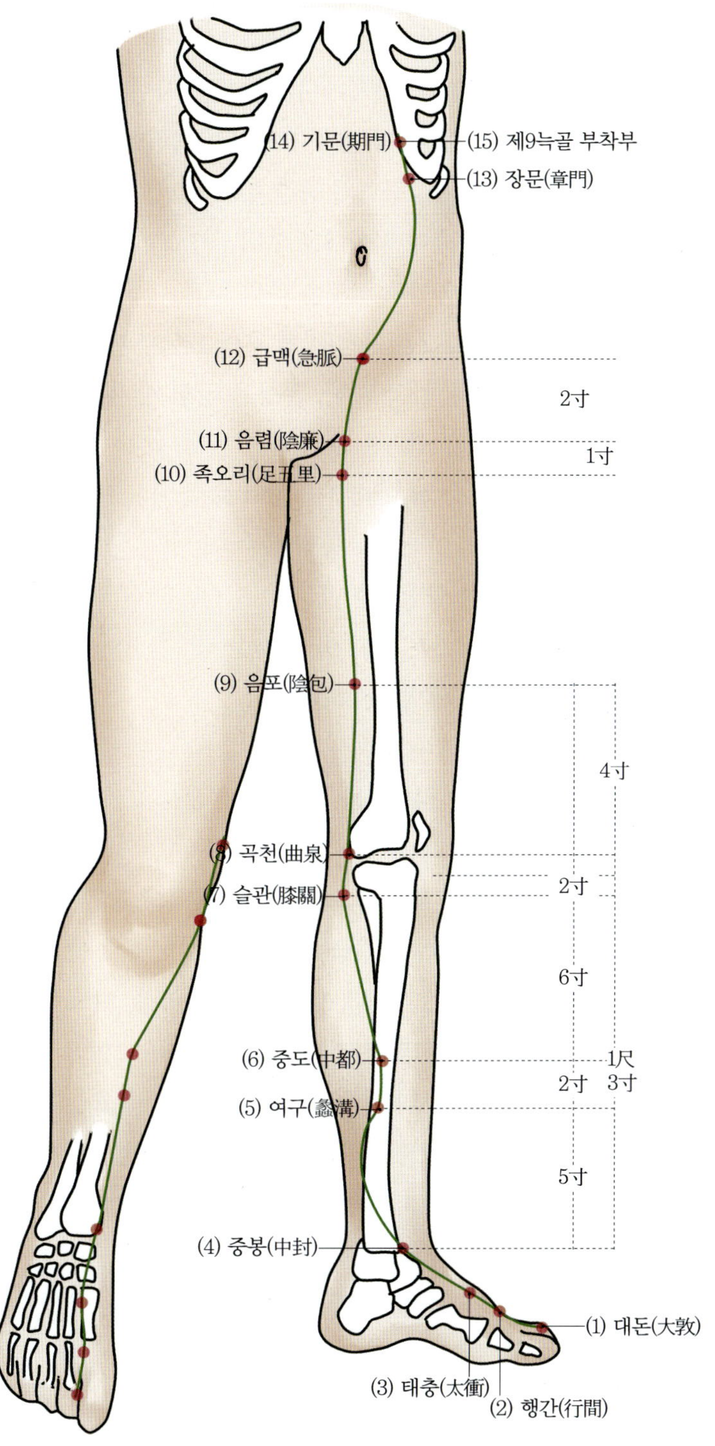

1) 족궐음 간경혈위

(1) 대돈(大敦): 엄지발가락 발톱 근부 외측 1분 처
(2) 행간(行間): 엄지발가락, 첫째마디뼈(기절골) 사이
(3) 태충(太衝): 엄지와 두 번째 발가락 사이 발허리발가락 관절 뒤 2촌 부위
(4) 중봉(中封): 해계혈과 상구혈의 중간 부위
(5) 여구(蠡溝): 안쪽 복숭아뼈 상 5촌 부위
(6) 중도(中都): 안쪽 복숭아뼈 상 7촌 부위
(7) 슬관(膝關): 무릎아래 2촌 음릉천 혈 후방 1촌 부위
(8) 곡천(曲泉): 무릎관절 내측부 하, 무릎을 굽힘 시 횡문의 내측 끝
(9) 음포(陰包): 무릎관절 상 4촌 부위
(10) 족오리(足五里): 기충 혈 아래 3촌 동맥 응수 처
(11) 음렴(陰廉): 기충 혈 아래 2촌 동맥 응수 처
(12) 급맥(急脈): 곡골 혈 양방 2촌 반
(13) 장문(章門): 제11 갈비뼈 첨단 아래
(14) 기문(期門): 거궐 혈 양방 3촌 5분 처

2) 족궐음 간경혈의 주요 임상응용

(1) 대돈(大敦): 소화불량 위장병, 심장병, 소변이상, 간염, 눈의 피로, 신경과민, 자궁출혈, 자궁하수, 구급혈로 쓰임
(2) 행간(行間): 눈의 피로, 신경과민, 간의 한 · 열병, 야뇨증, 안질, 불면증, 중풍
(3) 태충(太衝): 눈병, 위장병, 신경과민, 간장질환, 고혈압, 소화기 구급혈(사관), 소변백탁, 소변분리, 자궁출혈, 불면증에 특효
(4) 중봉(中封): 요통, 소변불리, 고환염, 눈병, 간장병, 신경성질환, 생식기질환, 풍증
(5) 곡천(曲泉): 자궁하수, 소복통, 소변곤란, 빈혈, 시력감퇴, 간질, 부인병, 눈병, 근무력, 무릎절통, 정신병
(6) 기문(期門): 간질환, 발열, 협통, 간장비대, 폐질환, 신경증, 간염, 빈혈, 해소, 두통, 신경통, 소화불량, 황달, 폐렴

17. 임맥(任脈), 24혈 – 음맥(陰脈: 奇經八脈)

〈순행로선〉: 하에서 상 방향으로 흐른다.

임맥은 기경팔맥(奇經八脈)으로 장부와 연결은 없지만, 우리 몸의 음을 총괄하는 맥으로 중극(中極)혈의 아래쪽 회음부(會陰部)에서 생겨 음모의 융기부분의 심부로 올라가 복내를 따라 관원(關元)혈을 지나 인후에 이르러 안면부를 주(走)하여 승장혈에서 끝나며, 눈속(眼內)으로 깊게 들어간다. 인체를 정중시상면(median or saggital plane)과 관상면(frontal or coronal plane)으로 나눌 때 맨 아래쪽의 교차점이 회음 혈이고, 맨 위쪽의 교차점이 백회 혈이다. 임맥은 독맥과 같이 남자는 생식기, 여자는 자궁 속에서 일어나 요로를 따라 앞면, 복부로 올라가는 것은 임맥경이고, 뒷면 척추를 따라 올라가는 것은 독맥경이다.

독맥과 임맥은 서로 교류하며 상호작용을 같이한다. 즉 척추에 질병이 발생하면 복부와 상호연락하고, 반대로 복부에 질병은 척추와 연락하므로 척추의 병에는 임맥경이 중요한 역할을 하고, 복부의 병에는 독맥경이 작용을 하므로 이 두맥은 상호 협조아래 우리 인체의 음양에서 중요한 작용을 하는 맥이다.

*주치(主治): 음맥의 바다로서 임신과 관련이 있으며, 부인병 질환, 위장병, 비뇨생식기 질환에 특효가 있다.

〈그림 II-3-23〉 임맥(任脈)

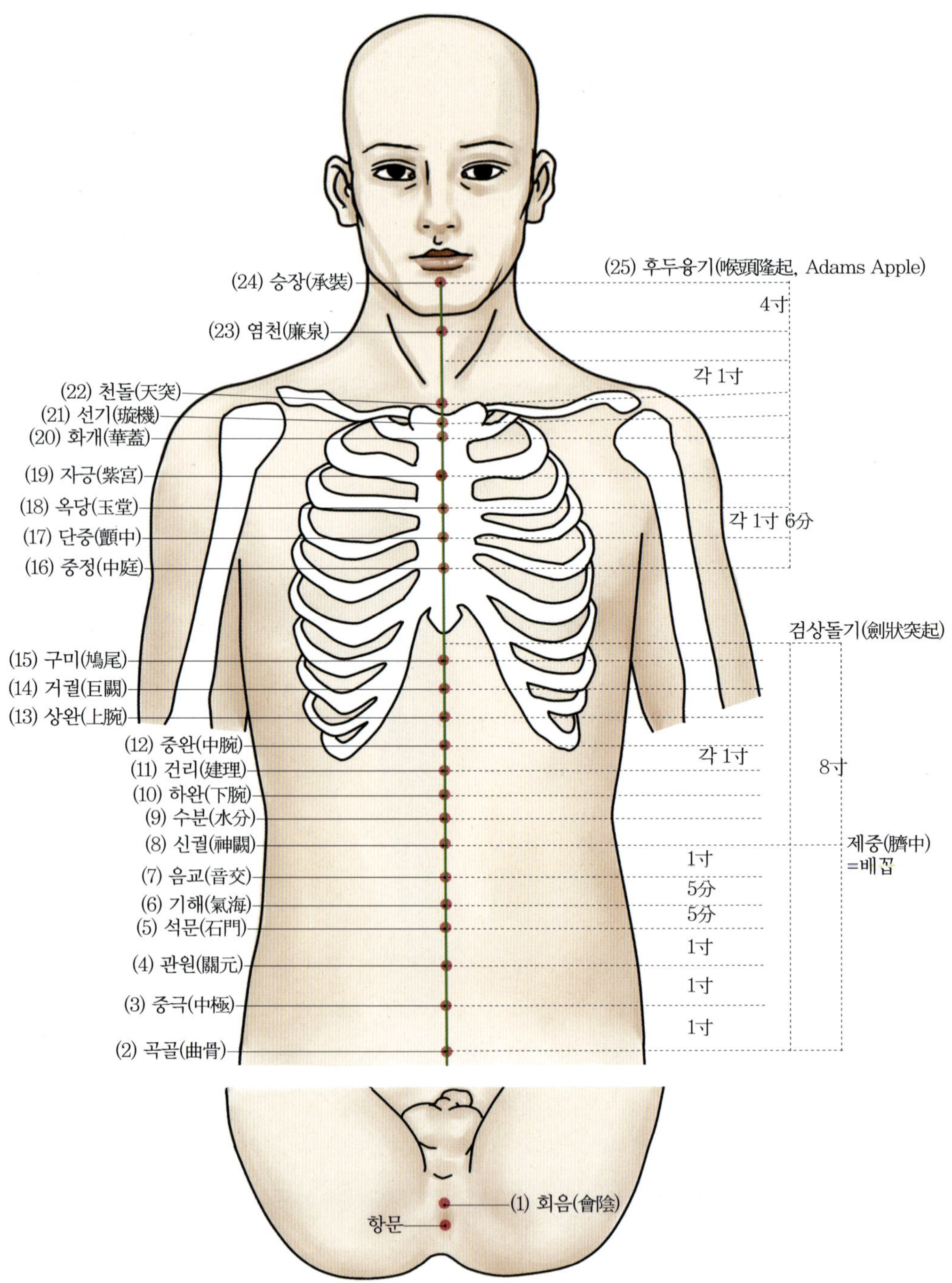

〈임맥혈위〉

(1) 회음(會陰): 음낭부위의 항문중간
(2) 곡골(曲骨): 두덩뼈 결합을 이은 선. 배꼽아래 촌
(3) 중극(中極): 배꼽아래 4촌 부위
(4) 관원(關元): 배꼽아래 3촌 부위
(5) 석문(石門): 배꼽아래 2촌 부위
(6) 기해(氣海): 배꼽아래 1.5촌 부위
(7) 음교(音交): 배꼽아래 1촌 부위
(8) 신궐(神闕): 배꼽 정중앙
(9) 수분(水分): 배꼽 위 1촌 부위
(10) 하완(下脘): 배꼽 위 2촌 부위
(11) 건리(建理): 배꼽 위 3촌 부위
(12) 중완(中脘): 배꼽 위 4촌 부위
(13) 상완(上脘): 배꼽 위 5촌 부위
(14) 거궐(巨闕): 배꼽 위 6촌 부위
(15) 구미(鳩尾): 배꼽 위 7촌 부위
(16) 중정(中庭): 복장뼈 아래모서리. 제5 갈비뼈 사이의 높이
(17) 단중(亶中): 양 유두 사이
(18) 옥당(玉堂): 전중에서 선기까지 4등분해서 1/4 되는 부분. 제3 갈비뼈 사이의 높이
(19) 자궁(紫宮): 전중에서 선기까지 4등분해서 2/4 되는 부분. 제2 갈비뼈 사이의 높이
(20) 화개(華蓋): 전중에서 선기까지 4등분해서 3/4 되는 부분. 제1 갈비뼈 사이의 높이
(21) 선기(璇機): 천돌 하 1촌
(22) 천돌(天突): 흉골 위 함몰처
(23) 염천(廉泉): 턱과 후두결절의 중앙
(24) 승장(承漿): 아랫입술 구의 중앙 함몰처

〈임맥 혈의 주요 임상응용〉

(1) 회음(會陰): 생리불순, 생식기질환, 음부통증, 각종성병
(2) 관원(關元): 자궁하수, 폐결핵, 생리불순
(3) 기해(氣海): 피로, 냉대하, 자궁출혈, 설사
(4) 중완(中脘): 위암, 소화불량, 설사, 복통, 위염
(5) 천돌(天突): 인후부 질환, 해수, 천식, 흉통

18. 독맥(督脈), 28혈 – 양맥(陽脈: 奇經八脈)

〈순행로선〉: 상 · 하행 방향으로 흐른다.

독맥은 미골(coccxy)의 내측골단부분 장강(長强)혈 뒤의 회음부에서 시작하여 척추를 따라 올라가 뇌의 뒤쪽 오목한 부위 풍부(風府)혈에 이르러 뇌 내에 진입하고 다시 뇌호(腦戶)혈로 올라가 두부 중앙을 따라서 비주(鼻柱), 은교(齦交)혈로 하행한다. 독맥도 임맥과 같이 기경팔맥에 속하며 기경팔맥은 앞에서도 언급하였듯이 정경 12경락이 원활하게 오장육부에 흐르도록 조정하는 조절기관으로서 그 중에 대표적인 것이 독맥과 임맥이다.

독맥이란 뒤에서 감독하고 지시한다는 뜻에서 생식기 계통의 양맥으로 양맥의 바다라고 불리어 진다. 즉 양경락을 독려한다는 뜻이다.

*주치(主治): 요통 및 두통, 척추질환 등

〈그림 II-3-24〉 독맥(督脈)

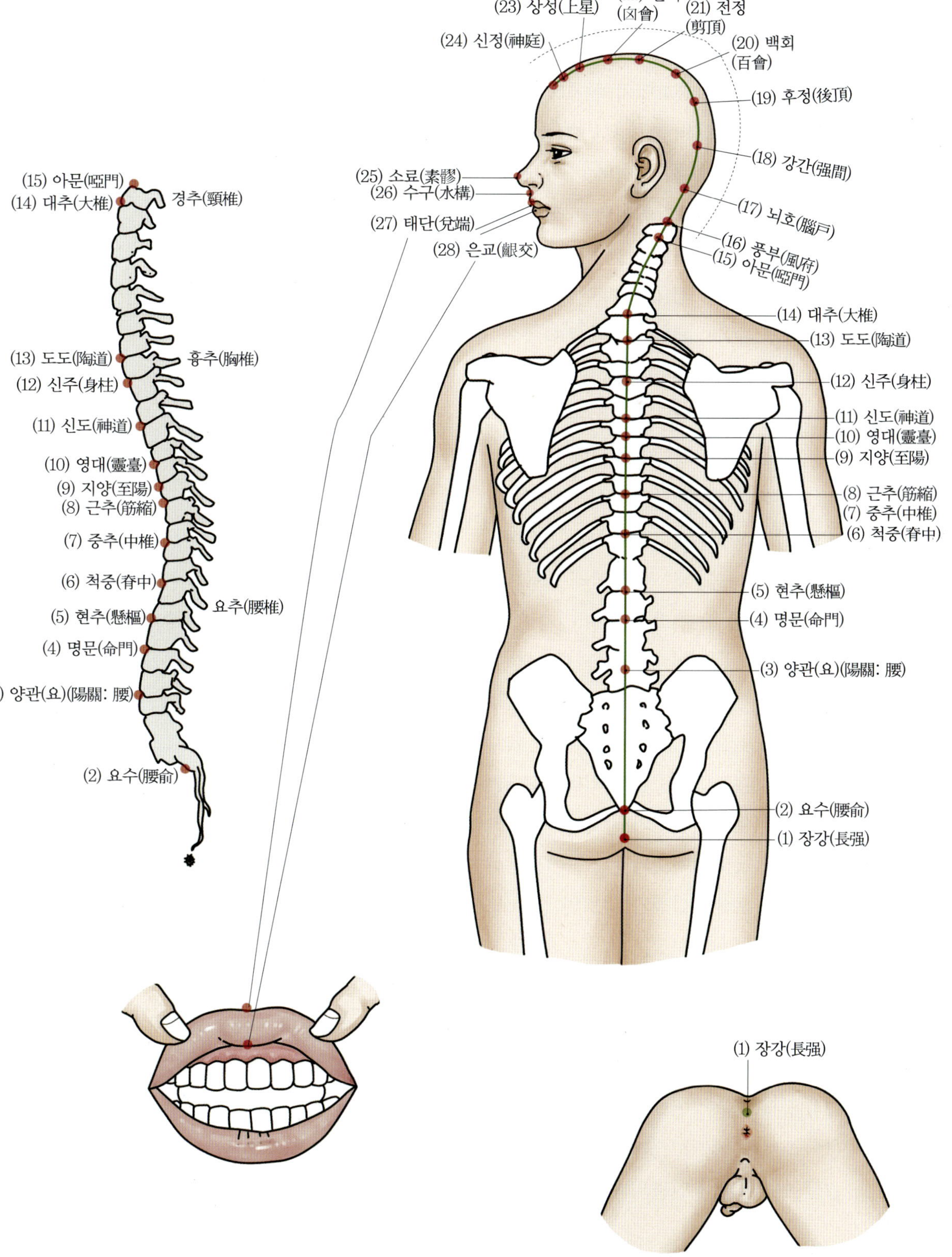

〈독맥혈위〉

(1) 장강(長强): 꼬리뼈 끝과 항문사이에서 꼬리뼈 끝 아래로 3분 처
(2) 요수(腰俞): 제4 엉치뼈 아래 함몰처
(3) 양관(요)[陽關: 腰]: 제4 허리뼈 아래 함몰처, 양쪽 볼기뼈 엉덩능선을 이은 선의 중간
(4) 명문(命門): 제2 허리뼈 아래 함몰처, 반대쪽과 만나는 부위가 배꼽
(5) 현추(懸樞): 제1 허리뼈 아래 함몰처
(6) 척중(脊中): 제11 등뼈 아래 함몰처
(7) 중추(中樞): 제10 등뼈 아래 함몰처
(8) 근추(筋縮): 제9 등뼈 아래 함몰처
(9) 지양(至陽): 제7 등뼈 아래 함몰처, 양쪽 어깨뼈 하각을 이은 선의 중간
(10) 영대(靈臺): 제6 등뼈 아래 함몰처
(11) 신도(神道): 제5 등뼈 아래 함몰처
(12) 신주(身柱): 제3 등뼈 아래 함몰처
(13) 도도(陶道): 제1 등벼 아래 함몰처
(14) 대추(大椎): 제7 목뼈 아래 함몰처, 목뼈 가시돌기 아래 함몰처
(15) 아문(啞門): 후발제(뒤 머리카락 경계부) 위 5분, 고개를 뒤로 젖히면 후발제에 두 개의 선이 나타나는데 아래 것이 아문 혈이고, 위에 있는 것이 풍부(風府) 혈이다.
(16) 풍부(風府): 뒤통수뼈와 제1 목뼈사이
(17) 뇌호(腦戶): 정중선과 외뒤통수융기가 만나는 곳
(18) 강간(强間): 백회와 뇌호를 3등분하여 뇌호에서 백회 혈 쪽 3/1 지점
(19) 후정(後頂): 백회와 뇌호를 3등분하여 백회에서 뇌호 혈 쪽 3/1 지점
(20) 백회(百會): 신정과 뇌호의 중간 또는 양귀를 연결하는 선과 코 끝의 수직선과 만나는 점
(21) 전정(前頂): 백회와 신회의 중간
(22) 신회(囟會): 신정과 백회 혈 간을 5등분, 신정 혈에서 백회 쪽으로 2/5 지점
(23) 상성(上星): 신정과 백회 혈 간을 5등분, 신정 혈에서 백회 쪽으로 1/5 지점
(24) 신정(神庭): 머리의 정중선 전발제(앞 이마와 머리카락 경계부) 부위
(25) 소료(素髎): 코 끝의 정점
(26) 수구(水構): 인중의 중앙

(27) 태단(兌端): 윗 입술의 중앙으로 피부색이 변하는 경계면
(28) 은교(齦交): 입속의 위 잇몸의 앞면 정중앙 부분

〈독맥 혈의 주요 임상응용〉

(1) 장강(長强): 치질, 장출혈, 요통, 소아경련
(2) 명문(命門): 피로, 생리불순, 요통, 소아경련
(3) 지양(至陽): 황달, 협통
(4) 대추(大椎): 허열, 두통, 고혈압
(5) 풍부(風府): 중풍(반신불수), 언어곤란
(6) 백회(百會): 두통, 정신과 질환, 탈항
(7) 수구(水溝): 중풍, 부종, 급 경풍(조기풍), 간질

제3절 경혈(經穴)

경혈이란 신체표면에 있는 수기(지압), 마사지, 침, 뜸, 부항요법 또는 전기치료 등의 자극점으로서 경락의 흐름에 따라 피부외부에 상징적으로 병변이 나타나는 반응점인 동시에 외계에 대한 수납점으로 내부장부(內部臟腑)의 반응이 경혈에 집중적으로 나타나며 또한 경락상의 균형조절과 내부장부의 생리적인 조절도 수기(지압), 마사지, 침, 뜸 등으로 경혈을 통한 자극으로 가능하다. 황제내경(黃帝內經)에 의하면 혈(穴: 자극점)은 기(氣)의 출입처라고 하였다. 다시 말하면 기(氣)가 모이는 곳, 즉 체표적 반사점을 말한다(예: 철도의 정거장, 고속도로의 휴게소, 하수도 맨홀 등). 경혈의 자극으로 자율신경계의 조정이 가능하고 이에 따른 여러 가지 질병들이 치료된다.

인체의 표면에는 기(氣)가 출입하는 구멍(穴)이 여러 곳 있는데 그 중에서도 주요한 14개의 경맥(경락 중에서도 주된 줄기)을 따라 잇는 것을 경혈이라 하며, 모두 365개의 경혈점이 있는 것으로 알려져 있다.

경혈은 기(氣)가 출입하는 점일 뿐 아니라 신체 내부에 있는 어떤 장기나 기능체계의 이상이 체표에 나타나는 반응점이기도 하다. 그 반응은 보통 통증으로 나타나는데 그 부위에서 자발적으로 또는 손으로 눌렀을 때 나타나며, 색깔과 윤택의 정도가 달라지기도 하는데 대개 과민반응이 나타나기도 한다.

경혈은 모든 혈들 가운데서 기본이 되는 것으로 경락상에 있지 않은 다른 혈들에 비해 치료효과가 우수한 것으로 알려져 있다.

경혈은 모든 혈들 가운데서 기본이 되는 것으로 경락상에 있지 않은 다른 혈들에 비해 치료효과가 우수한 것으로 알려져 있다.

경혈의 종류를 보면 원혈(原穴), 락혈(絡穴), 모혈(募穴), 배수혈(背兪穴), 극혈(郄穴) 등이 있다. 원혈이란 장부에 기가 많이 모이는 혈로서 주로 치료혈로 많이 쓰며, 락혈은 분지혈로 경락이 흐르다가 갈라지는 곳에 위치해 있는 혈이다. 모혈은 복혈(腹穴)이라고도 하며 장부의 기가 배에 모여 있는 혈로서 진단 목적으로 많이 사용되는 혈이다.

배수혈은 족태양 방광경과 같이 주로 등 부위(배부)에만 모여 있는 혈이며, 극혈은 경락과 경락사이에 위치해 있으며 급성질환에 많이 이용되는 혈이다.

이상의 경혈의 종류 중 모혈과 배수혈은 모든 경락상에 위치해 있지 않는 혈이다.

〈그림 II-3-25〉 **경혈도**

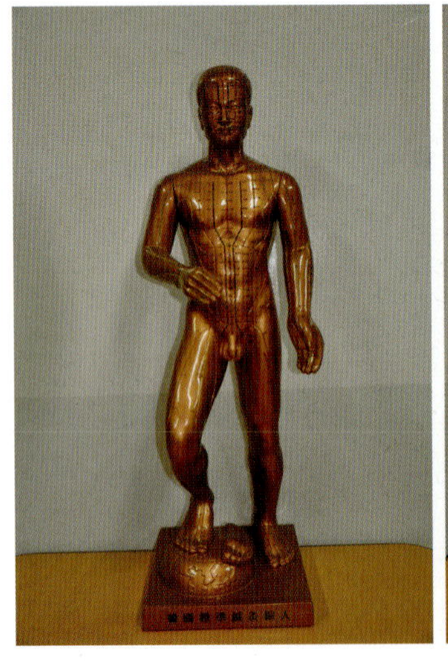
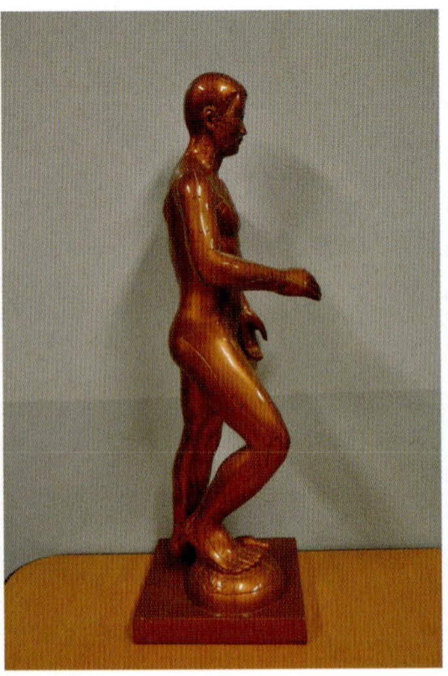
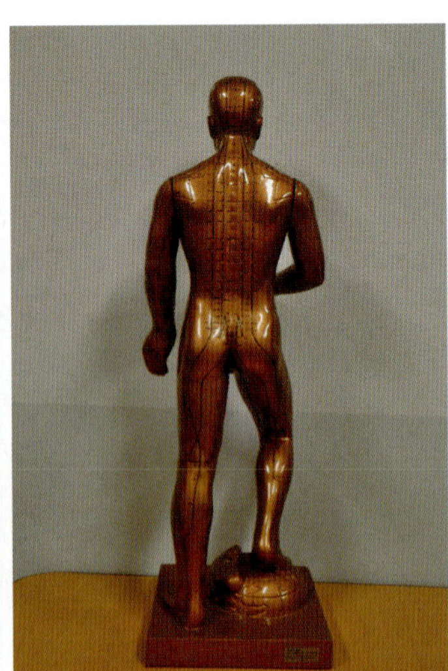

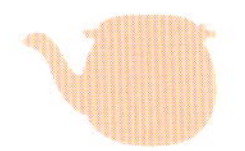

제4절 오행혈 및 주요혈

1) 오행혈

오행혈을 정 · 영 · 수 · 경 · 합(井 · 滎 · 輸 · 經 · 合)혈이라고도 하며, 우주에는 완전하게 순수한 물질의 성질을 내포한 것이 없다는 오행설의 주장에서 "오행 중에도 오행이 있다고 하였다". 그러므로 한 물질에서도 다른 물질의 성질을 내포하고 있어 오행의 목 · 화 · 토 · 금 · 수 중에서 목(木)은 관념적으로 순수한 것이나 실제로 목(木)은 다른 화 · 토 · 금 · 수를 내포하고 있고, 화(火)도 마찬가지로 토 · 금 · 수 · 목을 내포하고 있다.

경락에서도 간 · 담경은 목(木)에 속하지만 그 중에 화 · 토 · 금 · 수의 성질이 내포되어 있고, 금(金)은 폐 · 대장경이지만 수 · 목 · 화 · 토의 성질을 내포하고 있다는 것이다.

한 경락의 성질은 그 경락에 소속되어 있는 하나하나의 경혈에 의해서 나타나는 것이다.

예를 들면 금경(金經)인 수태음 폐경(手太陰肺經)은 11개의 경혈 중 목경(木經: 肝經)의 성질은 소상이라는 혈에 특히 강하게 나타난다. 오행혈 중 목성의 혈은 정(井)혈, 화성의 혈은 영(滎)혈, 토성의 혈은 수(輸)혈, 금성의 혈은 경(經)혈, 수성의 혈은 합(合)혈이라 부른다. 오행혈을 음 · 양경으로 나누어 보면, 음경은 목(井), 화(滎), 토(輸), 금(經), 수(合)로 배열되고, 양경은 금(井), 수(營), 목(輸), 화(經), 토(合)로 배열된다.

- 井木　滎火　輸土　經金　合水
  소상 → 어제 → 태연 → 경거 → 척택 → 수태음폐경
  목(肝)성　화(心)성　토(脾)성　금(肺)성　수(腎)성

이상은 육장(六臟), 즉 음경(陰經)에 대한 것이며, 육부(六腑), 즉 양경의 정 · 영 · 수 · 경 · 합은 토(土)로 되어있다. 즉 음경에서는 금 · 수 · 목 · 화 · 토의 순으로 배열되어있다.

- 陰經: 井목, 營화, 輸토, 經금, 合수
  陽經: 井금, 營수, 輸목, 經화, 合토

오행혈의 정 · 영 · 수 · 경 · 합혈의 작용을 세부적으로 살펴보면

〈표 II-3-5〉 오행혈 · 원혈 · 극혈 · 락혈 · 모혈 · 수혈

음 경	정 목	영 화	수 토	원 혈	경 금	합 수	극 혈	락 혈	모 혈	수 혈
폐(금)	소상	어제	태연	내연	경거	척택	공최	열결	중부	폐수
심(화)	소충	소부	신문	신문	영도	소해	음극	통리	거궐	심수
간(목)	대돈	행간	태충	태충	중봉	곡천	중도	예구	기문	간수
비(토)	은백	대도	태백	태백	상구	음릉천	지기	공손	장문	비수
신(수)	용천	연곡	태계	태계	복유	음곡	수천	대종	경문	신수
심포(화)	중충	노궁	태릉	태릉	간사	곡천	극문	내관	단중	궐음수
양 경	**정 금**	**영 수**	**수 목**	**원 혈**	**경 화**	**합 토**	**극 혈**	**락 혈**	**모 혈**	**수 혈**
대장(금)	상양	이간	삼간	합곡	양계	곡지	온유	편력	천추	대장수
소장(화)	소택	전곡	후계	완골	양곡	소해	양노	지정	관원	소장수
담(목)	족규음	협계	족임읍	구허	양보	양릉천	외구	광명	일월	담수
위(토)	여태	내정	함곡	충양	해계	족삼리	양구	풍륭	중완	위수
방광(수)	지음	족통곡	속골	경골	곤륜	위중	금문	비양	중극	방광수
삼초(화)	관충	액문	중저	양지	지정	천정	회종	외관	석문	삼초수

* 독맥의 락혈 = 장강, 임맥의 락혈 = 회음, 비경의 대락 = 허리(쾌포)

〈표 II-3-6〉 음 · 양 오수배합 오행표(陰 · 陽 五輪配合 五行表)

陰經五行(음경오행)	五俞穴(오유혈)	陽經五行(양경오행)
木(목)	井(정)	金(금)
火(화)	滎(영)	水(수)
土(토)	俞(유)	木(목)
金(금)	經(경)	火(화)
水(수)	合(합)	土(토)

〈표 II-3-7〉 육음경 오수혈표(六陰經 五俞穴表)

경맥명(經脈名)	오 수 혈(五 俞 穴)				
	정(井)	영(滎)	유(俞)	경(經)	합(合)
수태음폐경(手太陰肺經)	목(木)	화(火)	토(土)	금(金)	수(水)
	소상(少商)	어제(魚際)	태연(太淵)	경거(經渠)	척택(尺澤)
족태음비경(足太陰脾經)	목(木)	화(火)	토(土)	금(金)	수(水)
	은백(隱白)	대도(大都)	태백(太白)	상구(商丘)	음릉천(陰陵泉)
수소음심경(手少陰心經)	목(木)	화(火)	토(土)	금(金)	수(水)
	소충(少沖)	소부(少府)	신문(神門)	영도(靈道)	소해(少海)
족소음신경(足少陰腎經)	목(木)	화(火)	토(土)	금(金)	수(水)
	용천(湧泉)	연곡(然谷)	태계(太谿)	복류(復溜)	음곡(陰谷)
수궐음심포경(手厥陰心包經)	목(木)	화(火)	토(土)	금(金)	수(水)
	중충(中沖)	노궁(勞宮)	태릉(太陵)	간사(間使)	곡택(曲澤)
족궐음간경(足厥陰肝經)	목(木)	화(火)	토(土)	금(金)	수(水)
	대돈(大敦)	행간(行間)	태충(太沖)	중봉(中封)	곡천(曲泉)

〈표 II-3-8〉 육양경 오수혈표(六陽經五俞穴表)

경맥명(經脈名)	오 수 혈(五 俞 穴)				
	정(井)	영(滎)	유(俞)	경(經)	합(合)
수양명대장경(手陽明大腸經)	금(金)	수(水)	목(木)	화(火)	토(土)
	상양(商陽)	이간(二間)	삼간(三間)	편력(偏歷)	곡지(曲池)
족양명위경(足陽明胃經)	금(金)	수(水)	목(木)	화(火)	토(土)
	여태(厲兌)	내정(內庭)	함곡(陷谷)	해계(解谿)	족삼리(足三里)
수태양소장경(手太陽少腸經)	금(金)	수(水)	목(木)	화(火)	토(土)
	소택(少澤)	전곡(煎谷)	후계(後谿)	양곡(陽谷)	소해(少海)
족태양방광경(足太陽膀胱經)	금(金)	수(水)	목(木)	화(火)	토(土)
	지음(至陰)	통곡(通谷)	속골(束骨)	곤륜(崑崙)	위중(委中)
수소양삼초경(手少陽三焦經)	금(金)	수(水)	목(木)	화(火)	토(土)
	관충(關沖)	액문(液門)	중저(中渚)	지구(支構)	천정(天井)
족소양담경(足少陽膽經)	금(金)	수(水)	목(木)	화(火)	토(土)
	규음(竅陰)	협계(俠谿)	임읍(臨泣)	양보(陽輔)	양릉천(陽陵泉)

(7) 팔회혈(八會穴)

팔회혈이란 장(臟), 부(腑), 수(髓), 혈(血), 근(筋), 골(骨), 맥(脈), 기(氣) 등이 서로 교통하는 부위이며, 난경사십오난(難經四十五難)에는 열병이 안(內)에 있으면 회혈(會穴)을 취하라고 하는 기록이 있으므로 각 담당하는 장부의 병에 아래의 여덟 가지 혈을 찾아 다스리면 특효가 있는 혈이다.

〈표 II-3-9〉 **팔회혈(八會穴)**

번호	팔회혈 종류	부위 별 회혈 및 주치증
①	부회(腑會)	중완(육부의 병)
②	장회(臟會)	장문(오장의 병)
③	근회(筋會)	양릉천(근육의 병)
④	수회(髓會)	천종(골수의 병)
⑤	혈회(血會)	격수(혈액의 병)
⑥	골회(骨會)	대추(골, 근육의 병)
⑦	맥회(脈會)	태연(맥박, 순환기의 병)
⑧	기회(氣會)	단중(신경계 병)

(8) 팔총혈(八總穴)

팔총혈은 주로 기경팔맥(奇經八脈)에 관련된 혈을 치료혈로 사용한다.

〈표 II-3-10〉 **기경팔맥 치료혈의 요약표**

기경팔맥	팔 총 혈	주 치 증
임 맥	열결→조해	생식기계의 질병, 방광질병, 신경증
음교맥	조해→열결	하지냉증, 팔꿈치관절통, 신경계통
충 맥	공손→내관	신경성질환, 하지냉증, 인후부증감, 심계항진
음유맥	내관→공손	복통, 인두질환, 발성장애
대 맥	임읍→외관	복부질환
양유맥	외관→임읍	발열, 두통, 어깨통증
독 맥	후계→신맥	발열, 신경증, 두통, 신경이상, 치질, 배부의 통증
양교맥	신맥→후계	안면신경마비, 눈의 질환

기경팔맥의 팔총혈은 그 운용방법이 팔과 다리에 위치한 경혈점들을 하나의 경(經)으로 집합하여 보사를 한다. 경맥에는 정경(正經)의 십이경맥과 기경(奇經)의 팔맥이 있다. 이 맥들은 서로 반대의 개념을 가지고 있는 맥이나 운용 시에는 협동 맥으로 이용하기도 한다.

팔총혈의 취혈은 기경팔맥에 분포한 혈 자리들을 이용한다.

(9) 오요혈(五要穴)과 십요혈(十要穴)

오요혈과 십요혈은 사총혈을 보완하고 수정한 요혈이며, 일종의 취혈규정으로 볼 수 있는 혈이다.

① 오요혈(五要穴)

* 위(胃) · 복부(腹部)의 질병→ 족삼리 혈
* 허리와 등의 병의 질병→ 은문 혈
* 머리와 목의 질병→ 후계 혈
* 얼굴의 질병→ 합곡 혈
* 가슴과 옆구리의 질병→ 내관 혈 등으로 다스린다.

② 십요혈(十要穴)

* 가슴 · 배의 질병→ 족삼리 · 내관 혈
* 허리 · 등의 질병→ 은문 · 곤륜 혈
* 머리 · 얼굴의 질병→ 곡지 · 합곡 혈
* 머리의 질병→ 후계 · 풍지 혈
* 가슴 · 옆구리 · 무릎의 질병→ 환조 · 양릉천 혈을 찾아 다스린다.

(10) 태극요법(太極療法)의 기본 혈

인체의 불균형과 비대칭으로 발생되는 질병을 치유하기 위해 전신조정을 목적으로 오장육부를 조정하고 치유시키는데 있다. 오장 중, 특히 비(脾)와 신(腎)을 중요 시 하여 배부(背部)의 비수와 신수 혈 등은 필수적인 치료점으로 하여 취혈한다. 즉 배부는 신수 · 비수 · 위수 · 간수. 차료 혈과 복부는 중완 · 기해 혈, 그리고 손은 곡지 · 양지 · 혈, 발에서는 족삼리 및 태계 혈을 취하여 다스린다.

〈그림 II-3-26〉 머리 · 얼굴 · 목 · 어깨 부위의 경혈

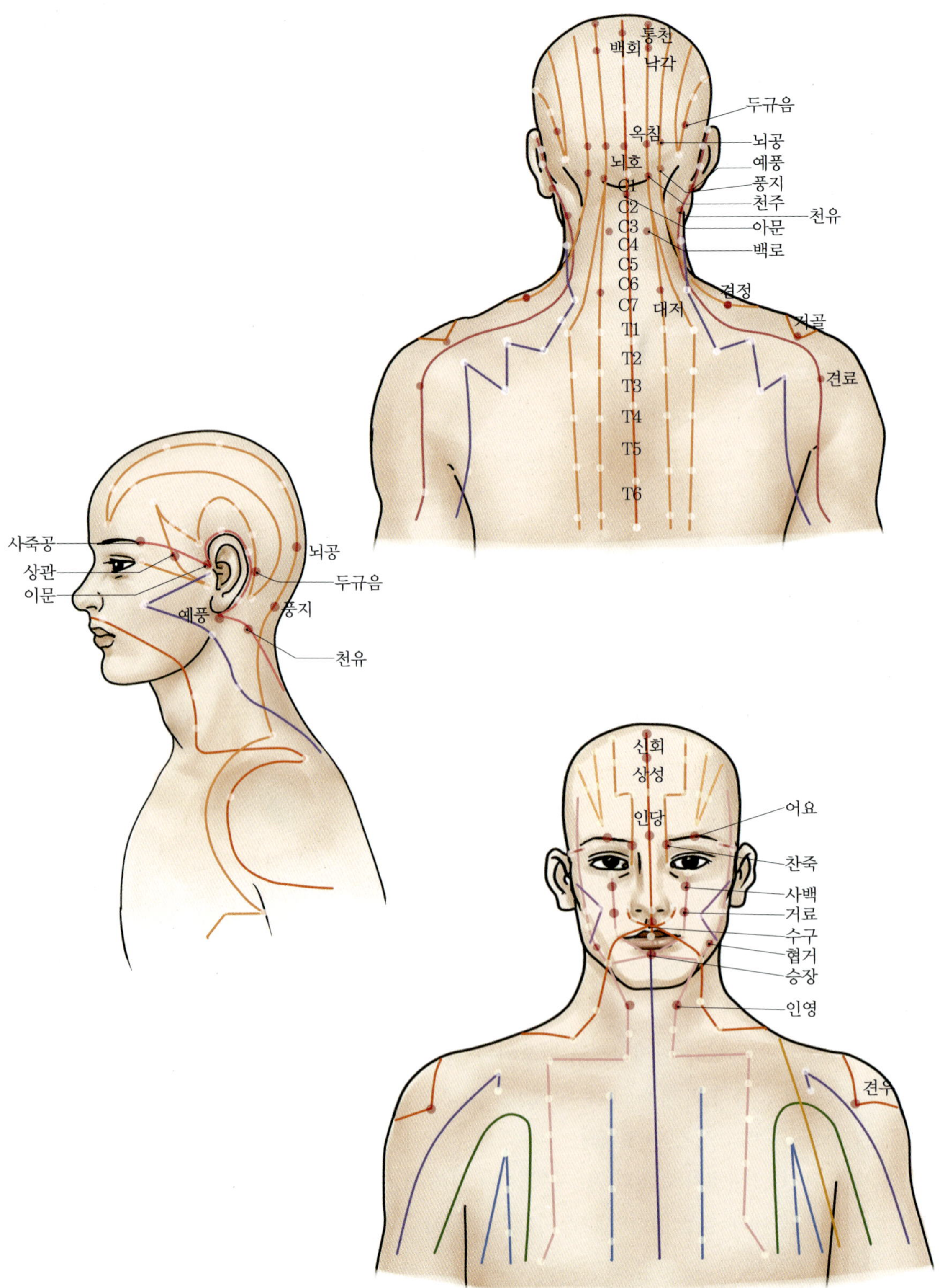

〈그림 II-3-27〉 상지의 경혈

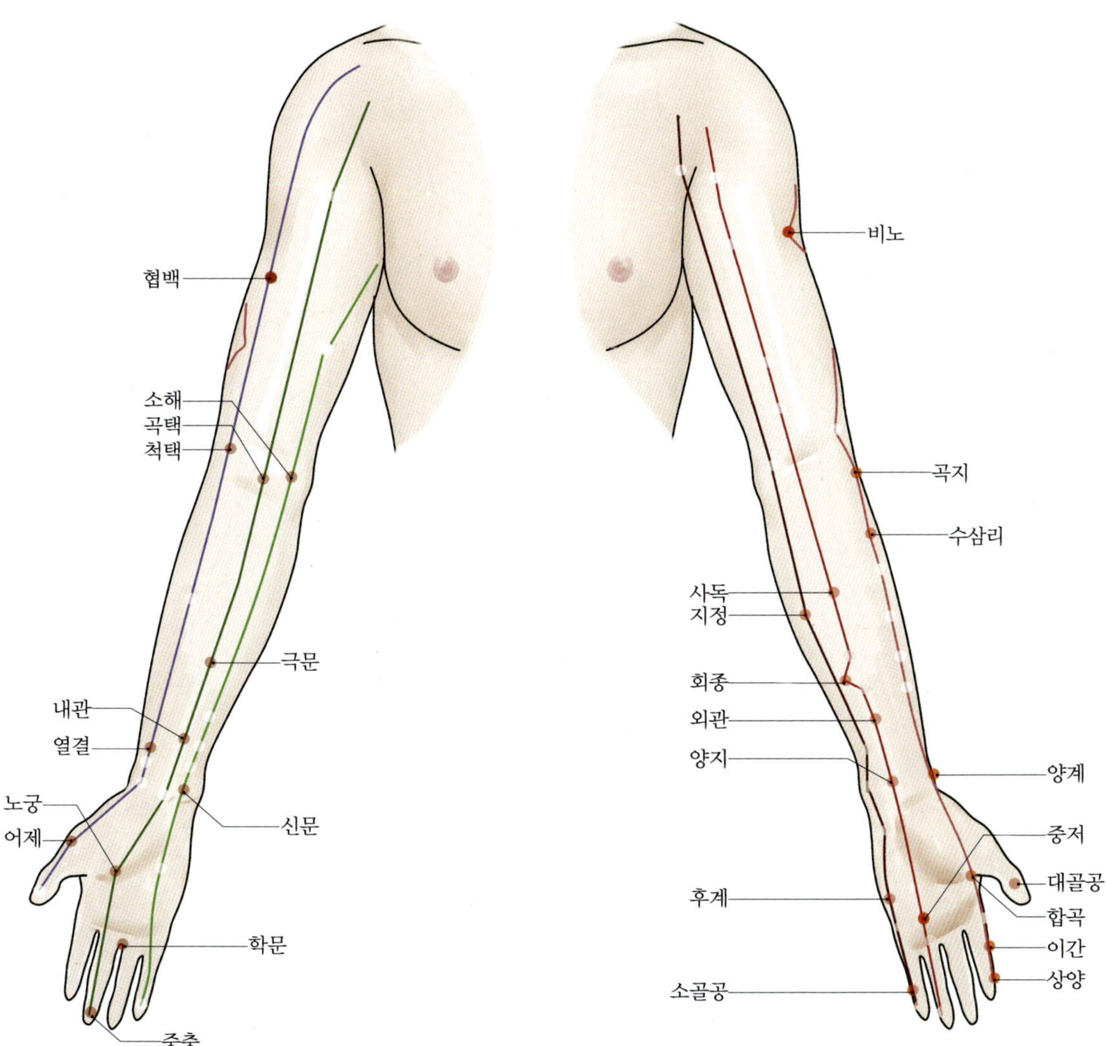

〈그림 II-3-28〉 가슴 · 복부의 경혈

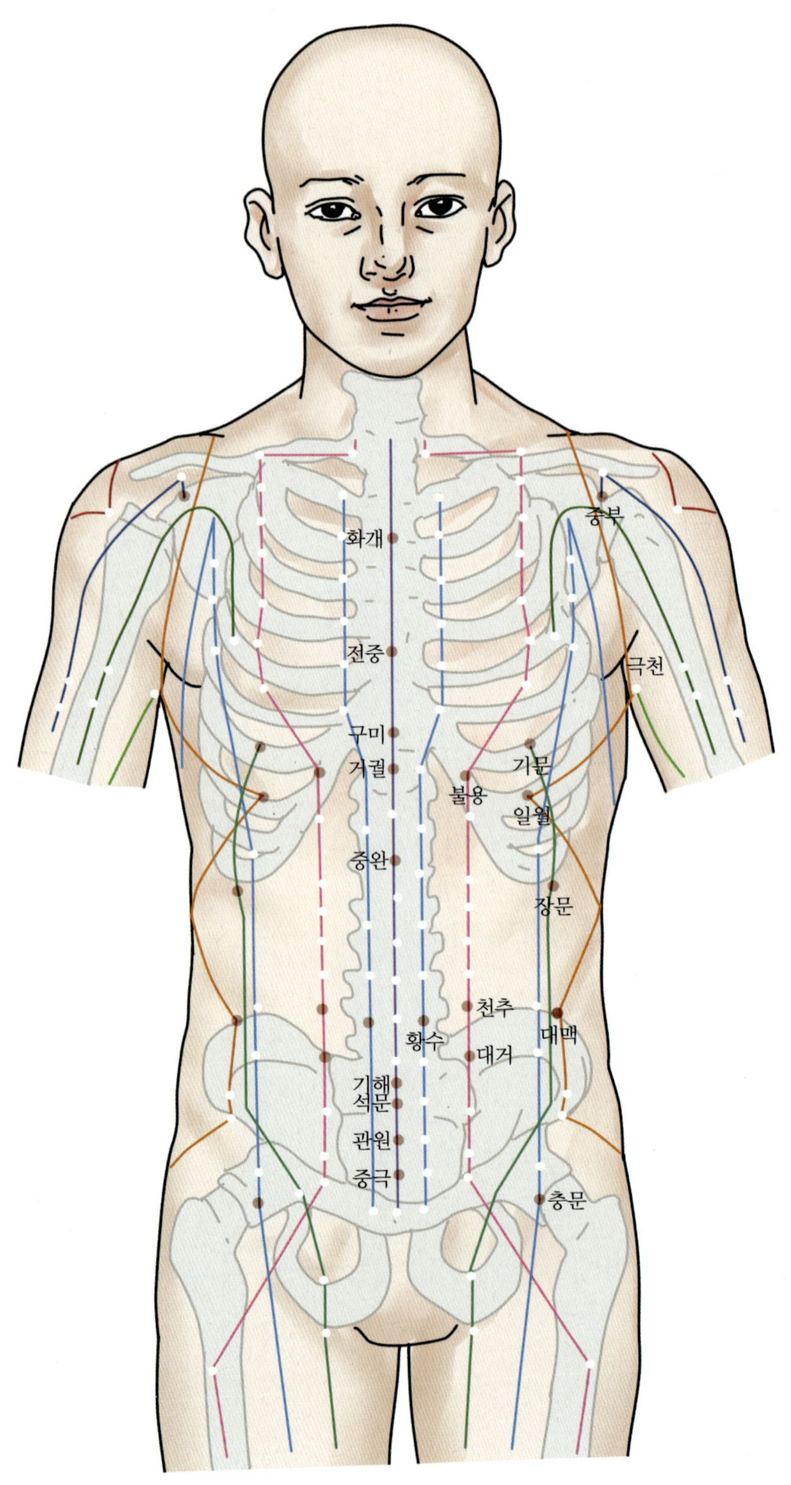

〈그림 II-3-29〉 **등 · 허리 · 궁둥부의 경혈**

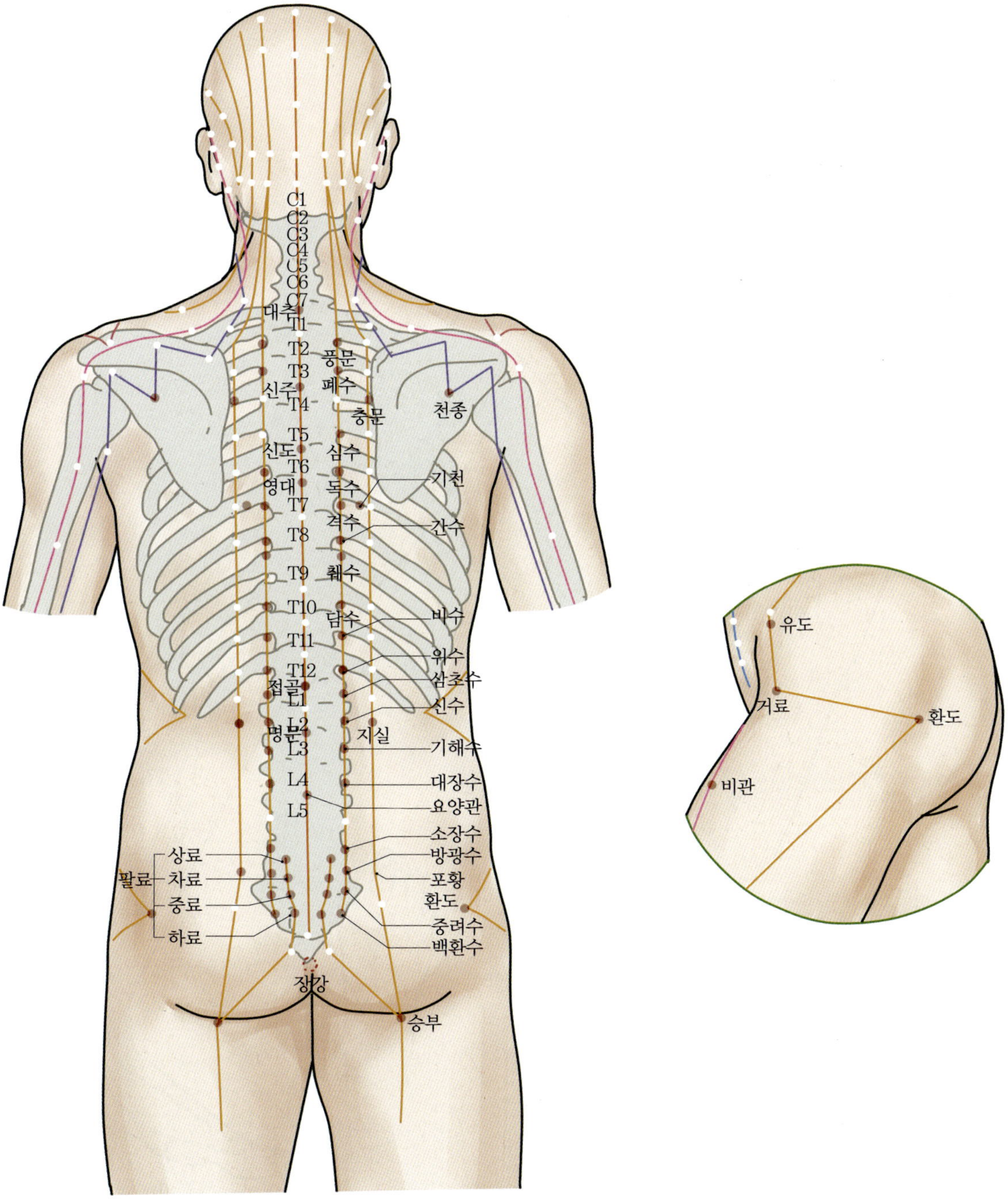

C1
C2
C3
C4
C5
C6
C7
대추
T1
T2
풍문
T3
폐수
신주
T4
충문
천종
T5
신도
심수
T6
영대
독수
기천
T7
격수
간수
T8
T9
췌수
T10
담수
비수
T11
위수
T12
접골
삼초수
L1
신수
L2
명문
지실
L3
기해수
L4
대장수
요양관
L5
소장수
상료
방광수
팔료
차료
포황
중료
환도
중려수
하료
백환수
장강
승부

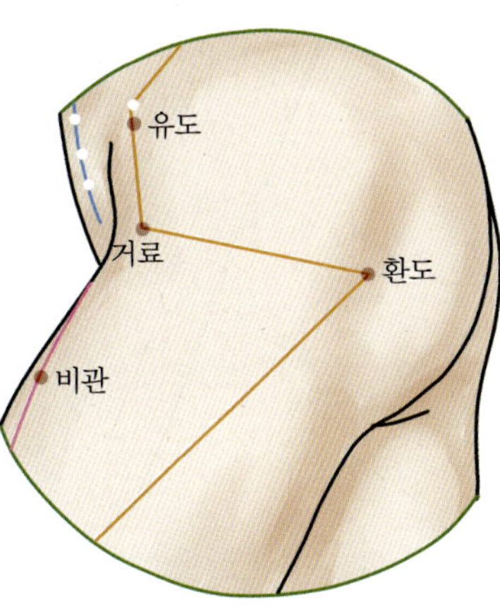

〈그림 II-3-30〉 하지의 경혈(측면)

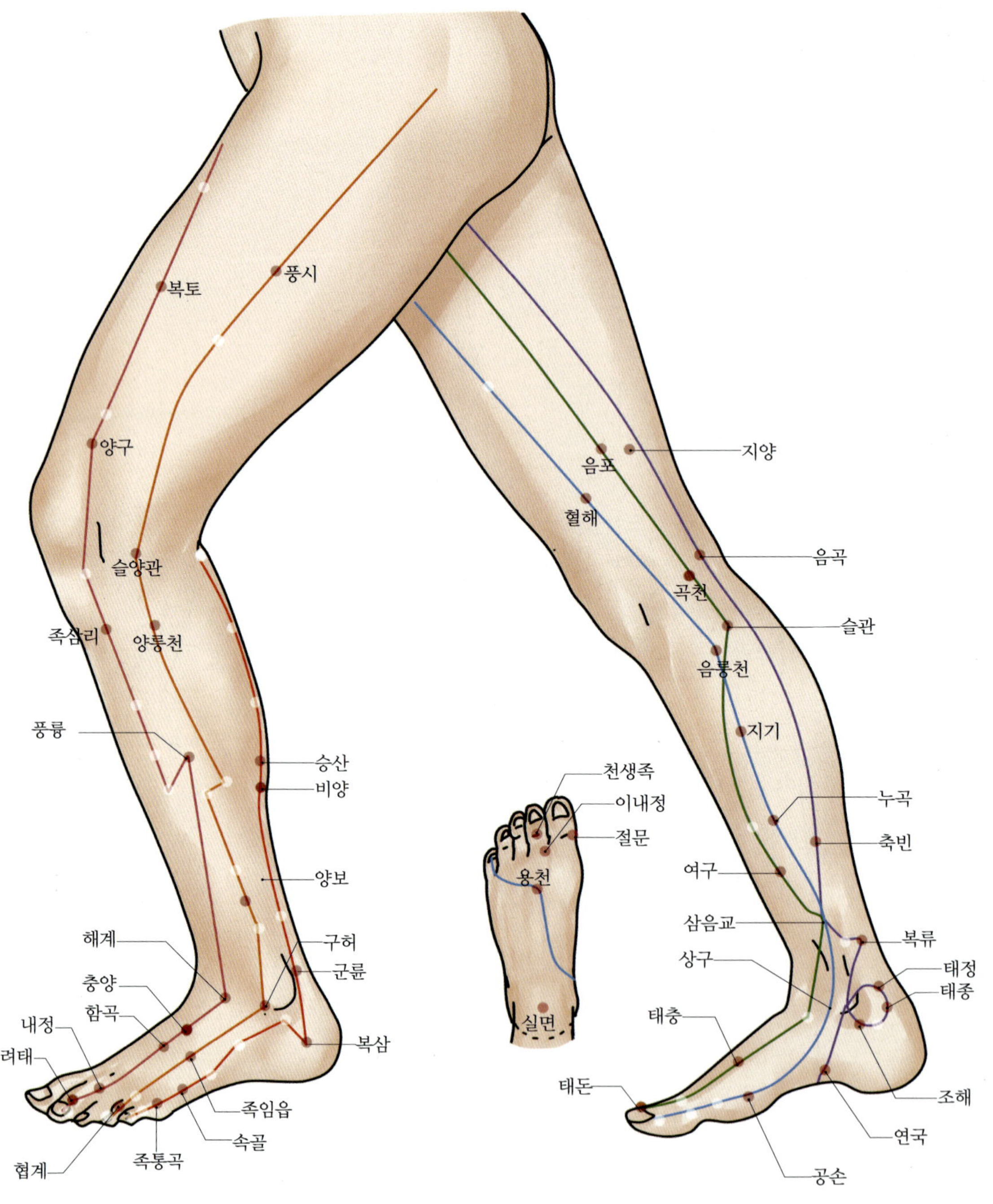

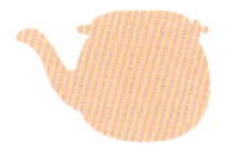

제5절 기혈(氣血)

기혈은 기와 혈을 합해서 이르는 말이며, 혈기(血氣)라고도 한다.

체내를 돌면서 인체의 활동을 유지하는데 중요한 역할을 하는 생리적 물질을 정기(正氣) 또는 정혈(精血)이라 하며, 체내로 침입하는 병적인자를 방어하는 기능을 하는 것을 위기(衛氣), 체내의 영양을 돕는 기능을 하는 것을 영기(營氣), 정신활동과 관련된 것을 신기(神氣)라고 하는 등 기는 종류가 많으며 작용도 다양하다.

우리 인체는 정상기능을 유지하기 위해 양기(陽氣)와 음액(陰液)의 공급을 필요로 한다. 즉 양기는 원기, 종기, 영기, 위기, 장부지기 등을 가리키며, 음액은 혈액, 진액, 정액 등을 말한다. 따라서 기혈이란 양기와 음액을 총칭한다. 인체의 생명활동을 유지하기 위해서는 기혈의 운행을 반드시 필요하며, 경락의 전달 · 수송 과정을 거쳐 온몸으로 소통되어 그 기능을 발휘한다.

기의 작용은 이 밖에도 체온유지, 생리활동을 이루는 에너지의 제공, 혈액순환이나 여러 가지 물질의 운반, 인체와 외부 환경의 통일유지, 혈액 · 땀 · 소변 등의 조절, 체내에서 물질을 여러 가지로 변화시키는 기능 등이 있다.

혈은 혈액 및 혈액이 가지는 영양작용을 가리킨다. 혈은 음식물로부터 이루어지며, 온몸을 끊임없이 순환하면서 영양작용을 하기 때문에, 모든 장 · 부 조직들은 혈의 영양을 받아야 정상적인 기능을 유지할 수 있다.

혈의 순환 및 기능은 필수적으로 기의 힘에 의하여 이루어지기 때문에 기가 부족할 때는 혈이 잘 돌지 못해서 병이 일어나며, 기 역시 필수적으로 혈의 작용에 의해서 발휘될 수 있다. 따라서 기혈은 서로 불가분의 관계를 유지한다.

1. 기(氣)

1) 정기(精氣)

낮과 밤의 변화, 사계절의 변화 등은 풍, 한, 서, 습, 조, 화(風寒暑濕燥火)의 육기(六氣)의 변화에 따르고, 인체의 생리, 병리 변화는 기의 변화에 지배를 받는다. 특히 기 중에서 가장 정미(精微)한 물질인 정기(精氣)는 인체의 구성요소 중 근본물질이 된다. 이러한 정기(精氣)는 부모로 부터 물려받아 태아의 기관(器官)과 조직(組織)을 형성하고, 출생 후에는 발달, 성장의 에너지원이 되는 선천(先天)의 정기가 있다. 그리고 출생 이후에는 자연으로부터 얻은 공기, 물, 음식 등을 통해 기를 보충해 나가는데 이를 후천(後天)의 정기(精氣)라고 한다. 인체는 이러한 정기를 통해 장부와 기관들을 영양하고 발달시키며 사유(思惟)활동을 활발히 한다. 정기는 인체의 생리적 활동과 정신적 활동을 모두 지원하며 생명활동에 지대한 영향을 미치는 기본물질이다.

2) 기(氣)의 생성

기는 인체에 분포하는 부위와 그 작용에 따라서 여러 가지 서로 상이하게 불러지며, 생성되는 내원(來原) 역시 다르다.

우리 몸에 기는 세 가지를 거쳐 얻어진다고 볼 수 있다. 첫째는 신중정기(腎中精氣)이다. 이는 부모에게 태어나면서 신중(腎中)에 물려받은 정기(精氣)를 말하며, 원기라고도 한다. 둘째는 수곡지기(水穀之氣)이다. 이는 음식물이 비위(脾胃)에 소화(消火) 및 흡수과정을 통하여 음식물에 의해 얻어지는 영양분을 말하며 영기(營氣)라고도 한다. 셋째는 청기(淸氣)이다. 호흡을 통하여 폐로 흡입된 자연계의 공기에서 얻어지는 기를 말한다. 이와 같이 우리 몸에 기의 생성은 세 단계를 거쳐 얻어진다고 볼 수 있다.

(1) 선천의 정기(先天之精氣)

부모에 의해 태아가 잉태되는 시기부터 우리 인체의 정기(精氣)는 발양되며, 따라서 정기는 부모의 건강상태에 의해 영향을 받는다. 잉태 이후의 태아기에는 어머니의 육체적, 정신적 건강에 의해 정기가 영향을 받는다. 이렇듯 출생 전까지 부모로 부터 물려받은 정기를 선천(先天)의 정기라 한다.

(2) 후천의 정기(後天之精氣)

출생 이후에 생명활동의 유지를 위하여 선천의 정기를 보충해주는 외부의 공기와 음식물을 총칭하여 후천의 정기라 한다. 먼저 폐(肺) 호흡을 통하여 인체로 유입되는 대기(大氣) 중의 맑은 공기는 청기(淸氣) 또는 천기(天氣)라는 대표적인 후천의 정기이다. 또한 음식물과 깨끗한 물은 인체 생명활동의 필수 물질로서 이로부터 얻어진 기운을 수곡지정기(水穀之精氣)라고 하며 후천의 정기를 구성하는 중요한 요소이다. 천기(天氣)와 수곡정기(水穀精氣)는 후천(後天)의 정기(精氣)를 만들며 선천(先天)의 정기(精氣)를 보충하는 역할을 한다.

3) 기(氣)와 장부(臟腑)

장부 중에서 기의 생성과 대사에 중요한 관련이 있는 장부는 후천의 정기를 생성하는 폐와 비 그리고 선천의 정기를 보관하고 운용하는 신장이 있다.

(1) 폐(肺)와 기(氣)

후천의 정기인 청기를 받아들이는 주요한 기관으로 폐(肺)가 있다. 한의학에서는 폐주기(肺主氣)라 하여 폐가 기를 주관하고 있다고 사유한다. 대기 중의 맑은 공기인 청기(淸氣)를 받아들이는 주체로서 폐 역할의 중요성을 강조하고 있다. 폐는 탁기(濁氣)라고 하는 인체 내의 탁한 기운(이산화탄소)을 체외로 배출(排出)하고, 산소 등의 청기(淸氣)를 인체 내로 받아 들여 인체의 항상성을 유지하도록 해준다.

(2) 비위(脾胃)와 기(氣)

후천의 정기인 수곡지정을 생성하여 인체 내로 유입하는데 위와 비의 기능이 필수적이다. 위(胃)는 후천의 정기물질인 음식물을 받아들여 반죽하는 기능을 담당하는데 이를 한의학에서는 수납(受納)과 부숙(腐熟)이라고 한다. 비장은 서양의 인체 생리학적 측면에서 보면 췌장과 비장의 기능이 혼재 되어 있으며, 후천지정의 생성 측면에서 보면 췌장의 기능으로 생각할 수 있을 것이다. 비장(췌장)은 음식물을 소화하여 인체로 유입할 수 있도록 도와주는데 이를 동양의학에서는 운화(運化)라고 한다.

(3) 신(腎)과 기(氣)

신(腎)은 부모로부터 물려받은 선천(先天)의 정기(精氣)를 보관하고 있는 곳이다. 또한

〈표 II-3-11〉 기의 생리작용

기(氣)의 생리작용(生理作用)	
推動作用(추동작용)	장부조직의 생장, 대사촉진, 정신사유 기능 발달
溫照 · 溫煦作用 (온조 · 온후작용)	체온의 조절 및 항상성 유지
防禦作用(방어작용)	자연계의 외사(外邪)에 저항
固攝作用(고섭작용)	장부조직의 견고성과 혈액과 진액의 과잉유출 방지
氣化作用(기화작용)	물질전화와 기, 혈, 진액, 정의 상호 전화

5) 기(氣)의 병증(病證)

(1) 기허증(氣虛證)

기의 공급원인 선천지기나 후천지기가 부족하거나, 정신적 스트레스, 과도한 육체노동 등으로 인하여 인체의 기가 부족해진 상태를 말한다. 이러한 기허(氣虛)의 상태에서는 면역기능(免疫機能)이 저하되고 피로권태(疲勞倦怠)를 쉽게 느끼는 등의 증상이 나타난다.

(2) 기체증(氣滯證)

기는 경락을 따라 인체를 순행(循行)하게 되는데, 어느 특정한 장부(臟腑)에서 기가 제대로 소통(疏通)되지 않아 순행하지 못하고 정체(停滯)되는 증상을 울체(鬱滯) 또는 기가 울결(鬱結)되었다고 한다. 주로 간의 기(肝氣)가 울결되거나 비위(脾胃)의 기가 체(氣滯)하여 나타나는 경우가 많다.

(3) 기역증(氣逆證)

기(氣)는 양(陽)의 성질을 가지고 있으므로 위로 움직이려는 경향이 있다. 폐(肺)는 호흡을 통해 맑은 공기를 아래로 내려 보내는 기능 즉 숙강(肅降)기능을 해야 하는데 다양한 원인에 의해 기가 위로 올라가는 기역(氣逆)의 증후(證候)가 발생하게 되면, 해수, 천식 등의 질환이 되기도 한다. 또한 위(胃)도 음식물을 아래로 내려보내는 숙강(降濁)기능을 해야 하는데 기(氣)를 아래로 내려 보내는 작용에 이상이 발생하면 딸국질, 구토, 트림 등의 증상이 나타나기도 한다.

(4) 기함증(氣陷證)

기의 고섭작용(固攝作用) 이상으로 나타나는 증상 중 하나를 기함(氣陷)이라 하는데 기가 부족하여 내장기관(內臟器官)의 하수(下垂) 등의 증후(證候)를 보인다. 자궁하수(子宮下垂), 위하수(胃下垂), 대장(大腸)의 하수(下垂) 등이 있다.

2. 혈(血)

혈(血)이란, 붉은색의 액상물질(液狀物質)로서 혈관(血管)내부를 순행하여 전신에 영양물질을 공급하며 인체를 자윤작용(滋潤作用)하는 생명 유지물질이다.

동양의학에서의 혈은 서양의 의학의 혈액을 의미하며 순환계와 액체성분의 혈은 인체의 내부환경과 연결해 준다. 세포와 조직사이에 물질을 운반하는 혈은 혈관 내를 순행하는 적색 액체를 가리키는 데 심장과 기의 추동작용으로 맥중(脈中)을 순환하면서 그 안에 함유되어 있는 영양물질을 장 · 부와 조직, 기관, 사지백회(四肢百會), 오관(五官), 구규(九竅)에 이르기까지 우리 몸을 순행(養)하는 필요 불가결의 요소이다.

혈액의 양은 남녀에 따라 차이가 있지만 거의 체중에 비례하며, 체중 1Kg 당 평균적으로 약 79ml정도이다. 여성은 남성보다 평균 혈액량이 적다. 신체의 크기에 따라 혈액량은 남성이 평균 5~6, 여성은 4~5이다.

1) 혈(血)의 생성

혈은 수곡(水穀)의 정미로움과 영기(營氣) 및 정기(精氣) 등을 기초로 하여 비(脾), 위(胃), 심(心), 간(肝), 신(腎) 등의 기능과 활동을 거쳐 생성되며, 출생 후에는 오체(五體)의 골(骨)속에 있는 적골수의 원시간 세포에서 생산되고 있다. 따라서 혈(血)은 후천의 정기인 맑은 공기(청기, 淸氣)와 수곡(水穀)의 정미(精微)로 부터 생성되며, 맥관(脈管) 내로 들어가 붉은색의 혈액(血液)이 된다.

2) 혈(血)과 장부(臟腑)

(1) 심(心)과 혈(血)

동양의학에서 심(心)은 혈맥(血脈)을 주관한다고 하였으며 혈액(血液)을 순환시켜 각 기관과 조직에 영양물질 공급하는 역할을 하는데 이를 심주혈맥(心主血脈)이라 한다. 또한 심기(心氣)의 추동(推動)에 의해 혈액(血液)은 맥관(脈管) 내를 순행(循行)한다. 그리고 비위(脾胃)에서 생성된 수곡(水穀)의 정미(精微)물질이 폐(肺)로부터 유입되는 맑은 공기(청기, 淸氣)와 합하여 져서 심맥(心脈)을 따라 들어가 붉은색의 혈액(血液)을 생성한다고 말한다.

(2) 간(肝)과 혈(血)

간(肝)은 한의학에서 혈(血)의 장(藏)이라 하여 혈액(血液)을 저장하는 기관으로 알려져 있으며, 혈류량(血流量)을 조절하는 기능을 포함하여 간주장혈(肝主藏血)이라 부른다. 또한 간(肝)은 목(木)의 발생(發生)의 기운을 가지고 있어 비(脾)와 심(心)을 도와 혈(血)을 생성하기도 한다.

(3) 신(腎)과 혈(血)

신(腎)에 저장되어 있는 선천지정과 후천지정을 포함한 정(精)은 혈(血)과 서로 상호전화(相互轉化)한다고 하였다. 정혈동원(精血同源)이라하여 혈(血)과 정(精) 서로 상호 생성의 근원으로 작용한다는 것이다.

3) 혈(血)의 기능

혈액은 전신을 순행하면서 안으로는 육장육부(六藏六腑)에, 밖으로는 피육근골(皮肉筋骨)에 이르러 전신을 영양하고(營養)하고, 자윤(滋潤)시키는 작용을 하며, 각각의 장부와 기관 및 조직들로 하여금 정상적으로 활동할 수 있도록 한다. 혈의 기능은 서양의학에서도 마찬가지로 호흡가스의 수송, 노폐물의 운반, 세포생산물의 운반, 항상성의 유지, 생체의 보호작용, 체액이 다량으로 손실되는 것을 방지하는 기능을 한다. 또한 혈(血)은 인간의 사유 활동에도 중요한 영향을 미치는데 혈액(血液)이 부족한 경우 불면(不眠), 다몽(多夢), 경계(驚悸) 등의 증상이 나타난다.

4) 혈(血)의 병증(病證)

(1) 혈허증(血虛證)

혈(血)이 부족하여 발생하는 증상으로 스트레스 또는 과도한 정신적, 육체적 노동으로 인하여 기(氣)가 울체(鬱滯)되거나 부족(기허, 氣虛)해져서 혈을 생성하지 못하므로써 발생된다. 혈허증(血虛證)으로 인해 영양(營養)과 자윤(滋潤)작용이 원활하지 못하면 피부가 거칠고 윤기가 없게 되며, 어지러움증(현운, 眩暈) 등의 증상이 나타난다.

(2) 혈어증(血瘀證)

기(氣)의 울체(鬱滯)나 기의 부족 즉 기허(氣虛)에 의한 추동(推動)작용의 감퇴, 추운기운인 한사(寒邪)의 침입으로 인한 혈액순환(血液循環)의 장애 그리고 외상(外傷)이나 산후오로(産後惡露) 등 으로 혈액(血液)의 흐름이 느려지거나 소통(疏通)이 되지 못하게 된 것을 통칭하여 혈어증(血瘀證)이라고 한다. 혈어증은 통증(痛症), 어반(瘀斑), 종괴(腫塊) 등을 수반한다.

(3) 혈열증(血熱證)

열(熱)이 혈맥(血脈) 내에서 발생하는 증상으로 혈액의 순환이 빨라지고 혈관이 확장되거나 혈액이 일출(溢出)되는 병증을 말한다. 감기, 장염 등 바이러스나 박테리아에 의한 감염증상 초기에 많이 나타나며 이를 외감열사(外感熱邪)로 표현하기도 한다.

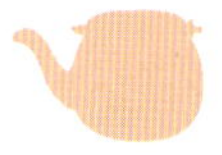

제6절 정기(正氣)

기는 인체를 구성하고 생명활동을 하는데 필요한 원동력이며 가장 기본적인 물질로 생명체의 에너지이다.

동양의학에서는 인체의 건강과 발병상태를 정기(正氣)와 사기(邪氣)사이의 끊임없는 투쟁과정으로 설명하고 있다.

정기란 내장기와 경락계통에서 일어나는 기능활동과 질병에 대항하는 투쟁능력을 말하며, 또한 혈액으로 말한다면 동맥혈액에 해당하는 에너지원으로 깨끗한 혈액과 같음을 의미하는 생명활동을 하는데 없어서는 안 될 필요한 에너지를 말한다.

우리 몸에 정기가 부족할 때 흔히 동양의학에서는 정기허(精氣虛)라고 말하며 허증(虛症)이라고도 한다. 이와 반대로 사기는 이러한 기능계통에 문란을 일으키는 내 · 외적으로부터 발생하는 여러 환경인자를 말한다. 즉, 정기가 체내에 잘 보존되어 있으면 사기가 침입하지 못한다, 사기가 인체를 침범하였으면 그 사람의 정기는 허약한 상태라고 볼 수 있는 것이다.

서양의학에 비해, 동양의학은 발병인자를 대표하는 사기보다 인체의 생활능력과 질병에 대한 저항능력을 의미하는 정기를 중시하는 발병 관을 가지며, 정기의 양호여부가 질병의 발생을 결정하는 중요한 인자라고 할 수 있다. 이는 동양의학의 치료방법이 대부분 정기의 배양과 보존을 목표로 하는 점과 일치하고 있는 것이다.

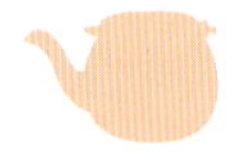

제7절 사기(邪氣)

사기는 정기에 반대되는 개념을 가지고 있는 우리 몸에 불필요한 에너지이다. 즉 정기가 사용하여 노화된 기를 의미한다. 우리 몸에 사기가 침입하여 많이 모이게 되면 사기실(邪氣實)이 되어 질병을 유발하게 된다. 사기는 겉에서 속으로, 속에서 겉으로 움직일 수 있다. 체표에 사기가 침입하면 경락을 통하여 내장으로 들어가고, 내장끼리 경락의 연결에 의하여 사기가 다른 장부로 들어 갈 수 있다. 대개 사기가 인체에 침입하면 제일 먼저 피부에 머물며 여기에서 제거되지 않으면 손가락에서 머물고, 여기서 제거되지 않으면 낙맥으로, 또 제거되지 않으면 경맥으로 들어가게 되어 몸 안의 오장에 영향을 미치게 되며 위와 장으로 퍼지게 된다. 즉 사기는 피부, 낙맥, 경맥, 장 · 부의 순으로 거쳐 전해지며 우리 인체의 기능활동과 질병에 대항하는 투쟁능력을 약하게 하여 결국 질병을 유발시키는 계기가 된다.

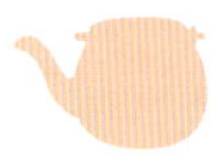

제8절 원기(元氣)

원기는 부모로 부터 물려받은 기를 의미하며 타고난 정(精)으로 만들어지는 까닭에 원기(元氣)라고 하며, 원기(原氣), 진기(眞氣), 생기(生氣)라고도 부른다.

원기는 인체 생명활동의 원동력이며, 생명활동을 유지시켜 주는 가장 기본적인 물질로 생명체의 에너지 원(源)이다. 또한 원기는 신(腎)에서 저장되며, 후천적인 정(精)에 의해 끊임없는 자양으로 얻어진다. 원기가 충분하면 장 · 부 조직의 기능이 왕성해지고 신체도 건강해진다. 반대로 원기가 선천적으로 부족하거나 만성질환으로 손실되면 신체의 기운이 쇠퇴하여 사기에 대항하는 힘이 약해지므로 질병이 오래도록 낫지 않게 된다. 이럴 경우에는 원기를 보충해 주어 그 바탕을 보다 단단하게 하는데 치료의 주안점을 둔다. 원기는 삼초를 거쳐 온몸에 퍼져서 장부의 조직과 기관 등에 생리작용을 하게 하여 인체의 정상적인 성장을 유지한다.

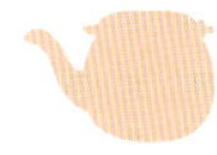

제9절 진액(津液)

진액은 우리 인체 내에서 체액을 총칭하는 것으로 체내에서 일정한 계통을 따라 순환하는 위액, 장액, 활액, 혈액, 임파액, 조직액 등 일체의 정상 체액과 음식물의 소화 · 흡수 과정을 통해 얻어지는 여러 가지 영양물질 및 필요에 따라 분비되는 대사(代謝)의 산물인 땀, 콧물, 눈물, 침, 가래 등을 통틀어 일컫는 동양의학의 특수용어이다.

진액은 진과 액으로 구분된다.

진은(津)은 비교적 맑고 가벼우나 멀겋다. 그것은 체내로 침입하려는 병적요소에 대한 방어작용을 하는 기(氣)와 함께 체표에 분포되어 피부와 근육 등을 영양으로 따뜻하게 하며, 부드럽게 하고, 혈액 중의 수분을 보충해서 혈액순환을 원활하게 해준다. 진은 때로는 침, 눈물, 땀 등으로 배출된다. 진은 조직, 기관, 근육, 피부 등에 분포한다.

액(液)은 비교적 탁하고 무거우며, 걸쭉하고 끈적거린다. 액은 체내에서 영양활동을 하는 기를 따라 체내로 운행되며, 관절강, 흉강, 복강, 뇌 · 척수막강, 눈, 코, 귀, 입 등에 분포하여 영양을 공급하며, 따뜻하고 부드럽게 하여 작용을 원활하도록 돕는다.

진과 액은 서로 영향을 주고 이전하며 협력하여 인체가 기후변화에 잘 적응하도록 조절하고, 인체의 상대적 균형유지에 중요한 작용을 한다. 이처럼 진액은 기 · 혈과 밀접한 관계가 있다.

진액은 음식물의 비 · 위의 운화작용과 삼초의 기화작용을 거치면서 변화 · 생성되는 것으로, 그 순환은 역시 삼초를 통하여 외적으로 피부와 모발, 내적으로는 장부에 이르며 전신에 분포되어 각 조직기관을 자양함으로써 인체의 정상적인 활동을 유지한다.

한편, 진액의 생성 · 배분 · 배설은 기의 대사에 영향을 받기 때문에 기 대사가 불완전할 때는 진액의 부족이 오거나 손실이 많아진다. 진액의 손실이 많아지면 기는 상대적으로 소모되는데, 이것은 음식물의 주성분과 관계되므로 소화기에 이상 있을 때는 진액의 생성에도 이상이 오고, 부족하면 보충이 어려워져서 질병이 생긴다.

진액은 기혈과 밀접한 관계를 가지고 있다.

1. 진액(津液)의 생성

진액(津液)은 물과 음식물로 부터 생성되며, 위(胃)를 통과하여 소장(小腸)과 대장(大腸)에서 흡수(吸收)된다.

2. 진액(津液)과 장부(臟腑)

1) 진액(津液)과 비(脾)

비장(脾臟)은 수곡(水穀)의 정미(精微)물질을 흡수하고 운화(運化)작용을 한다. 이 때 수분을 흡수하여 진액(津液)을 생성하며 인체내부로 운행한다. 이를 운화(運化)작용이라고 한다.

2) 진액(津液)과 폐(肺)

폐(肺)는 비장(脾臟)으로부터 전달 받은 진액을 선발(宣發)작용을 통해 인체의 상부로 숙강(肅降)작용을 통하여 신장(腎臟)과 방광(膀胱) 및 인체하부로 전달한다.

3) 진액(津液)과 신(腎)

신장(腎臟)은 폐(肺)로부터 전달받은 진액을 신장(腎臟)의 기화(氣化)작용을 통하여 깨끗한 것은 다시 폐로 올려 보내어 전신에 분포되도록 하고, 탁(濁)한 것은 방광(膀胱)을 통해 소변으로 내 보내는 작용을 한다.

3. 진액(津液)의 배설

진액(津液)의 배설은 폐(肺) 호흡을 통해 배출되기도 하고 땀을 통해 나가기도 한다. 또한 신장(腎臟)의 대사기능을 통해 소변으로 배출되기도 하며, 일부는 대변과 함께 배출된다.

4. 진액(津液)의 기능

진액(津液)은 영양물질을 함유하는 무색의 액체를 말한다. 피부 등 체외부가 건조해지지 않도록 하는 자윤작용(滋潤作用)과 내부의 장부(臟腑)의 영양을 공급하는 유양작용(濡養作用)을 한다. 그 외헤도 진액(津液)은 혈맥(血脈)으로 들어가 혈액(血液)의 일부가 되기도 하며, 음(陰)과 양(陽)의 평형을 유지하는 역할도 한다.

5. 기와 혈 사이의 관계

기와 혈의 속성 중 기는 양의 기운을 가지며 동적이고 따뜻한 성질을 가진다. 반면에 혈은 정적이며 습한 성질을 갖는다. 이는 생리적으로 서로 다른 성질과 특성을 갖지만 그 내원에서는 동일하며 상호의존적으로 독립적 작용을 수행한다.

기와 혈에 대한 작용은 기능생혈(氣能生血), 기능행혈(氣能行血), 기능섭혈(氣能攝血)의 작용으로 나뉜다.

기능생혈(氣能生血)은 기가 혈액을 생성시킬 수 있다는 것이며, 이것은 중기(中氣)에 의한 수곡(水穀)의 정미(精微)물질을 움직이고, 신(腎)의 정기(精氣)에 의해 혈이 생성된다는 것을 의미한다.

기능행혈(氣能行血)은 기의 추동작용에 의하여 혈이 인체에서 전신으로 순환되는 것을 의미한다.

기능섭혈(氣能攝血)은 혈이 맥관 밖으로 출혈처럼 새어 나오지 못하게 하는 작용으로 비장의 통혈(統血)작용과 밀접한 관계를 가진다.

혈은 기의 생성과 운행에 있어서 필수적인 물질이다. 인체에서 생성되고 운행되는 여러 가지의 기는 혈에서 영향공급을 받아야 정상적인 기능을 할 수 있으며, 혈이 기를 생성할 수 있다고 할 수 있다. 또한 기는 반드시 혈을 따라 움직이며, 기가 혈을 벗어나면 존재하지 못하고 흩어지게 된다. 이와 같이 기와 혈은 상호의존적 밀접한 관계를 가진다.

6. 기와 진액 사이의 관계

기와 진액 사이에서 기는 양에 속하고, 진액은 음에 속하므로 기와 진액의 속성은 서로 차이가 있음을 의미하지만 기와 진액은 비위의 운화된 수곡의 정미물질에 의해 생성되므로 그 내적인 원인으로는 같은 의미를 가진다.

기와 진액에 대한 작용은 기능생진(氣能生津), 기능행진(氣能行津), 기능섭진(氣能攝津)으로 분류할 수 있다.

기능생진(氣能生津)은 기가 진액을 만들어 내는 원동력과 기초물질이며, 진액은 비위에 의한 수곡(水穀)의 정미(精微)물질이 운화되어 생성되게 된다. 기는 비위의 기능활동을 활발히 움직이게 하여 진액이 만들어 질 수 있도록 한다.

기능행진(氣能行津)은 기의 운동성이 진액의 수포와 배설의 원동력이 되며, 기의 흐름으로 오름과 내림 그리고 출입의 속성이 각 장부에 진액을 유포하고 배설하는 작용을 하게 한다.

기능섭진(氣能攝津)은 기(氣)의 고섭작용으로 진액이 너무 활발히 배설되지 못하도록 조절하여 체내의 진액이 함부로 유출되는 것을 막아 준다.

진액과 기 사이에 작용은 진액이 전신에 영양물질을 공급하고 신양(腎陽)의 기화작용에 의하여 기로 변화하게 된다. 진액은 혈과 마찬가지로 기가 함께 머물러야 하는 물질이며, 진액의 손실은 기의 손실을 수반하며 이러한 원인으로 진액이 너무 손실되면 진액과 기를 보충해주는 치료를 하여야 한다.

7. 혈과 진액 사이의 관계

혈과 진액은 액체이며 자윤작용(滋潤作用)과 유양작용(濡養作用)을 한다. 혈과 진액은 기와는 달리 음에 속하며, 생리적으로 보충되고, 병리적으로도 서로 영향을 주고 도와주는 상호보완 관계를 가지고 있다. 혈액은 주로 맥관 내에서 순행되지만 진액은 주로 맥관 밖에서 운행되어 유윤작용(濡潤作用)을 한다. 혈액이 부족해지면 진액의 유윤작용에 영향을 받아 피부나 기육 등이 건조해지는 증상이 나타날 수 있다. 이처럼 진액과 혈은 동일한 근원에서 생성되며 진액은 혈의 구성성분이 되기도 한다.

8. 혈, 진액, 정 사이의 관계

혈과 진액 그리고 정은 인체의 기가 외부의 병사와 싸우는 환경이 발생했을 때 이에 대응하는 중요한 역할을 하게 된다. 정 · 혈 · 진액이 평형을 이루고 기로 인해 외사에 대항하도록 하는 상태를 정기의 충실이라고 표현하기도 한다. 또한 혈과 진액이 정을 생성하는 근원이 되기도 한다.

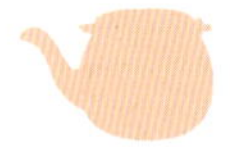

제10절 사계(四季)와 육음(六淫)

인체는 외부환경의 변화에 대응하여 생존하고자 끊임없이 변화와 작용을 계속해 왔다. 자연계의 변화는 직 · 간접적으로 인체에 영향을 주었으며, 그에 상응하는 반응을 하도록 유도했다고 볼 수 있다. 이러한 반응이 생리적인 범위를 벗어나지 않는 한도 내에서 일어나는 것을 생리적 반응이라 하며, 이를 벗어나는 것을 병리적 반응이라고 한다. 사계절이 뚜렷한 지역에 살고있는 사람들에게는 인체에 끼치는 영향이 상당히 크다고 할 수 있다. 환절기에는 감기나 알레르기성 질환을 호소하는 경우가 많은데 이것은 계절과 연결된 환경적 변화에 대한 인체의 적합한 대응이 부족하여 발생하는 것이라 하겠다.

각 계절의 특징으로는 봄에는 따뜻하며, 그 기운이 목(나무)에 해당한다. 여름은 뜨거우며 그 기운은 화(불)에 속하며, 장하는 습하고, 그 기운은 토(흙)에 속한다. 가을은 건조하고, 그 기운은 금(쇠)에 속한다. 겨울은 춥고, 그 기운은 수(물)에 속한다. 이처럼 각 계절은 제각기 다른 속성과 기운을 가지며, 인체는 각 계절마다 생리적 변화를 통한 대응체계를 갖추어야만 하는 것이다. 이러한 기능이 실조될 경우 병리적인 상태로 발생될 수 있다.

계절적으로도 인체에 영향을 받지만 하루 중에서도 낮 · 밤 · 새벽 · 저녁에도 인체에 미치는 영향은 다르다. 또한 현재 살고 있는 지역적 특성에 의해서도 인체에 미치는 영향이 다르다.

하루 중 해가 떠서 질 때까지는 양의 기운이 최고의 운기를 발휘하지만 해가지면서 밤부터 새벽까지는 음의 운기가 최고에 이른다. 이러한 현상으로 우리 인체에 여러 가지 영향을 미치게 된다. 예를 들면 질병의 병증은 낮에는 덜 하다가 밤이 되면 병세가 악화되는 경우가 일반적이다. 이러한 변화는 인체 양기의 생(生) · 장(長) · 수(收) · 장(藏)의 규칙과 비슷하다고 할 수 있다.

1) 사계(四季)

사계란 봄, 여름, 가을, 겨울의 사계절을 의미하며, 사계의 대한 기후에 대한 뜻은 봄(春)은 온(溫), 여름(夏)은 열(熱), 가을(秋)은 량(凉), 겨울(冬)은 한(寒)이라 한다. 그러나 사계의 기후만으로는 자연계의 기후를 충분히 설명할 수 없어 옛날 사람들은 기후변화의 주요 요인으로 풍(風) · 한(寒) · 서(署) · 습(濕) · 조(燥) · 화(火)가 있음을 발견하였다. 즉 공기의 흐름을 풍(風), 온도의 하강을 한(寒), 온도의 상승을 서(署), 습도의 증가를 습(濕), 습도의 하강을 조(燥), 이 중 서열(暑熱)이 한층 올라 간 것을 화(火)라고 하였다. 이 여섯 가지 기후의 기능은 조(燥)는 건(乾)하게, 서(署)는 증(蒸)하게, 풍(風)은 동(冬)하게, 습(濕)은 윤(潤)하게, 한(寒)은 견(堅)하게, 화(火)는 온(溫)하게 하는 기능이 있다.

2) 육음(六淫)

육음은 동양의학에서 병의 원인으로 중요시하는 것이다. 자연계에는 각종 기후 변화가 나타나는데 이를 요약하면 풍(風)·한(寒)·서(署)·습(濕)·조(燥)·화(火)이다. 이를 가리켜 육기(六氣)라고 하는데, 육기는 정상적인 기후이므로 이러한 상태에서는 병이 잘 발생하지 않는다.

그러나 기후가 자연재해에 의해 급격한 변화가 나타나면 인체의 저항력이 약해진 경우에는 육기가 질병의 원인으로 작용하여 인체에 침입 함으로써 질병이 발생하게 되는데, 이러한 상황에서의 육기를 가리켜 육음(六淫) 또는 육사(六邪)라고도 한다. 음(淫)에는 크게 지나치다[태과: 太過]라는 뜻이 있다. 예를 들어 봄에 겨울의 한(寒)이 너무 늦게까지 머무르면 풍과 한이 사기로 변하여 감기를 유발하고, 여름에 서와 습이 너무 지나치게 많거나 머무르면 더위로 인한 질병을 초래하게 되고, 가을에 조(操)와 양기(凉氣)가 겹쳐 오랫동안 머무르면 피부가 건조해지고 알레르기성 피부질환에 노출하게 된다.

이와 같이 계절의 기가 인체 내에 질병을 일으키게 되는 경우를 육음이라 한다. 따라서 이들 육기를 계절에 따라 적절히 조절해 주면 건강을 높일 수 있으며 피부미용에도 효과를 볼 수 있다.

(1) 풍(風)

풍은 봄철이 주기(主氣)이지만 사계절 모두 발병하게 한다. 풍(風)은 바람을 의미하며, 움직임과 변함을 모두 포함시킬 수 있다. 풍은 내풍과 외풍 두 가지 종류로 나누어지는데, 외풍은 흔히 자연계의 풍사가 인체에 침입함으로써 얻어진 질병이고, 내풍은 장부의 기능 실조에 의해 발생하는 질병이다.

풍은 풍이동지(風以動之), 백병지장(百病之長)이라고도 표현하는데 이는 풍이 질병을 일으키는 주요원인이 되며, 외부로부터 다른 사기에 감염되어 질병이 발생되는데, 예를 들면 풍한, 풍습, 풍온, 풍열 등이다. 풍은 양사(陽邪)로 상부와 외부로 향하여 발산하는 작용이 있으므로 풍사가 사람을 상하게 할 때 인체의 상부와 피부를 침범하여 상하게 하고, 식은땀과 악풍(惡風), 또는 붓는 증상 등이 나타나게 된다.

풍의 성질은 변화와 증상이 다양하며 신속하게 우리 몸에 나타난다. 예를 들면 관절의 통증, 일정한 곳 없이 피부소양이 생기는 풍진(風疹), 졸도나 인사불성이 생기는 중풍, 조기풍(구안와사), 산후풍 등이 나타난다. 이외에 풍은 선동(善動)하는 특성이 있어 어지러움증, 진전, 사지수축 등과 심하면 목이 뻣뻣해지고 강직이 오는 증상도 나타난다.

(2) 한(寒)

한은 겨울철이 주기이며, 찬 기운으로부터 수축과 움추려 드는 성질과 양기를 손상하기 쉬운 특성을 가지고 있다. 한사(寒邪)로 병이 되는 것은 외한과 내한으로 나누는데, 외한은 외계의 한사를 일컫는 것이고 내한은 인체의 양기 부족으로 생기는 것이다. 외한과 내한은 상호 연관되어 있고 서로 영향을 미친다.

한사가 외부로부터 우리 몸에 침입하게 되면 오한, 발열, 무한(無汗) 등의 증상이 나타난다. 즉 우리 인체가 추위에 노출되면 비활동적이고 생명력의 위축과 수축으로 인한 한사에 의한 질병이 나타나게 된다. 한사가 관절에 침범하면 관절에 통증과 제한이 오고, 경락에 들어가면 응체현상으로 통증이 형성되고 몸이 차고, 시리며 혈액순환장애를 초래하게 된다.

(3) 서(署)

서는 여름철의 주기이며 화열(火熱)한 기가 변화한 것이다. 서는 나쁜 양기인 양사(陽邪)로 나쁜 기가 오르고 퍼지는 성질이 있어 정기를 소모시키고 진액을 상하게 하는 성질을 가지고 있다. 따라서 더위에 노출되어 병이 발생하면 고열, 구갈희음(口渴喜飮), 다한(多汗), 권태무력(倦怠無力), 소변단적(小便短赤), 맥홍삭(脈洪數) 등의 증상이 나타나는데 심하면 졸연혼도(卒然昏倒), 인사불성이 나타나게 된다. 또한 서사(署邪)는 흔히 습사를 같이 가지고 있으므로 신열불양(身熱不揚), 사지곤권(四肢困倦), 흉민구토(胸悶嘔吐), 대변당박(大便糖薄) 등과 설태는 이(膩)하고 맥은 유(濡)한 증상을 나타낸다.

(4) 습(濕)

습은 장하(長夏)가 주기가 된다. 장하는 습기가 가장 많은 계절이므로 습병을 많이 발생하게 한다. 즉 습사(濕邪)는 추하(趨下), 중탁(重濁), 이체(膩滯), 저알기기(俎遏氣機)를 하기 쉬운 성질을 가지고 있다. 습사는 외습과 내습으로 나누어지는데, 외습은 습도가 비교적 높은 곳에서 살거나 수상작업, 물 위를 건너거나, 오랜 장마로 비에 자주 젖어 있거나 습한 곳에 오랫동안 노출될 때에 나타나며, 내습은 비(脾)의 운하작용이 정상적이지 못할 때 생기는 현상으로 외습과 내습은 서로 영향이 미쳐서 병이 된다. 이러한 증상은 특히 하지에서 심하게 나타난다. 만약 머리부분에 습이 있으면 머리가 무거우면서 흔들리는 듯한 느낌이 있고, 습이 관절에 머물러 있으면 통증이 계속적으로 나타나며 사지가 무거워 움직이기가 어려운 증상이 나타나게 된다. 소변혼탁, 대변당설(大便糖泄), 부녀대하 또는 창상이나 개방적 상처로 인해 농이나 삼출액이 발생하는 것은 모두 습으로 인한 병이다. 또한 습은 음사(陰邪)로 기의 기능을 줄이고 비양(脾陽)을 손상하기 쉬운 데 비양이 허하면 외습의 침입이나 내습의 발생이 쉽게 나타나게 되어 흉민, 완비(脘痺), 복창(腹脹), 대변불상(大

便不爽), 소변다소(小便多小) 등과 같은 증상이 나타나며 심하면 부종이 발생하게 된다.

(5) 조(燥)

조는 가을철이 주기이며 대개 오랫동안 비가오지 않아 기후가 건조해지면 조사(燥邪)가 쉽게 발생하여 진액을 손상시키는 성질을 가지고 있다. 조사는 외조와 내조로 나누어진다. 외조는 외계의 조사가 침범하여 발병되는 것으로 일반적으로 구비(口鼻)를 통하여 들어오므로 폐가 가장 상하기 쉬우며, 내조는 발한 또는 설사를 심하게 하거나 혹은 정혈(精血)이 내탈(內奪)하여 발생하는데 임상에서 구비건조(口鼻乾燥), 혹은 무담(無痰), 피부가 건조하고 갈라지며, 대변비결(大便泌結), 소변다소 등의 증상이 나타난다.

(6) 화(火)

화는 열에 의해 생기는 증상으로 화와 열은 같은 성질을 가지지만 자세히 보면 차이가 있어 화는 열이 성한 상태를 말한다. 화와 열의 사(邪)는 변화가 신속하고 화화동풍(化火動風)이 쉬우며 상혈동혈(傷血動血)하게 하는 성질이 있다. 화사(火邪)는 내외사(內外邪)로 구분되는데, 외화는 온열한 사기의 침입이나 혹은 풍한서습조 등의 사기가 일정한 조건 하에서 전환되어 이루어지고, 내화는 곧 장부기능의 실조나 감정의 급격한 변화로 인해 생기게 된다.

화는 양사로서 염상(炎上)하는 특징을 가지고 있어 진액을 소모시키기가 아주 쉬워 발열, 번조(煩躁), 면홍목적(面紅目赤), 갈희냉음(渴喜冷飮), 소변단적, 대변조결(大便燥結), 설홍태황(舌紅苔黃), 맥삭(脈數) 등이 나타나며, 편도선염이나 인후부가 붓고 열이 나며 통증이 나타난다. 만약 열이 심하면 생풍동혈(生風動血)하여 고열, 혼미, 사지경련, 목에 묵직한 증상과 토혈, 뇨혈, 변혈, 반점 등의 증상이 나타난다.

* 육음에 의한 질병 발생

육음에 의한 질병의 발생은 계절에 따른 기후 변화나 주거 환경과 관련하여 봄에는 바람이 많이 불어오므로 바람으로 인한 풍병(風病)이 많고, 여름에는 덥기 때문에 더위에 의한 서병(署病)이 많고, 가을에는 건조하기 때문에 이에 의해 조병(燥病)이 많으며, 겨울에는 추위로 인해 한병(寒病)이 많이 발생한다. 또한, 습기가 많은 지역에서 오래 살다 보면 습에 의한 습병(濕病)에 노출하게 된다.

육음은 단독으로 병을 일으키기도 하고, 두 가지 이상이 동시에 인체를 침범하여 병을 일으키기도 한다.

육음에 의한 질병은 발생과정 중 서로 영향을 미칠 뿐만 아니라 일정한 조건하에서는 서로 변화하기도 한다. 한사(寒邪)가 인체 안으로 들어가 열로 변하고[화열: 化熱], 서습(署濕)이 오래 되어 건조해지고[화조: 化燥], 이런 병리(病理)상태가 지속되면, 인체의 음을 상하게 하는 것[상음: 傷陰]이 그 예이다. 육음에 의해 발병되는 질병은 피부나 호흡기 등을 통해서 발생되기 때문에 외적 원인에 의한 질병이라고도 한다.

3) 사계육기(四季六氣)

사계(四季)란 봄(春), 여름(夏), 가을(秋), 겨울(冬)의 사계절을 의미하며, 이 네 가지 사계의 기후에 대해 알아보면 봄은 온(溫), 여름은 열(熱), 가을은 량(凉), 겨울을 한(寒)이라는 특성을 가지고 있다. 그러나 사계의 기후만으로는 자연계의 기후를 충분하게 알 수 없어 예로부터 사람들은 기후변화의 주요 요인으로 풍(風), 한(寒), 서(署), 습(濕), 조(操), 화(火)가 있음을 알아내었다. 즉 공기의 흐름이 풍, 온도의 하강이 한, 온도의 상승이 서, 습도의 증가가 습, 습도의 하강이 조, 이 중 서열(署熱)이 앞으로 나간 것을 불(火)이라 했다. 이러한 여섯가지 기후의 기능은 조(燥)는 건(乾)하게, 서(署)는 증(蒸)하게, 풍(風)은 동(冬)하게, 습(濕)은 윤(潤)하게, 한(寒)은 견(堅)하게 화(火)는 온(溫)하게 하는 서로의 기능을 가지고 있다.

4) 육기(六氣)의 육음화(六淫化)

자연계의 정상적인 육기가 태과(太過)하든지 불급(不及)하든지 또는 너무 빨리 지(至)하든지, 너무 늦게 지(至)하면 육음(六淫)으로 인해 우리 몸에 사기(邪氣)로 변하여 질병을 초래하게 된다. 예를 들어 봄에 겨울의 한이 너무 늦게까지 지하면 풍(風)과 한(寒)이 사기로 변화하여 감기를 유발하고 여름에 서(署)와 습(濕)이 너무 지나치면 더위를 먹게 된다. 가을에 조(燥)와 량기(凉氣)가 겹치면 피부가 건조해지고 이로 인해 알러지성 피부질환을 초래하게 된다. 이와 같이 계절의 기가 인체 내에서 질병을 일으키게 되는 경우 이를 육음(六淫)이라 한다. 따라서 이들 육기를 계절에 따라 적절히 조절 해주면 미용효과와 건강을 높일 수 있다.

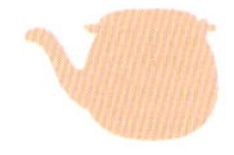

제11절 칠정(七情)

동양의학에서는 일찍이 정신적 요인과 질병의 관계를 중요시하여, 감정상 표현은 기쁨[희: 喜]·분노[노: 怒]·우울함[근수: 憂愁]·생각[사: 思]·슬픔[비: 悲]·놀램[경: 驚]·두려움[공: 恐]의 7가지을 칠정(七情)이라 하고, 이는 병에도 작용하는 것으로 보았다.

외부의 객관적인 사물이나 현상에 대하여 가지게 되는 사람의 감정 상태는 매우 정상적인 것으로서, 이것 때문에 질병이 발생하지는 않는다. 그러나 정신적 자극이 급격히 발생되고 강렬하거나 장기간 지속될 경우 인체의 생리기능에 영향을 미쳐 질병이 발생하기도 한다.

칠정(七情)은 내장 기관에 직접적인 영향을 주어 질병을 발생시키므로 이를 가리켜 내상칠정(內傷七情)이라고 한다.

이에 관하여 '화를 내면 간을 상하게 하고[노상간: 怒傷肝], 너무 기뻐하면 심장을 상하게 하고[희상심: 喜傷心],생각을 너무 하면 비장을 상하게 하고[사상비: 思傷脾], 슬퍼하면 폐를 상하게 하고[비상폐: 悲傷肺], 두려워하면 신을 상하게 한다[공상신: 恐傷腎]고 하였다.

칠정은 질병을 일으킬 뿐만 아니라 여러 가지 질병이 발전해가는 과정에서 환자가 격한 감정에 노출될 경우 병의 상태를 변화 또는 악화시키기도 한다. 일반적으로 외부자극에 의해서 감정의 변화는 다르게 나타나지만, 외부자극이 동일하다고 해도 그 자극을 받아들이는 사람에 따라서 다른 감정상 변화가 나타날 수 있으며, 또 감정의 변화가 같다고 해도 정도에 따라서 특징적 현상들이 나타난다. 따라서 동양의학에서는 환자의 감정상태를 매우 중요시 하는 까닭도 여기에 있으며, 실제로 여기에 관련된 신경정신적 질환은 그와 관련된 내장기능의 부조화(不調和)를 바로 살펴 치료를 한다. 칠정의 개요와 병리기전을 살펴보자.

1) 기쁨[희: 喜]

기쁨[희: 喜]은 유쾌한 감정의 표현이며, 심장의 정지활동에 대한 반영이다. 즉 정식적 기쁨과 마음의 즐거움에 대한 반응이다. 이는 우리 인체의 기혈영위 즉 영양과 방어의 기전이 원활하여 질병이 없이 건강하다는 표현이기도 하다. 그러나 기쁨과 즐거움이 너무 지나치게 넘치면 심기(心氣)를 손상시켜 심신(心身)이 불안하고, 폐에 영향을 미치게 된다. 그러므로 나타나는 증상은 주의력 감소, 집중력 감소, 두근거림, 실신, 심하면 광적인 증상도 나타나게 된다.

2) 분노[노: 怒]

분노는 화로 인해 정상적인 마음의 평형을 잃고, 분개하여 기가 역으로 올라가는 상태이며, 간장의 정지활동에 대한 반영이다. 혈기가 왕성한 사람은 노여움이 많아 쉽게 분노하며, 화를 잘 낸다. 크게 분노하면 생리적으로 혈액이 상하고, 혈액이 상하면 음혈(陰血)이 소모되어 수(水)가 목(木)을 원활하게 하지 못하고 간화가 더욱 강하게 되어 쉽게 발생되는 것이다. 분노는 원래 간에 속하는데, 간과 표리관계에 있는 담에도 영향을 미친다. 분노하는 것은 양이 음을 이기는 것이므로 심장에 영향을 미치며, 노여움이 음에서 발생하여 신을 침입하기도 한다. 그러므로 간 · 담 · 심 · 신의 장기는 노여움의 영향을 잘 받는 장기이다.

3) 우울함[근수: 憂愁]

우울함은 감정의 상태가 침체에 빠져 우울상태에 있는 것을 말하며 기를 다스리는 폐와 밀접한 관계에 있다. 폐는 기를 다스리므로 기가 손상되거나 막히면 가슴이 답답하고 우리 몸이 아픈 질증의 증상이 나타난다. 우울함은 비를 상하게 하는데 이것은 우울함이 폐의 감정이지만 상생의 모자관계에서 모에 해당하는 비에 영향을 주기 때문이다.

4) 생각[사: 思]

생각이란 한 곳에 정신을 집중하는 표현이고, 비장의 정지활동에 대한 반영이라고 할 수 있다. 생각은 완전히 정신에 의존해서 지지되지 않으면 기능을 발휘할 수 없게 된다. 그러므로 생각을 지나치게 하거나 많으면 정신력이 소모되고 의지력도 약해지게 된다. 또한 지나친 고민은 비의 주된 감정으로 지나치면 비가 상하게 되어 소화력을 감소시키고 소화기 장애나 질병에 시달리게 된다.

5) 슬픔[비: 悲]

슬픔은 번뇌, 고통, 애상 등에 의해 나타나는 인체의 생리적 반응이며, 노여움과 우울함이 지나친 상태에서 폐의 정지활동에 대한 반영이라고 할 수 있다. 우리 몸에 슬픔으로 인해 질병을 발생시키는 경우는 두 가지가 있는데 하나는 슬픔으로 인해 내장이 손상되는 경우와 다른 하나는 내장에서 변화가 일어난 뒤에 슬픔을 느끼는 증상으로 나눌 수 있다. 과도한 슬픔은 육장을 손상시킬 수 있으며, 삼초의 기능에도 손상를 줄 수 있다. 슬픔으로 나타날수 있는 증상은 통곡, 실신, 토혈, 천식 등이며, 생명과도 밀접한 관계가 있다.

6) 놀램[경: 驚]

놀램은 외부로부터 어떠한 자극을 받아 갑자기 발생하는 정지이며, 갑작스럽게 이상한 물체를 목격한다거나 위험상태에 빠지거나, 두려움을 느낄 만한 큰소리를 들었을 때 주로 놀램을 당하며, 두려움은 스스로 느낄 수 있지만 놀램은 스스로 느낄 수가 없다.

우리 몸이 갑자기 놀라게 되면 심신이 움직이게 되어 감정이 불안정해지고, 정신이 어지러우며 안절부절 해지는 증상이 나타나게 된다. 그러므로 심기를 보하여 심신의 안정과 정신의 혼란을 막는 것이 가장 중요한 방법이라고 할 수 있다.

7) 두려움[공: 恐]

두려움은 공포 속에서 느끼는 마음을 의미하며, 외부의 사물에 의한 정신이 극도로 긴장한 상태에서 일어나는 공포에 의한 정신적 감정을 말한다. 공포는 신장의 정지활동에 대한 반영이다. 공포의 원인은 대부분 외계자극과 의지의 부족으로 인한 정신적 불안정, 신기결허(腎氣缺虛), 기혈부족 등이 있는 사람들에게 많이 나타난다. 신(腎)은 지(志)를 간직하고, 심(心)은 신(腎)을 간직하는데, 두려워하는 마음이 지나치게 되면 정신력이 손실되어 공포, 불안을 느끼게 되고, 이러한 공포와 불안 등으로 인해 내장이 손상을 받게 된다.

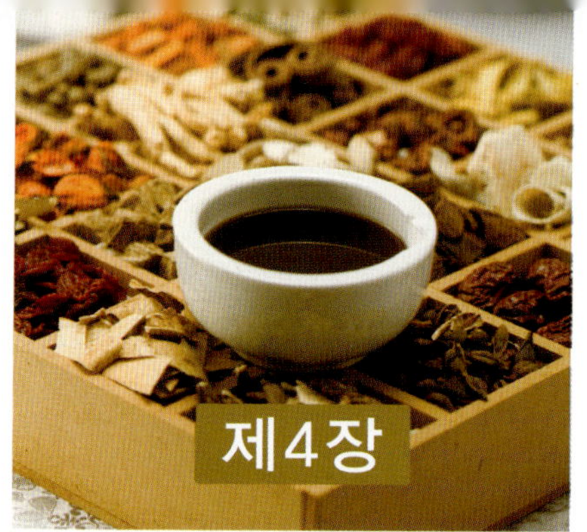

병 리
(病理)

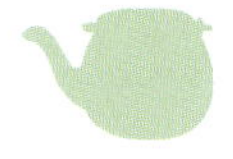

제1절 어혈(瘀血)

동양의학에서 어혈이란 국소적으로 혈액순환의 정체 또는 성분이 변화된 것으로 흐름과 속도가 떨어진 죽은 혈액, 더러워진 피를 일컬어 말한다.

서양의학에서는 어혈을 울혈이라고 하며 말초에서 찌꺼기나 산소와 교환 된 이산화탄소를 가진 혈액이 심장을 향해 들어가는 정맥혈을 말한다. 아직 분명하게 정의되어 있지 않으나 동양의학에서는 독특하게 전문적으로 불러지는 용어이다.

1947년 미국에서 이상혈액(泥狀血液, sludge blood)에 대한 연구발표 이후 계속해서 관련 논문들이 발표되고 있는데, 이것은 피가 죽처럼 응집하여 혈전혈니화(血栓血泥化)로 혈류가 정체(停滯)한 것을 뜻한다.

건강한 신체에서는 적혈구가 응집되거나 덩어리로 되지 않으며, 일시적으로 응집되었다가도 바로 묽게 되어 모세혈관(毛細血管)이 적혈구의 3배까지 확장되어 통과한다. 그러나 어혈이 생기면 적혈구가 정상 직경의 10배 이상 크기로 응집하여 모세혈관이 막혀 세포조직에 영양이 공급되지 않아 결국 노폐물이 쌓여 세포조직이 상하게 된다.

어혈의 형성은 혈액의 운행이 활발하지 못하거나 혹은 체내의 출혈이 빠르게 처리되지 못한 두 가지의 병리변화가 있다. 혈액순환이 제대로 되지 않는 경우는 기허, 기체, 혈열과 혈한 등의 원인이 있고, 출혈이 나타나는 원인은 혈열, 기허, 기역, 그리고 각종 외상 등의 원인이 있다.

어혈의 원인으로는 외적타박, 외과수술, 방사선치료, 산후, 갱년기장애, 정신적 충격에 의한 놀램이나 공포감, 과도한 스트레스, 유전 등으로 다양하다. 이러한 어혈성 질환으로는 류마티스, 통풍, 동맥경화증, 고혈압, 심장병, 신경증, 신경과민, 히스테리, 간염, 갑상선기능 항진증, 암, 악성빈혈, 백혈병, 자반병, 화상 등이 있다.

어혈의 일반적인 증상으로는 날카로운 통증를 나타나는 곳에서만 통증을 느끼게 된다. 남이 만지는 것을 싫어하고, 몸에 나타나는 통증이 낮에는 비교적 가볍다가 밤이 되면 심해진다. 통증부위는 단단해지며, 압박 시 통증을 느끼고, 응어리가 생긴다. 또한 통증부위의 피부색은 어두운 보랏빛이 되고, 핏 덩어리가 석인 피가 나오며, 입술이나 얼굴, 손 · 발톱에는 푸른빛을 띠게 되며, 혀의 색깔 또한 보랏빛이 된다. 피부가 건조해서 각질화 되며, 거칠어진다. 맥은 가늘고, 피부에 검은 반점, 건망증, 정신이 혼미하거나 흐려지는 증상 등이 나타나게 된다.

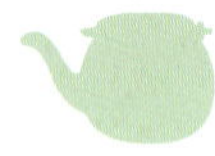

제2절 담음(痰飮)

담음은 인체 내의 진액, 즉 체액이 비정상적으로 대사작용을 이루지 못할 때 나타나므로 질병의 원인이 된다. 체액은 위액, 장액, 활액, 혈액, 임파액, 조직액 등 우리 몸의 정상체액을 의미하며, 음식물이 소화 흡수과정을 통하여 얻어진 온갖 영양물질과 필요에 따라 분비되는 대사의 산물인 땀, 콧물, 눈물, 가래, 침 등의 일체를 포함한다.

체액의 부족으로 나타나는 증상은 발한, 구토, 설사, 발열로 인해 진액의 손상이 오며, 입속 또는 콧속이 마르고 갈증이 나며 피부도 건조해진다.

담음은 음식물이 소화 · 흡수되어 기관과 조직, 세포 내에 흡수되고, 노폐물이 신진대사의 작용에 의해 배설될 때 혈액에 머무르는 비생리적인 액체로 질병으로 나타나게 된다.

담음은 유형(有形)의 담음과 무형(無形)의 담음으로 구분된다.

유형의 담음은 가래를 말하며, 기도에서 분비되는 담음이다. 무형의 담음은 담음으로 인해 유발되는 특수한 질병과 증상 등을 포함한다.

담음의 발생은 주로 혈액순환장애와 배설작용이 원활하지 못할 때 나타나며, 특히 영양과잉, 운동부족, 정신적 · 육체적 피로누적, 환경오염 등이 원인이 된다.

담(痰)을 자세히 구분하면 농도가 높아 진득진득한 것을 담이라 하고, 농도가 낮아 묽은 것을 음(飮)이라 하는데, 둘로 구분하기보다는 대부분 하나로 부른다.

담(痰)은 끈적끈적하며 우리 인체 내에서 여러 곳으로 옮겨 다니는 특성을 가지고 있다. 예를 들어, 담이 폐(肺)에 머무르면 기침을 하거나 가래를 뱉게 되고, 위장에 있으면 메스꺼움을 느끼거나 구토(嘔吐)를 하게하며, 머리에 있으면 두통이나 어지러움증 등이 나타나게 된다.

음(飮)은 수분이 찬 기운을 만나서 이루어진 것으로 묽은 편이며, 어느 한 곳에 머물러 쌓이면 몸에 이상이 오게 된다. 예를 들어 피부에 머무르면 부종(浮腫)이 생기고, 장(腸)에 쌓이면 포만감이 생기고 헛배가 부르며, 부글부글 끓는 소리가 나고, 옆구리에 머무르면 가슴과 옆구리가 땡기고 아프며, 호흡이 빨라지고 기침을 하게 된다. 따라서 담음이 있으면 현기증, 구토, 두근거림, 근육통, 배속에서 물 흐르는 소리가 나는 등의 증세가 나타나게 된다.

이와 같이 담음은 정상적인 체액이 비정상적인 체액으로 변해 각종 질환을 유발하는 것으로, 예로부터 백병(百病)은 담(痰)에서 온다고 하였으며, 괴이한 병은 담(痰)에 따라 치료를 해야 한다고 하였다.

치료방법은 혈액순환작용과 배설작용을 촉진시켜 거담제를 투여한다. 담음을 막기 위해서는 과로와 스트레스를 피하고, 충분한 휴식과 적당한 운동을 하며, 지나친 지방질의 음식물 섭취를 줄여야 한다.

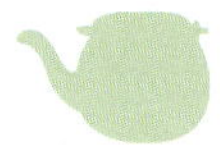

제3절 홧병(火病)

산업사회의 발달로 현대인에게는 사회적으로 직장 또는 일상생활에서 과도한 스트레스와 정신적 압박, 업무의 긴장성 및 갈등 등에 의해 신경성의 질환으로 한방병원 및 한의원을 찾는 사람들을 흔히 볼 수 있다. 이러한 스트레스나 압박, 긴장, 갈등, 억울한 감정 등을 제때에 풀지 못하고 억제함으로써 나타나는 화를 울화라고 한다.

우리는 일상 생활에서 '울화(鬱火)가 치민다'거나 '심화(心火)가 끓는다'는 말을 듣는데, 여기서 울화 또는 심화란 억울한 감정을 발산하지 못하고 억제하는 가운데 일어나는 신경성적인 화를 말한다. 이러한 울화나 심화로 인하여 우리 몸에 나타나는 모든 병적인 이상 증후현상을 홧병(火病)이라고 한다.

동양의학에서 화(火)란 오행[(五行): 木 · 火 · 土 · 金 · 水]의 하나로 격렬한 감정이나 심기의 흥분상태를 의미한다. 만약 일곱가지 정서를 나타내는 칠정(七情): 喜, 怒, 憂, 思, 悲, 恐, 驚)으로 표현되는 감정이 넘치게 되면 각 육장육부에 화가 일어나 여러 가지 증상을 유발하게 된다.

이를테면, 화를 내면 기운이 위로 올라가고, 기뻐하면 기운이 완만해지며, 슬퍼하면 기운이 줄어들고, 두려워하면 기운이 아래로 내려가며, 놀라면 기운이 흐뜨러지고, 생각을 너무 하면 기운이 한 곳에 정체된다고 하였다. 이처럼 사람의 감정과 기의 활동은 밀접한 연관성이 있다. 또한 정신감정과 기(氣)의 활동에도 관련성이 있다.

정신활동이 과도하게 흥분되거나 억눌리게 되면 기의 기능을 혼란시켜 육장육부에 영향을 미친다. 그 증상으로 가슴이 조이고 열이 나며, 얼굴이 붉어지거나 화를 잘 내게 된다. 두통 이나 현기증, 불면증, 입에 쓴맛이 나타나고, 옆구리가 땡기고 아프며, 심장이 심하게 두근거림이 생기고, 우울한 기분 등의 증상들이 나타나면 이들은 홧병의 범주에 속한다. 이처럼 화를 내거나 흥분을 하고나면 소화도 안되고 가슴이 두근거리고 막히는 증상도 이런 연유에서이다.

홧병은 주로 정신과 마음에서 기인이 되며, 심리적인 쇼크나 정신적 갈등에 의해 뇌(腦)의 기질적인 변화 없이 일어나는 병으로 인격적으로 달라지는 증상은 없는 것이다. 즉 서양 의학에서 말하는 심신증(心身症)이나 정신병은 홧병의 범주에 속하지만, 정신분열증 등이나 간질병은 홧병에 포함되지 않는다.

제4절 자한(自汗)

자한은 땀[한: 汗]이 지나치게 많이 나는 증세로 저온에서나 고된 일을 하거나 두터운 옷을 입거나 심한 운동을 하지 않았는데도 비정상적으로 땀을 많이 흘리는 증세를 말한다.

땀을 지나치게 많이 흘리거나, 너무 땀이 나지 않는 것은 병적인 상태이다. 병적으로 땀을 많이 흘리는 증상을 한증(汗證)이라 하며, 땀이 전혀 나지 않는 증상을 무한증(無汗證)이라 한다.

보통사람에 비해 뚱뚱하거나 더위에 민감하여 지나치게 땀을 많이 흘리는 사람을 주위에서 볼 수 있다. 이런 경우는 체질적으로 나타나는 증상이기 때문에 비정상적인 한증으로 볼 수 없다. 그러지만 여러 가지 한증은 질병을 초래하므로 치료를 받는 것이 바람직하다.

한증에는 땀이 나는 부위에 따라 나눌 수 있는데 이를보면 머리에서만 나는 두한(頭汗), 손발에서만 나는 수족한(手足汗), 가슴에서만 나는 심한(心汗), 사타구니에서만 나는 음한

(陰汗), 몸 한쪽에서만 나는 반신한(半身汗)등으로 분류한다.

땀이 나는 상태에 따라 잠잘 때만 나는 도한(盜汗), 춥고 떨리면서 온몸에 나는 전한(全汗), 옷을 물들일 정도로 누런 땀이 나는 황한(黃汗), 식은 땀이 나는 냉한(冷汗), 열이 심하면서 땀이 나는 열한(熱汗), 구슬 같은 땀이 나오면서 흘러내리지 않는 매우 위중한 절한(絕汗), 땀이 멎지 않고 계속 흐르는 누한(漏汗) 및 자한(自汗) 등으로 분류한다. 자한은 일반적으로 폐의 기능이 쇠약해졌거나, 땀샘의 조절을 맡고 있는 신체의 방위기능이 튼튼하지 못하여 생긴 것으로 본다. 여러가지 한증(汗證)은 많은 병을 초래하므로 치료를 받는 것이 필요하다.

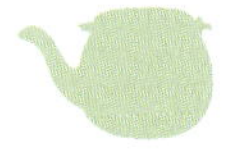

제5절 도한(盜汗)

도한은 자한과 같은 한증이지만 식은땀의 일종으로 수면 시에는 지나치게 땀이 나다가 잠에서 깨어나면 곧 땀이 멎는 병증으로, 일명 침한(寢汗)이라고 하는데, 잠을 잘 때 도둑과 같이 몰래 나는 땀이라는 의미에서 나온 말이다. 식은 땀의 일종으로서 땀을 흘림 후에 불쾌감, 피로감, 허약감을 느끼는 중병에 속한다. 도한의 증상을 치료하지 않으면 많은 합병증이 초래되며 심한 경우에는 생명을 잃을 수도 있다.

도한은 크게 외적 인자에 의한 도한과 내적 인자에 의한 도한으로 나뉜다.

외적 인자에 의한 도한은 체내에 침입한 병적 요소가 체내에서 방어하는 작용을 하는 기즉 위기(偉氣)와 싸울 때 일어나는 것으로 허증(虛證)에 속한다.

내적 인자에 의한 도한은 만성질환, 출혈과다 등 전신 쇠약이 심한 경우나 열성(熱性) 질환 등으로 생기며, 「동의보감」에는 날 음식, 냉한음식, 과음, 반복되는 불규칙적인 식사 등으로 비장과 간장이 손상된 경우에도 생긴다고 하였다.

일반적으로 도한증은 폐결핵 환자에게서 많이 볼 수 있는데, 그것은 폐결핵 특유의 인체 내의 구조적 물질의 소모에 따라 발생한 열에 의한 손상과 결핵균 독소에 의해 자율신경에 이상이 초래되어 생기는 것으로 본다.

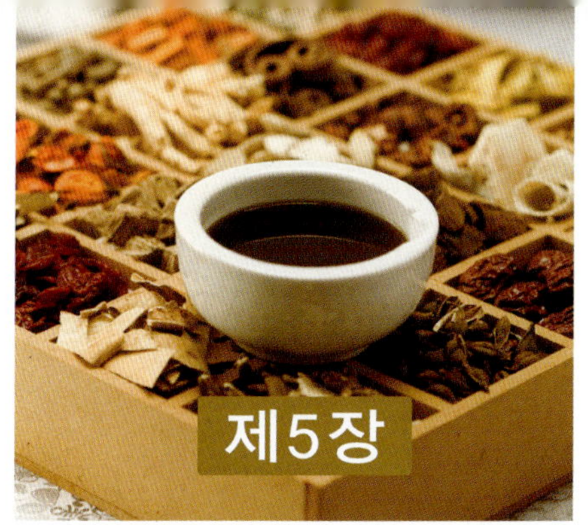

체질과 질병

제1절 체질과 질병

세상에는 똑같은 모습의 사람이 존재하지 않는 것처럼, 같은 오장육부를 가지고 있더라도, 그 기능의 허(虛: 약하고 부족함)하고 실(實: 강하고 충족함)한 상태가 각기 다르기 때문에 사람마다 독특한 생리기능을 발휘한다. 동양의학에서는 이를 체질(體質)이라 하며, 이러한 체질의 특이성에 의해 사람들은 성격이나 음식의 기호, 체격, 자주 걸리는 질환까지도 차이가 나게 된다.

그래서 동양의학에서는 병이 발생하기 전에 고치는 예방 의학적인 측면에서 체질을 중요시하고 있다. 예컨대, 우리는 일상 생활 속에서 사람마다 각기 특이한 점들을 발견하게 된다. 똑같은 식탁에서 같은 음식을 먹더라도 어떤 사람은 식중독에 걸려 두드러기가 나거나 소화가 안 되어 두통을 일으키고 구역질을 하지만 어떤 사람은 아무렇지도 않다. 이러한 경우는 약에서도 마찬가지여서 똑같은 약이면서도 사람에 따라 유익한 작용을 하여 보약이 되기도 하지만, 때로는 해로운 역할을 하여 부작용을 초래하기도 한다.

감기에 걸렸을 때 땀을 내서 병을 치료하는 발한(發汗)요법의 일종인 한증이나 사우나로 감기가 낫는 사람이 있는가 하면, 땀을 내면 오히려 기운이 빠지면서 증세가 더욱 심해져 마침내는 만성기관지염에 걸려 고생하는 사람도 있다. 또한, 몸이 괴로울수록 살이 찌는 사람이 있고, 반대로 살이 빠지는 사람도 있다.

봄에서 여름까지는 몸이 노곤하여 쩔쩔매다가도 찬바람이 불면서 가을로 접어들면 생기가 도는 사람이 있는가 하면, 가을부터 혈압이 오르는 사람도 있다.

질병에 있어서도 체질의 차이에 따라 각기 독특한 질환이 발생하기도 한다.

이처럼 개개인의 체질적 특성을 고려하여 예방 의학적 측면의 섭생법과 치료방법 등을 연구하는 것을 체질의학 또는 사상의학(四象醫學)이라고 하며, 이는 이제마(李濟馬)선생에 그 근원을 두고 있다. 이제마 선생은 1838~1900년(헌종4~광무4), 조선시대 한의학자이며, 자는 무평(務平), 호는 동무(東武), 본관은 전주(全州), 함흥출신으로 1888년(고종25년) 군관직에 등용되었으나 이듬해 사퇴하고, 1892년 진해현감이 되었다. 다음해 사직하고, 1896년 최문환의 반란을 평정하여 고원군수로 추천 되었으나 나가지 않았다. 그는 주역의 태극설인 소음, 소양, 태음, 태음의 사상을 인체에 적용 기질과 성격에 따라 인간을 4가지 체질로 나누어 그에 적합한 치료방법을 제시한 사상의학을 창안하였다. 이 학설은 종래의 음양오행의 철리적공론(哲理的空論)을 배척하고 임상학적(臨床學的)인 방법에 따라 환자의 체질을 중심으로 치료방법을 제시한 점에 의의가 있다. 저서로는 동의수세보원(東醫壽世保元)과 격치고(格致藁) 등이 있다.

사상의학에서는 인간의 성정(性情) 즉, 타고난 바에 의해 각각의 오장육부에 허실(虛實)이 생김으로써 체질별로 독특한 질환이 발생한다고 보고 있다. 실제 치료에 있어서는 호흡기질환, 간장 및 신장질환, 소화기질환 등을 참고로 하여 소음인(少陰人), 소양인(少陽人), 태음인(太陰人), 태양인(太陽人)의 4개 유형으로 대별하여 치료한다.

사상(四象)이란 동양의학에서 체질의 4개 유형을 가리키는데 소음인(少陰人), 소양인(少陽人), 태음인(太陰人), 태양인(太陽人)의 네 종류이며, 체질의 구성비율은 지역이나 인종에 따라 다를 수도 있지만 소음인 30%, 소양인 20%, 태음인 30%, 태양인은 극히 희소하여 약 0.5%쯤 될 정도이다.

각 유형별 특징은 대체로 다음과 같다.

1. 소음인(少陰人)

소음인은 신대비소(腎大脾小)한 체질로 신장기능이 활발하고, 비장의 기능이 부족한 장부 생리적 특징을 갖는 사람이다.

소음인은 외형상 신체와 체격이 작고 피부가 희며, 상체보다 하체가 잘 발달되어 있으

6) 토형 체질의 종류(3유형)

(1) 정토형

얼굴이 공과 같이 동그랗기만 한 사람. 비장과 위장은 크고 신장과 방광은 작으므로, 평생 신 · 방광에 있고 신 것을 많이 먹어야 한다.

(2) 토 · 금형

얼굴 모양이 둥글면서도 사각이 뚜렷하게 나타나는 사람. 비 · 위장과 폐 · 대장이 크고, 신 · 방광에 간 · 담이 작으므로 평생 신 · 방광이나 간 · 담에 병이 있고 신 것을 많이 먹어야 한다.

(3) 토 · 금 · 수형

얼굴 모양이 동그랗게 사각형이며, 턱이 이마보다 약간 넓은 사람. 비 · 위장과 폐 · 대장과 신 · 방광이 크고 간 · 담과 심 · 소장이 작은 사람이므로 평생 심 · 소장에 병이 있고 신 것과 쓴 것을 많이 먹어야 한다.

따라서 토형 체질은 단 것은 적게 먹고 신 것은 단 것의 5~6배나 더 먹어야 건강이 유지되고 오래 살 수 있다. 토형체질은 소양인, 태양인, 양명인, 궐음인, 소음인, 태음인으로 분류할 수 있다.

5. 금형 체질(폐 · 대장 체질)

1) 형 태

얼굴 모양이 사각이 뚜렷하여 네모난 사람을 금형 체질이 라고 한다. 이러한 사람은 폐장과 대장이 그 사람의 육장육부 중에서 가장 크게 타고났다. 그 이유는 갈비뼈가 넓고 길어서 배 밑 부분까지 뻗어 있어 폐 · 대장이 들어 있는 장소가 넓고 크기 때문이다. 이러한 사람이 만약 양체질에 속하면 대장이 더 클 것이고, 음체질에 속하면 폐장이 더 클 것이다.

2) 성 격

폐 · 대장이 크면 그 기능도 실하고 좋을 것이다. 동양의학에서는 폐 · 대장의 正氣가 실하다고 한다. 폐와 대장의 정기는 우주에 있어서의 金氣와 일치한다. 싸늘하고 냉정하고 수렴하고 긴장하며, 준법 정신이 강하고 의리를 지키며, 다스리고 지배하는 능력이 있고, 이겨야 하며, 독선적이며, 결국은 숙살하여 승리하는 성격을 가진다. 이러한 성격을 금형 체질의 본성이라 한다.

3) 가장 많은 병

폐 · 대장의 기능이 지나치게 왕성하면 간장과 담낭이 손상된다(金克水).

간장과 담낭과 폐장과 대장은 서로 견제하고 도와주어 균형이 알맞게 이루어져야 하는데, 폐 · 대장이 이겨서 간 · 담을 위축시키면 간 · 담에 병이 발생한다.

이렇게 하여 간장과 담낭이 병들면 따뜻하고 원만하게 하는 간 · 담의 정기는 허약해지고 싸늘하게 긴장시키는 폐장과 대장의 정기는 왕성하여 알칼리성 체질이 되며, 긴장함이 지나쳐서 피곤하고, 근육과 힘줄이 당기고, 근육 경련이 나타나며, 무산증이 되므로, 입이 쓰고 구역질이 나며, 소화가 안 되고, 간경화증이나 A형 간염이 검출되고, 옆구리가 아프고, 늑막염도 생기며, 간암이나 담석증 등이 발생할 수도 있다. 간장과 담낭이 지배하는 부분인 목과 눈과 고관절과 발과 손 · 발톱과 근육에 각종 병이 발생할 수 있다.

이와 같이 간장과 담낭에 병이 나타나면 금형 체질의 기본적인 성격은 내부로 감추어져서 잘 나타나지 않고, 간 · 담이 병들어서 나타나는 병적 성격이 표출되는 것이다. 그러므로 신경질적이고, 화를 잘 내며, 폭언 · 욕설하고 심술을 잘 부리며, 약올리고, 결벽증이 나타나고, 폭력적인 성격이 병적으로 나타나는 것이다.

그러므로 폐장과 대장이 간장과 담낭을 이겨서 나타나는 맥은 미끄럽고 가늘고 길며 긴장감이 있는 현(弦)맥이 촉지된다.

4) 식이요법

위와 같이 금극목(金克木)하여 간과 담낭에 병이 발생되었으면, 화극금(火克金)하여 폐 · 대장의 기능을 억제하는 것이다.

폐 · 대장의 기능을 억제하는 식품은 쓴맛인데, 금형 체질은 매운맛이 있는 식품은 적게 먹어야 하고, 쓴맛이 있는 식품은 많이 먹어야 한다.

5) 폐 · 대장이 병든 경우(奇經八脈의 病)

금형 체질로 태어난 사람은 폐장과 대장이 크다. 폐 · 대장이 크므로 좀처럼 폐 · 대장에 병이 발생하지 않는다. 그러므로 만일 금형 체질이 폐 · 대장에 병이 발생하였다 하면 중병이며, 과학적으로는 불치병에 해당되게 된다. 즉, 중풍, 소아마비, 저능아, 맹 · 농아, 고혈압, 당뇨병, 갑상선, 고질적인 신경통 · 해소천식 · 두통, 혹은 요통 등 괴상한 병에 빠지게 된다. 한 마디로 "안 아픈 곳이 없다."라고 표현하는 것이 적당하다. 기와 혈이 거꾸로 순환하기 때문에 성격이 비정상적이어서 이율 배반적이며, 천재적이기도 하며 미친 사람 같기도 하다.

이러한 경우 촌구 맥에서 4~5배나 강력한 맥박이 촉지되며, 이것을 기경팔맥의 병이라 하며, 任脈에 병이 익출하였다 한다. 그리고 침으로의 치료점은 열결혈이다.

금형 체질이므로 원래 매운 것을 싫어하는데 이 때에는 반대로 매운 것도 좋아한다. 입맛에 따라 곡식, 야채, 과일, 육류 중에서 매운 것만 골라서 먹으면 중병에서 벗어날 수도 있다.

6) 금형 체질의 대표적인 종류(3유형)

(1) 정금형

얼굴이 정사각형이고, 사각이 뚜렷한 사람. 폐장과 대장은 크고 간장과 담낭은 작으므로, 평생 간 · 담에 병이 있고 쓴 것을 많이 먹어야 한다.

(2) 금 · 수형

얼굴이 사각 모양이며, 아래턱이 넓은 사람. 폐 · 대장과 신 · 방광이 크고 간 · 담과 심 · 소장이 작으므로, 평생 간 · 담이나 심 · 소장에 병이 있고 쓴 것이나 단 것을 많이 먹어야 한다.

(3) 금 · 수 · 목형

얼굴이 사각형이면서 턱이 넓고 또 얼굴이 긴 사람. 폐 · 대장, 신 · 방광, 간 · 담이 크고 심 · 소장과 비 · 위장이, 작으므로, 평생 비 · 위장에 병이 있고 쓴 것이나 단 것을 많이 먹어야 한다.

따라서 금형 체질로 태어난 사람은 매운 것을 적게 먹고 쓴맛이 있는 식품은 많이 먹어야 한다. 쓴 것 중의 대표적인 식품은 술이다. 어떤 사람은 술을 많이 먹어도 괜찮고, 또 술을 많이 먹은 다음날은 더 일찍 일어날 수 있으며, 몸이 가벼운 사람이 있다. 이런 사람이 금형 체질이다. 이러한 금형 체질은 소양인, 태양인, 양명인, 궐음인, 소음인, 태음인으로 분류할 수 있다.

6. 수형 체질(신장 · 방광 체질)

1) 형 태

수형 체질은 얼굴 모양이 삼각형을 세워 놓은 것과 같이 턱(귀밑 부위)이 넓고 이마는 좁은 사람을 말한다. 이러한 수형은 그 사람의 육장육부 중에서 신장과 방광이 가장 크다.

그 이유는 허리가 굵고 길어서 신장과 방광이 들어 있는 곳이 넓기 때문이다. 이러한 사람이 만일 양체질에 속하면 방광이 더 클 것이고, 음체질에 속하면 신장이 더 클 것이다.

2) 성 격

신장과 방광이 크면 선천적으로 신장과 방광의 기능이 강하고 좋을 것이다. 한의학 용어로는 신. 방광의 정기가 實하다고 한다. 신 · 방광의 정기는 우주에 있어서의 水氣와 일치한다.

水氣라 함은 추워지므로 웅크리고 감추며, 분리하여 밀어내고, 저장하고 동면한다. 기다리고 음침하며, 반항적이고 개혁적이며, 부정적이다.

또 지혜가 출중하여 건설적인 의견을 제시하므로 연하고 부드러운 분위기를 조성하는 성격이 있다. 이러한 성격을 수형 체질의 본성이라 한다.

3) 가장 많은 병

신장과 방광의 기능이 강하면 심장과 소장을 상하게 할 수 있다(水克火).

심 · 소장과 신 · 방광은 서로 도와주고 견제하여 알맞게 균형이 이루어져야 하는데, 그 균형이 깨지고 신 · 방광이 이겨서 심 · 소장을 위축시키면, 심 · 소장에 병이 나타난다. 그렇게 되면 가슴이 두근거리고 깜짝깜짝 놀라며, 어깨와 팔꿈치가 아프고, 좌골 신경통이 생기고, 가슴이 등쪽으로 당기고, 가슴이 치밀고, 부정맥, 대맥, 심장판막증, 심근경색증 등의 병이 발생한다. 심 · 소장이 지배하는 부분인 혀와 얼굴, 주관절과 상완과 견갑골에 병이 발생하기도 한다.

이렇게 하여 심 · 소장에 병이 나타나면 수형 체질의 기본적인 성격은 내부로 숨어서 감추어지고, 심 · 소장이 병든 증상이 표출되기도 한다. 즉, 잘 웃고, 부끄러움이 지나치며, 어리광부리고, 부수가 없고, 버릇이 없고, 수줍어 하며, 놀라기 잘 하고, 짝사랑하는 성격이 병적으로 나타나기도 한다.

그러므로 신 · 방광이 심 · 소장을 이겨서 나타나는 맥상은 연하고 말랑말랑하고 꼭꼭 찌르는 감이 있는 구(鉤)맥이 느껴진다.

4) 식이요법

위와 같이 병이 진행되어 수극화(水克火)하였으면 토극수(土克水)하여야 한다. 즉 신 · 방광의 기능을 억제하는 데 치료의 요점이 있는 것이다. 신장과 방광의 기능을 억제하는 식품은 단맛이 있는 식품이다.

따라서 수형 체질은 단맛이 있는 식품을 많이 먹고, 짠맛이 있는 식품은 적게 먹어야 한다. 원래 수형 체질은 단 것을 좋아하고 짠 것을 싫어한다.

5) 신 · 방광이 병든 경우(奇經八脈의 病)

수형 체질로 태어난 사람은 신장과 방광이 크고 실하다. 그러므로 수형 체질은 신 · 방광에 좀처럼 병이 침입하지 못한다. 만약 수형이 신 · 방광에 병이 발생되었다면 중병이며 과학적으로는 불치병이다. 중풍, 고혈압 등의 병마에 시달리게 되고 氣와 血이 거꾸로 순환하기 때문에 그 성격이 비정상적이서 이율 배반적이며, 천재성이 있는가 하면 미친 사람 같기도 하다. 이러한 병을 기경팔맥의 병이라 하며, 인영 맥이나 촌구 맥에서 4~5배나 강력하고 성대한 느낌이 촉지되게 된다. 침으로의 치료 점은 신맥 혈과 조해 혈이다.

수형 체질은 짠맛이 있는 식품을 싫어하는 것이 원칙이지만 이 때에는 반대로 짠 것을 좋아한다. 짠맛의 식품을 대량 섭취하면, 거꾸로 순환하던 기혈이 정상적으로 순환하기 위하여 한 차례 강력한 몸살병과 같은 증상을 느낀 후 병은 치료되게 된다. 陰陽, 五行, 六氣, 즉 자연의 원리를 믿고 따르면 현대의 불치병에서 벗어나게 된다.

6) 수형 체질의 대표적인 종류(3유형)

(1) 정수형

얼굴이 삼각형이어서 턱이 넓고 이마가 좁은 사람. 신장과 방광은 크고 심장과 소장이 작으므로, 평생 심 · 소장에 병이 있고 단 것을 많이 먹어야 한다.

(2) 수 · 목형

얼굴이 길면서 턱이 넓은 사람. 신 · 방광과 간 · 담은 크고, 심 · 소장과 비 · 위장에 병이 있고 단 것과 매운 것을 많이 먹어야 한다.

(3) 수 · 목 · 화형

얼굴이 길면서 턱과 이마의 넓이가 같아서 직사각형인 사람. 신 · 방광과 간 · 담과 심 ·

소장은 크고, 비 · 위와 폐 · 대장이 작으므로, 평생 비 · 위, 폐 · 대장에 병이 있고 단것과 매운 것을 많이 먹어야 한다.

따라서 수형 체질로 태어난 사람은 짠것은 적게 먹고 단맛이 있는 식품을 많이 먹어야 한다. 이러한 수형체질은 소양인, 태양인, 양명인, 궐음인, 소음인, 태음인으로 분류할 수 있다.

7. 오행 표준형 체질(육장 · 육부 체질)

1) 형 태

오행 표준형은 얼굴 모양이 계란형으로 태어난 사람을 말한다. 그 이유는 지구, 달, 태양 등의 천체들이 타원형이고, 지구상의 강, 하천, 산의 능선 등이 대개 곡선으로 되어 있어 우주는 대체적으로 타원을 이루고 있기 때문이다. 따라서 인간의 얼굴 형태도 타원형, 즉, 계란형을 표준형으로 정해야 하는 것이다.

표준형은 六藏六腑의 크기가 서로 비슷하게 태어났으므로, 서로 돕고 견제하여 균형이 이루어져 원만하게 유지되고 운행되므로 완전한 생명력을 유지할 수 있도록 타고난 사람이다. 이러한 사람이 여기에 추가하여 몸체와 얼굴 크기가 균형을 이루는 음양 표준형이라면 정말 완전한 사람일 것이다.

2) 성 격

이러한 표준형 체질은 부자도 가난하지도 않으며, 게으르지도 급하지도 않으며, 천하지도 귀하지도 않으며, 약하지도 강하지도 않으며, 어떤 맛의 음식이나 다 좋아하고, 자기에게 잘 맞는 약 처방을 알고, 운동이나 일을 알맞게 하고, 원만하고 모나지 않고, 특색이 없는 진짜 보통 사람이라 할 수 있다. 그러므로 건강하고 무병하여 오래오래 살 수 있다.

이렇게 복을 많이 받고 태어난 사람이 육체가 크고 강하며, 오행 식사법을 알아서 올바른 식사를 할 수 있으며, 올바른 정신 수양을 할 수 있는 스승을 만난다면 큰 도를 얻을 수 있을 것이다.

3) 식이요법

이렇게 체질이 균형잡힌 사람은 신맛, 떫은맛, 쓴맛, 단맛, 매운맛, 짠맛이 있는 식품을 골고루 먹어야 한다. 편식하지 말고 골고루 먹어야 한다는 말은 표준형 체질에만 적용되는 말이다.

4) 오행 표준형 체질의 종류

(1) 표준형

얼굴 모양이 계란형인 사람. 육장과 육부의 크기가 모두 같다.

육미(六味)를 골고루 먹어야 한다. 따라서 표준형의 식사법은 골고루 먹는 것이다. 이러한 사람은 특별히 좋아하거나 싫어하는 음식이 없고 무엇이나 좋아하게 된다.

간 · 담에 일시적으로 병이 있다면 신 것을 좋아할 것이고, 심 · 소장에 병이 있으면 쓴 것을 좋아할 것이고, 심포 · 삼초에 병이 있으면 떫은 것을 좋아할 것이고, 비 · 위장에 병이 있으면 단 것을 좋아할 것이고, 폐 · 대장에 병이 있으면 매운 것을 좋아할 것이고, 신 · 방광에 병이 발생하면 짠 것을 좋아할 것이다. 그러나 그 병이 없어지면 역시 원래 체질에 따라 육미를 골고루 좋아할 것이다.

따라서 표준형의 병 없는 맥은 공과 같고, 예쁘고, 아름답고, 예술적이며, 완만하고, 발산하고, 긴장감이 있고 연하고, 단단한 감이 있는 평(平)맥이 느껴집니다. 그러므로 입맛대로 먹는 것이 건강하게 오래 사는 비결이 될 수 있다.

이러한 오행 표준형은 소양인, 태양인, 양명인, 궐음인, 소음인, 태음인으로 분류할 수 있다.

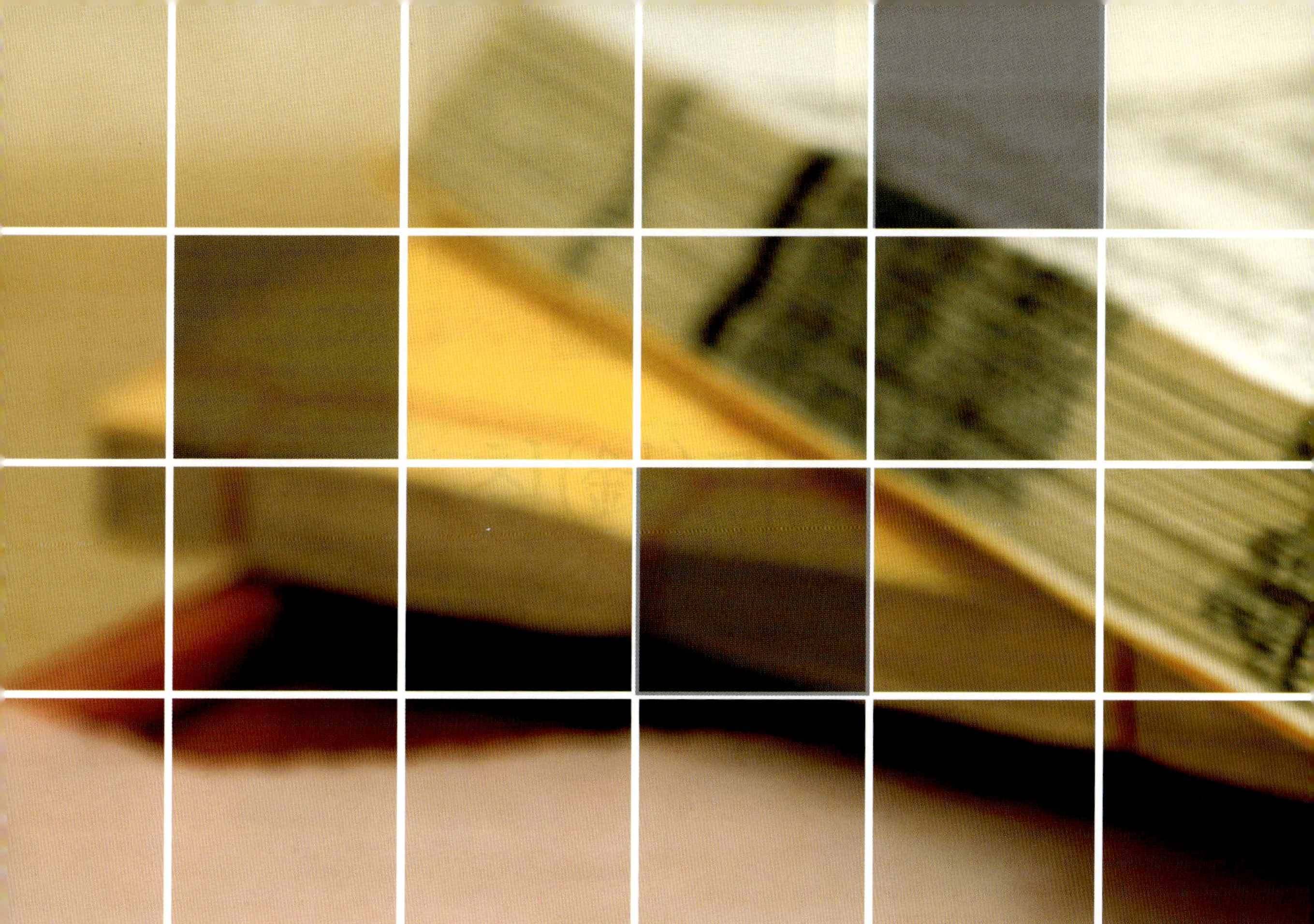

제 Ⅲ 부 각 론

로는 칼처럼 생긴 침으로 피부를 절개하여 어혈 또는 농을 제거하고, 관절 속의 진액을 빼내기도 한다.

침을 놓는 목적으로는 경락상 경혈위(經穴位)의 자극을 통하여 경락의 기능을 조절하고, 인체의 각 기관과 조직의 기능실조에 균형을 맞추기 위함이며, 기혈순환, 통증완화, 마비의 치료, 어혈의 제거 등을 목적으로 사용한다.

〈그림 III-1-1〉 **침의 종류**

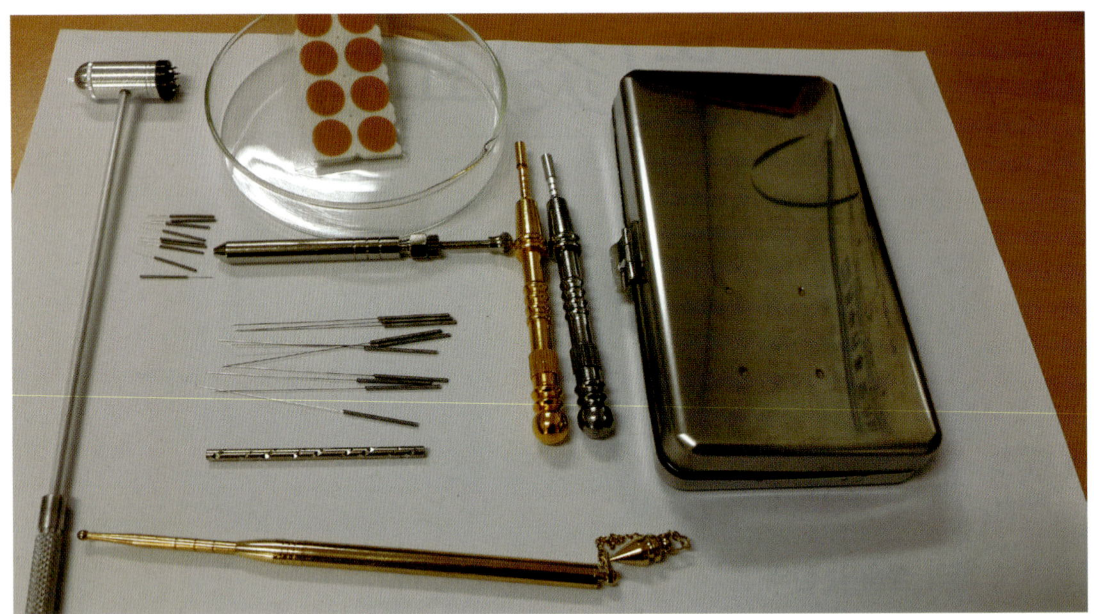

2. 침의 역사

중국 최고의 의서인 황제내경 소문영추는 침구치료를 주로 쓴 책인데, 그 속에 소침해편(小鍼解篇)이라는 것이 있어 침의 사용에 관하여 상세히 기록하고 있다.

고대 원시사회에서는 야산이나 움집생활을 하면서 어둡고 습기가 많은 곳에 거주하여 여러 가지 풍습통(風濕通)으로 뼈마디가 저리고 아프거나 각종 외과질환인 창상(創傷)으로 질환을 앓는 중에 이를 해결하기 위한 수단으로 침술을 사용하였을 것으로 본다.

우리나라에서 침의 기원을 찾아보면, 상고시대(上古時代)에 이미 민간요법의 하나로 돌침(石鍼)이 있었다는 것이 고고학을 통하여 알려졌으나, 체계적인 침구학이 수입된 것은 고구려 평원왕(AD · 561)때 오나라 지총이 의 · 약서와 침구 및 동인도(銅人圖)를 우리나라에 전하였고, 그 후 다시 일본으로 전파하게 된 것이다.

3. 한국에서 사용되고 있는 침

현재 한국에서 많이 사용되고 있는 침은 대개 중국에서 사용되는 침들 보다는 가늘고 일본의 것에 비하면 굵다. 그 굵기는 직경 0.14~0.3mm 정도이다.

중국에서 사용되는 침들은 아주 굵어서 한국에서 사용하는 침들 중에서 가장 굵다. 이러한 침들은 직경 0.43mm 정도의 것으로 중국에서는 가는 침에 속하며 직경 0.46mm 정도의 굵은 것들도 사용되고 있다.

최근에는 유럽의 프랑스나 독일 등에서도 침구치료가 성행되고 있는데 유럽에서 사용하고 있는 침들은 중국의 침보다 훨씬 굵으며 직경이 주사바늘 정도 되는 것들도 많이 사용되고 있다.

4. 침 치료의 장점

침의 장점은 신체에 거의 손상을 주지 않고도 어떠한 신체의 조직이라도 직접 자유로이 자극을 줄 수 있다는 점이다. 또한 침이 가늘기 때문에 찌를때 통증이 적고, 오히려 환부에 자극으로 시원함을 줄 수가 있다. 어떠한 질병도 발병 시에는 우리 신체의 어느 부분에서도 불편하다. 이러한 곳을 찾아 깊은 곳이나 얕은 곳을 직접 자극하여 질병치료와 예방을 할 수 있는 것이 침이다.

또한 침을 놓는 기술에 익숙해지면 자극의 강약도 자유롭게 조절할 수 있으며 그 질환에 적합한 자극을 줄 수 있다는 것도 침 치료의 장점이라고 할 수 있다.

5. 침의 구조

침은 침미(針尾) · 침병(針炳) · 침체(針體) · 침끝(침첨: 針尖)으로 구성한다. 침미(針尾)는 침병의 뒷부분으로 원통형이며 침 꼬리를 말한다. 온침(溫針)시에 쑥을 붙이는 부분이다.

침병은 용두라고도 하며 침의 손잡이로 나선형이다. 침을 놓을 때 힘을 주는 부분이며, 미끄러지지 않게 거칠게 만들거나 또는 선을 감아 둔 모양의 종류도 있다.

침근은 침체와 침병이 이어지는 부분이며, 침체는 침 끝과 침근 사이를 의미한다. 침체의 길이는 긴 것과 짧은 것이 있으며, 침의 굵기는 주로 침체를 말한다.

침 끝은 침첨(針尖)이라고도 하며 침 끝의 뾰족한 부분이다. 일반적으로 침의 재료는 금, 은, 철, 스테인레스, 스틸 등의 금속을 이용하여 만든다.

〈그림 III-1-2〉 **침의 구조**

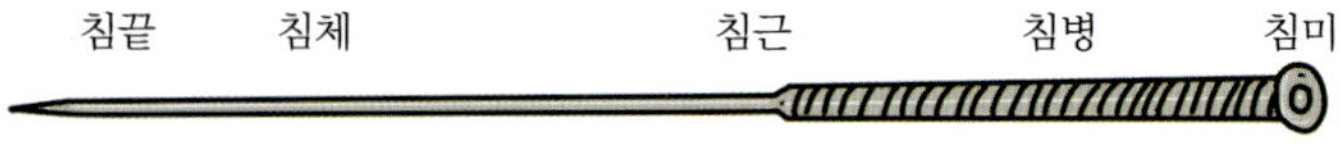

침끝 침체 침근 침병 침미

6. 침관

침관은 원통 또는 육각형의 은색 금속관으로, 침관의 길이는 침보다 약 4mm정도 짧은 것을 사용한다. 침관을 사용하는 이유는 초보자가 사용하기에 편리하며 자침하는데 통증을 적게 하고 환자의 공포심을 적게 해주기 때문이다. 최근에는 임상에서 전염 및 감염을 방지하기 위해 일회용 침을 개발하여 많이 사용하며, 침관은 주로 플라스틱으로 된 원통형 모양의 침관이 침과 같이 동봉되어 사용하고 있다.

〈그림 III-1-3〉 **침 관**

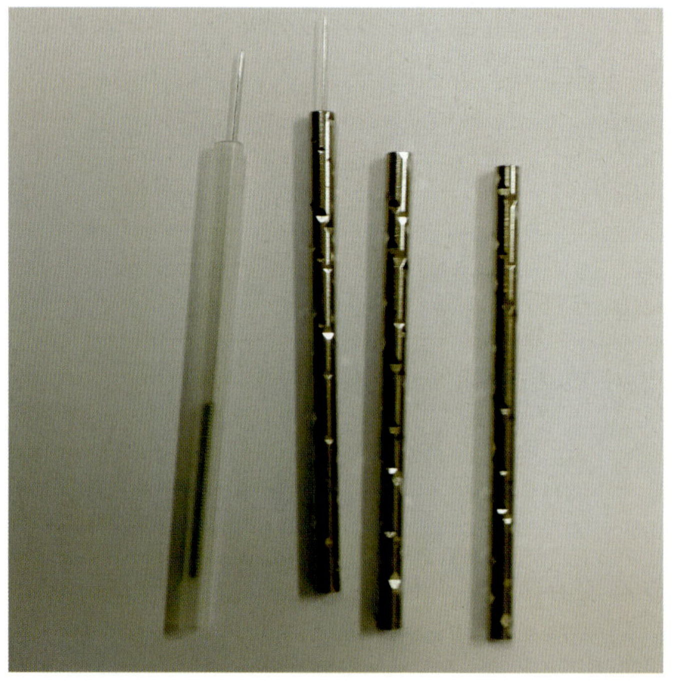

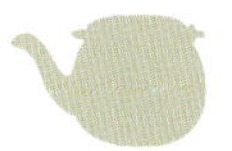

제2절 자침법[針法: 호침자법(毫針刺法)]

1. 침 시술 전 준비

침을 시술하고자 하는 부위를 찾아서 환자가 취해야 할 적당한 자세를 자침혈위(刺針血位)라고 한다. 환자는 침을 시술받고자 할 때 몸과 팔, 다리가 안정되도록 자세를 취하며, 침을 맞고 오랫동안 지속할 수 있는 자세를 원칙으로 한다. 침 시술 전에 알코올 솜을 이용하여 체표 상의 침 시술부위를 소독한다. 침 시술부위의 피부의 두께와 근육에 적당한 침을 선택하여 시술한다.

2. 침 시술시 손 자세(진침법: 進針法)

침 시술 시에는 빠르고 민첩하게 꽂고, 서서히 밀어 넣는다. 침을 꽂을 때 보조하는 왼손을 강하게 많이 눌러 주는 것은 오히려 기를 무기력하고 흩어지게 만든다. 침을 찌르는 오른손으로 가볍게 밀어서 서서히 깊이 꽂는 것은 통증을 없애는 방법이다. 임상에서는 세 가지 종류의 진침방법을 활용한다.

1) 협지진침법(夾持進針法)

침 시술 시 오른손 엄지(thumb)와 시지(index finger)로 집게 손가락을 만들어 침 자루(침병: 針柄)를 잡는다. 가운데 손가락이 침근(針根)부분에 닿게 하고 침 끝(침첨: 針尖)은 왼손 엄지손가락과 시지로 대고 가볍게 침 시술부위를 보조한다. 오른손 엄지손가락과 시지는 침병을 비비어 돌려가며 침을 들어가게 한다. 왼손도 침이 자침될 수 있도록 도와준다. 침이 충분히 자입 된 후에 침을 움직여 기를 얻는 방법(得氣)인데, 이러한 진침법은 피부가 두꺼운 발바닥이나 손 주위, 무릎주위, 어깨주위, 허리부위에서 활용된다(그림 Ⅲ-1-4).

〈그림 III-1-4〉 협지진침법

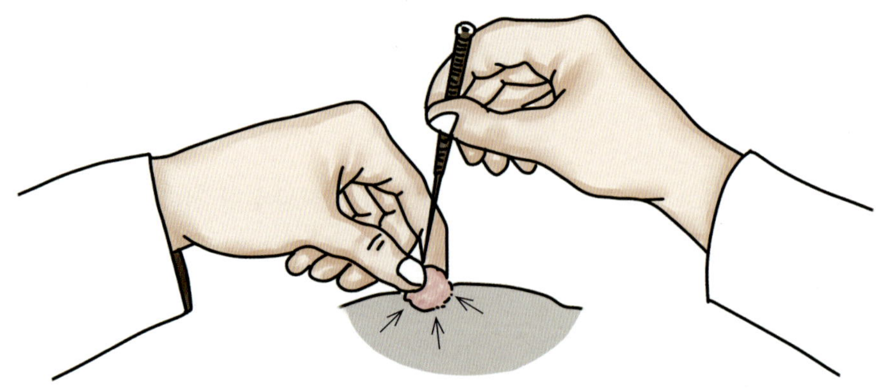

2) 제날진침법(提捏進針法)

왼손의 엄지손가락과 시지로 침 시술부위의 피부를 집어 올려 지탱하게 한 다음 오른손 엄지와 시지 손가락을 이용하여 자침한다. 이러한 침 시술은 비교적 얇은 부위의 피부에 많이 활용한다(그림 III-1-5).

〈그림 III-1-5〉 제날진침법

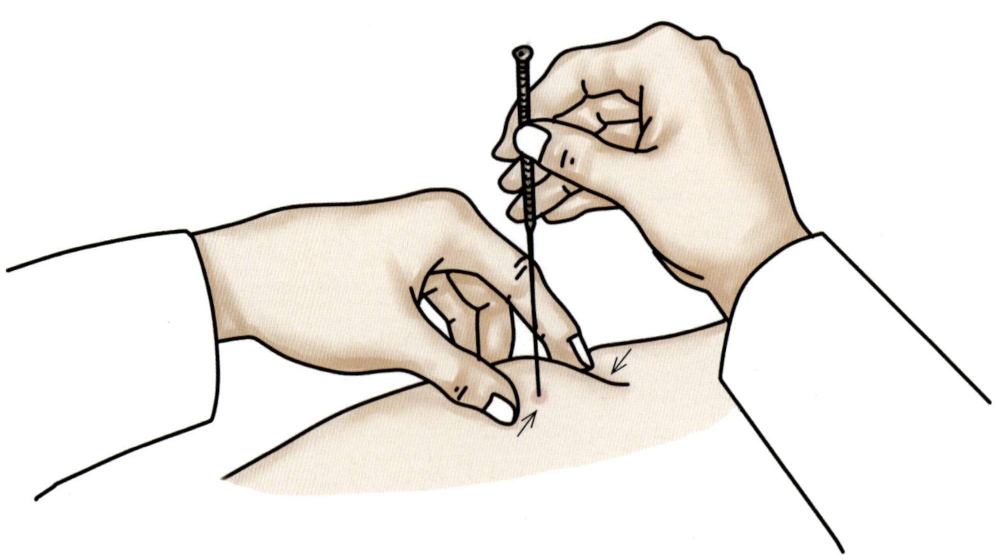

3) 서장진침법(舒張進針法)

왼손의 엄지와 시지손가락으로 침 시술부위를 양쪽으로 벌려 팽팽하게 한 다음, 오른손으로 비벼 침을 밀어 넣는다. 이 방법은 피부가 늙었거나 겹쳐 주름살이 있는 복부와 손목, 발목, 목 부위 등에 활용한다(그림 Ⅲ-1-6).

〈그림 Ⅲ-1-6〉 서장진침법

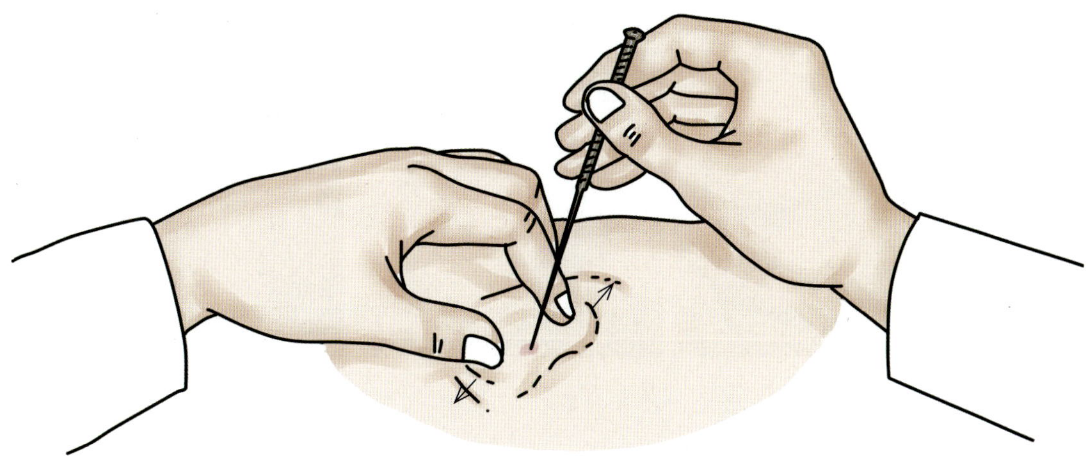

3. 침 시술 시 손 기술의 종류

침 시술 시 손의 기술적 방법에는 여러 가지의 비법들이 있으나 일반적으로 사용되고 있는 시술방법에는 관침법, 단자법, 회전법, 작탁법, 유침법, 간혈법, 진전법, 접촉법 등이 있다.

(1) 관침법(管針法)

관침법은 호침(毫針)이라고도 하며 머리카락 정도의 가는 침을 침관을 이용하여 시술하는 방법을 말한다. 요즈음 한방 임상에서는 침관 없이 손으로만 사용하는 진침법보다는 주로 1회용 침으로 플라스틱 침관을 이용한 삽관법을 많이 쓰고 있다. 이 방법에는 양손을 이용하여 삽관하는 방법인데 이것을 양수삽관법이라고 한다.

이 방법은 먼저 오른손에 침관을 잡고, 왼손으로 침미(針尾)를 침관 속으로 밀어 넣는다. 침이 침관 속에 충분히 들어가면 침관을 시술부위에 갖다 댄다. 왼손은 침관을 고정시키고 바로 세운 후 오른손 시지 끝으로 침미를 가볍게 두들겨서 자입하는 방법이다.

보통 침관은 침의 길이보다 약 4mm정도가 짧게 되어 있다. 침 끝이 피부에 닿았을 때에 침병의 머리가 침관에서 조금 나와 있다. 침병의 머리를 두들기면 침 끝이 3mm정도 피부 속에 자입하게 되므로 이 때 침관을 제거하고 왼손의 중지와 약지 사이에 끼워놓고 오른손으로 침병을 쥔 다음 자침수기(刺鍼手技)에 들어간다(그림 Ⅲ-1-7).

〈그림 Ⅲ-1-7〉 **관침법**

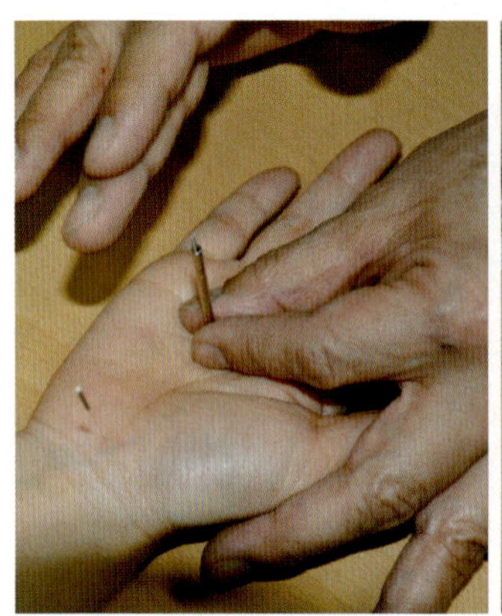

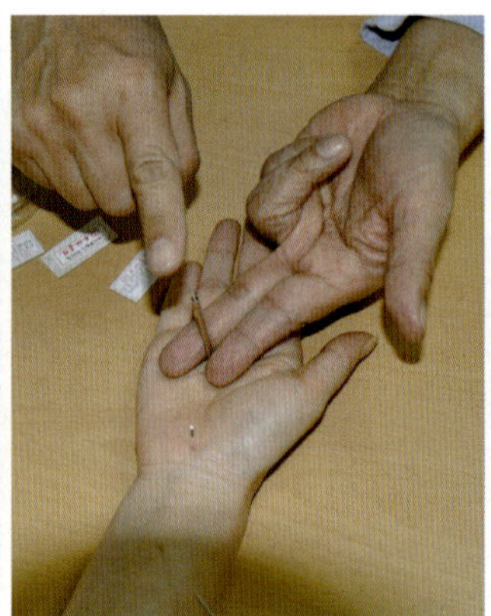

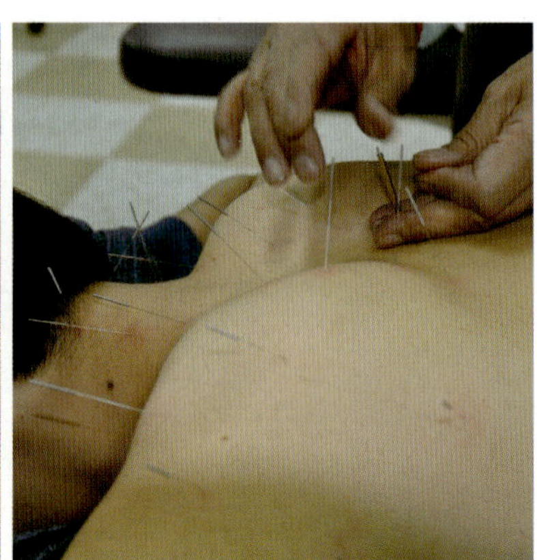

(2) 단자법(單刺法)

침이 일정한 깊이로 자입되면 바로 발침(拔鍼)을 한다. 지극히 가벼운 자침 자극으로서 신경이 과민하고 지각이 예민한 환자에게 사용하는 방법이다(그림 Ⅲ-1-8).

〈그림 Ⅲ-1-8〉

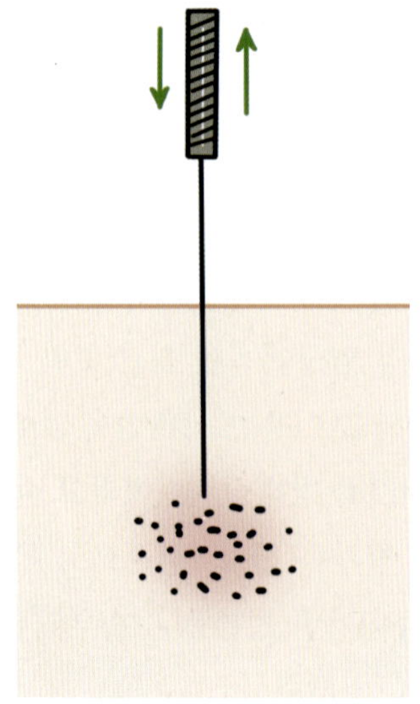

(3) 회전법(回轉法)

침을 자침하거나, 발침 시에는 침체를 회전시켜 비비면서 한다. 비교적 자침자극이 강하게 된다(그림 III-1-9).

〈그림 III-1-9〉

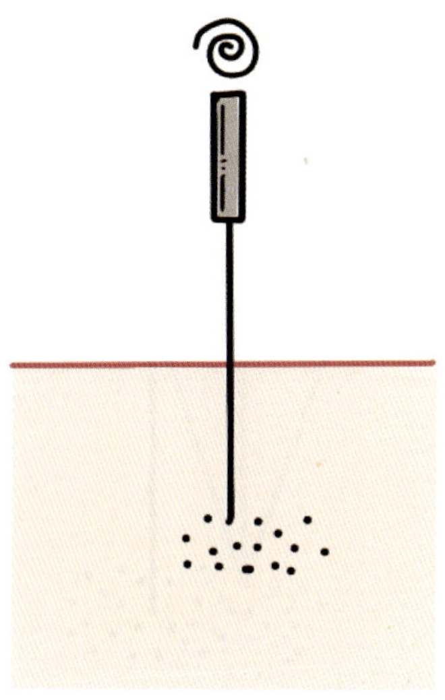

(4) 작탁법(雀啄法)

침을 자침하고자 하는 깊이까지 자입한 다음 콕콕 쪼듯이 단계적으로 찌른다. 이 방법은 매우 강한 자극을 주게 된다(그림 III-1-10).

〈그림 III-1-10〉

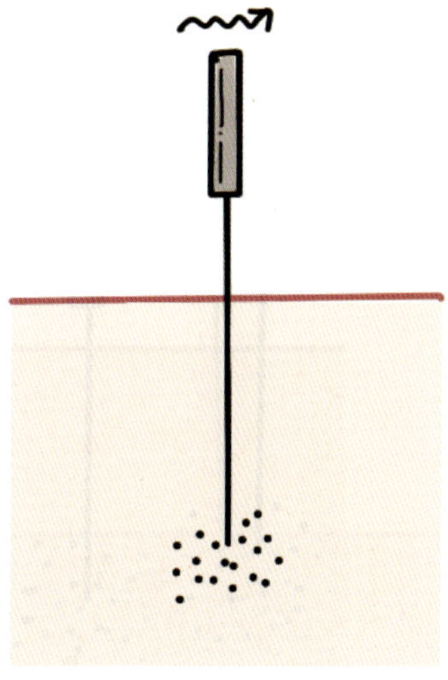

4. 전유법(前揉法)과 후유법(後揉法)

침의 효과를 최대한 노리기 위해서는 침 시술 전후에 피부나 근육을 가볍게 마사지를 하는 것이 좋다. 자침 전에 경혈부위를 가볍게 주므르거나, 쓰다듬어 주면 침 시술 부위가 자극에 순응하게 되어 쉽게 자입할 수 있고, 자침에 의한 통증을 적게 느낀다.

전유법이란 경락상 경혈점의 압통이나 경결, 긴장 등의 변화를 미리 알고자 하고, 자침시에 통증을 완화시키며, 환자에게 침에 대한 공포심을 적게 하기 위하여 시술부위에 마사지 하는 방법을 말한다.

후유법은 발침 후에 시술부위를 손으로 가볍게 누르거나 마사지 하는 동작을 말한다. 때로는 발침 후 침의 자극 때문에 근육에 긴장이나, 피부의 과민, 피하출혈을 초래하는 수가 있다. 이러한 경우 발침부에 가벼운 지압이나 마사지를 통해서 증상을 완화시킬 수 있다. 또한 자침에 의하여 압통이나 경결 등이 완화되었는지 확인하기 위해서 후유법은 아주 중요하다.

1) 침을 찌르는 각도

한방 임상에서 사용하는 침은 시술하는 각도에 따라 직자(直刺), 사자(斜刺), 횡자(橫刺) 세 가지로 분류할 수 있다. 직자는 침과 피부를 90° 각도로 하여 수직방향으로 찌른다. 대부분 피부가 두꺼운 부위에 시술하며 모든 경혈점 위에 적용한다.

사자는 침과 피부를 30~60° 각도로 경사지게 하여 시술한다. 요철부위나 안쪽의 중요 장기부위에 적용한다.

횡자는 연피자(沿皮刺)라고도 하며 침을 10~20° 각도로 거의 수평에 가깝도록 하여 시술한다. 대부분 피하조직이나 피부가 아주 얇은 얼굴부위에 적용한다.

〈그림 III-1-15〉 침을 찌르는 각도

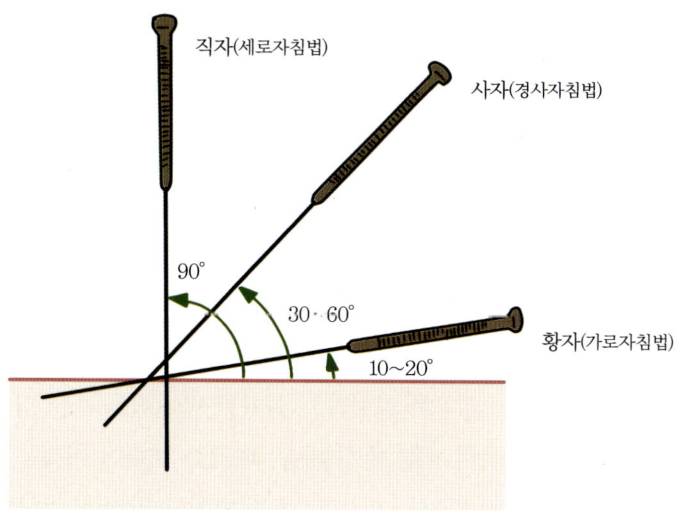

2) 침을 놓은 후(행침후기: 行針後氣)

경락상의 필요한 경혈부위에 호침으로 자침하여 적당한 만큼의 깊이까지 침 끝이 닿으면 자침부위가 찡하고 땡기는 감각통과 부풀고 저리고 둔탁한 것 같은 느낌이 나타나며, 시술자의 접촉부위의 손 밑에서도 피부가 팽팽한 느낌이 드는데 이를 득기(得氣: 기가 얻어지는 것)라고 한다. 자침 후에 이러한 느낌이 없으면 침을 서서히 잡아 당겨 침 끝이 피부표면에 얇게 닿게 하거나 각도를 바꾸어서 다시 자침한 후에 행침 시켜 득기에 달하면 멈춘다.

침 시술 시 중요한 것은 기를 얻는데 있다고 하였다 이것은 치료효과와 득기가 깊은 관계를 가지고 있다는 것을 말한다(靈樞: 九針十二原).

3) 발침법(拔針法)

침을 시술한 후 약 20~25분이 지나면 발침을 한다. 침을 뽑을 때에는 보릭스폰지나, 알콜솜 또는 마른솜으로 자침한 침주위를 지그시 누른 후 다른 손으로 침병을 잡고 천천히 돌리면서 뽑는다. 발침 시에 과도한 힘을 사용하거나, 너무 빠르게 뽑아 버리면 상처와 통증이 유발될 수 있고, 출혈도 나타날 수 있다.

요즈음 대부분 임상에서는 감염을 방지하기 위해서 일회용 침을 사용하며, 침을 놓을 때 침관을 이용하여 자침을 하므로 통증 없이 쉽고 편리하게 자침할 수 있다.

5. 침의 부작용 시 처치법

1) 훈침(暈針)

훈침은 자침 시 나타나는 증상을 말한다.

침 시술 과정에서 훈침의 발생은 대부분 침 치료가 처음이거나 침을 두려워해서 과긴장하거나, 체질이 약해서 나타나며, 침 시술법이 과중하여 환자가 참을 수 없을 때 일어난다. 다양한 증상들이 나타나게 되는데, 가벼운 경우는 어지럽고 얼굴색이 하얗게 되며, 가슴이 답답한 증상과 구토, 심한 경우에는 졸도나 얼굴색이 창백하고 입술색이 파래지며, 온몸에 땀이 많이 난다. 훈침이 일어나는 환자를 발견했을 때는 당황하지 말고, 우선 발침(拔沈)을 하고 환자를 반듯하게 눕게 한 다음, 베개를 빼내어 머리를 낮게 한다.

가벼운 증상인 환자는 따뜻한 물을 먹이고 안정을 취하면 신속하게 회복할 수 있고, 심한 환자의 경우에는 지압으로 인중(人中), 중충(中衝), 용천(湧泉) 혈을 눌러 주고 백회혈을 찾아 머리위에 쑥뜸을 하면 회복이 된다.

2) 체침(滯針)

체침은 근긴장으로 발침이 어려운 경우이다.

침을 자침한 후 시술부위가 팽팽하고 매끄럽지 못해서 침돌림이 되지 않고, 뺄 수도 없을 때 체침이라 부른다. 이것은 침 시술부위에 근육의 일시적 긴장으로 침이 단단히 박혀 곧바로 발침이 어렵기 때문에 5분~10분 정도 시간을 기다렸다가 침병을 돌려 빼거나 경혈 주위를 눌러주거나, 다른 부분에 자침해서 국부 긴장상태가 완화되도록 하여 침이 빠지도록 한다. 근육섬유에 근긴장이 너무 심하여 발침이 어려운 경우에는 행침 주위에 손을 이용한 마사지를 시행하여 발침이 용이하도록 한다.

3) 만침(灣針)

만침은 자침 후 과긴장에 의해 침 끝이 구부러진 상태를 말한다. 침을 꽂을 때 손의 힘이 일정하지 않고 과도하게 힘을 주거나 환자가 자침 후에 체위를 움직이거나, 침에 충격을 주면 침체가 구부러지거나 휘어지게 된다. 구부러진 정도가 너무 크면 그 방향에 따라 가볍게 비벼주면서 돌려 침병이 기울어진 방향으로 서서히 발침하며, 자세변경에 의한 경우는 먼저 체위를 교정하여 침을 뺀다.

4) 절침(折針)

절침은 침시술 후 침이 부러진 상태를 말한다. 시술 시 강한 자극으로 순간적인 통증과 놀램으로 근육에 갑자스런 경련이 일어나 절침이 일어나게 되며, 침시술 시 자세의 움직임이나 침의 재료가 좋지 않고, 침의 끝 부위가 손상된 경우에 일어난다. 이런 상황에서는 먼저 환자의 마음을 안정시키고, 원 자세루 변경시킨다.

침체가 몸 밖으로 나와 있으면 핀셋을 이용하여 빼낸다. 만약 피부속에서 침이 부러져 있으면 검지와 중지로 침의 양쪽면을 누르고, 침체가 노출되게 한 후 핀셋을 이용해 빼낸다. 침체가 이미 깊이 삽입되어 있으면 외과적 수술로 빼내야 한다.

5) 혈종(血腫) 및 팽윤(Swelling)

침을 뺀 후 그 자리에 빨강색의 작은 반점이 생기는 것을 볼 수 있는데 이것은 임상에서 자주 볼 수 있는 현상이다. 이것은 보릭이나 알콜스폰지로 지그시 눌러 주면 작아지거나 소멸되며, 멍이 든 청자색 혹은 부풀어 오른 작은 덩어리가 드러나면 혈관이 손상된 것이기 때문에 그 부위를 가벼운 마사지와 온습포를 이용하여 없어지도록 한다.

6. 침 시술 방법

1) 부위에 따른 구분

침시술법은 부위에 따라 전신의 경락상의 경혈점을 자극하는 체침법(體針法)과 국소적으로 어깨, 등, 허리, 궁둥이, 손, 발 등에 자극하는 국소침법(局所針法)으로 나눈다.

(1) 오행침법(五行針法)

우주를 구성하는 다섯가지의 물질을 오행(五行)이라 하는데 앞에서 언급하였듯이 오행은 목(木), 화(火), 토(土), 금(金), 수(水)를 말한다.

이러한 다섯가지 물질들은 상생상극(相生相剋) 관계의 원리로 서로 조화를 이루어 활동하는데 이러한 원리를 침 치료에 대입 응용한 시술법이 오행침법(五行針法)이다.

치료혈은 12경락을 오행 속의 성별로 나눈 상생상극관계의 허실 · 보사 원리를 응용하여 시술한다.

(2) 체침법(體針法)

체침 시술방법은 오수혈(정, 형, 수, 경, 합: 井, 滎, 輸, 經, 合)을 이용하여 시술하는 방법으로 이 혈은 팔굽관절과 무릎관절 아래에 위치해 있다.

이 시술법은 환자의 증상을 살펴 경혈점을 찾아 자침하는 배혈법(配穴法)이다. 왼쪽에 증상이나 통증이 있는 경우 오른쪽에, 위쪽에 증상이 있을 경우 아래쪽으로 침 시술을 하는 방식으로 반대쪽으로 침을 시술하는 무자법(繆刺法)과 누르면 통증이 있는 압통과 경결이 있는 시발점을 찾아 침을 놓는 아시혈법(阿是穴法) 등이 있다.

(3) 국소침법(局所針法)

국소침법은 우리 몸의 머리, 얼굴, 오관(눈, 귀, 코, 혀, 입), 척추주위, 수족을 손목 및 발목 등 다양한 부위를 대상으로 한다.

① 귀침(이침: 耳針)

이침(耳針)은 귀에 침을 놓아 인체 각 부위의 질병을 치료하는 침시술법을 말한다. 특수제작한 피내침이나 호침을 귀의 혈자리에 일정한 시간을 유침시키는 시술방법이다. 대개 피내침의 경우 3～4일 정도 자입해 테입으로 붙여두지만 1주일 정도까지도 무관하다.

귀에는 우리 인체의 오장육부에 관련된 이혈(耳穴)이 분포되어 이를 체계화시켜 소속된 장부에 질병이 발생했을때 이와 관련된 경혈점을 찾아 이혈점에 침을 자입함으로써 치료하는 침시술법이다.

이침요법(耳針療法)은 프랑스 의사인 노지에르에 의해 보고되었으며, 현재는 여러 분야에서 관련 장부에 질병이 있을 때 그 반응이 귀에 분포된 이혈(耳穴)에서 나타난다는 것을 감지하고 정확한 위치를 찾아 측정하여 체계화시켰으며, 귀의 모양은 태아가 거꾸로 있는 형상과 흡사하기 때문에 이를 기초로 연구하였다.

현재 이침요법은 다각적인 임상활용을 통하여 통증완화와 신경계, 내분비계 등의 병증에 효과가 있음을 보여 주고 있으며, 이침으로 마취까지 할 정도로 발전하였다. 그리고 담배를 끊게 되는 데도 이침이 활용되고 있으며, 비만한 사람에게도 귀에 이침을 자입하여 식욕을 감소시킴으로써 임상에서 활용도가 높다.

〈그림 III-1-16〉 이침

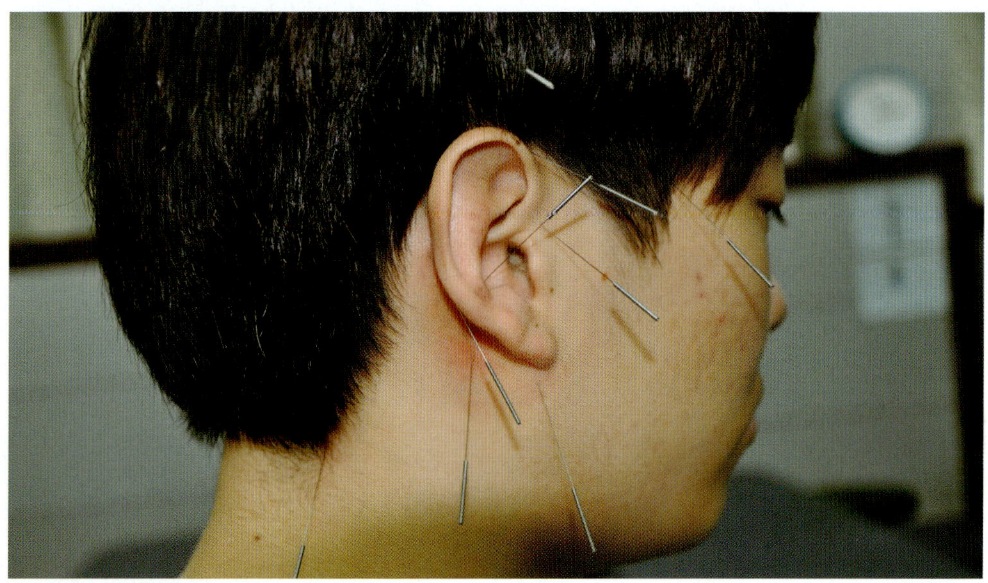

② 수족침(手足針)

수족침(手足針)은 손 또는 발의 침 시술 경혈점에 자침해서 질병을 치료하는 방법이다. 우리 인체는 손과 발에도 장부와 관련된 전신의 반응점이 있다. 따라서 관련 장부에 병증이 나타나면 그 부위와 상응하는 손과 발의 관련 부위에 자침함으로써 전신의 관련된 질병을 치유시킬 수 있는 것이다.

손과 발에 분포된 경락상에 상응하는 관련 장기의 침자리의 경혈점을 잘 운용하면 전신의 질환을 치료할 수 있다(그림 III-1-18).

〈그림 III-1-17〉 수족침 치료

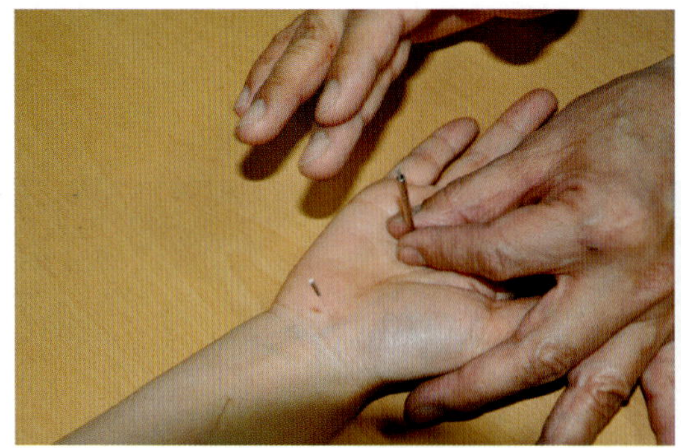

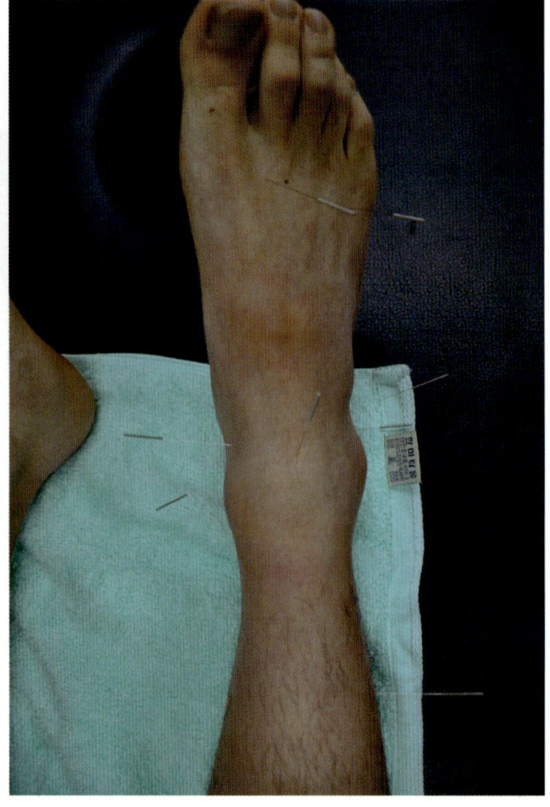

〈그림 III-1-18〉 발바닥에 연결된 인체 내부의 반사 부위

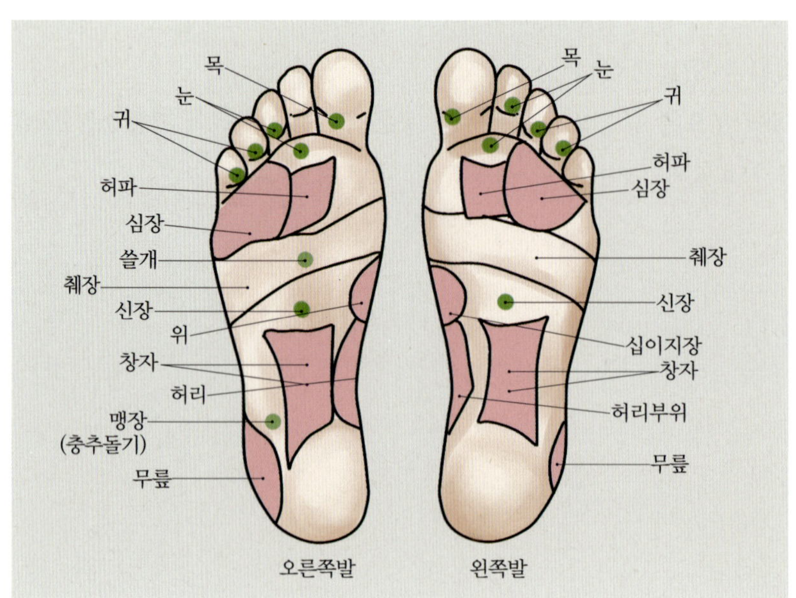

③ 두침(頭針)

두침은 머리에 놓는 침시술 방법이다. 대뇌 겉질의 기능과 두피(頭皮)의 상응부위에 자침하여 질병을 치료하는 방법이다. 이 시술방법은 머리피부에 자침한 결과 뇌혈관 관련 질환과 증상에 치료효과를 나타냄으로써 개발된 시술방법이다.

두침요법은 대뇌겉질 부분에 상응하는 부위를 자극부위로 지정해 놓았는데, 운동부위, 감각부위, 언어부위, 평형부위, 생식부위 등으로 구분해 놓았다. 두침에 적응되는 주요 질환과 증으로는 중풍, 고혈압, 편마비, 사지마비, 하지마비, 팔, 다리의 진전, 실어증, 실명, 구안와사, 말초신경계, 중추신경계의 질병에도 다양하게 적응한다. 더불어 내과적 질환이나 소화기 통증, 피부질환, 비뇨생식기 질환 등에도 시술 시 많은 효과를 나타내고 있다.

〈그림 III-1-19〉 두침

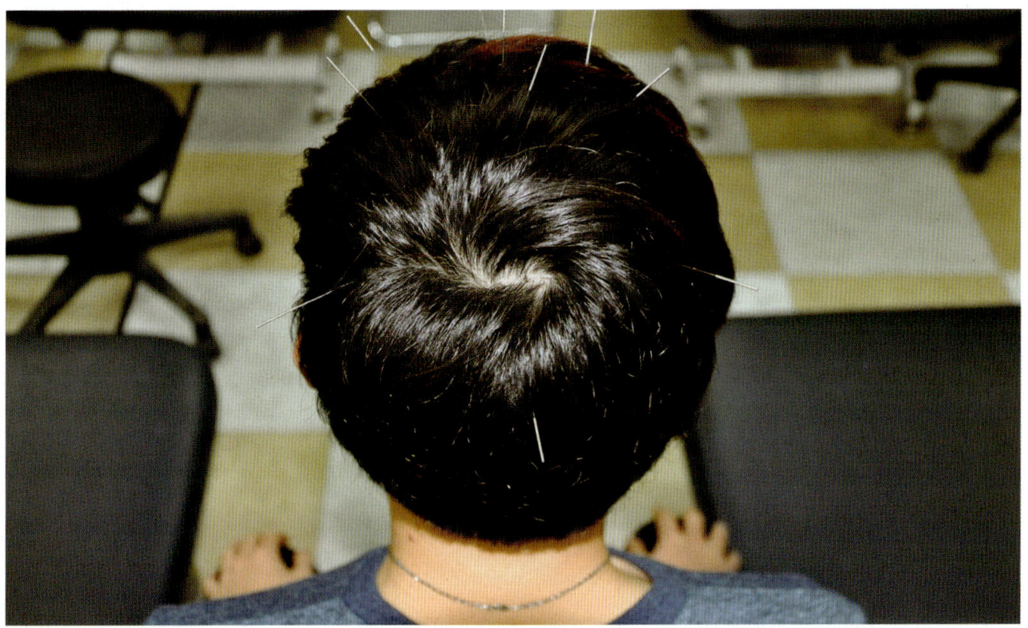

2) 침치료에 의한 구분

(1) 약침(藥針)

약침은 수침(水針) 또는 경혈 위의 주사요법이라 한다. 경락설(經絡說)에 의해 관련 약물을 경혈점에 주입하여 침과 약물작용을 동시에 시술하는 방법이다.

동양의학의 치료방법에서는 종전부터 일침, 이구, 삼약(一針, 二灸, 三藥)이라는 이론을 제시하여 침, 뜸, 약을 중요시 해왔다.

약침(藥針)은 침 시술부위를 찾아 강락상의 경혈점에 직접 한약재에서 추출한 관련 성분을 주입하는 방법으로 경혈에 침 자극만으로도 치료 효과를 나타내지만 추가로 관련된 특정약물을 주입함으로써 경구투여가 용이치 못한 소화기 장애를 가진 환자들에게 유용하게 사용할 수 있는 침시술 방법이다. 또한 관련 적용되는 질환들은 주로 마비질환, 중풍, 관절염 등의 질환에 해당 경혈점을 찾아 약물을 주입하여 치료한다. 중국에서는 이 방법이 많이 시술되고 있지만 우리나라에서는 부작용과 개발분야로 특정 병원에서만 시술되고 있다.

(2) 전기침(電氣針)

전기침은 침시술법과 현대과학의 기술을 접목시켜 발전된 침 치료방법으로 근래에 임상에서 다양하게 응용되고 있다.

전기침요법은 전기의 주파수 1,000Hz미만의 저주파 전류를 사용하여 우리 몸에 침을 자침한 상태에서 침병에 집게식으로 된 전선을 물려 필요한 전류를 통전시킴으로써 자극치료 효과를 노리는 침시술 방법이다.

전기침의 파형은 구형파, 삼각파, 정현파 등으로 질병에 따라 조절이 가능하며, 전류의 강도, 전압은 침 전극 사용 시 200mA가 양호하며 과전압 시 환자에게 쇼크를 줄 수 있으므로 주의를 요한다. 통전시간은 침을 놓고 난 후 15~20분 정도가 효과적이다.

전기침은 주로 진통 및 통증을 완화시키는 목적으로 많이 사용되지만 마취효과도 있다. 요컨대 수술 후나 분만 시 급성통증의 완화를 위해 응용되며, 관절염, 요통, 좌골신경통 등 자극량 조절이 가능하므로 침술마취에도 사용되고 있다.

최근에는 호침을 자입하여 저주파의 전기자극을 연결하는 맥놀이 침법, 호침을 자입한 후 소리주파의 전기자극을 연결하는 성전침, 호침을 자입한 후 고주파의 전기자극을 연결하는 고주파 침, 호침을 자입한 후 냉각된 기운을 전달하는 냉침법, 경락상의 경혈점에 침 대신 레이저를 적용하여 시술하는 레이저 침, 침시술 부위에 침 대신에 전기자극 만으로 자극효과를 노리는 혈위전극법(은침요법) 등이 사용된다.

〈그림 III-1-20〉 전기침

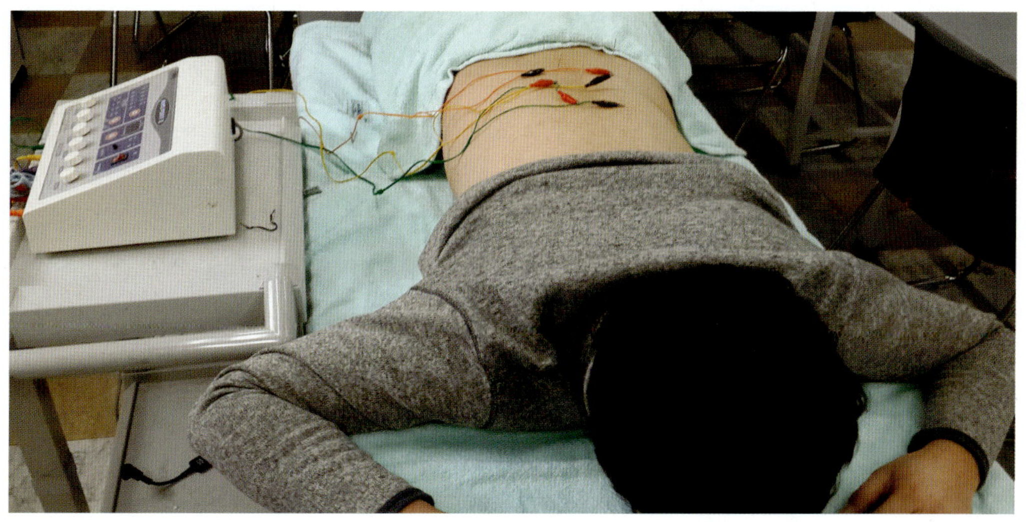

(3) 피내침(皮內針)

피내침은 특별히 제작한 작은 핀처럼 생긴 침으로 해당 경혈점을 찾아 피부안에 자침하여 테입으로 봉한 다음 4일에서 길게는 일주일 정도 유침시키는 방법이다. 일반적으로 만성적인 질병에 많이 시술되며, 신경성 두통이나 편두통, 단식요법, 다이어트 등에 금침으로도 사용된다.

(4) 피부침

여러 개의 침을 관련부위의 경혈점을 찾아 한꺼번에 시술하는 방법이다. 주로 두통, 국소피부질환, 고혈압 등에 적용되며 주로 허약자, 노인, 정신적 예민자에게 많이 시술된다.

3) 조작법에 의한 구분

유침법(留針法)은 침을 꽂고 일정시간을 두고 기다리는 시술법이며, 보사법과 행침법은 자침, 발침, 유침 시에 자극방법을 바꾸는 시술방법을 말한다. 또한 피부를 절개하여 피하지방(피지)을 빼내는 할치법(割治法)은 여드름이나 피지종에 시술하며, 질기고 단단한 섬유종을 제거하는 도침법(挑針法), 침으로 피부에 자락하여 피를 낸 뒤 부항컵을 이용하여 어혈을 빨아내는 자락발관법(刺絡拔罐法), 피부에 여러 군데를 뚫어 피를 내게 하는 비침법(飛針法) 등으로 구분된다.

7. 침 시술의 적응증

침은 비교적 효과가 빠르고, 경제적이며, 부작용이 적고 안전하다.

적응질환은 급 · 만성 편도선염, 신경성, 과민성 피부염, 일사병, 발열성 종기, 급성염좌, 급성 각막염, 비염, 각 마비질환, 습진, 홍반, 정맥염, 임파선염, 급성혼미상태, 항문질환 등이 적응증이다. 침 시술이 임상에서 적용되는 계통질환은 내과, 부인과, 신경과, 신경정신과, 정형외과 등의 모든 관련 질환과 병증, 예방과 진단에까지도 응용할 수 있다. 또한 오관과 관련된 임상적으로 나타나는 각종 병증에도 적용된다.

8. 침 시술의 금기증

침을 시술해서는 안 되는 질환은 거의 없으나 안구, 젖꼭지, 배꼽부위, 음부, 출혈성 부위, 동맥류, 정맥류부위, 허약체질, 빈혈증, 저혈압성, 임신이나 산후 등에는 신중을 기해야 하며, 반드시 금기해야 하는 경우는 식후 바로, 음주 시, 화가나 흥분이 가라앉지 않았을 때, 공복 시, 성교후, 심한 피로 시, 수척한 사람, 발한상태가 심한 경우, 심한 설사 후, 당뇨병이 심한 환자, 많은 출혈 후 갈증이 심하게 나타날 때는 기운이 우리 몸에 안정된 상태가 아니기 때문에 적당한 시간을 맞추거나 금기하는 것이 바람직하다.

9. 침 시술 시 주의사항

침 시술 시의 정확한 취혈과 자침의 조작을 위해서는 자세와 밀접한 연관성을 가진다. 따라서 시술에 맞는 정확한 자세를 취해야 한다. 허약체질의 환자나 정신적으로 긴장되어 있는 경우 앉아서 침 시술 시 침훈을 일으키기 쉽다. 환자가 안정되지 못한 자세에서 침을 맞게 되면 국소에 통증이나 침이 부정확하게 되어 부러지기 쉽다.

환자 자세 선택 시 주의사항으로는

첫째, 시술자는 정확한 취혈를 위해 편안한 자침 자세를 취하고 안정된 마음을 가져야 한다. 환자가 시술에 안정되고 편안한 자세를 취하기 위해서는 관련부분만 노출시키고 그 외 부분은 타올이나 커텐으로 가려주어 하여야 한다.

둘째, 침 시술 시 필요에 의해 자세를 바꿀 경우 환자의 체질이나 병의 상황에 따라 체위변경을 해야 한다. 시술시의 자세는 경우에 따라 여러 자세를 취할 수 있지만 그 중에서 가장 좋은 자세는 누운자세이다. 특히 신경과민, 허약체질, 예민한 환자의 경우는 침훈을 방지하기 위해 누운자세에서 시술하는 것이 좋다.

셋째, 온도와 관련성이 높다. 기온이 내려간 겨울철이나 실내의 온도가 낮을 경우 환자가 움츠리게 되며, 긴장을 하게 되어 정확한 취혈이 어렵고 근긴장으로 침훈이 발생할 수 있다. 따라서 적정 실온을 높이고 불필요한 부위의 노출은 최대한 적게 한다.

* 침 시술 시 적용되는 자세의 종류

· 누운 자세(앙와위: 仰臥位): 바로누운자세로 치료부위가 몸 앞쪽을 향한다.
· 엎드린 자세(복와위: 伏臥位): 엎드린자세로 치료부위가 몸 뒤쪽을 향한다.
· 옆으로 누운 자세(측와위: 側臥位): 옆으로 누운자세로 몸 옆부분을 향한다.
· 앉은 자세(앙좌위: 仰坐位): 시술부위가 머리, 얼굴, 목, 가슴인 경우 취한다.
· 엎드려 앉은 자세(복좌위: 伏坐位): 시술부위가 등이나 옆구리 부분인 경우 취한다.

위에 제시한 침 시술에서의 자세는 앉은자세와 누운자세를 기본으로 하고 취혈의 필요에 따라 팔다리가 편한 자세에서 굽히거나 펴는 자세를 취한다.

〈그림 III-1-21〉 **침 치료 자세**

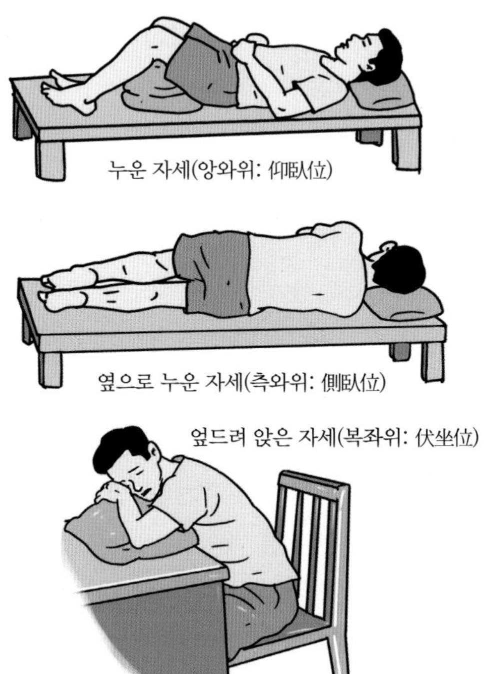

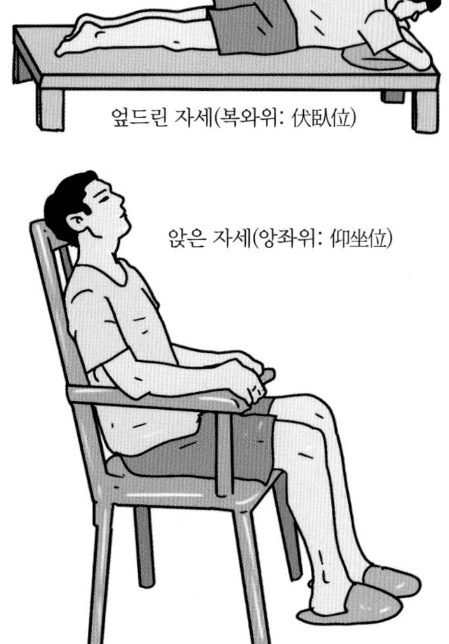

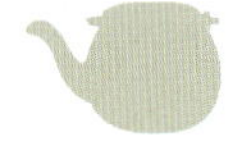

제3절 뜸요법(灸療法)

1. 개요

뜸요법은 구요법(灸療法)이라고도 하며 약물을 피부위의 관련부위를 찾아 뭉친 쑥(뜸솜)을 놓고 태우거나, 김을 쏘이는 방법을 이용하여 온열(溫熱)자극을 시킴으로써 질병을 치료하는 방법이다. 또한 여러 종류의 쑥뭉치 뿐 아니라 다른 약물들을 혈자리에 놓고 태우거나 구워서 뜨거운 기운이 경락상의 경혈점을 통해 투입되면 기혈이 유통되어 질병을 치유하고 예방하는 일종의 외치법(外治法)이다.

뜸의 기원은 우리가 일상생활에 있어서 열을 가까이 하면 온몸이 풀리고 이완되는 느낌을 알 수 있듯이 정확하지 않지만 원시시대부터 질병이 발생했을때 불을 가까이 하면 증상이 완화되거나 감소함을 경험한 데서 비롯되었을 것으로 추측된다. 문헌적으로는「황제 내경」에 그 치료법이 기재되어 있으며, 이후의 의학서적에 침과 함께 질병을 치료하는 선행요법(先行療法)으로서 임상적 병역들이 기록되어 있다. 뜸은 주로 쑥을 쓴다. 쑥은 다년생 식물로써 국과(菊科)에 속한다. 들이나 야산에서 자생하며 어느 곳에서나 수집이 쉽다. 쑥의 성질은 따뜻하고 온화하여 근긴장을 잘 풀어주고 기혈영위를 잘 소통하여 예로부터 항염증작용이나 혈액순환을 도와 몸을 따뜻하게 하여 허약체질이나 모든 한냉성 질환에 많이 활용되고 있다. 따라서 시술 시 인체의 기운을 사(瀉)하는 침(針)과는 달리 기운을 보충해 주는 효능이 있어 허약성 질환이나 만성 질환에 효력을 발휘한다.

뜸의 효과은 온열자극을 주는 데서 가장 큰 특징을 찾을 수 있다. 그리고 조직세포의 기능을 촉진하고, 면역작용의 강화, 적혈구의 혈색소 증가, 지혈, 진통, 병리조직 제거 등의 작용이 있으며, 혈압강하, 동맥 경화증, 빈혈증, 위궤양, 두드러기 등에 효과가 있다. 뜸은 실증(實症)보다 허증(虛症)질환에 많이 사용되므로 장기간 사용해도 무방하나 너무 지나치게 시술하면 피부에 화상을 입는 경우가 생겨 감염이나 흉터가 영원히 남아 외관상 보기 흉한 단점이 있다.

쑥뜸의 재료는 오래된 쑥잎으로 만든 뜸솜이 좋으며 온화한 화력과 불꽃이 튀지 않고 피부에 접착력이 좋다. 또한 경혈점에 침투가 깊고, 연기가 적은 반면 쑥의 특유한 향을 느낄 수 있어 오래 된 쑥일수록 좋다. 뜸솜을 만드는 방법에는 쑥잎을 말려서 부드럽게 비비거나 굴려서 쑥 줄기를 제거하고 알맞은 크기로 만들어 뜸솜으로 사용하게 된다.

예로부터 쑥솜에 강할이나 건강, 유향, 목향, 침향 등의 한약재를 혼합하여 시술하는 방법도 많이 사용되었다.

2. 목적

뜸요법은 예로부터 질병을 치유하고 예방하기 위한 목적으로 주로 허증이나 체질에 많이 활용해 왔다. 고전에는 수삼리 · 족삼리혈에 지속적인 침 시술을 했을때 허약한 몸이 튼튼해지고, 감염성질환이 감염되지 못할 뿐아니라 건강한 생활을 할 수 있다고 하였으며, 오늘날 보고된 바에 의하면 뜸은 신진대사와 혈구를 증가시켜 진통이나 소염, 영양의 촉진에 탁월한 효능이 있다고 하였다. 이처럼 고전이나 현재 임상을 통해 부합됨을 알 수 있듯이 뜸요법은 체질적 반사점인 경락상의 경혈점을 자극하여 기능을 조절하고, 생체 각 부분의 음양을 조정하며, 조화가 결여된 병리상태를 정상으로 회복시키는 것을 목적으로 한다.

뜸의 작용에는 억제 · 흥분 · 유도 · 반사 · 면역작용 등이 있다.

3. 뜸요법의 종류

1) 직접뜸요법(直接灸療法)

유반흔구라고도 하며 경락상의 경혈점을 찾아 피부위에 뜸솜(뜸쑥)이나 뜸봉(뜸대)을 직접 갖다대며 열감이나 뜨거움을 느끼면 바로 때는 반복적 뜸 시술 방법이다. 직접뜸요법에는 애조구(뜸봉뜸)와 애주구(뜸대뜸) 방법이 있다.

(1) 애조구(艾條灸)

직접뜸법으로 사용전에 뜸솜(뜸쑥)이나, 다른 약물을 혼합한 뜸쑥을 이용하여 조그마한 막대기 모양의 뜸봉(뜸대)을 만든다. 시술 시 불을 붙인 후 경혈위와 뜸봉간에 2~3Cm정도 간격을 두고 열자극을 가한다. 침 시술과 같이 응용할 수 있으며, 비교적 간편하고 효과가 좋아서 관련 질환이나 체질을 가진 환자에게 임상에서 많이 응용되는 뜸 시술 방법이다.

(3) 애권구(艾卷灸)

애권구(艾卷灸)는 애봉구라고도 하며 쑥을 농축시켜 만든 작은 막대 모양의 봉처럼 생긴 쑥 뜸이며 원통형으로 되어 있다. 이것은 두가지 모양으로 하나는 1cm정도 짧은 애봉구 한 쪽에 피부와 밀착시키는 양면 테이프를 붙여 뜸요법을 하고자 하는 경락상의 경혈점에 붙여 국소적 또는 전신적으로 편리하게 사용할 수 있도록 개발된 막대 모양의 뜸봉이며, 또 하나는 병마개처럼 생긴 뚜껑에 구멍을 뚫어 그 속에 애권구, 즉 애봉을 박아 불을 붙인 다음 피부 또는 체표적 반사점에 풀을 이용하여 접촉시켜 사용하는 방법으로 구멍이 하나인 것과 5~6개의 구멍을 뚫어 여러 개를 한꺼번에 넣어 넓은 부위, 즉 허리 또는 복부에 사용하기도 한다.

요즈음 임상에서도 애권구요법이 편리하고 사용이 간편하므로 환자치료에 많이 이용되고 있으며, 가정에서도 민간요법으로 많이 선호하고 있다(그림 III-1-27).

〈그림 III-1-26〉 **애권구의 종류**

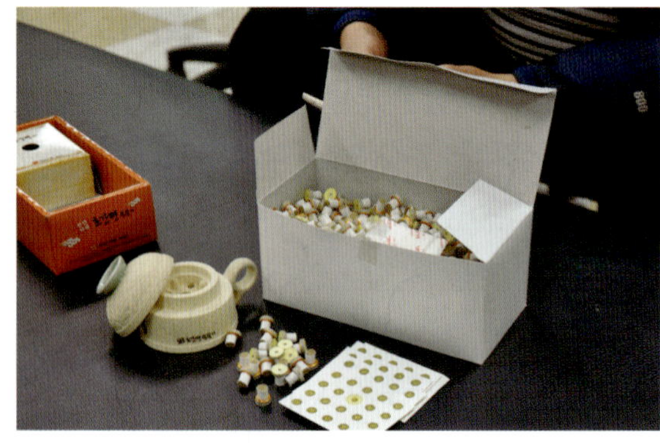

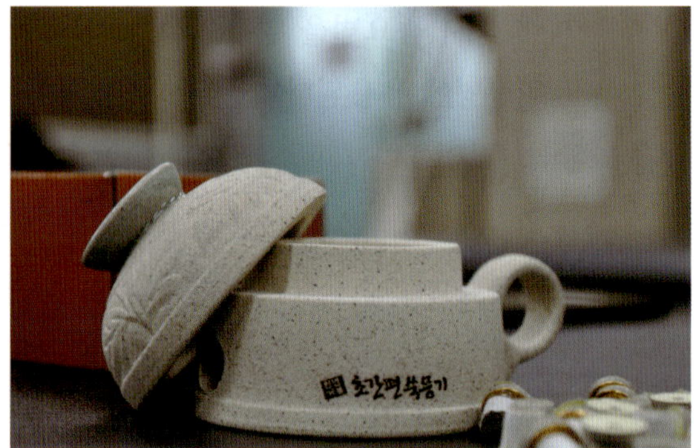

〈그림 III-1-27〉 **애권구요법**

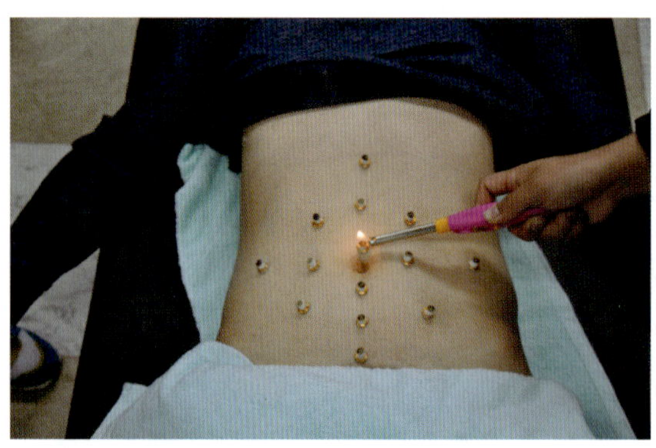

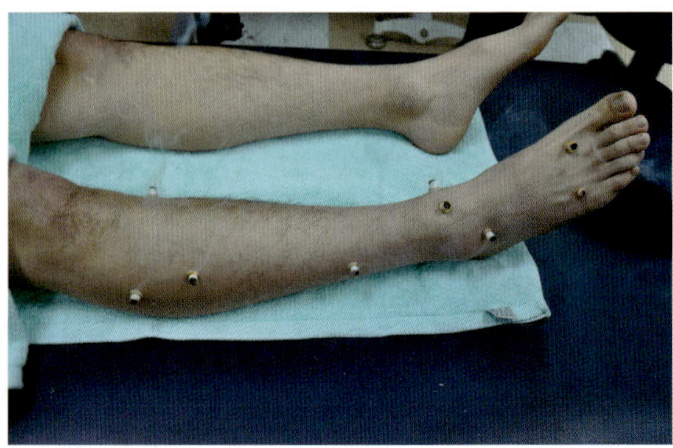

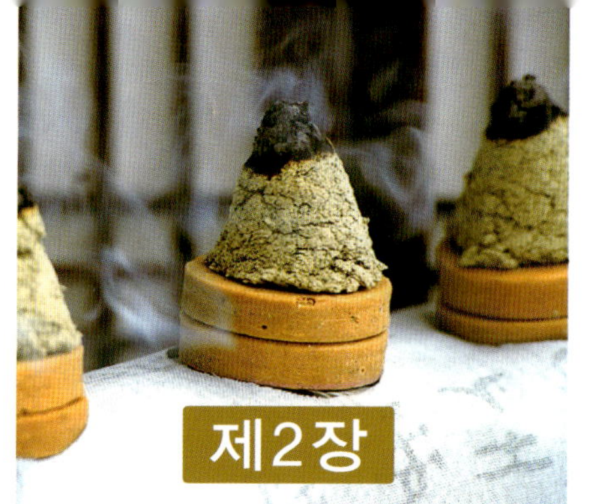

자석치료법(磁石治療法)

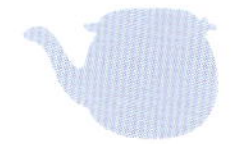

제1절 자석치료

1. 정의

자석치료법이란 자장, 즉 자력을 침구요법에 쓰이는 경락, 경혈에 작용시켜 각종 질병 및 질환들을 치료하는 방법을 말한다. 즉 자력선을 몸 안에 침투시켜 치유시키는 방법을 말하며 치료 시 통증이 없는 것이 장점이다. 자석치료는 한방물리요법의 일종으로 경락상의 경혈점을 이용하는 것이 양방물리치료와 다른 점이다.

자석치료법의 취혈방법은 침구혈의 취혈방법과 거의 같이 한다. 가장 기본적이고 또 임상에서 가장 흔히 쓰이고 있는 방법은 자석을 직접 체표에 붙이는 첩부법이다.

체표에 붙이는 자석을 자주, 자석립, 자석편, 자석괴라고도 한다. 또 작석의 첨부법 이외에 새롭게 전자력인 교번(Alternative Curve), 맥동(Pulse Curve) "파루스(Parus)"자장을 매일 또는 격일로 환자 체표의 일정한 혈위 또는 압통부위와 반응부위에 대고 일정시간 치료하는 방법도 있다.

자석치료법은 자석을 체표에 붙이거나 전자석을 몸에 대어 자력선을 몸 안에 투입하는

〈그림 III-2-2〉 **말굽자석**

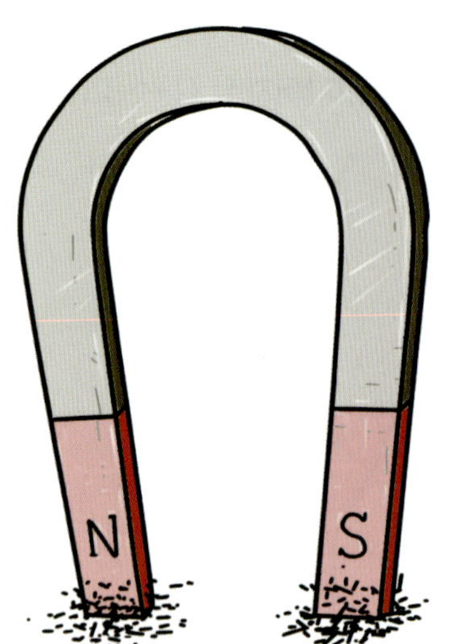

〈그림 III-2-3〉 **막대자석**

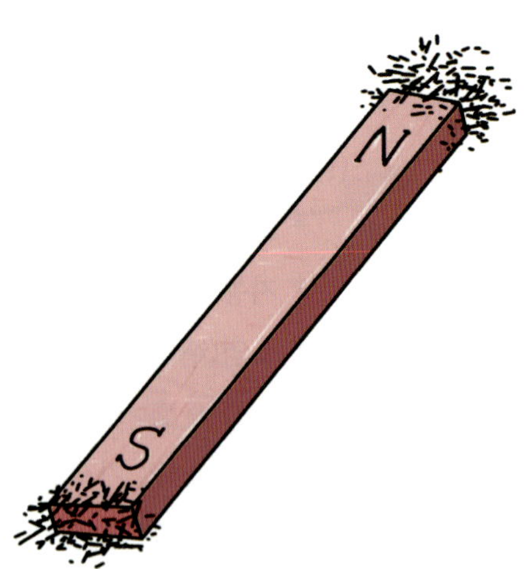

매달은 자석이 항상 남북을 가르키는 것은 지구가 커다란 지자기로 되어 있기 때문이다. 나침반은 이 원리를 이용한 것이다.

〈그림 III-2-4〉 **자석의 나침반 원리**

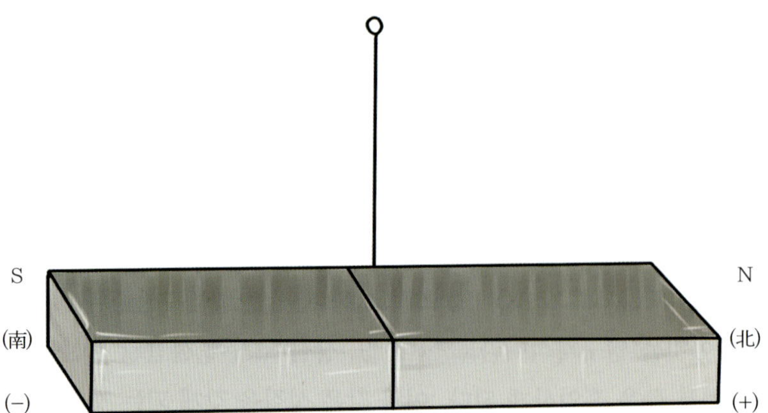

5. 자장, 자력의 성질

자석에는 한 쌍의 자극인 N극과 S극이 있다. 이 자극 사이에는 서로 힘의 상호작용이 있어 같은 극끼리는 서로 배척하고, 다른 극끼리는 끌어 당겨 합치려는 성질이 있다.

나침반이 남북방향을 가리킬 수 있는 것은 이 원리 때문이다.

자장, 즉 자력은 육안으로 보이지도 않으며 만져지지도 않는다. 그러므로 강약이나 분포상태를 알고 싶으면, 한 개의 막대자석 위에 유리판을 놓고 그 위에 쇳가루를 뿌려 유리판을 가볍게 움직여 보면 이들 쇳가루가 몇 개의 둥근 줄 모양을 만든다. 이 줄 모양의 엉성하고 빽빽한, 즉 소밀도가 자력의 강 · 약을 나타내는 것이다.

유리판 위에 나타나는 각 점의 방향은 N극으로부터 나와서 S극으로 들어감을 나타내는데, 이들의 선을 자력선이라고 한다.

바로 이 자력선을 몸 안에 투입시키는 것이 자석치료법인 것이다.

자력의 강 · 약 단위를 “가우스”라고 하며 기호는 G라고 약자로도 사용한다. 또는 금속을 자석 가까이에 대면 그 금속도 자석의 기운, 즉 자력이 남게 된다. 이것을 잔류자력이라고 하며 이런 금속을 “자성체”라고 한다. 쇠, 즉, 니켈, 코발트 등은 강자성체에 속한다. 인체의 혈액 중에도 강자성체인 철분이 많이 있다.

6. 자력과 인체

자석이 인체의 질병에 쓰이는 것은 다음과 같은 이유 때문이다. 사람의 몸속에는 철분–헤모글로빈의 주성분인 혈색소가 많이 있는데, 이 철분은 강한 자성체이므로 몸에 자석을 가까이 대면 철분의 활동, 즉 혈류에 활기를 주고 유도작용을 가승시켜 주게 된다.

몸 속의 철분은 산소와 영양분을 결합시켜 각 세포 조직에 운반하고 노폐물과 탄산가스를 교환해 주는 신진대사작용의 역할을 담당하고 있으므로 이러한 소통의 원활함이 질병치료의 첩경인 것이다.

7. 자석치료에 쓰이는 용재와 용구

(1) 영구자석의 종류

* 자석편: 자석조각
* 자주: 구슬모양의 작은 자석
* 자석립: 작은 알갱이 자석
* 자석괴: 자석 덩어리
* 봉자석: 원통형 막대모양의 자석

〈표 III-2-1〉 **자석편의 강도와 사용**

범 위	미약자장	약자장	저자장	중자장	강자장	초강자장
자장의 강도 (G) (단위가우스)	0.3-0.5이하	1-100	100-500	500-1,800	1,800-3,000	3,000이상
대인 작용효과	불확실	유아에 대하여 확실	일부질환에 대해 확실	확 실	확 실	확 실
임상응용	극히 적다.	성인에게 부착이혈	소수 질환에 적응	많은 질환에 적응	많은 질환에 적응	작용량에 주의 서서히 증가하는 것이 좋다.

(2) 전자료기

각종 전자료기가 있으나 현재 우리나라에서는 제작되지 않고 있다.

(3) 반창고

(4) 전도 – 가위

8. 자석치료 처방법의 분류

자석치료처방은 대체로 다음과 같이 세 가지로 구분한다.

(1) 압통점 치료법
(2) 병증별 치료법
(3) 경락보사 치료법

주로 압통점 치료법이 많이 사용되고 있다.

9. 자석편치료의 조작방법

자석편 치료에는 첩부법(貼付法)을 주로 쓴다. 첩부법이란 자석편을 환자의 몸 위에 직접 붙여서 병을 치료하는 것이다. 첩부법에는 직접첩부법과 간접첩부법으로 나뉜다.

1) 직접첩부법

자석편을 환자의 피부에 직접 대고서 반창고 등으로 자석을 밀착, 고정시키는 방법이다.

2) 간접첩부법

자석편을 모자, 포대, 가죽, 비닐제품 속에 넣어 꿰매거나 고정시켜 그것을 쓰거나, 입거나, 몸에 붙임으로써, 자석편이 직접 체표에 닿지 않게 하는 방법이다.

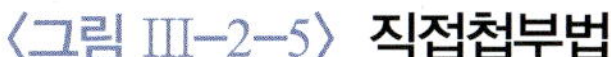

〈그림 III-2-5〉 직접첩부법 〈그림 III-2-6〉 간접첩부법

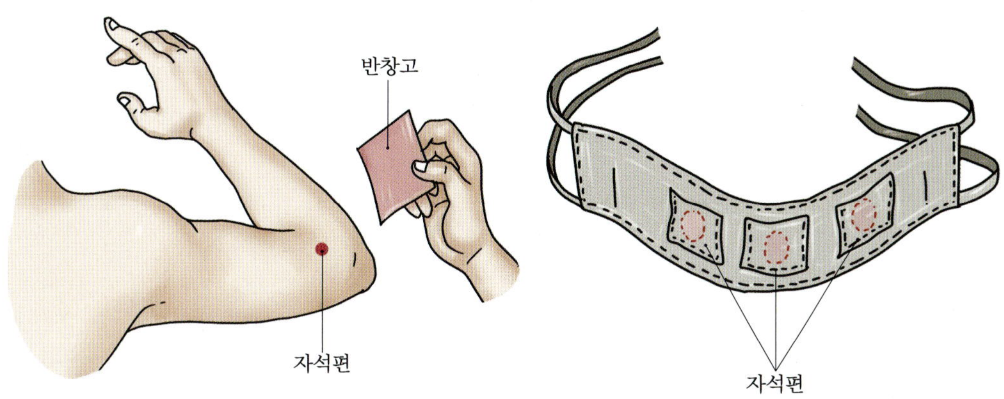

10. 자석편을 첩부하는 방법

환자에게 자석편을 첩부할 시에는 질병의 종류와 질병의 부위, 질병의 넓이에 따라 첩부하는 방법이 다르므로 그 실례를 적어 보면 다음과 같다.

* 자석편 1개 첩부법
* 자석편 2개 병렬 첩부법
* 자석편 3개 대치 첩부법
* 자석편 다수병렬 첩부법
* 자석편 다수원형 첩부법

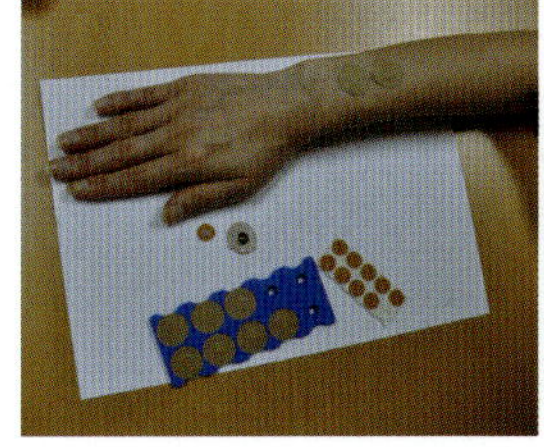

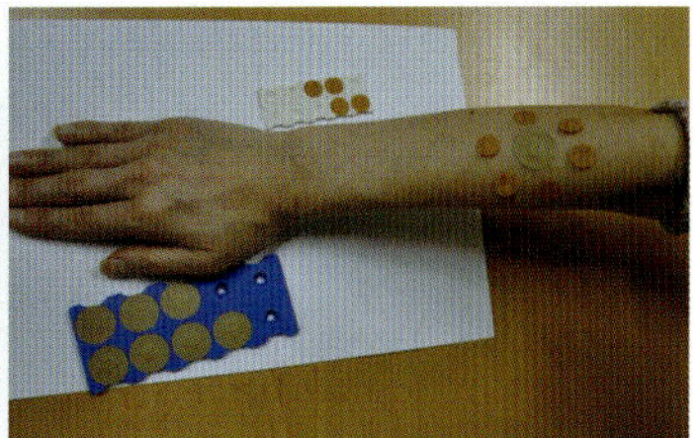

1) 자석편 1개 첩부법

한 개의 자석편을 환자 체표의 한 혈위 또는 한 부위에 첩부하는 방법이다.

2) 자석편 2개 병렬 첩부법

환자의 질환부위가 약간 클 때는 두 개의 자석 편을 나란히, 즉 병렬로 첩부한다.

첩부 시에 같은 극으로 배열하는 방법과 다른 극을 배열하는 방법의 두 가지가 있다.

동일한 극을 배열하면 자력선이 몸 깊이 침투하는 것이 이점이지만 두 개의 자석편을 너무 가까이 붙이기가 힘들므로 일정한 거리를 두어서 배열한다.

다른 극으로 배열하면 자력선이 몸 안에 얕게 침투하고 또 2개의 자석을 붙이기도 쉽다. 이때에는 몸에 두 종류의 자력이 들어가는 것이다.

이상과 같은 방법은 환자의 상태나 병증에 따라 적절히 응용하여야 한다.

〈그림 III-2-7〉 **자석편 2개 병렬 첩부법**

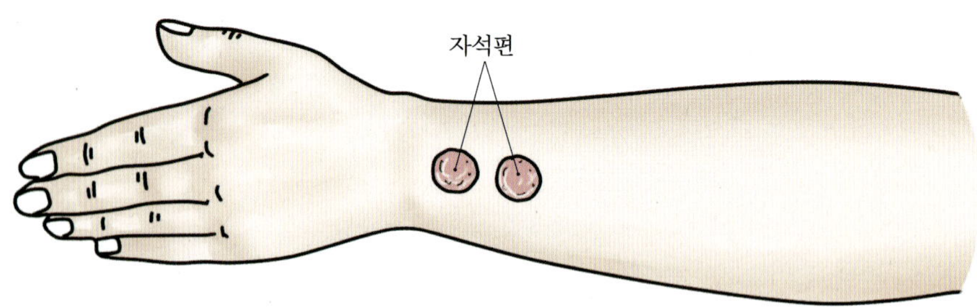

3) 자석편 2개 대치 첩부법

두 개의 자석편을 가지고 S극 N극을 대칭으로 하여 병변부위를 가운데 끼우고 첩부하는 방법이다. 손과 손가락 또는 작은 지절관절, 경혈로는 내관과 외관, 또 양릉천과 음릉천 등의 혈위에 직접 첩부할 경우 적합한 방법이다.

〈그림 III-2-8〉 자석편 2개 대치 첩부법

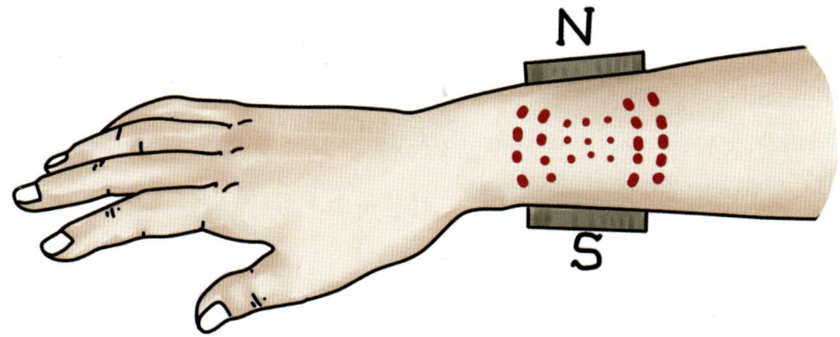

4) 자석편 다수 병열 첩부법

상지 · 하지 등의 신경통에 많이 이용되는데, 요령은 동극병렬. 이극병렬의 방법을 쓴다.

5) 자석편 다수원형 첩부법

압통점 등에 많은 자석편을 원형배열로 첩부하는 방법이다. 동일한 극을 사용할 수도 있고, 다른 극을 사용할 수 있다. 체표에 생기는 큰 종기나, 병변범위가 비교적 크며, 옮은 반응점 또는 압통부위에 많이 쓰인다.

예를 들면 가운데 N극을 첩부하고 그 주위에 S극을 첩부하는 방법, N극만을 여러 개 붙이는 방법, 압통점을 가운데 두고 둥글게 N극, S극을 엇갈려 붙이는 방법 등이 있다.

〈그림 III-2-9〉 자석편 다수원형 첩부법

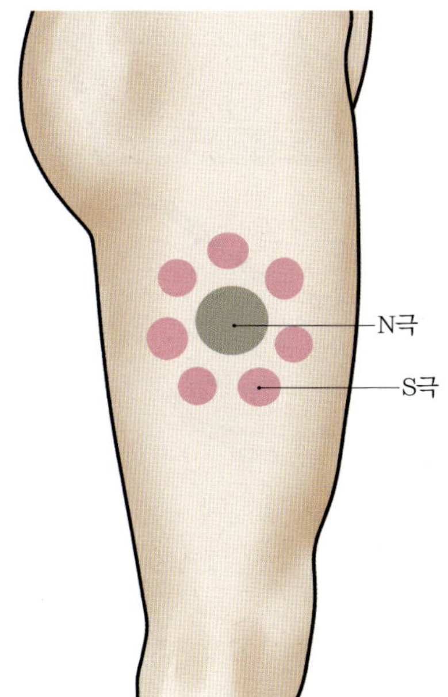

11. 자석치료법의 주의사항

자석치료 시에 다음 사항을 주의하여야 한다.

(1) 자석편은 N극이 피부표면에 가도록 첩부하는 것이 가장 무난하다.

(2) 압통점이든 경혈이든 S극은 단독 첩부하여서는 안된다.

〈그림 III-2-10〉 귀의 자석치료법

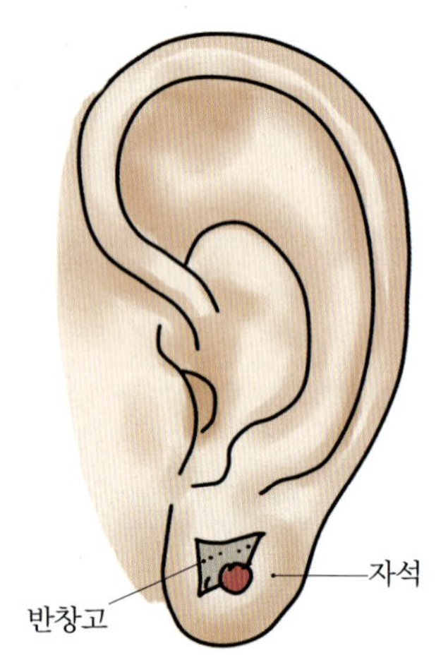

〈그림 III-2-11〉 자침법

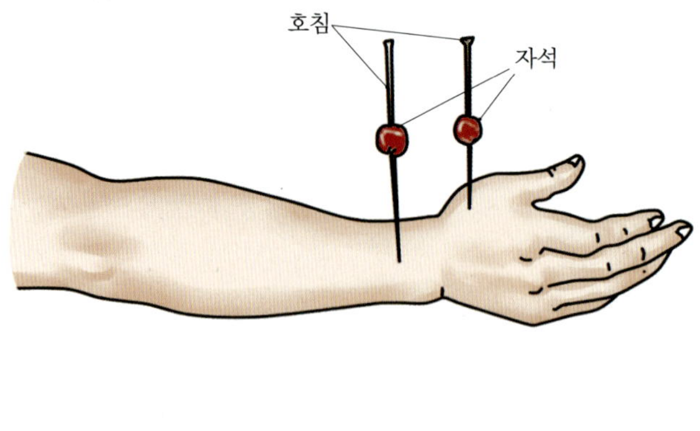

〈그림 III-2-12〉 전자침의 치료법

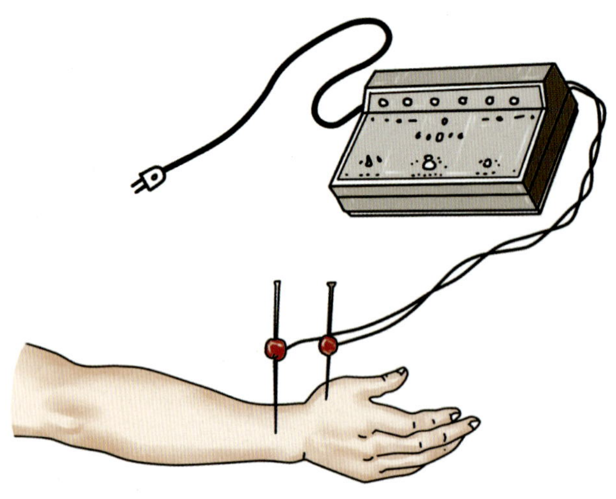

〈그림 III-2-13〉 진동전자석치료에 의한 넙다리부 통증 치료

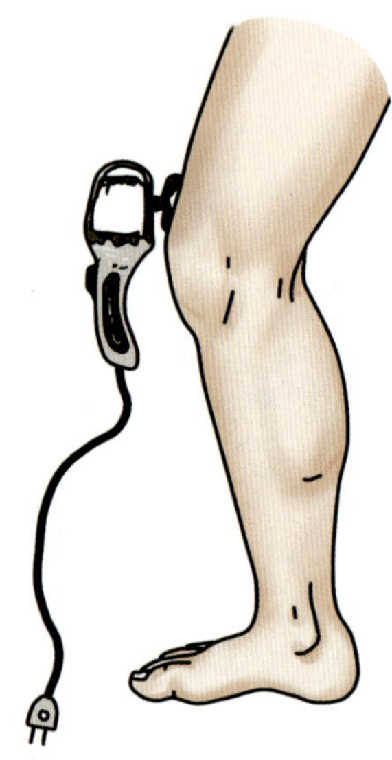

(3) 압통점에 S극, N극을 엇갈려 첩부하거나, 경락보사법 시에 S극, N극을 엇갈려 첩부하는 것은 무방하다.
(4) N극과 S극이 분명히 구분된 것을 사용하여야 한다.
(5) 자석편을 붙일 때는 시계나 반지 등 금속물은 몸에서 떼어 놓는다.
(6) 피부가 약한 사람은 24시간 이상 붙이는 것을 삼가하고, 종이 테이프 같은 것을 사용하여야 테이프 붙인 자리에 피부변화가 없다.
(7) 보청기, 인공심장기, 인공신장 등 몸에 전기장치를 하고 있는 사람은 자석치료법이 역작용을 일으키므로 주의히여야 한다.
(8) 보사법이나, 특효혈 치료법에도 아시혈, 즉 압통점만은 필히 자석편 N극이나 피내침을 자입 유침시킨다.

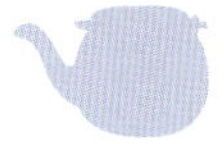

제2절 경락보사법

1. 원혈과 모혈의 보사법

(1) 목

간허증 – 태충〈N〉 기문〈S〉, 간실증 – 태충〈S〉 기문〈N〉
담허증 – 구허〈S〉 일월〈N〉, 담실증 – 구허〈N〉 일월〈S〉

(2) 화

심허증 – 신문〈S〉 거궐〈N〉, 심실증 – 신문〈N〉 거궐〈S〉
소허증 – 완골〈N〉 관원〈S〉, 소실증 – 완골〈S〉 허원〈N〉

(3) 상화

심포허증 – 태릉〈S〉 단중〈N〉, 심포실증 – 태릉〈N〉 단중〈S〉
삼초허증 – 양지〈N〉 석문〈S〉, 삼초실증 – 양지〈S〉 석문〈N〉

(4) 토

비허증 – 태백〈N〉 장문〈S〉, 비실증 – 태백〈S〉 장문〈N〉
위허증 – 충양〈S〉 중완〈N〉, 위실증 – 충양〈N〉 중완〈S〉

(5) 금

폐허증 – 태연〈S〉 중부〈N〉, 폐실증 – 태연〈N〉 중부〈S〉

대허증 – 합곡〈N〉 천추〈S〉, 대실증 – 합곡〈S〉 천추〈N〉

(6) 수

신허증 – 태계〈N〉 경문〈S〉, 신실증 – 태계〈S〉 경문〈N〉

방허증 – 경골〈S〉 중극〈N〉, 방실증 – 경골〈N〉 중극〈S〉

2. 표리관계의 모혈 보사법

(1) 목

간허 – 기문〈S〉 일월〈N〉, 간실 – 기문〈N〉 일월〈S〉

담허 – 일월〈S〉 기문〈N〉, 담실 – 일월〈N〉 기문〈S〉

(2) 화

심허 – 거궐〈S〉 관원〈N〉, 심실 – 거궐〈N〉 관원〈S〉

소허 – 관원〈S〉 거궐〈N〉, 소실 – 관원〈N〉 거궐〈S〉

(3) 상화

심포허 – 단중〈S〉 석문〈N〉, 심포실 – 단중〈N〉 석문〈S〉

삼초허 – 석문〈S〉 단중〈N〉, 삼초실 – 석문〈N〉 단중〈S〉

(4) 토

비허 – 장문〈S〉 중완〈N〉, 비실 – 장문〈N〉 중완〈S〉

위허 – 중완〈S〉 장문〈N〉, 위실 – 중완〈N〉 장문〈S〉

(5) 금

폐허 – 중부〈S〉 천추〈N〉, 폐실 – 중부〈N〉 천추〈S〉

대허 – 천추〈N〉 중부〈S〉, 대실 – 천추〈S〉 중부〈N〉

(6) 수

신허 – 경문〈S〉 중극〈N〉, 신실 – 경문〈N〉 중극〈S〉

방광허 – 중극〈S〉 경문〈N〉, 방광실 – 중극〈N〉 경문〈S〉

3. 기경팔맥 보사법

* 임맥(연결) – 관원, 중완, 단중, 압통이 있을 때

* 음교맥(조해) – 복규, 천추, 결분

* 독맥(후계) – 대추, 요양관, 압통이 있을 때

* 음교맥(신맥) – 승산, 고황, 견우

* 충맥(공손) – 삼음교, 황유

* 양유맥(외관) – 양릉천, 견정

* 대맥(임읍) – 대맥

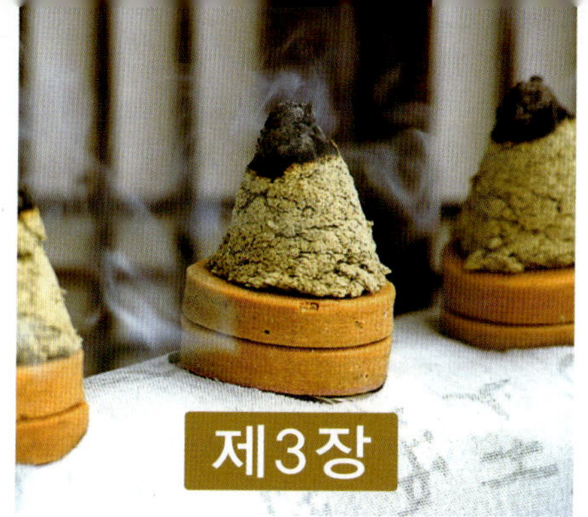

기공 (氣功)

1. 개념

기공(氣功)은 고전에서 정체생명관(整體生命觀)으로 사람은 완전한 하나의 물체이며, 사람과 자연은 하나로 일치한다는 사상의 기초를 바탕으로 하여 인체의 원기(元氣)를 길러주고 증가시켜 강하게 훈련하는 것이다. 또한 심신상태가 수평에 높이 도달하는 학문이며 생명에 대한 깊은 비결을 찾아내고 연구하는 과학이다. 이는 어떤 기법이나 기술이 아니고 하나의 완전하고 계통적인 이론으로 엄중한 과학적 단련기법이다. 기공은 각종 질환에 주요 치유나 보조 치유 기법으로 폭넓게 사용할 수 있다. 기공은 동양의학의 한 분야로서 기공의 단련과 함께 새로운 기법개발에 도움을 줄 수가 있다. 기공요법 외에도 향요법, 자기요법, 심리요법 등을 결합시켜 서로 팀웍을 통해 새로운 치료기술 개발과 모든 질병치료 또는 건강을 위한 효과를 더욱 높일 수 있으며, 이러한 새로운 요법들에 대한 지속적인 연구로 우리에게 필요한 다양한 기법을 개발할 수가 있다.

2. 기본원리

기공은 인간과 자연, 사회의 관계를 연구하는 첨단을 달리는 과학으로 의학, 물리학, 전기학, 화학, 생물학 등 40여종의 학문과 연계되어 있다. 그 중에서 동양의학과의 관계가 가장 밀접하게 연계되어 있고, 동양의학과 연계된 이론은 기공의 실제에 이르고, 아울러 기공의 치료원리를 불러 일으키는 중요한 기초이론으로 제시되었다. 천인상응(天人相應)의 전일체관점을 지도사상으로 하여 선양생자(善養生者)는 첫째로 자연계의 변화법칙에 따라 하늘과 땅의 조화에 적응하고 순응하는 것이며, 둘째는 정신을 가다듬고 호흡을 조절하는 단련으로 건강하게 오래 살 수 있는 것을 목적으로 하는 것이다.

기공은 원기(元氣)를 보충하는데 기는 생명활동의 물질적 기초가 된다. 또한 기공은 오장육부의 기능을 조절하여 노화를 방지하고 단련으로 경락과 기혈을 원활하게 소통시킨다.

현대의학의 연구에서 밝혀진 바에 의하면 기공은 신경계통, 호흡 · 소화 · 내분비계통 등에 영향을 주어 소화성 궤양, 만성 위장병, 위하수, 성기능 감퇴, 중풍 후유증과 합병증, 종양 등 질병치료에 비교적 높은 치료효과를 보이고 있다. 그 치료원리는 매우 복잡하고 어렵기 때문에 앞으로 계속해서 깊이 있게 연구할 과제이다. 현재 비교적 기공은 신경계통을 조절하여 병에 대한 면역력을 높여 준다는 효과가 있다는 보고가 있다. 중요한 점은 기공은 자아심리, 생리조절에 의거하여 완성된다.

3. 기공단련의 특징

기공단련의 특징은 실제와 단련을 통하여 치료와 건강에 대한 목적을 달성시키는 요법이다. 따라서 기공요법은 자아요법, 즉 자아심신의 단련이다. 대상은 주로 만성병 환자이며, 열성적인 기공단련을 통하여 좋은 효과를 볼 수 있다. 또한 기공요법은 전일체적인 요법으로 몸과 호흡, 마음의 공동조절 작용으로써 신체를 건강하게 하고 질병을 치유하여 오래 살 수 있도록 하는 목적으로 행한다.

기공단련의 주요 특징은 에너지의 소모를 적게하고 축적한다. 그리고 기공단련은 잠재해 있는 에너지를 개발하고, 단련은 고도의 지능적인 요법에 해당한다. 이는 에너지를 많이 소모하는 "체능(體能)"을 단련하는 체육과는 구별되는 것이 특징이다.

4. 미래사회에서 기공의 작용

미래사회에 있어 기공은 인체과학을 연구하는 열쇠로 작용한다. 21세기는 생물시대로써 인류는 생명의 비밀을 하나하나 밝히고 있다. 따라서 기공은 생물공정에 이용된다.

기공은 사회규모를 지도하고 인간과 인간사이의 관계를 성숙하게 만든다. 또한 미국에서는 기공으로써 우주 비행사를 길러내고, 우주 항행으로 인한 질병을 예방한다. 또한 경제관리 인재를 배출하고, 죄인들을 선행하게 하며, 고혈압이나 에이즈병 같은 질병들을 방지할 것이다. 일본에서는 기공으로 당뇨병을 치유하고 있다.

기공은 질병을 예방하고 건강을 보장하며 지혜를 개발하고 건강장수에 중요한 역할을 하기 때문에 다른 운동보다 안전하고 경제적이고 효과가 크므로 가장 이상적인 운동법이라 할 수 있다. 기공은 체육, 서예, 회화, 성악, 무술 등에도 이용된다.

5. 기공단련의 주의점

기공법을 단련함에 있어 먼저 본인이 선호하고 몸에 맞는 기공법 한 가지를 선택하여 단련하는 것이 원칙이다. 따라서 기공법에는 다양한 기법들이 산재해 있어 이속에 여러 가지 기법들을 한꺼번에 행해서는 절대로 안 된다. 한 가지 기공법을 단련하는데 있어 적어도 3년이상은 단련해야 하기 때문이다.

기공법을 선택하는 몇 가지 사례를 제시해보면 기공법 전수자의 공덕이나 기공사의 정신상태 및 신체상황 그리고 기공법의 근원과 자료가 높이 평가되고 증명되어 있는지를 본다. 그리고 이 기공법이 과학적인지 아니면 미신적인지를 판단하여야 한다.

기공법을 선택할 때는 이 기법들이 간단하고 배우기 쉬우며, 단련하기 쉽고, 안전하고, 부작용 없이 믿고 할 수 있는지를 보고 한다. 또한 효과는 과학적 통계에 의해 보고된 지표를 참고하여 선택한다.

6. 소림기공과 내공일지단 소개(少林氣功內功一指禪 紹介)

소림기공과 내공일지단은 1978년 선사(先師)와 제자들이 상해교통대학의 중의연구원과 서로 컨소시엄을 맺어 과학적 연구수단으로 기(氣)라는 것는 물질이란 것으로 증명하여 중국의 모든 백과전서에 수록하였다. 이 기공법은 처음으로 기공학사에 새로운 장을 열었으며, 처음으로 내기(內氣)를 밖으로 내보내 임상치료에 이용하였고, 최초로 운동선수를 길러내었다. 따라서 최초로 국내적, 국제적으로 영향력이 있는 기공사들을 배출하였다.

또한 이 기공법은 중국 기공과학연구회, 공리공법위원회의 직속 10대 기법의 하나로 당대 4대 기공잡지에서 우수기법으로 추천한 기공법의 하나이며 국가교육위원회에서 결정하여 통과시킴으로써 중등전문학교이상 각 대학교들에서 일반화 시킨 중점공법이다.

8. 기공의 종류

1) 음양과 기공

음양(陰陽)이란 앞에서 설명하였듯이 자연계의 우주에서 여러 가지 종류의 만물과 형상 중에서 보통으로 존재하며, 상호대립과 상호통일의 양면성을 동시에 지니고 있다. 인체 내에서 음양의 조화와 균형이 잘 맞아 한쪽으로 기울어짐이 없으면 바로 양생과 질병예방의 지름길이 되는 것이다. 만일 음양의 조화와 균형이 깨지게 되면 질병이 나타나게 된다. 그러므로 병의 증상을 음증과 양증으로 나누고 기공의 호흡법을 응용하여, 음증일 경우에는 흡기 위주의 호흡, 양증일 경우에는 호기 위주의 호흡을 통하여 치유하는데 영향을 줄 수 있다. 즉 양(陽)이 실하고 화(火)가 왕성한 환자가 기공법 단련 시 호기에 주의하면 가슴이 빈 것 같은 느낌을 받게 되며 머리가 어지럽다. 그러나 흡기에 주의를 돌리면 유쾌하고 기분이 상쾌해지는 느낌을 받게 된다. 이런 경우는 양기가 부족하여 밖으로 배출할 수 없기 때문에 나타나는 현상이다.

2) 내양기공(内養功)

내양기공은 내양공이라고 한다. 정공법(靜功法: 몸을 움직이지 않고 하는 방법) 중의 하나이다. 정해진 자세, 호흡, 의식집중의 수련을 통해서 몸의 상태를 상쾌하고 호흡정리를 하며 의식을 조용히 가라앉히는 등의 효과를 얻어내는 것이다. 따라서 마음의 안정이나 정기를 기르고 음양의 균형, 기혈의 조화, 경락의 원활한 소통과 같은 작용이 나타나게 한다. 기를 단전에 가라앉히도록 하는 것이 이 단련의 특징이다.

내양기공은 비위의 기능조절에 중점을 두고 위, 십이지장궤양이나 위하수, 간염 등의 내장질환에 대해 월등한 효과가 있음이 증명되었다.

3) 강장기공(强壯氣功)

강장기공은 앉은 자세나 선 자세에서 행하며, 주로 기해 단전(氣海丹田: 배꼽 아래 약 4~5㎝ 정도)에 의식을 보내며, 정신을 집중하고 잡념을 배제함으로써 고요한 상태에 들어간다. 또 아름다운 풍경이나 상상을 통해서 긍정적인 생각을 증가시키고, 상대적으로 좋지 않은 의식을 배제하고 잡념을 없애줌으로써 건강을 증진시킬 수 있는 여건을 만든다.

파수가 있고, 사람이 병에 걸렸을 때 기관의 주파수 역시 변화하며, 본체의 음성파 진동을 통과하여 병변기관 주파수를 교정하고 조절하게 되므로 질병치유를 도모하게 한다.

또 하나는 마음을 다스리는 심리적 효과이다. 듣기가 좋거나 본인이 선호하는 음악, 감동적인 음악과 경쾌한 선율은 마음 속 깊이 스며들어 감동을 주고, 정신을 음악에 집중시키면서, 잡념을 없애고, 차츰 마음을 안정시키고, 기를 진정시키며, 호흡을 깊고 완만하게 하고, 전신을 이완하여 긴장한 대뇌겉질층을 완화함으로서 내장과 신체를 조절하고 뚜렷한 강압, 진통, 진정 등의 작용을 한다.

14) 향을 이용한 기공요법

향을 이용한 기공요법이란 향 기공요법이라고도 하며 요즈음 많이 쓰이고 있는 아로마요법과 같은 방향성 식물의 잎사귀나 꽃, 줄기, 나무, 뿌리, 열매에서 추출한 에센셜 오일을 이용하여 바르거나 흡입, 목욕 등의 방법으로 치료에 응용하는 것이다. 기공에서는 주로 흡입에 의한 호흡법을 사용한다.

향 기공요법에 의한 향 치료법은 항균, 살균작용, 세포의 재생 및 발육촉진, 심신의 균형 및 충전, 스트레스 해소, 순환기능의 자극, 면역기능의 강화, 노폐물의 제거, 감정의 조절, 안정, 이완 및 자극, 지적인 작용, 기억력 자극 등을 치유한다. 향 기공요법은 흡인법에 의한 이완작용의 최대효과를 나타나며 보건기공법이나 안마기공법에서도 사용된다. 흡인법에 의한 이완방법은 후각은 어느 다른 감각보다 예민하여 개개의 세포는 뇌의 작은 가지라 할 만큼 반응속도가 빠르다. 감각별 반응시간은 후각은 0.5초, 청각은 0.15초가 걸린다는 보고가 있다. 황제내경에 의하면 입으로 오미의 맛을 섭취하고, 코로 오기를 흡입한다고 하였다. 따라서 기를 이용하여 질병을 치료하는 것과 같이 향을 이용하여 호흡에 의한 치료도 가능할 수 있을 것으로 판단된다.

15) 자기를 이용한 기공요법

각론 2장에서 자기요법에 대해서 자세하게 설명하였듯이 자기를 이용한 기공요법이란 자기기공법이라고도 하며 자장을 경락상의 체표적 반사점인 경혈위에 작용시켜 각종질환을 치유하는 방법을 의미한다. 환자를 치료할 때 사용하는 자장의 종류 및 사용방법이 달라짐에 따라서 자기치료법의 의미도 여러 가지로 달라진다.

자석을 복용 약으로 쓰여 진다고 제시한 의서는 신농이 제창한 약서인 신농본초경이며,

자석을 복용약으로서 기능, 효용 및 사용방법을 상세히 기재하였다. 자석은 주로 풍습, 관절의 통증, 손이나 손가락의 힘이 모자라고 습하면 통증이 나타나고, 발열이나 청각장애 등에 처방하며, 열성체질로 인해 몸에 열이 많고, 대소변을 제대로 볼 수 없는 환자는 금기증으로 제시되어 있다.

복용 약으로는 자석환(磁石丸), 자주환(磁珠丸), 자석육미환(磁石六味丸), 자설환(磁雪丸) 등이 중약으로 연구되어 제작되기도 하였다.

자기치료의 치료효과는 활혈(活血), 보현익정(補賢益精), 명목익안(明目益眼), 안신진정(安神鎭靜), 거담, 지사 지통, 소염 등의 작용이 있다.

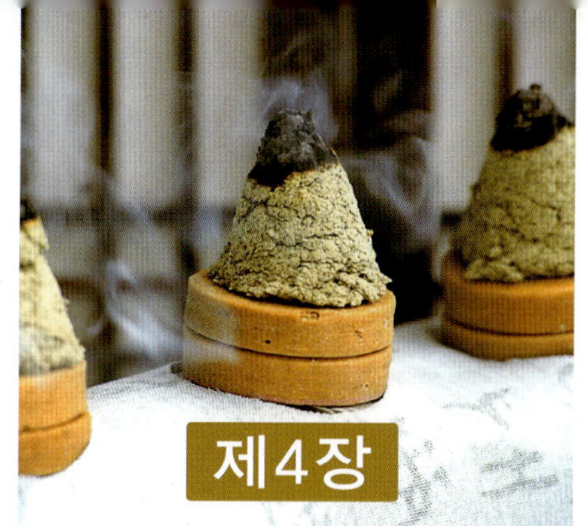

수기요법(手技療法)

1. 개요

수기요법(手技療法)이란 손의 기술이란 말로서 손가락을 이용한 지압(指壓)이나 손바닥, 주먹 등을 이용한 요법을 의미한다. 이것은 인간이 지구상에 출현하면서부터 자연스럽게 습득한 방법인데, 일상생활 속에서 일반적으로 신체의 특정한 부위를 누르거나, 비벼줌으로서 통증을 없애주는 동작이다. 예를 들면 우리가 배가 아플 때는 본능적으로 배를 쓰다듬고, 손등의 엄지와 검지 사이를 누르고, 머리가 아플 때에도 손을 이마에 대거나 뒤부분을 누르기도 한다. 이러한 동작들을 발전시키고 이치에 맞게 정리해서 체계화한 것이 수기요법(手技療法)이다.

현대의 수기요법은 60~70년 전에 경락상의 경혈을 자극하는 동양의학에서 전래된 안마법(按摩法)에서 서양의 마사지(massage)와 카이로프라틱(chiropractic) 이론과 기술이 가미되어 주로 일본에서 많이 보편화되어 있는 수기요법이다. 손가락과 손바닥 및 팔꿈치 또는 무릎을 이용하여 경락상의 경혈점을 자극함으로서 경락의 정체와 응결을 소통시키고, 영위(榮衛)의 조화와 균형을 이루는데 주목적을 둔다. 이러한 수기요법들은 동양의학적 개념을 두고 있는 수기요법의 기초라고 할 수 있으며, 수기요법의 발달과 함께 여러 가지 기구를 이용해서 하는 치료 즉 침구, 뜸, 마사지 기구 등의 발상을 보게 되었다.

2. 역사

인간은 원시시대부터 본능적인 반응으로부터 신체적, 정신적인 자가치료를 실시하고, 개발하여 왔다. 인간은 어떤 특정기구나 손을 이용하여 신체의 한 부분 또는 전신을 문지르거나, 누르고, 비비는 동작을 반복하는 과정에서 특별히 효과가 있는 부위를 발견하게 되었다. 이러한 과정에서 손을 사용하여 치료하는 여러 가지 형태가 개발되었으며, 그 대표적인 것들이 동양에서의 안마법(按摩法), 추나법(推拿法) 및 도인안교법(導引按橋法)이 있고, 서양의 카이로프락틱과 마사지를 들 수가 있다. 사실 이러한 치료법은 자연, 철학사상으로부터 크게 영향을 받았다.

동양에서는 고대 중국의 음양오행설이 거의 모든 의학기술에 적용되어, 중국, 한국, 일본의 동양사상에 기초를 둔 학문과 실제적인 치료에 그 뿌리를 두고 있다. 또한 서양에서도 이와 유사한 운동점이나 치료점을 연구해 왔다.

경혈학의 발전된 체계화와 함께 지압, 마사지, 침구치료 등 한방물리요법은 동양의학의 고서(古書)인 황제내경(皇帝內經), 소경(小經) 등에 기록된 약물요법과 함께 달리면서 전진하게 되었고, 현대에 와서는 그 발전의 빈도가 점점 하향하여 동양의학적 임상에서 크게 활용되지 못하고 있는 실정이다. 우리나라의 경우는 중국과 유사한 역사적 흐름이 있었을 것으로 짐작되나 실제적으로 기록에는 거의 남아 있지 않고, 잘못된 사회적 인식과 6.25전쟁이후 부상자들에 대한 사회복지정책의 일환으로 지압요법 시술자격을 의료법상 맹인에게만 허가함으로서 크게 쇠퇴하여 그 명맥만 유지하여 오다가, 88올림픽 및 각 스포츠단체의 스포츠 마사지의 활성화와 더불어 각 연구단체와 임상에서 활발히 연구되고 있다. 특히 최근에는 일본의 의사들이 전통적인 동양수기요법에 대한 연구와 함께 스페셜리티(speciality)라는 개념의 도입으로 우리나라의 의사와 물리치료사들도 과거 어느 때보다도 높은 관심과 활발한 연구가 진행하고 있다.

3. 효과

손의 기술을 사용하는 수기요법은 경락상의 경혈점에 압력을 주입 또는 배출시켜 자율신경계를 조정하고 내분비의 촉진과 내장의 활력이나 근육상태를 복구시키고 올바른 신체균형을 유지하여 기혈을 원활하게 순환시켜 주는 효과가 있다. 특히 자율신경계의 안정은 정상적인 내장활동과 저항력 축적을 생성하여 자연치유능력을 증가시켜 질병을 치유하는 데 있어 힘과 능력을 키워준다. 수기요법의 효과를 보면

* 특정 기관에 압 자극을 가하여 음양의 조화를 도모한다.
* 혈액순환과 림프액의 순환을 촉진시켜 신진대사를 항진시킨다.
* 체표반사점인 경혈을 압과 자극으로 관련 내장과 각 기관의 기능을 조절한다.
* 자율신경계의 실조나 내분비장애를 압과 자극을 통하여 조정할 수 있다.
* 각 신경계를 수기요법을 통하여 기능을 조절할 수 있다.
* 인체 내의 면역력에 영향을 미쳐 질병을 예방하고 건강한 삶을 촉진시켜준다.
* 긴장이나 경결된 근육에 압을 가하여 이완시킨다.
* 압 자극을 통하여 경락의 소통으로 정기를 돕고 사기를 제거한다.
* 경락의 소통으로 진통효과를 노릴 수 있다.
* 기타 근 위축 및 통증의 감소시킨다.

4. 원리

경락상의 경혈점에 적절한 압력을 가하면 압 반사나 압 자극의 힘이 반사적으로 뇌에 전달되면 동시에 내분비에 영향을 미쳐 조절되고 또한 소속장기에 압 자극의 힘이 가해져 원기가 저하된 내장기능에 잠입하여 활발한 기능을 하게 되고, 내장에 불필요한 분비물을 빠르게 몸 밖으로 배출됨으로서 활동적인 생리기능이 되살아난다.

인체 내에서 기혈(氣血)의 소통상태는 각 개인마다 다를 수 있으며 몸의 상태나 질병의 노출상태에 따라 일정하지 않다. 그러므로 자연계에도 태풍, 천둥, 바람, 뇌성, 번개가 치듯이 우리 몸에도 손발이 차거나 얼굴색 희고, 붉거나 달아오르는 여러 가지 증상들이 표정에서 나타나고 있다. 또한 족궐음간경(足厥陰肝經)의 기능부전으로 과 긴장의 변화가 있는가 하면 반대로 족소양담경(足小陽膽經)의 기능저하도 나타나는 경우가 있다. 이러한 불규칙한 변화들을 수기를 통하여 체표반사점인 경락상의 경혈점에 압력을 촉진하여 경결 및 압통점을 풀어주고 경락의 순환을 원활하게 소통시켜 줌으로서 몸 안의 평안과 건강한 삶을 유지시킨다는 원리이다.

5. 수기요법의 원칙

수기요법을 행할 때는 손바닥을 사용한 장압이나 손가락압, 팔꿈치압을 이용하여 경락

5) 강압법(强壓法)

강압법은 누르는 압이 견딜 수 있을 정도의 강 자극을 말한다. 사법이며 주로 지압을 강하게 많이 받았거나 만성적인 환자에게 적용한다.

힘의 정도는 환자의 상태나 질환의 종류에 따라 다르지만 환자 반응을 중심으로 해서 누르는 힘을 정하는게 좋다. 손가락(수지: 手指)과 팔꿈치(주두: 肘頭)는 곧게 펴서, 손가락의 힘을 빼고, 체중으로 눌러서 압을 가해야 한다. 특히 주먹(수권: 手拳)이나 팔꿈치에 의한 수기법은 신중하게 체중을 실어서 점증압법으로 병행한다. 수권부(手拳部)를 이용한 지압법에도 손바닥 전체 면에 체중을 균등히 실어 힘이 배분되도록 하여 특정 부위에 압력이 치우치지 않도록 유의한다.

〈그림 III-4-3〉 **스포츠 경혈지압**

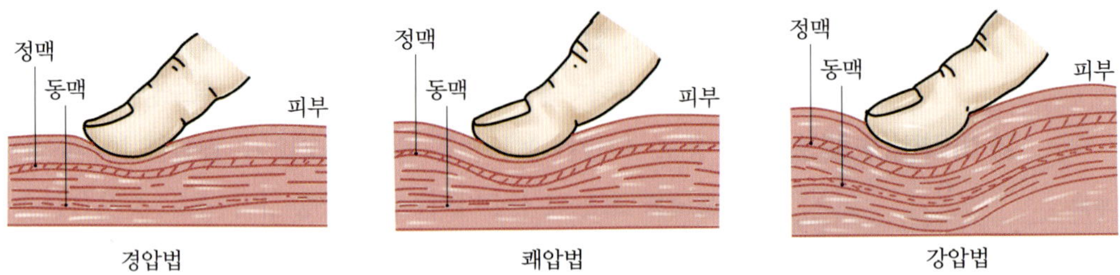

7. 수기요법의 방법

수기요법은 형상(形象)에 따라 응용하며 치료부위와 가까운 체표면의 반사점(經穴)을 찾아서 경락의 유주순환 방향과 오행(五行)의 보사(補瀉)법의 규율과 원리에 따라 실시한다.

엄지손가락(모지)의 사용은 주로 지문부의 지두와 지복부위로 경혈점을 집중적으로 압을 가할 때 사용하고, 손바닥압(掌壓)은 손바닥을 사용하여 우리 몸의 넓은 부위를 누를 때 사용한다. 또한 주먹압(拳壓)이나 팔꿈치압(주두압)은 강한 압력을 필요로 할 때 사용한다.

이 때 엄지손가락의 지문부의 지복이나 손바닥 압과 같이 유연성이 좋고 촉감이 부드러운 부분은 허증(虛症) 등에 주로 보법(補法)으로 사용되고, 손 끝압(指頭), 주먹압(手拳), 팔꿈치압(肘頭) 등은 실증(實症) 등에 사법(瀉法)으로 폭넓게 사용한다. 수기압을 환자에게 시행하는 방법은 앞에서 음양오행설과 경락과 경혈치료에서 밝힌 원리처럼 해당경락을 찾아 첫 이는곳(origin)에서 닿는곳(insertion)까지 경락의 흐름에 맞춰 경혈점에 압자극을 가하면 된다.

지압에는 보통으로 점지압(Point Pressure)과 선지압(Line Pressure)의 두 가지 방법이 있다. 점지압이란 해당 경혈이 뭉쳐있거나 경결부위 만을 찾아 전신을 풀어주는 방법으로 숙련성이 요구되는 자동적인 보사기법(補瀉技法)을 익힌 전문가가 주로 쓰는 요법이고, 선지압은 경락의 선을 따라 시행하는 방법으로 보통 이 방법을 많이 사용하고 있으며, 또한 부작용도 거의 없다.

지압의 시행에 있어서 경혈을 집중적으로 누를 때에는 주로 엄지손가락의 지문부를 사용하고, 척추부위를 누를 때에는 손바닥 압이나 수당부, 팔꿈치를 사용하기도 한다.

8. 수기요법의 요령

1) 손을 대는법

(1) 가볍고 천천히 손을 댄다.

수기요법 시 수기를 시작하고자 할 때에는 환자의 저항이나 자극에 대한 방위반응을 적게 하고, 심리적 안정감을 갖기 위하여 가볍고 부드럽게 대는 것이 원칙이다.

(2) 가볍고 바르게 손을 댄다.

지각이 예민한 부위, 즉 액와부(겨드랑부위), 서혜부(사타구니), 복부, 가슴, 옆구리, 목부위 등은 가볍고 빠르게 손을 대야 한다.

2) 손을 떼는 법

(1) 완 감압법(緩減壓法)

완 감압법은 일반적인 기본형으로 수기요법을 행한 후 환자에게서 극히 손을 서서히 떼는 방법을 말한다.

(2) 급 감압법(急減壓法)

급 감압법은 수기요법을 행한 후 반사기전을 이용하여 빠르게 손을 환자에게서 떼는 기법을 말하며, 보통 5초 정도 지속압을 가한 후에 손을 떼는 방법이다.

3) 누르는 법

(1) 점증압(漸增壓)

점증압은 경락상의 해당 경혈점을 찾아서 누르는 기본법으로 서서히 압을 가하면서 행하는 기법을 말한다.

(2) 급증압(急增壓)

지각이 예민하여 지압에 대한 과민반응으로 근육의 강직을 초래하고, 지각반응이 예민한 부위를 빠르게 압을 가하되 부드럽게 시행하는 방법을 말한다.

9. 손 사용법(手指의 使用法)의 종류

수기요법에는 아래에 제시한 손의 사용법들이 적용된다. 수기법은 손의 부위별 사용이나 누르는 강도에 따라 효과가 좌우된다. 어떤 방법을 사용하든지 시술자는 팔을 충분히 뻗고 어깨를 통하여 몸의 중력을 이용하여 수직으로 시행한다.

(1) 모지압(㑄指壓)

모지압은 엄지손가락의 지문부를 사용하여 관련부위를 단계적으로 지그시 압을 가한다. 엄지를 중심으로 다른 손가락들은 힘을 뺀 상태로 부위를 감아쥐는 듯이 하면 된다. 압을 가할 때는 경압, 쾌압, 강압의 3압법을 활용하여 누르면 된다. 경우에 따라서는 양손을 사용하는 쌍모지압과 한손의 엄지만을 사용하는 편모지압의 방법이 있으며 수기요법에서 가장 많이 사용하는 기법이다(그림 III-4-4).

〈그림 III-4-4〉 **모지압(㑄指壓)**

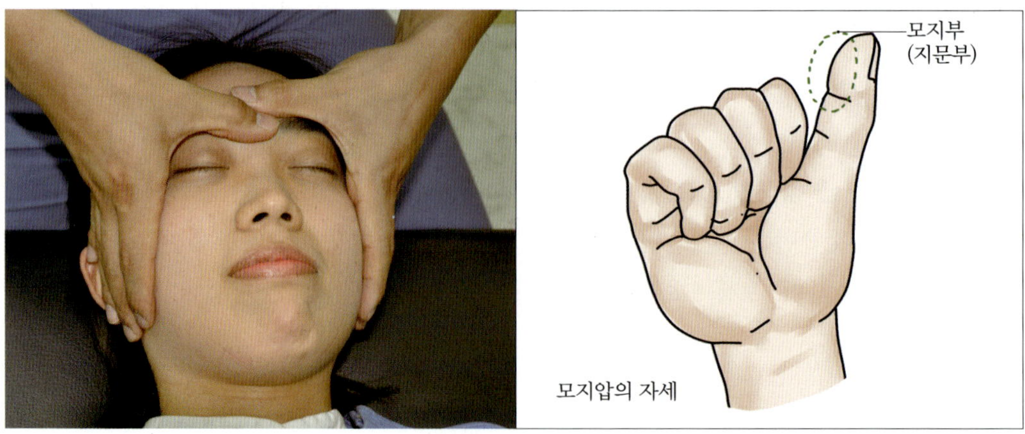

(2) 2지압(二指壓)

2지압은 두 번째 손가락(인지, 시지, 검지: index finger)과 가운데 손가락(중지: middle finger)의 s두 개의 손가락을 사용하는 방법으로 주로 지문부를 이용한다. 압을 가할 때는 중지를 시지 위에 겹치게 하여 3압법을 활용한다. 이러한 수기법은 척추의 진단이나 교정 그리고 압을 가할 때 주로 사용하는 방법이다(그림Ⅲ-4-5).

〈그림 Ⅲ-4-5〉 2지압(侮指壓)

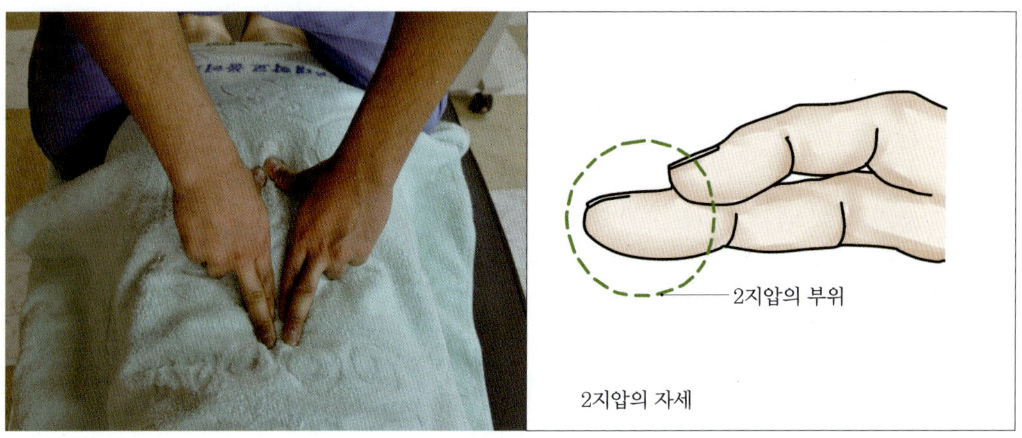

(3) 3지압(三指壓)

3지압은 두 번째 손가락(인지, 시지, 검지: index finger), 가운데 손가락(중지: middle finger), 네 번째 손가락(약지: ling finger)의 세 손가락을 가지런하게 합쳐 압을 해당부위를 찾아 가하는 기법이다. 이 방법은 주로 머리(頭部), 얼굴(顔面), 목 부위(頸部), 배 부위(腹部) 등을 시술할 때 사용한다(그림Ⅲ-4-6).

〈그림 Ⅲ-4-6〉 3지압(三指壓)

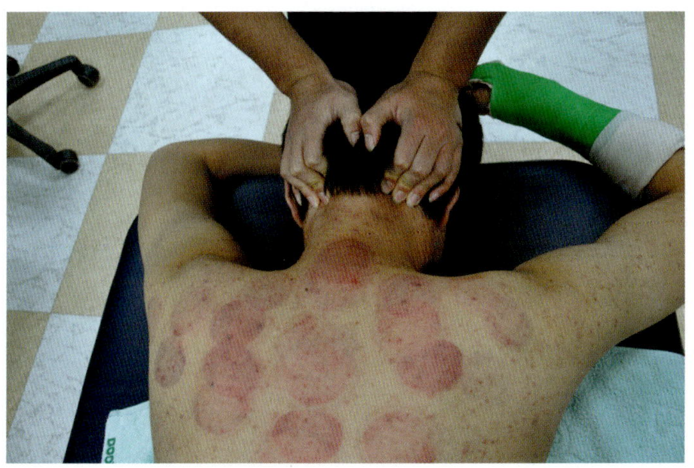

(4) 4지압((四指壓)

4지압은 엄지손가락 이외의 네 개의 손가락을 활용하는 수기법으로 손가락들을 가지런히 모아 물건을 쥐는 듯이 조작하여 시행한다. 주로 시행부위가 넓은 복부나 허리부위의 진단이나 치유요법으로 많이 활용하고 소화기 장애나 위무력증, 소화불량, 변비, 복부팽만시 진단이나 치유를 목적으로 시행한다(그림 III-4-7).

〈그림 III-4-7〉 4지압(四指壓)

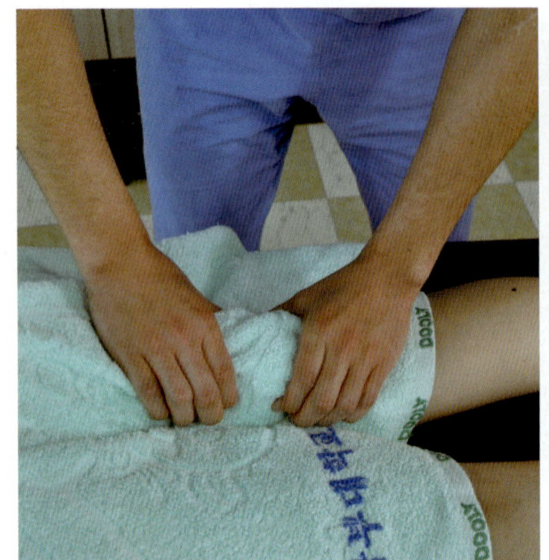

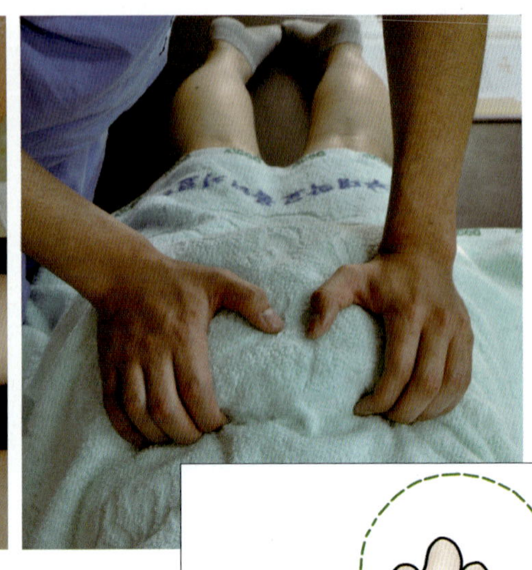

4지압 부위

4지압의 자세

(5) 5지압(파악법)

5지압은 파악법이라고도 하며 다섯 개의 손가락 모두를 활용하는 방법으로 주로 지문부를 사용한다. 다섯 손가락 모두 손가락 끝에 힘을 주어 집어 쥐어짜는 수기법으로 근육부위에서 주로 사용된다. 이 기법은 압을 가하는 것 보다 빠른 손놀림으로 주무르기도 하며, 엄지손가락 끝과 다른 손가락들로 한 곳을 집어 지속적으로 쥐어짜는 방법으로 시행한다. 팔이나 다리의 근육에 통증이나 경결이 있는 경우 선을 따라 집어가면서 시행한다(그림 III-4-8).

〈그림 III-4-8〉 5지압(侮指壓)

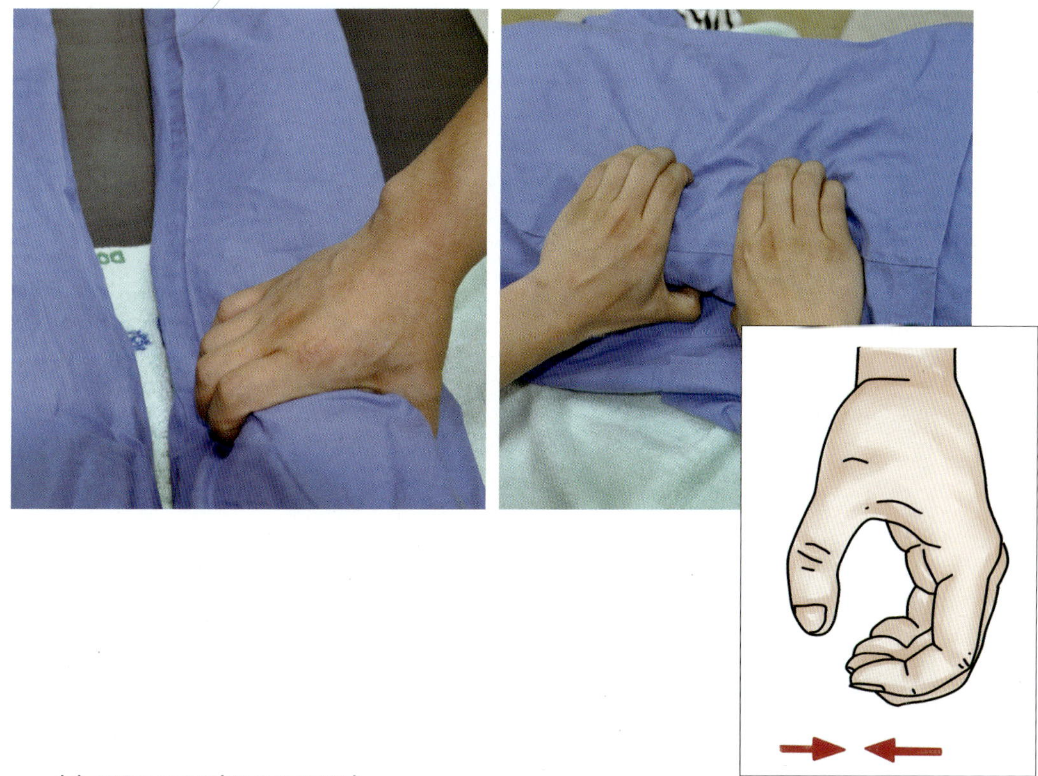

(6) 쌍합모지압(雙合侮指壓)

쌍합모지압은 양손 엄지손가락을 십자형으로 겹쳐서 누른다. 특별히 힘을 많이 주어 강압을 필요로 할 때 사용하는 기법이다(그림 III-4-9).

〈그림 III-4-9〉 쌍합모지압(雙合侮指壓)

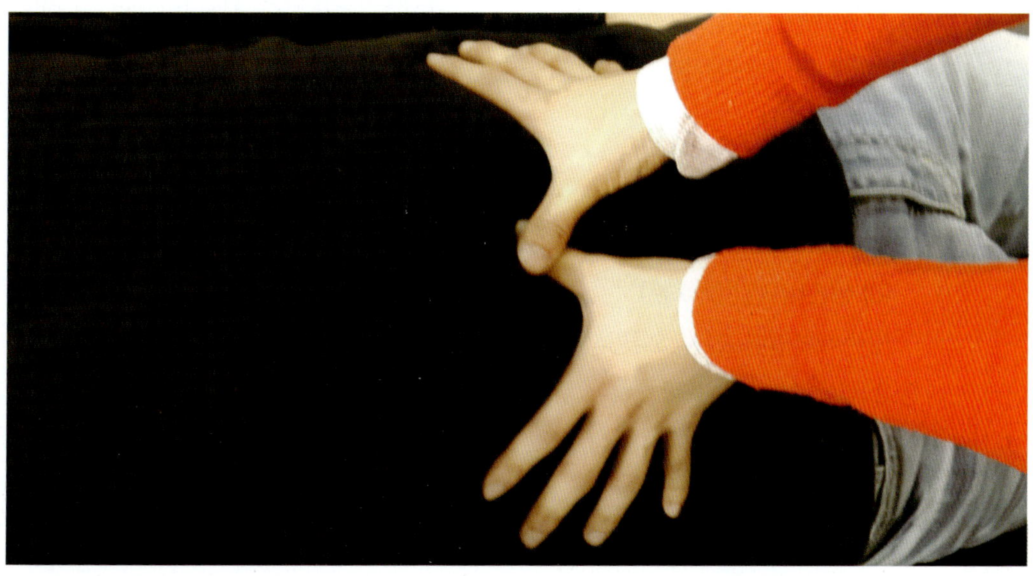

(7) 손바닥압(掌指壓)

손바닥압은 손바닥의 전체 면에 체중이 균등히 배분되도록(均排) 하여 다섯 손가락을 가지런히 붙인 후 완압으로 지그시 누른 후 5초 정도 유지한다. 손바닥에 있는 무지구, 수근부, 소지구 등 부분을 활용하여 서서히 강한 압을 가하면서 시행한다. 이 기법은 주로 척추부위, 등부위, 배부위, 넙다리부위 등의 비교적 넓은 부위를 시행하고자 할 때 사용하는 방법이다(그림 III-4-10).

〈그림 III-4-10〉 손바닥압(掌指壓)

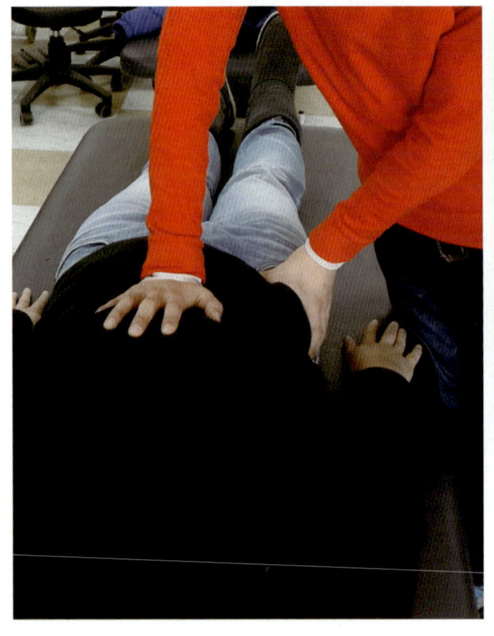

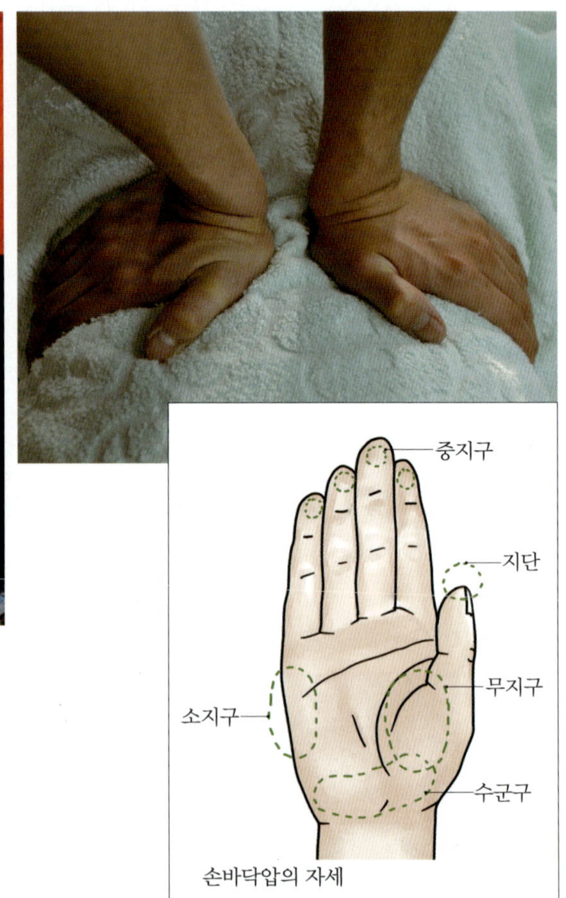

(8) 쌍손바닥압(雙掌壓)

쌍손바닥압은 먼저 오른 손바닥을 누르고자 하는 부위에 대고, 왼손바닥은 그 위의 손등을 덮어 천천히 압을 가하는 방법으로 손바닥의 수근부나 소지구 등의 부위를 활용한다. 허리나 궁둥부위에 강한 압이 필요로 할 때 주로 활용하며, 지속압으로 유지할 경우에는 자연스럽게 압을 가했다가 빨아 올리듯이 손바닥을 떼는 것이 원칙이다(그림 III-4-11).

〈그림 III-4-11〉 쌍손바닥압(雙掌壓)

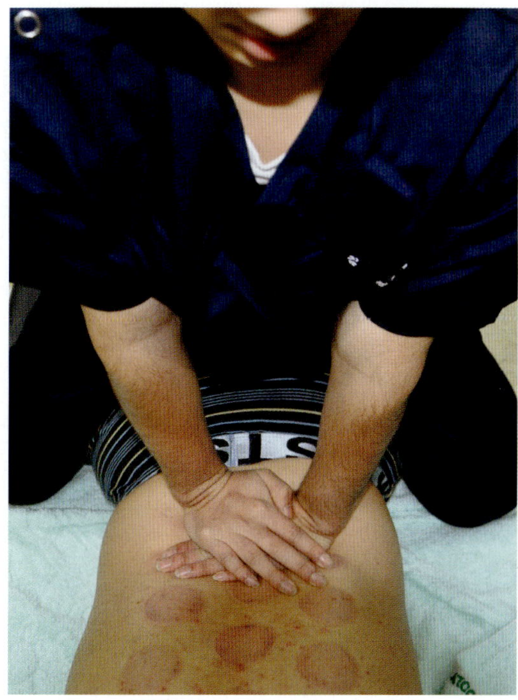

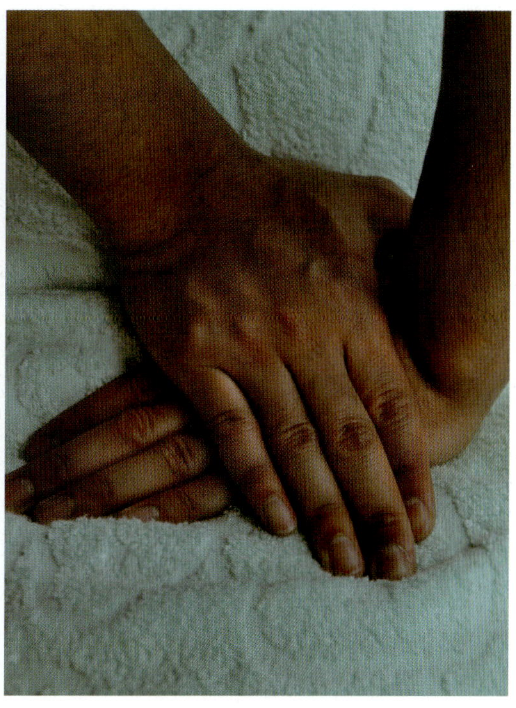

(9) 수근부압

수근부압은 손바닥의 수근부를 이용하여 압을 가하는 방법으로 시행부위를 누르면서 선을 따라 지긋이 압을 가한다. 주로 척추부위나 독백경 부위를 시행하고자 할때 사용하는 방법이다. 사용기법은 수근부를 이용하여 척추 부위의 돌출된 부분을 수근부 가운데에 위치시켜 지긋이 누른 후 손을 떼지 않고 손가락을 이용하여 벌레가 기어가듯 다음부위에 이동시킨 후 압을 가하면서 선을 따라 움직인다(그림 III-4-12).

〈그림 III-4-12〉 수근부압

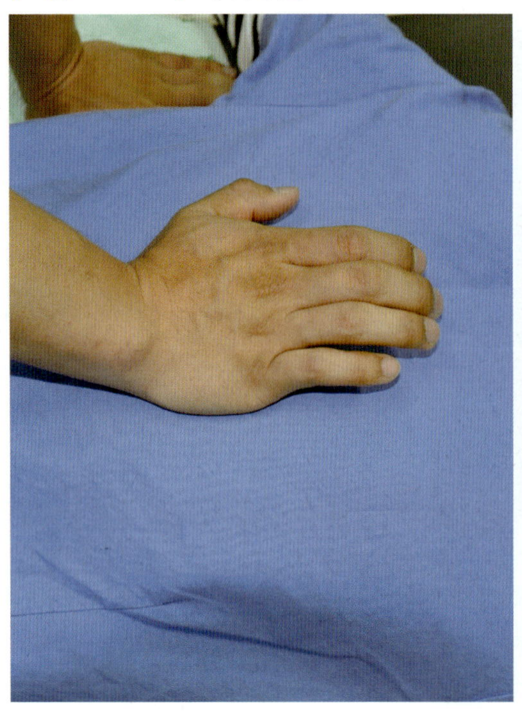

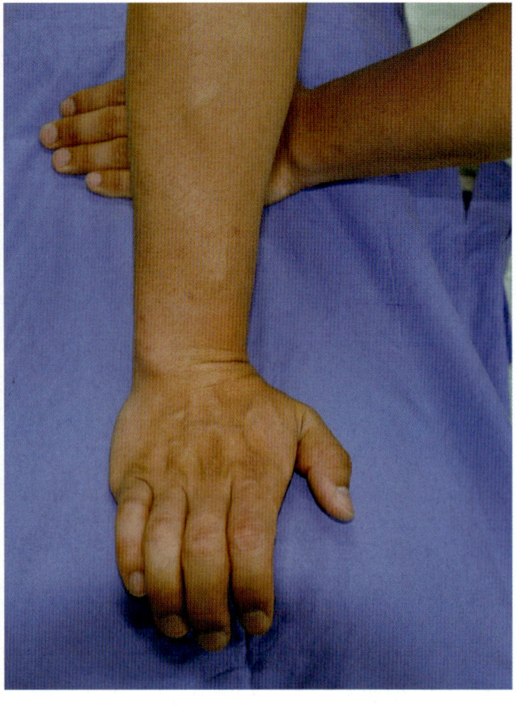

(10) 주먹압(수권압)

주먹압을 수권압이라고도 하며 주먹을 쥐고 강압을 가하고자 할 때 권압으로 충격압이나 지속압을 가하는 방법이다. 주먹압은 시행하고자 하는 부위에 무작정을 압을 가하게 되면 오히려 역효과를 볼 수 있기 때문에 시행부위의 근육을 충분히 이완시킨 후 시행한다. 주로 허리부위나 궁둥부위에 많이 사용한다(그림 III-4-13).

〈그림 III-4-13〉 주먹압(수권압)

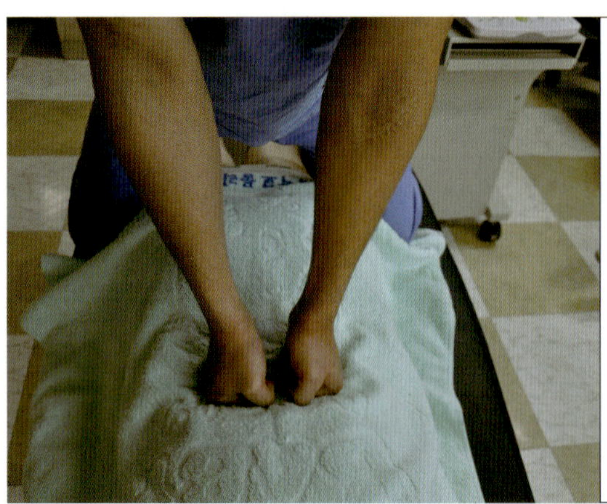

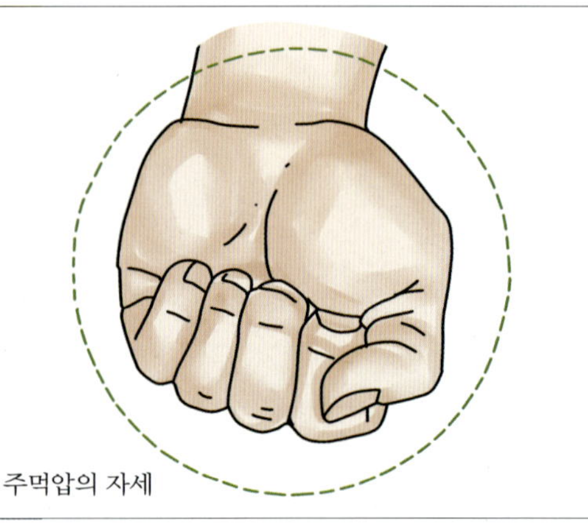

주먹압의 자세

(11) 지첨압

지첨압은 지단압이라고도 하며 손가락 끝의 첨에 약간 단단한 부위를 말한다. 지첨압은 손 끝에 압을 가하여 피시행자가 약간 아프다고 호소할 정도로 손가락 관절에 힘을 주어 강한 압을 가할 때 비로소 효과를 볼 수 있다. 주로 엄지손가락 지첨을 많이 활용한다. 따라서 지압으로는 압의 감각기능을 느끼지 못할 때 즉 발바닥이 두꺼워져 지압으로는 어려울 경우나 급체증으로 인한 환자에게 침과 같이 병행하여 시행한다(그림 Ⅲ-4-14).

〈그림 Ⅲ-4-14〉 **지첨압**

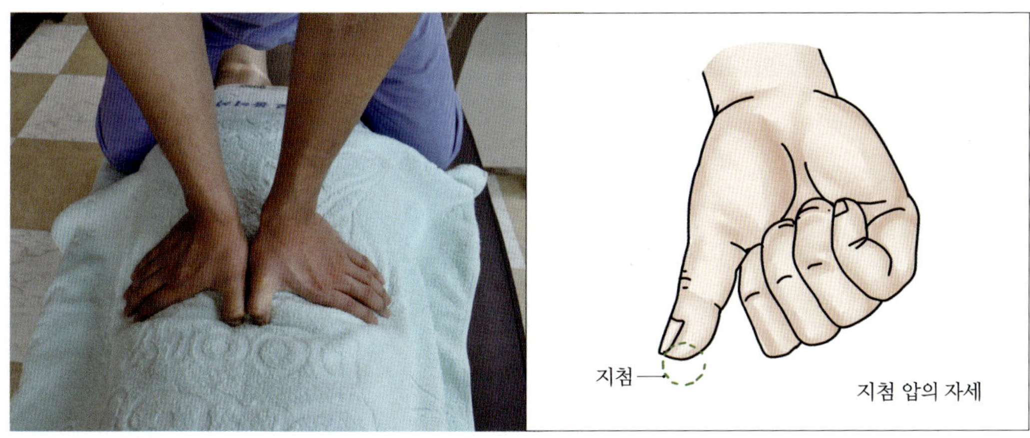

(12) 발압법(족압법: 足壓法)

발압법은 족압법이라고도 하며 발을 사용하여 압을 가하는 것이기 때문에 손을 이용하는 지압법과는 방법은 다르지만 의미는 같다. 족압을 시행할 때에는 발바닥의 족심부위로 대부분 사용하며 시행부위에 따라 접지면이 다르기 때문에 유의해서 조심스럽게 시행한다. 특히 발뒤꿈치로 밟을 때에는 위험하므로 체중을 잘 조절하고 발바닥 부위에 힘이 균등하게 가해 질 수 있도록 유의해야 한다. 대개 족압을 하는 부위는 발바닥, 대퇴부, 허리 등이며 관절에도 때에 따라서는 시행하는데 무리한 압을 가하는 것은 탈구나 아탈구를 유발할 수 있으므로 조심히 시행하지 않으면 오히려 역효과를 가져올 수 있다. 한번 압을 가하는 지속시간은 2초 정도로 짧게 하는 것이 좋다(그림 Ⅲ-4-15).

〈그림 III-4-15〉 **발압법(족압법: 足壓法)**

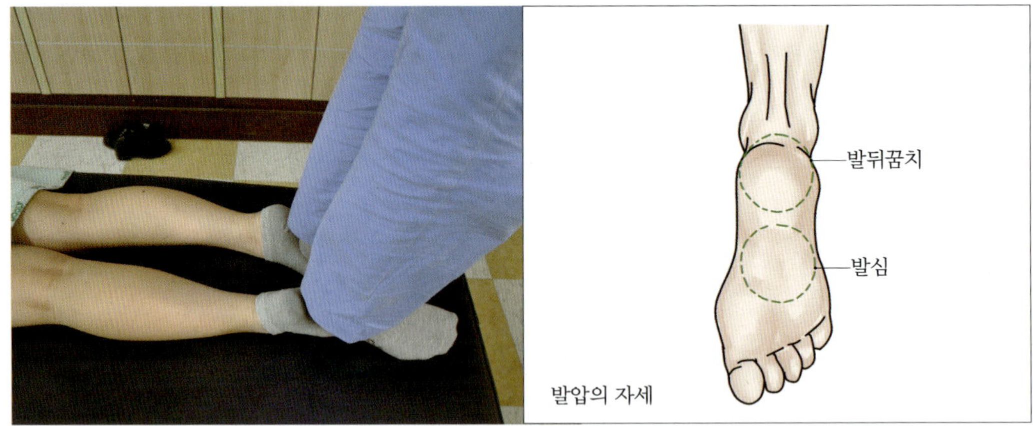

10. 수기요법 시 주의사항

효과적인 수기요법을 위해서는 시행자와 피시행자 간에 마음의 자세가 무엇보다 중요하다. 이를 위한 주의사항에 대한 점들은 아래와 같다.

① 시행 시 정신통일 및 심신을 바르게 한 후 환자로 하여금 마음의 평안과 기를 고르게 한다.

② 시행 전에 손을 청결하게 하고 손톱 및 반지 등을 제거한다.

③ 시행 시 환자에게 최대한 밀착시켜 위치를 정확하게 하고 고도의 압자극의 효과를 얻는다.

④ 환자의 노출부위는 부드러운 수건이나 커텐으로 가리고 안정된 마음을 갖게 하고 시행한다.

⑤ 시행 중에는 웃거나 잡담을 삼가고 정신을 집중하여 압을 가한다.

⑥ 시행 중 급한 일이 생긴 경우에는 병행하던 경락부위(經絡部位)는 끝내고, 환자에게 양해를 구한 후 빠른 시간 내에 해결한 후 다시 계속한다.

⑦ 시행시간은 국소인 경우 20분, 전신인 경우는 1시간 정도가 적당하다.

⑧ 처음 받는 환자에게는 되도록 부드럽고 가볍게 병행한다.

⑨ 식후 30분 전에는 시행하지 않는다.

11. 적응증

수기요법은 치료와 치유도 가능하기 때문에 민간요법으로 볼 수는 없다. 실제로 수기요법은 증상에 따라 거의 모든 질환에 적용되고 여러 가지 치유효과가 있다.

수기요법은 갑자기 생기는 어떤 증상이나 원인 없이 나타나는 일반적 통증에는 매우 효과적이며 수기요법을 통하여 인체에 흐르는 14경락상의 경혈점을 자극하여 조화와 균형이 잘 이루어지게 함으로써 좋은 효과를 얻을 수 있다.

동양의학에서 비롯된 수기요법은 현대의학에서 미치지 못하는 각종 급 · 만성질환에 적응증이 된다. 따라서 수기요법은 물리적인 요법과 민간요법의 기능을 같이 공동으로 유지한다. 앞으로 긍정적인 깊은 연구가 선행되어야 한다.

12. 금기증

수기요법이 만병통치를 다스리는 치료 또는 치유방법으로는 이용될 수는 없다. 그러기 때문에 수기요법을 시행해서는 안 되는 증상이나 질병이 있다. 반드시 증을 살펴서 손을 대야하는 질환, 즉 고혈압 환자, 결핵환자, 임산부, 구급환자, 열성환자, 출혈성 질환을 앓고 있는 환자, 급성질환, 골다공증, 세균성과 고열을 동반한 질환, 감염병, 염증성 질환, 개방성 상처, 식후, 기타 등은 절대로 수기요법을 행해서는 안 된다.

〈그림 III-4-16〉 머리부 지압

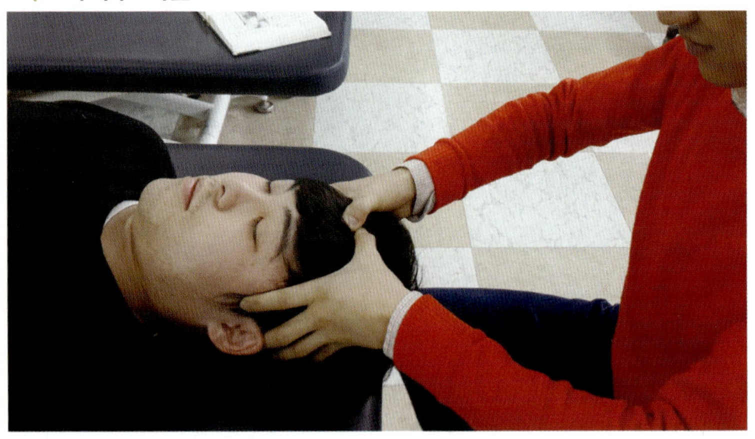

〈그림 III-4-17〉 머리부위의 경혈점

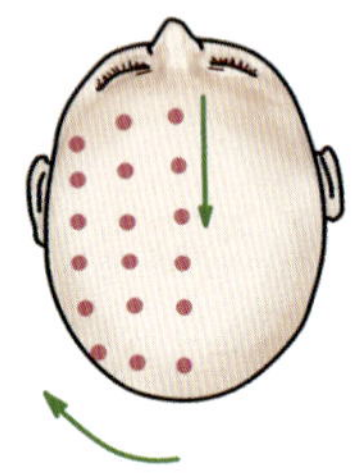
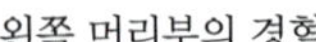
왼쪽 머리부의 경혈

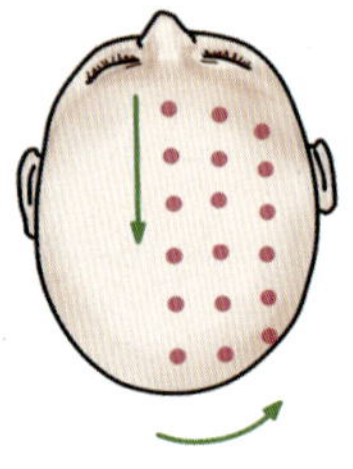
오른쪽 머리부의 경혈

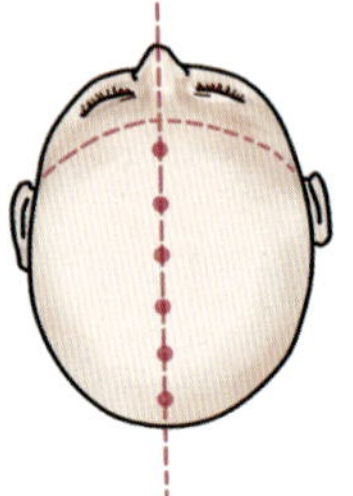
머리부 정중선의 경혈

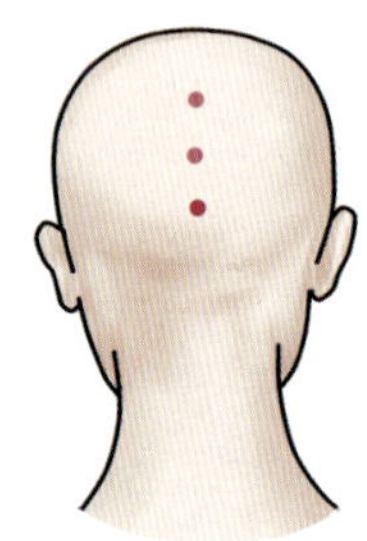
뒤통수머리부의 경혈

〈그림 III-4-18〉 얼굴부 경혈점

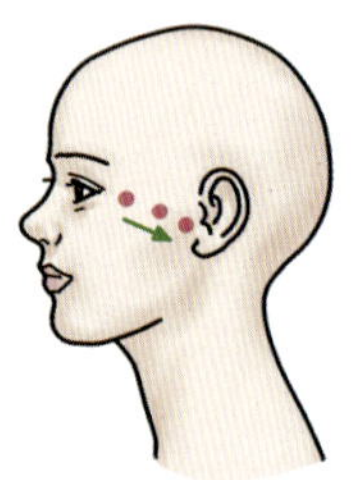
관자놀이의 경혈

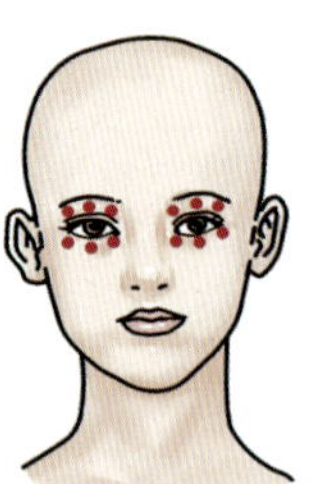
눈의 경혈

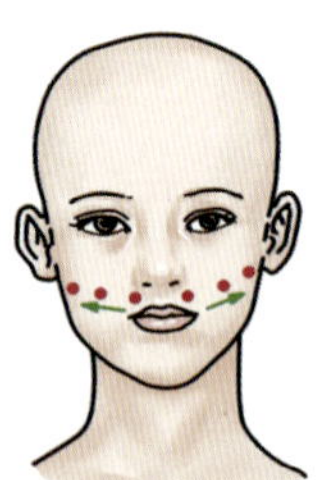
뺨의 경혈

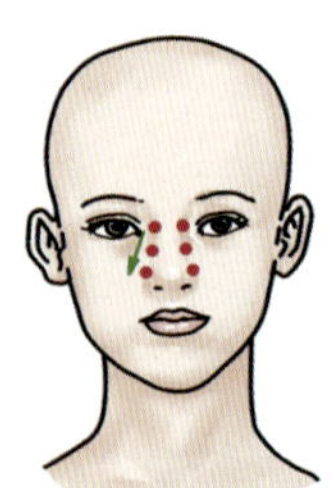
코 양쪽의 경혈

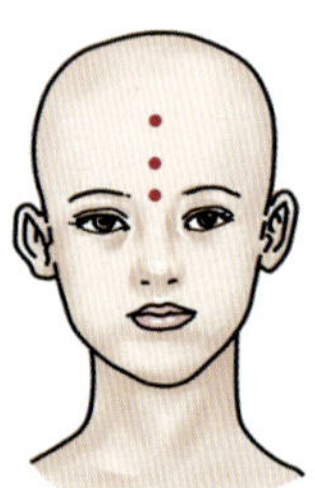
이마의 경혈

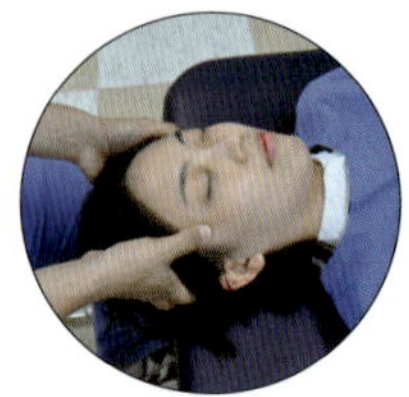
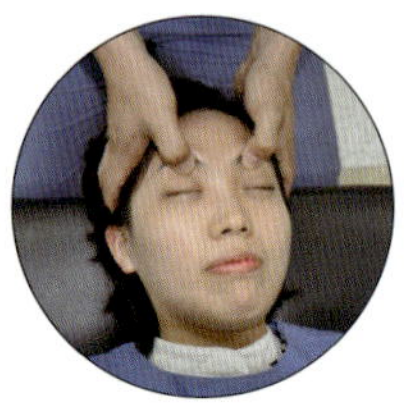
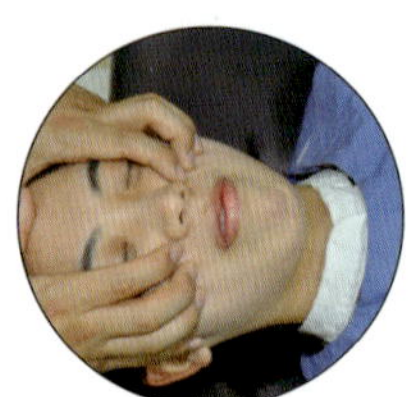
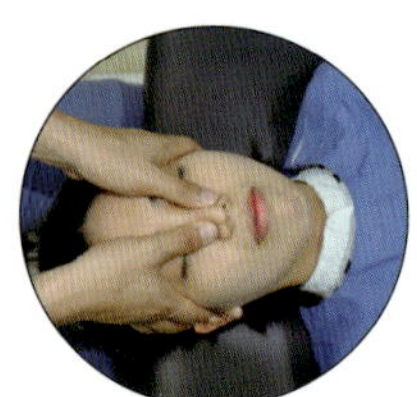
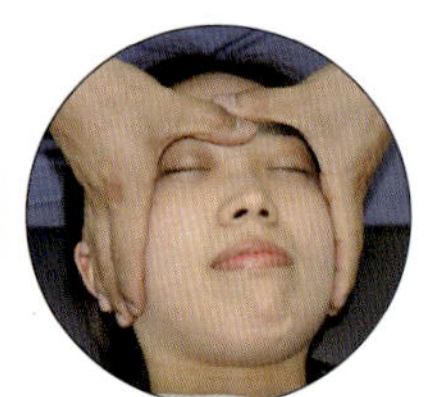

〈그림 III-4-19〉 경부의 경혈점

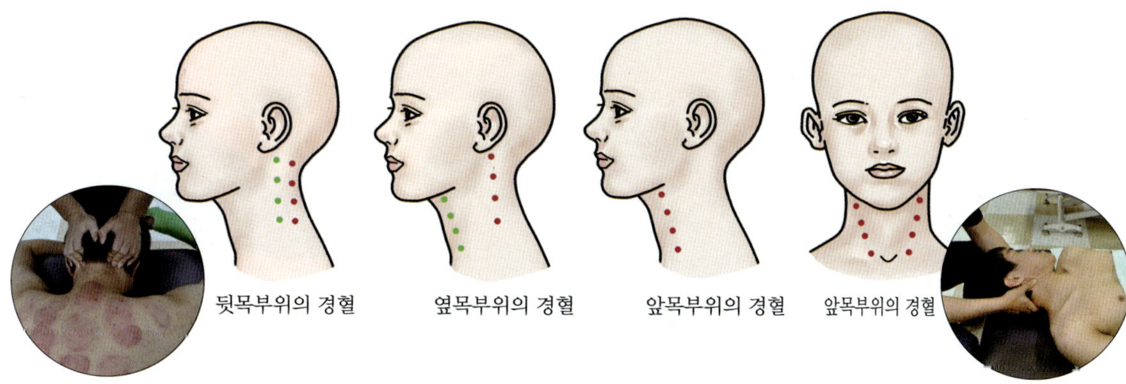

〈그림 III-4-20〉 어깨위부의 지압 경혈

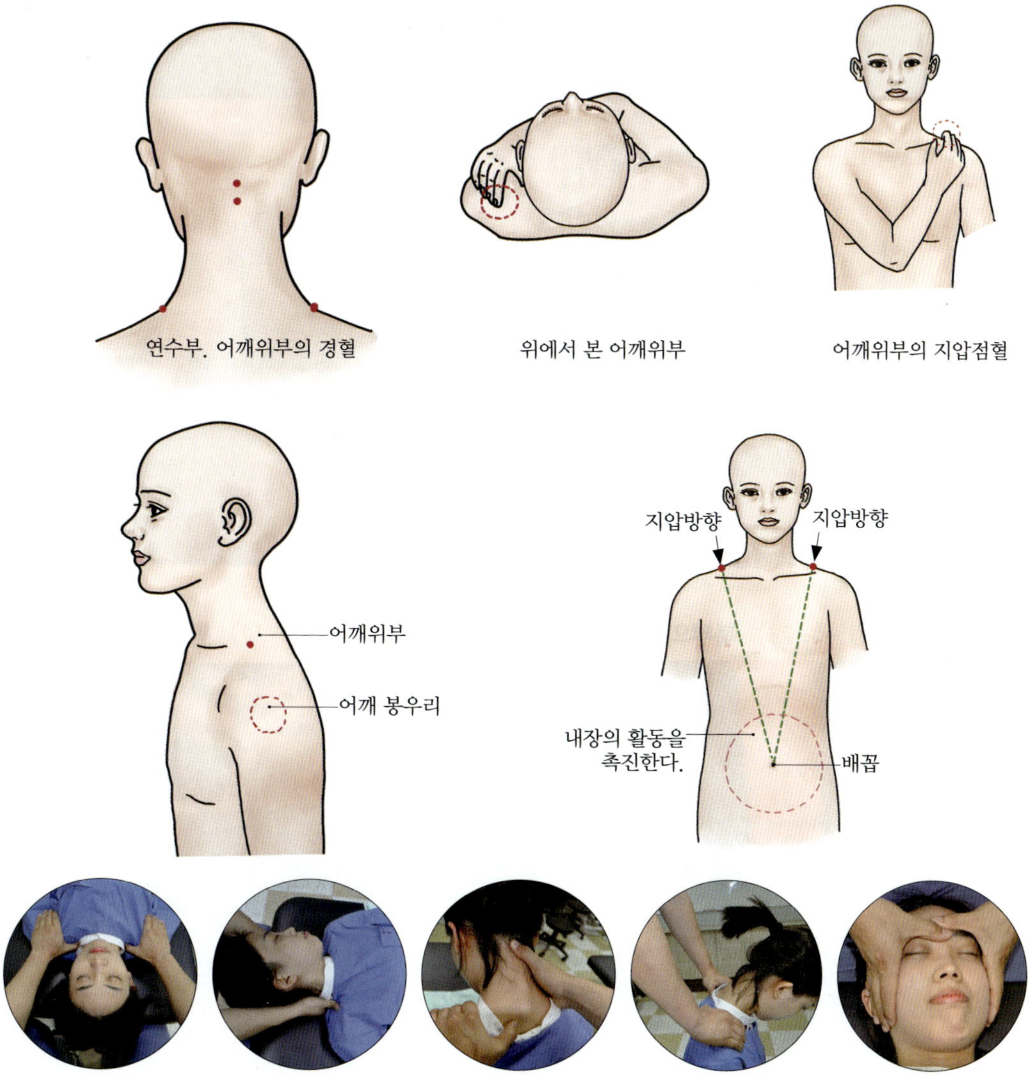

연수부, 어깨위부의 경혈

위에서 본 어깨위부

어깨위부의 지압점혈

어깨위부

어깨 봉우리

지압방향

지압방향

내장의 활동을
촉진한다.

배꼽

〈그림 III-4-28〉 위팔부위의 경혈점

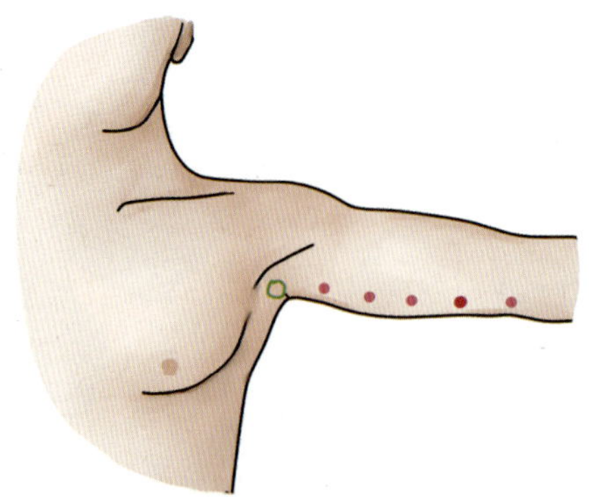

① 위팔 안쪽의 경혈

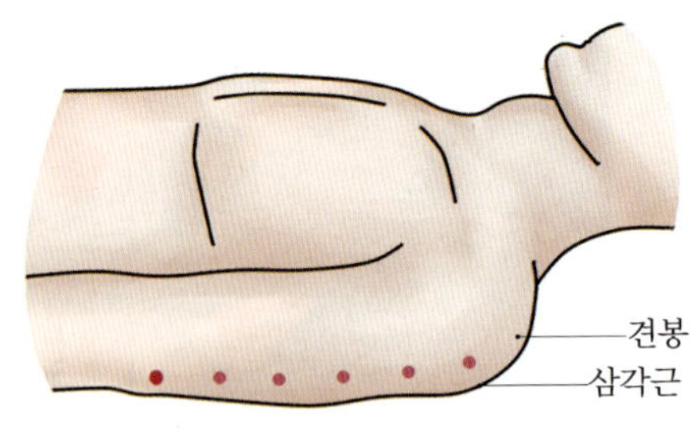

② 위팔 가쪽의 경혈

〈그림 III-4-29〉 위팔부위의 지압 자세

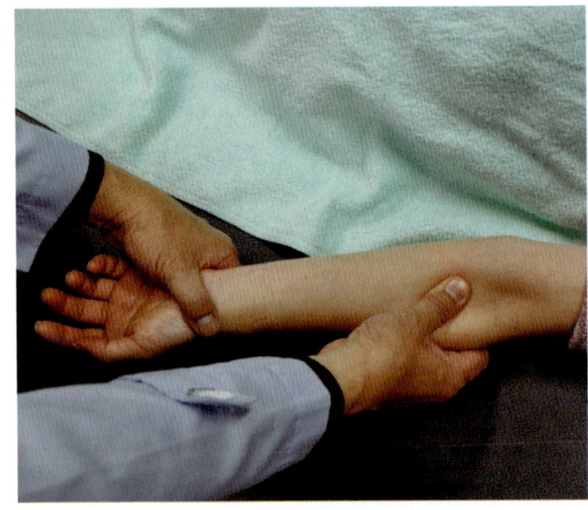

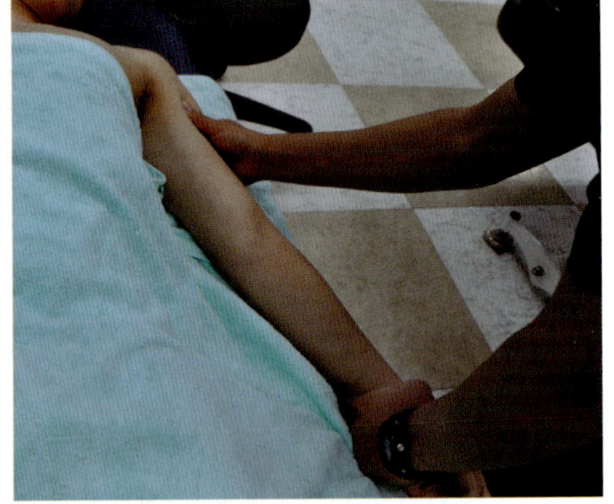

〈그림 III-4-30〉 아래팔 부위의 지압 자세

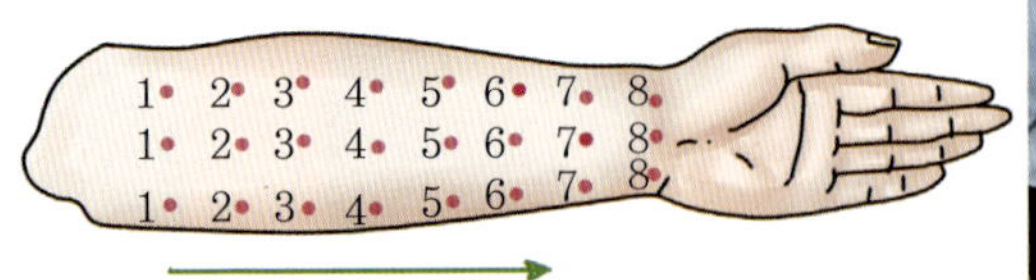

아래팔 앞면의 경혈

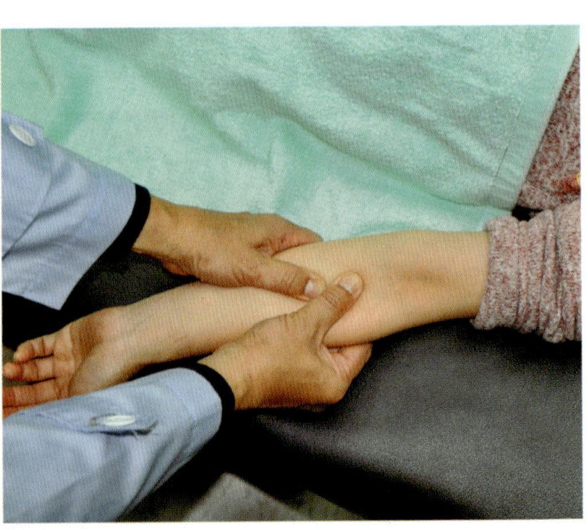

〈그림 III-4-31〉 손등 · 손가락의 경혈

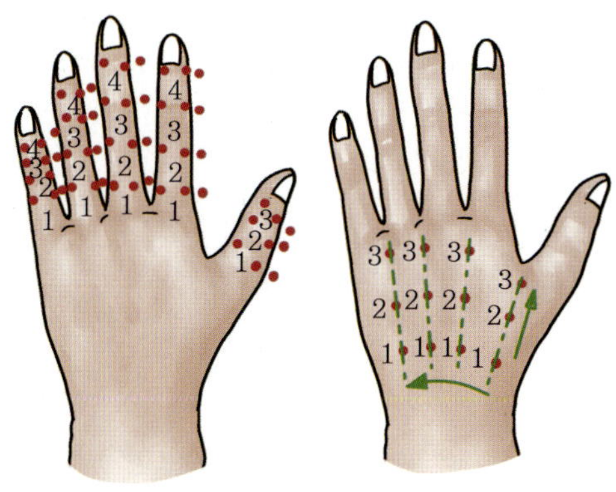

〈그림 III-4-32〉 손등의 지압자세

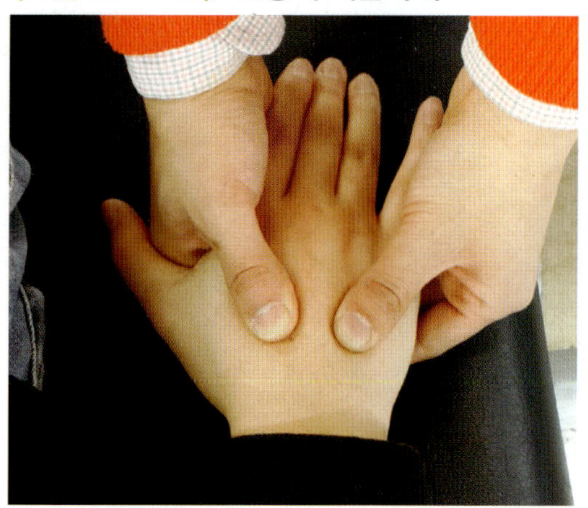

〈그림 III-4-33A〉 손바닥의 경혈

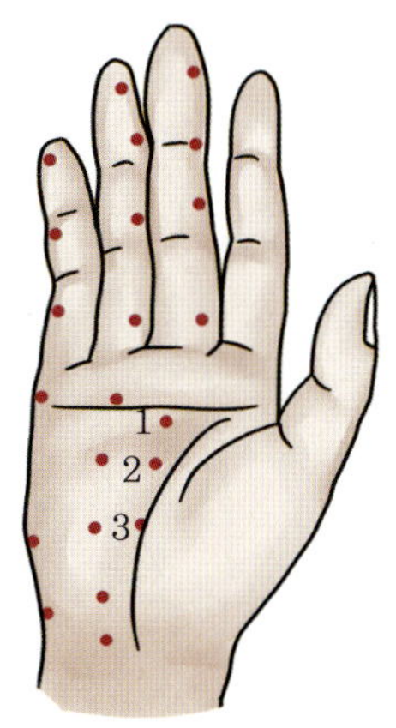

〈그림 III-4-33B〉 엄지 안 · 가쪽경혈

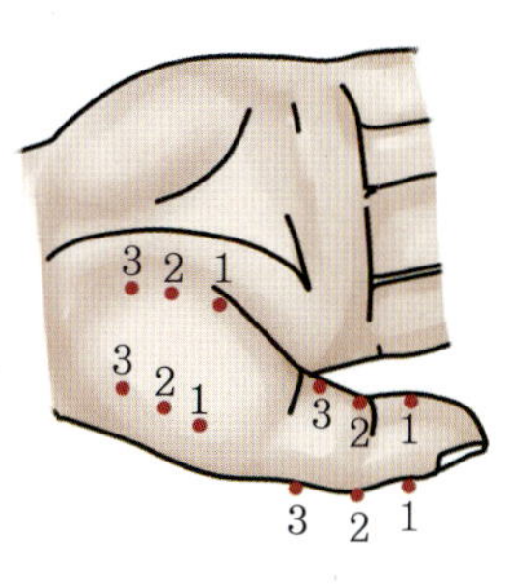

〈그림 III-4-34〉 손바닥의 지압자세

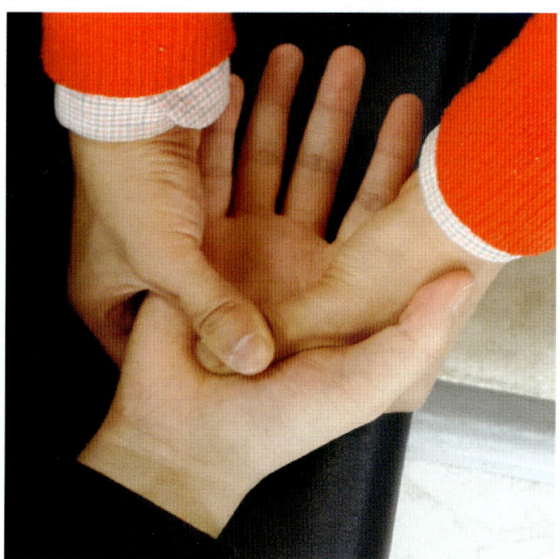

〈그림 III-4-35〉 손의 능동적 지압

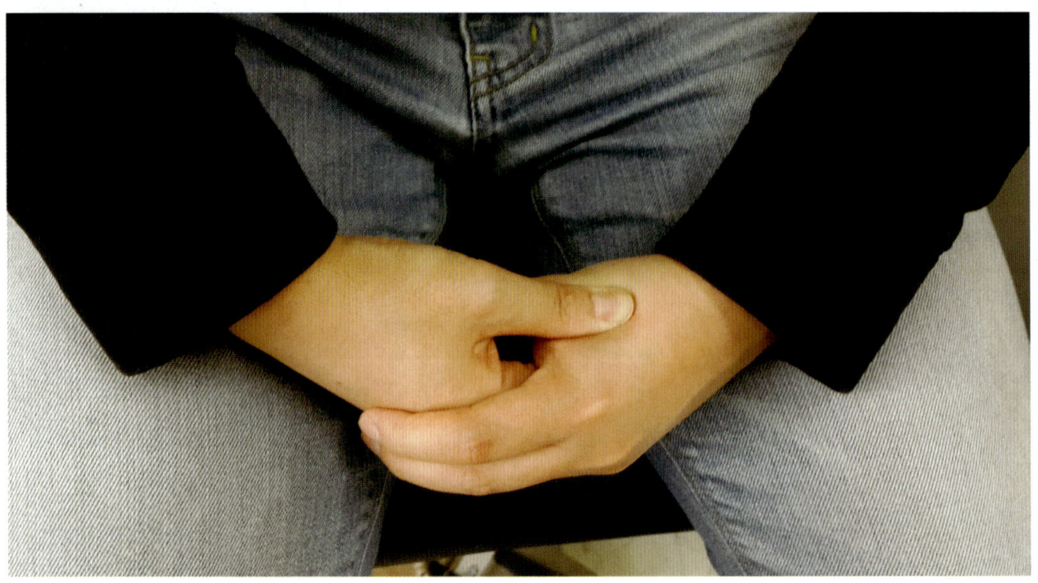

〈그림 III-4-36〉 넙다리부위의 경혈

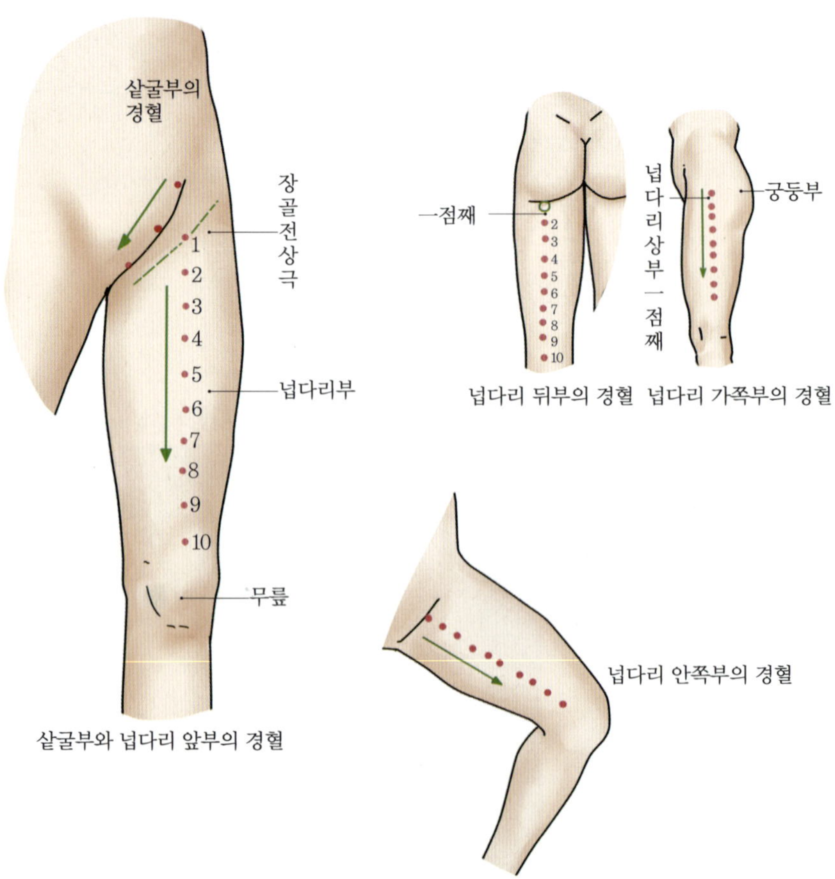

〈그림 III-4-37〉 넙다리부위 지압(앞부)

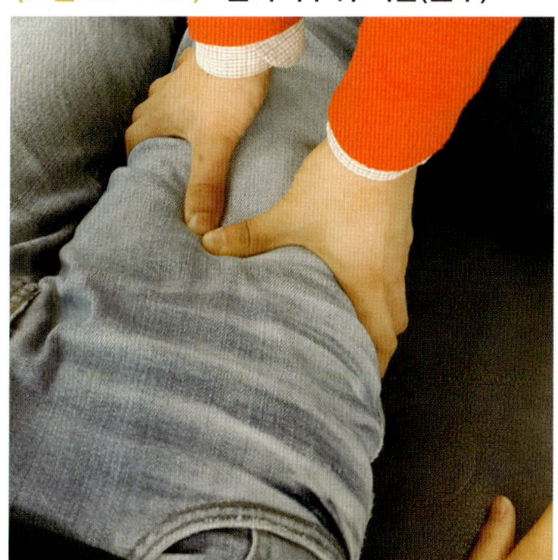

〈그림 III-4-38〉 넙다리부위 지압(가쪽부)

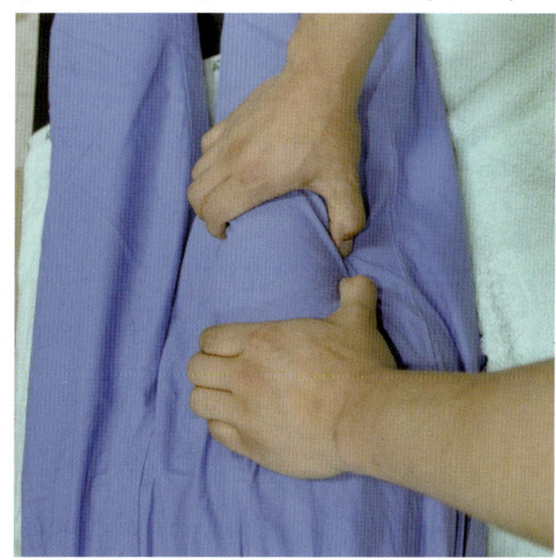

〈그림 III-4-39〉 넙다리부위 지압(안쪽부)

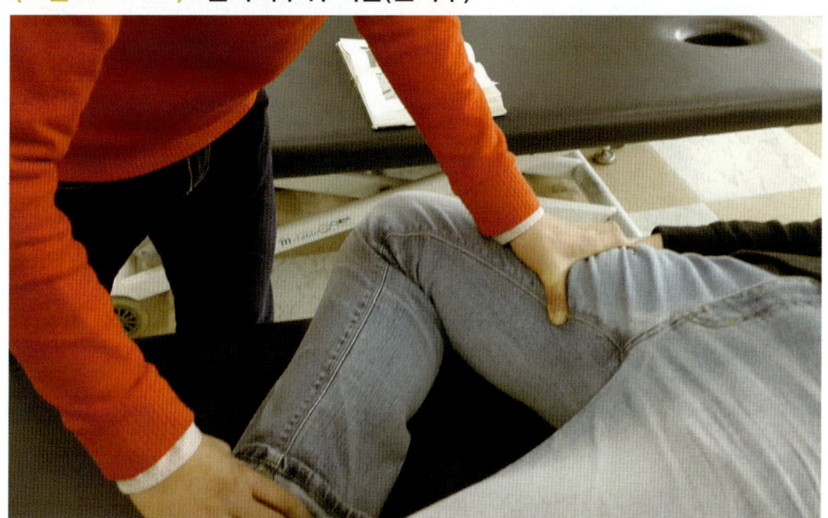

〈그림 III-4-40〉 넙다리부위 지압(뒤쪽부)

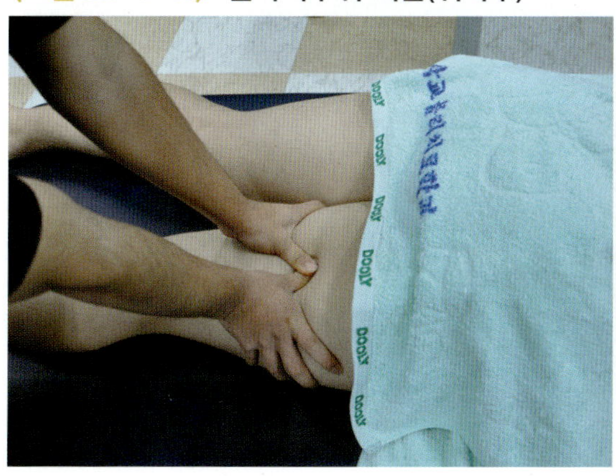

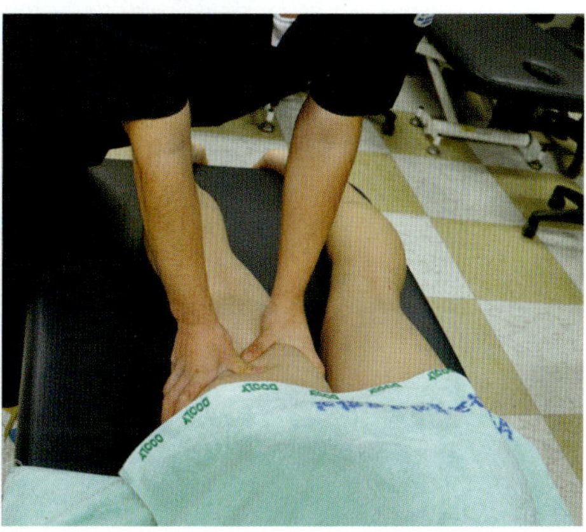

〈그림 III-4-41〉 종아리부위의 경혈

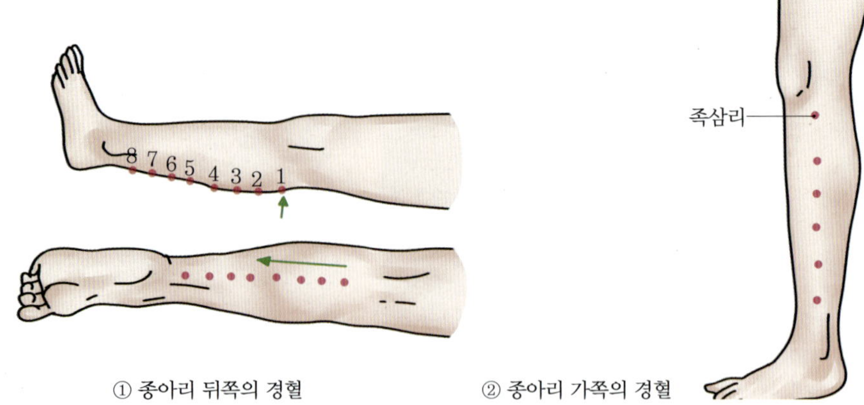

① 종아리 뒤쪽의 경혈 ② 종아리 가쪽의 경혈

〈그림 III-4-42〉 종아리 지압(뒤쪽부)

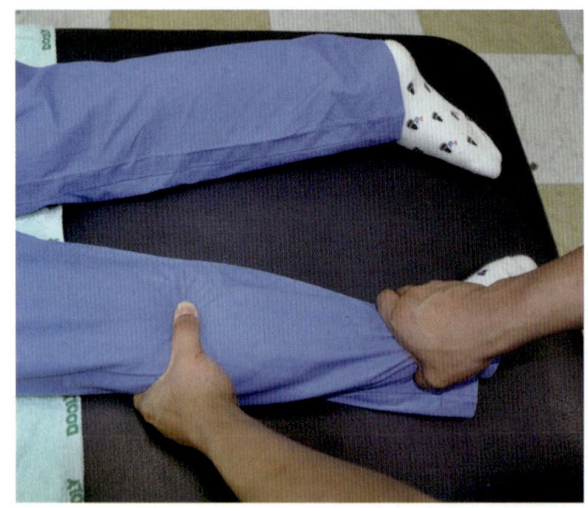

〈그림 III-4-43〉 종아리 지압(가쪽부)

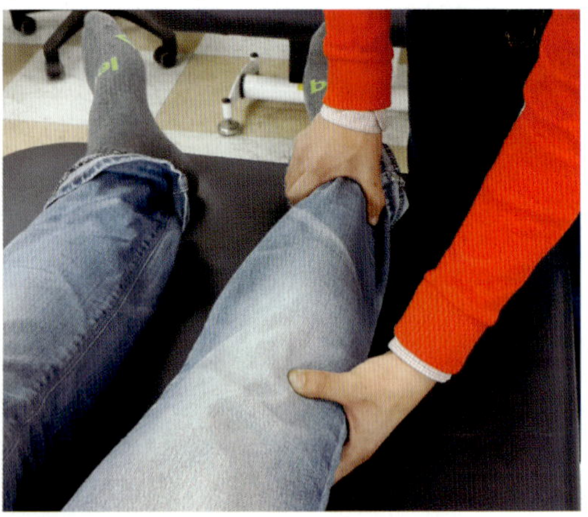

〈그림 III-4-44〉 종아리 부위지압(안쪽부)

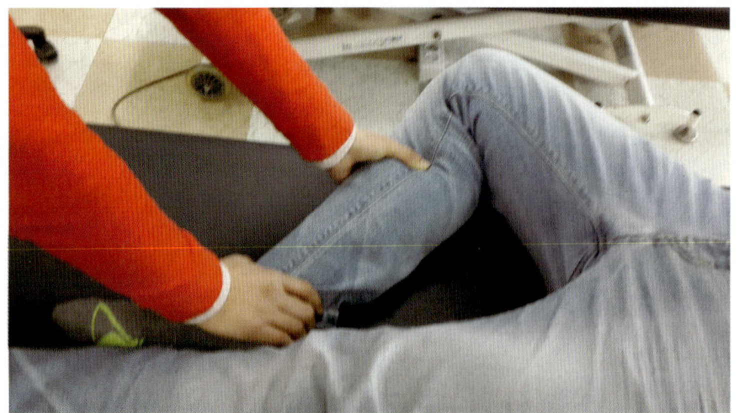

〈그림 III-4-45〉

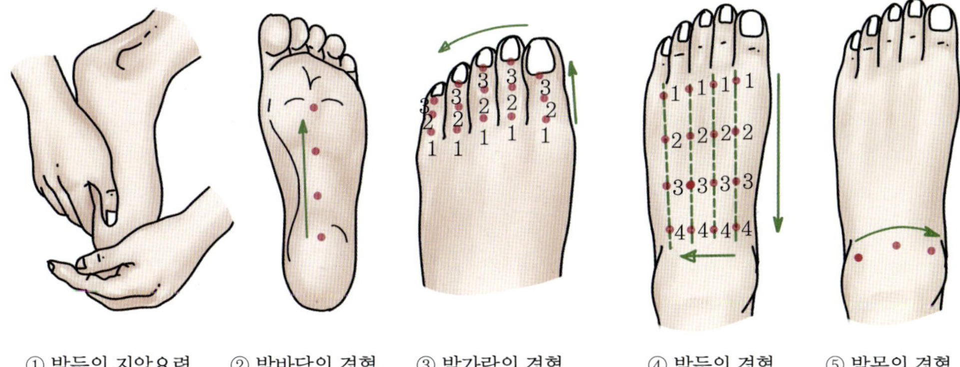

① 발등의 지압요령 ② 발바닥의 경혈 ③ 발가락의 경혈 ④ 발등의 경혈 ⑤ 발목의 경혈

〈그림 III-4-46〉 발가락관절지압

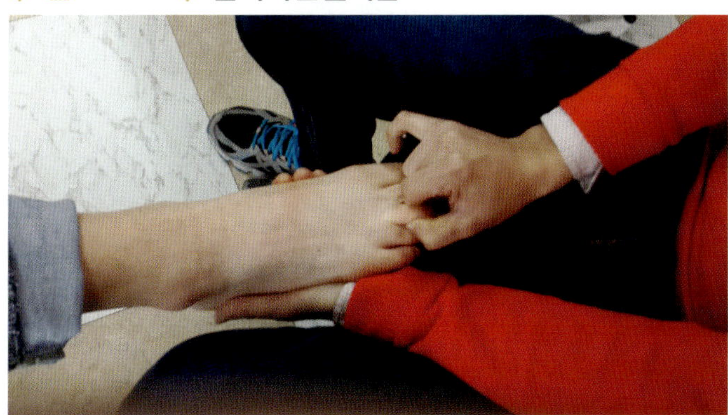

〈그림 III-4-47〉 발바닥지압

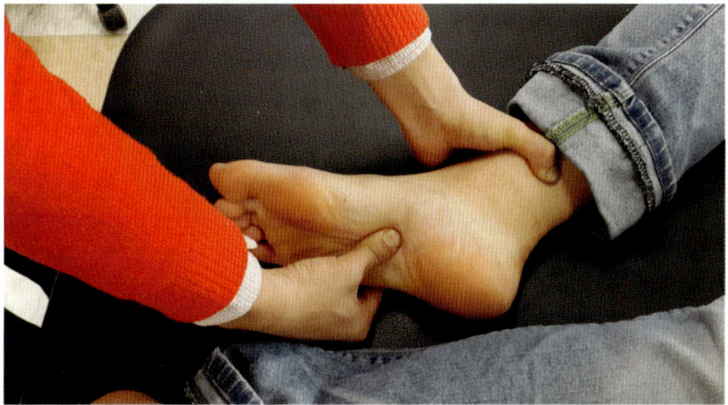

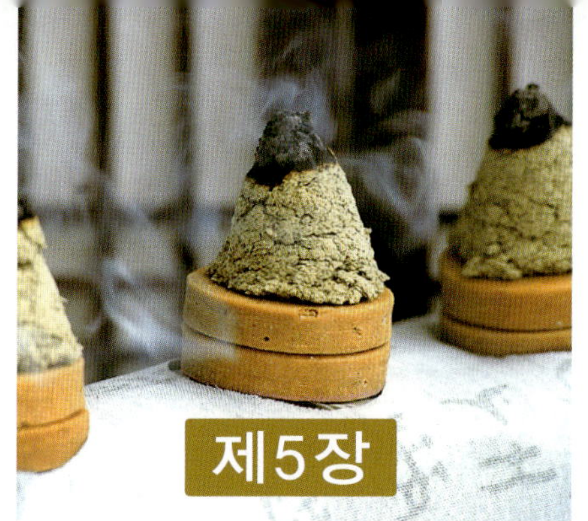

추나요법 (推拿療法)

1. 개요

추나요법은 1889년 청대 이후 중국 수기요법의 대명사가 되어 현대에 이르러서도 여러 곳에서 활발하게 유용되고 있다. 추나(推拿)는 밀추(推), 바로잡을 나(拿)를 합쳐 밀고 당긴다는 의미로 사용되는 기법으로 매니플래이션(manipulation)과 마찬가지로 중국의 안마법(按摩法), 일본의 정골요법(整骨療法) 미국의 카이로프락틱(Chiro Practic) 등 종류가 다양하며, 2가지 혹은 그 이상의 기법들을 복합적으로 사용하여 다른 명칭으로 명명되는 등 책에 따라 통일되어 있지 않고 여러가지 명칭과 제각기 특징을 가지고 사용되고 있다.

추나는 수기요법(手技療法) 즉 다양한 손놀림을 통하여 환자에게 시행하는 기법으로서 동양의학의 외치법(外治法) 범위에 포함된다. 추나요법은 시술자의 손의 수지(손가락), 수권(주먹), 수장(손바닥), 당수(손 옆부분), 수배(손등), 수지첨(손가락 끝), 수근(손두덩) 등과 우리 몸의 팔꿈치 무릎 등 다른 부분을 이용하거나 보조기기 등을 사용하여 인체의 특정 부위인 경혈, 근막의 압통점, 척추 및 전신의 관절을 조정하여 인체의 생리, 병리적 상황을 치유시켜 효과를 얻는 것이다. 따라서 수기요법을 통해 가해지는 압이나 힘이 관절, 골격 또는 환자의 특정부위를 교정함으로서 치유를 할 수 있는 것이다. 이러한 치유효과는 물리치료사나 시행하는 담당자들이 각종 수기요법들을 통하여 얻이지는 유효한 작용으로 해부학적 위치를 바로 잡아 인체의 평형의 조정과 수기요법의 역학적 파동이 일종의 에너지로 전환되어 인체 내 심부로 침투하여 관련계통의 조직과 기관을 조절한다.

추나요법(推拿療法)에 대해 접근하려면 우선 추나라고 하는 명칭에 대한 이해가 있어야 한다. 추나를 고대에는 안교(按蹻) · 안마(按摩) 등으로 불렀다. 안교는 도인안교에서 자세하게 설명되어 있으며 안마는 안법(按法)과 마법(摩法)으로 이장 뒤에서 상세한 설명들이 이어진다. 오늘날에도 추나요법은 많은 지역에서 아직 안마라는 명칭으로 널리 사용되고 있다.

추나라는 명칭이 처음 등장한 것은 중국 명나라 때이다. 안마가 추나로 개칭된 것은 추나 요법에 대한 사람들의 인지도가 높이 평가되었다는 것이고 초기의 안마요법은 극히 일부의 질병만을 치유시키는 목적으로 이용되었으며, 수기요법의 종류도 다양하지 않아서 주로 안법과 마법만이 사용되었다. 그러나 시간이 지나면서 점차 치료범위가 확대되고 수기요법도 이에 맞춰 변천하였다.

또한 추나는 임상에서 기법에 따라 힘을 주는 방향이나 작용에 의해 각각 미치는 영향이 다르다는 것을 발견하게 되었고 이에 따라 각종 수기요법들을 더욱 발전시켰을 뿐 아니라 아래로 누르는 힘(壓力), 위로 들어 올리는 힘(提力), 상하 · 좌우로부터 누르는 힘(壓力) 등 힘과 압을 가하는 방향에 따라 포괄하는 복합 수기요법이 등장하게 되었다. 그 이후 추나는 단순히 추법. 나법을 의미하기보다는 각종 수기요법을 대표하는 다향한 명칭들이 출현하게 되었으며, 현대에는 동 · 서양의 수기요법을 총칭하는 용어로 사용되고 있다.

추나요법은 부작용이나 약물 또는 독성이 없으며, 시행과정에서 환자는 이 기법들을 통하여 안정감과 편안함을 느낄 수 있으며 많은 질병에 대하여 독특하고, 현대의학 기술로 해결할 수 없는 경우에도 대체할 수 있는 치유효과를 발휘하므로 추나요법의 미래는 매우 밝다고 볼 수 있다.

수기요법에 대한 연구는 추나학의 기초가 된다. 추나는 수기요법의 조절작용으로 치유효과가 발생하므로 이에 장 · 단점이 따른다. 따라서 수기요법의 역학적 표준치을 제정함으로써, 각종 수기요법들이 과학적인 체계와 통계적 계량화가 될 수 있어야 한다.

1) 추나학과 음양오행

추나학은 음양오행, 장부경락, 영위기혈, 변증론치 등 동양의학의 기초이론과 밀접하게 연계되어 있다.

음양학설은 자연계의 모든 사물의 속성을 음과 양 두 가지로 귀속시킨 것이다. 그러나 어떤 사물이든 그 내부에는 음과 양 두 가지 속성을 포함하고 있으며, 음양은 상호 불가분의 관계에 놓여있다.

인체의 음양을 구분할 때 위쪽은 양(陽)이고, 아래쪽은 음(陰)이다. 또한 등쪽은 양이고 복부쪽은 음이다. 경락, 추나, 수기요법 역시 음양으로 구분할 수 있다.

정상적인 생리상태에서 유기체의 음양은 동태적(動態的)으로 상대적인 조화와 균형을 유지하고 있다. 만일 이러한 조화와 균형이 흩어지거나 깨지면 음양실조가 출현하고, 질병이 발생하게 된다.

추나는 바로 음양이론과 상술한 여건들에 근거하여 인체의 평형을 유지하고 평형상태가 파괴 되면 원래의 모습으로 복구하는데 의미가 있다.

오행은 고대 자연철학에서 우주를 구성하는 물질들을 인식하는 기본골격이었다. 자연계의 우주를 구성하는 가장 보편적인 다섯 종류 물질의 속성은 나무(木), 불(火), 흙(土), 쇠(金), 물(水)로 인체의 조직을 귀속시키고 생리병리현상을 해석한 것으로 동양의학의 고유한 오행학설이 형성된 것이다.

2) 추나요법과 장부경락

장부와 경락은 인체를 구성하는 중요한 부분이다. 오장육부와 기항지부(奇恒之腑) 즉 천기(天氣)와 지기(地氣)를 포함하는 내장을 총칭하는 것이다. 경락은 경맥과 락맥을 합쳐 이르는 말이다. 경맥은 경락계통의 주간(主幹)이며 락맥은 분지이다. 이들은 서로 얽히고 교차하여 전신에 망락(網絡: 그물처럼 얽혀 있음)으로 네트워크를 형성하고 있다. 경락의 소통과 관통을 통해 인체 각 조직과 기관은 연결되어 하나의 유기적인 정체를 형성하고 있는 것이다. 장과 장, 장과 부, 부와부의 생리적 · 병리적으로 밀접한 관계에 놓여 있을 뿐만 아니라 장부와 오관(눈, 코, 입, 귀, 혀), 9개의 구멍(눈, 코, 귀, 생식기), 사지백골 등 조직과 기관은 모두 불가분의 관계를 가지고 있다.

내장의 병변은 인체 외부로 증이 표현되는데 장부의 주요기능에 근거하여 외부로 나타나는 증상에 따라 병변이 어떤 장(臟), 부(腑)에 속해 있는지를 추론할 수 있으며, 적당한 부위 또는 혈위에 수기요법을 시행할 수 있다. 또한 장부는 각각의 경락상에 소속되어 있으므로 장부의 병변은 소속 경락의 순행부위에 발현되어 나타날 수 있다.

경락은 상호 소속되어 있어서 장부 상호간의 병리상 영향을 미치게 된다. 어떤 장(臟)에 병변이 발생하였을 때 경락을 통해 다른 장(腸)과 연계되어 전신에 영향이 미칠 수 있다.

이때에는 경락소속관계와 질병의 전화규율(轉化規律)에 근거하여 적절한 치유가 이루어져야한다. 경락은 전신에 그물처럼 얽혀 그물망을 형성하고 있으므로 유기체 음양의 동태적인 균형을 유지해 나가고 있다. 예를 들면 경락불통(經絡不通)으로 정상적인 경락 상에 정보소통과 연락작용이 이루어지지 못한다면 각 조직과 기관이 제대로 협조를 못하여 장부생리기능 부전이 일어나 음양실조의 병리현상이 출현하게 된다. 이에 추나요법으로 경락을 소통시킴으로써, 장부연락, 음양상교를 통해서 음양평형을 유지시킨다.

이 밖에도 경락의 전도작용은 배설을 통하여 내장병변을 밖으로 발현시킬 뿐만 아니라 외사(外邪) 및 외래적 자극을 몸 안으로 전해 준다.

3) 추나요법과 기혈영위

기혈영위(氣血榮衛)는 인체를 구성하는 중요한 물질과 힘의 기초가 된다. 인체의 각 장부 조직에 대하여 영양, 온조, 호위작용을 하여 인체의 생리활동을 유지시켜 나간다. 영(營)은 음식물을 통해 생성되는 영기(營氣)이고, 위(衛)는 우리 몸에 외사나 내사로 부터 방어와 면역을 담당하는 위기(衛氣)로써 모두 기의 일종이며, 수곡정정(水穀精微) 즉 물과 곡식에 의해 화생(化生)된다.

그 중 영기는 비교적 맑고 부드러운 부분으로써 맥(脈) 속으로 움직이며 혈액을 생성하고 전신에 영양을 공급하는 작용을 한다.

기혈영위의 생성 · 운행 및 분포와 오장육부는 밀접한 관계를 가지고 있다. 기(氣)는 인체에서 생성되는 가장 기본적인 물질로써 선천지기와 후천지기 두 가지로 구분한다.

선천지기는 부모로부터 선천적으로 물려받아 신(腎腸)에 저장되는 신기(腎氣)이고, 후천지기는 음식물의 소화를 통해 얻어지는 비위지기(脾胃之氣)와 대기 중에 공기를 흡기호흡을 통하여 얻어지는 폐주호흡지기(肺主呼吸之氣)로써 인체는 선천지기에 의하여 온화되고, 후천지기에 의하여 서로 공급된다. 그러므로 기는 신장, 비장, 폐장 등과 떨어질 수 없는 관계에 있다.

따라서 기혈영위의 생성 · 운행 및 분포를 요약하면 장부의 생리활동의 결과이므로 장부기능의 협동조절이 성행하면 기혈의 정상적인 생리와 수포를 보증할 수 있다. 만약 장부기능이 실조되면 기혈의 원료가 부족해져서 운행실상(運行失常)이 초래하게 된다. 이런 경우 추나요법의 시행으로 체표 면에 작용시키면 내장기능 조절을 통해서 기혈의 생성과 운행을 보증할 수 있게 된다.

기혈은 인체 내에서 끊임없이 운행하고 있다. 기의 가장 기본적인 운동형식은 승항출입

(升降出入), 즉 기의 상승과 하강인데, 인체 각 장기는 모두 승항출입의 운동을 통하여 참가한다. 비(脾)는 기의 상승을 주관하고, 폐(肺)는 기의 하강을 주관하여, 승항에 질서를 유지하며 상호억제를 해준다. 신(腎)은 납기(納氣)하고, 폐(肺)는 호기(呼氣)하여, 평형을 조절하고 유지하면서 상호 배합을 해준다. 간은 소설을 주관하고 기기(氣機)를 조장함으로써 더욱 기기승항(氣機升降)의 주요관점이 된다. 우리 몸에 유유하게 흐르는 기(氣)는 반드시 승항에 의해 질서가 유지되고, 출입에 협조가 이루어지지 않으면 증의 생성으로 질병이 발생하게 된다. 이에 따라 임상표현에 근거하여 거기에 맞는 추나를 선택하여 시행함으로써 기기의 상승과 하강의 출입을 조정할 수 있다.

4) 추나요법과 근골격계 및 관절

근육과 뼈 및 관절은 우리 몸에 자세를 유지하면서 움직일 수 있도록 하는 기관이다. 인체는 뼈대계통을 통하여 지지되고 근육과 연부조직으로 짜여져 고정되어 있어, 운동이 가능하도록 되어 있어 이러한 운동을 통하여 관절이 원활하게 움직임으로로써 이동이 이루어진다.

근육은 근섬유와 힘줄로 이루어져 있다. 뼈막과 근육에 연계되어 있고, 관절과 근육 등 운동기관을 고정해 주고 보호하며 운동을 담당한다. 몸통을 돌리거나 사지관절을 굽힘과 폄시키며, 손가락을 쥐거나, 발의 직립 및 보행은 모두 근골격계통의 수축에 의해 이뤄지고 있다.

근육과 뼈 및 관절은 오장육부, 기혈진액과 밀접한 관계를 가지고 있다.

중초(中焦)에 속하는 비위는 소화기를 담당하며 기혈화생의 원천이므로 비위가 강하고 건강하면 기혈생화의 근원(基血生化之源)이 채워져 근육과 뼈, 관절이 강하고 건강해져 경강(勁强), 골리(滑利) 해진다. 간은 장혈(臟血), 주근(主筋)하고, 근육은 간혈(肝血)에 의해 강하고 건강해져야만 강한 성질을 갖는다. 신은 장정(臟精), 주골(主骨)하고, 정은 수(髓: 골수)를 생성하여 뼈 속에 저장된다. 뼈는 수(髓)에 의해 길러지므로 뼈가 건강해야 서거나 앉는 자세를 잘 지탱할 수 있다. 폐는 주기하고 백맥(百脈)의 조체(朝體)를 받는다. 심은 주혈맥(主血脈)하므로 혈액의 운행은 모두 심기(心氣)의 밀어내는 힘에 의존한다. 그러므로 장부기능이 정상이고 기혈이 왕성하면 근육과 뼈 및 관절이 건강하고, 또한 근골과 관절이 정상적인 위치를 벗어나서 그 운동기능에 장애가 오면 정상적인 기혈영위의 순환 또는 장애를 받게 된다. 이때 추나요법을 행하면 여러 가지 수기법을 통하여 근육과 뼈 및 관절계통의 손상과 변하는 자세를 직접 교정함으로써 인체의 자세에 대한 평형을 조정하고 기혈

운행을 원활하게 해주게 되어 움직임과 운동성을 향상시키고 통증을 감소시켜 질병의 치료효과를 거두는 것이다.

5) 추나요법과 변증논치

변증논치(辨證論治)는 장부(腸腑), 병인병기(病因病機), 사진팔강(四診八講) 등 동양의학의 기초이론을 통하여 환자에게서 나타난 증상이나 징후를 정밀한 분석과 검사를 통하여 출현된 증상을 판별하고 거기에 맞는 치료방법을 찾는 것이다. 이는 이(理)→법(法)→방(方)→약(藥)의 과정으로 동양의학에서 기본적인 특징이고, 임상에서 이용하거나 이론적 기초가 된다. 따라서 정밀한 진단은 사진(망, 문, 문, 절: 望, 聞, 問, 切)에서 비롯되어, 팔강으로 소속된다. 사진은 네 가지의 진찰방법을 총칭한다. 또한 각각 특징적인 작용이 있지만 상호연계, 상호보충해서 임상운용 시에는 유기적으로 결합하여 망, 문, 문, 절의 서로 다른 각도에서 병을 세밀하게 관찰하고 살펴 질병을 확실하게 진단할 수 있다. 이 진단법을 이른바 사진합참(四診合參)이라 한다. 사진합참은 임상에서 치료의 근거를 만들며 추나요법을 행하는데 방향을 제시한다. 사진이 세밀한 분석이 없으면 정확한 임상자료를 구할 수 없고, 오로지 이론에 불과하며 오진을 할 수 있다.

팔강은 우리 몸에 나타나는 음양, 표리, 한열, 허실 등 8가지의 증후를 말한다. 이는 변증의 8가지 기본강령으로 사진을 통하여 밝혀낸 각종 임상자료를 바탕으로 분석, 종합, 귀납하여 얻어진 질병의 성질이나 부위를 의미한다.

팔강의 각 사이는 서로 긴밀하게 연결되어 있다. 즉 한열(寒熱)과 허실(虛實)을 언계해서 표리(表裏)를 구별하고, 허실(虛實)이나 표리(表裏)를 결합해서 한열(寒熱)을 구별한다. 또한 표리(表裏), 한열(寒熱)을 결합해서 허실(虛實)을 변별한다.

팔강 중에 음양(陰陽)은 기타 6개 강령을 총괄하는 대표적인 강령으로 추나요법을 행할 때 우선적으로 대표되는 특정내용과 기타 강령과의 복합적인 관계를 세밀하게 분석하여야 비로소 정확한 진단을 내릴 수 있다.

팔강은 비록 변증 중의 8개 강령이지만 질병의 표현이 복잡 다양하므로 임상에서 장부경락, 기혈진액 등 변증방법과 서로 결합해야 한다. 질병에는 경병과 중병 그리고 주(主)와 부(副)의 구분이 있고, 치료에도 역시 선과 후 그리고 완하고 급성의 구별이 있으며, 병에는 표(標)와 본(本)의 차이가 있고, 치료에도 순(順)과 역(逆)의 변화가 있다. 따라서 변증논치는 원칙성도 있어야 하지만 융통성도 있어야 한다. 그러므로 추나는 반드시 변증논치를 응용하여 질병의 증후를 변별하고 병인. 부위 및 성질을 잘 살펴서 주요 문제점을 파악하고 표, 본, 완, 급을 구분하여 정확하게 시술함으로써 좋은 효과를 볼 수 있다.

임상에서는 팔강인 음, 양, 표, 리, 한, 열, 허, 실에서는 각각의 독특한 표현이 있고 이에 따라 치료법이 결정될 수 있다. 이와 같이 팔강 외에도 인체는 타고난 소질의 강하고 약함이 있고, 계절적으로 온열경한의 구별이 있으므로 모두 인인(因人), 인시(人時), 인지(因地)에 따라 적절한 치료법을 선택하여야 한다.

위에 제시된 변증논치의 내용들을 요약하면, 변증은 첫째 병의 위치가 어느 장(臟), 부(腑)에 소속되어 있는지, 또는 인체의 상(上), 중(中), 하초(下焦) 중 어디에 소속되는지, 표리관계에서 표증인지, 리증인지를 구별한다. 둘째 허실과 사정투쟁(邪正鬪爭)의 상태을 찾는다. 셋째 병인이 육음사인지, 외상인지, 내상인지를 판단한다. 넷째 질병의 단계가 위(衛), 기(氣), 영(營), 혈(血) 중에서 어떤 단계에 소속되는지를 구별한다. 시치(施治)는 음양실조, 사정투쟁의 상황에 따라 상응하는 치료조치를 결정한다. 따라서 동양의학 변증논치의 이론체계를 전체적으로 정립하고 임상에서 활용될 수 있도록 추나요법에 응용되어야 한다.

2. 추나요법의 치료원칙과 적응증

추나요법의 작용이나 치료범위는 매우 좁지 않다. 추나요법의 시행 시 환자의 체질이나 병환의 깊고 얕음에 근거하여 경혈의 위치에 따라 수기요법을 행한다. 추나요법의 치료원칙은 병변부위와 병의 원인을 파악하여 해결하는 것이며, 질병의 근본을 찾아 해결하는 것이 중요하다. 예컨대 추간판탈출증은 허리와 다리에 통증이 나타나는데 원인은 다양하지만 그 근본은 허리뼈이다. 따라서 주요병인과 질병의 위치를 살펴 거기에 맞는 적정한 추나요법을 응용한다. 외상성 질병의 경우 추나요법을 시행할 때 통증부위를 중점으로 시행하며, 국소적 종창통의 심한 급성손상은 그 부위를 중심으로 하고, 종창이 비교적 완화된 후에는 종창이 있었던 국소부위가 치료점이 된다.

적응증에는 근육경결, 목의 통증, 허리통, 등의 통증, 연부조직의 손상 또는 병변, 추간판탈출증, 척추질환, 관절질환, 내과질환 중 위통, 만성설사, 불면증, 두통, 생리통, 영아설사, 오줌소태, 소아마비 등에 의한 기혈, 척추기형 등에 적용한다.

3. 추나요법의 금기증

다음과 같은 질환에는 추나요법의 금기증으로 출혈성 질환이나 내장기의 기질성 병변,

골절, 암, 결핵 화농성 질환 및 피부병 등의 병변부위에는 금기증이며, 탈구 시에는 도수정복요법을 우선적으로 시행한다. 또한 생리 중이거나 임신기간에는 복부나 허리. 엉치부위에는 추나요법이 금기이다. 또한 공복 시나 식후, 음주, 심신피로 상태나 정신적으로 흥분된 상태에서는 추나요법을 행하지 않는 것이 좋다.

4. 추나요법 시 주의사항

① 추나요법 시행 시 시술자와 환자의 사이는 되도록 가깝게 밀착시키며, 환자가 안정감을 갖고 편안한 자세를 취하도록 한다.
② 추나요법 시행 시 환자가 시술자를 신뢰할 수 있도록 자세를 지키며, 거부감이 들도록 행동을 해서는 않된다.
③ 추나요법 시행 시 환자의 표정을 살피면서, 자극강도의 조정이나 빈도를 결정해야 한다.
④ 시술 중에 머리가 혼미해지고, 메스꺼움, 눈이 흐리다는 호소를 하는 경우 즉시 시술을 중단하고 환자를 안정시킨다.
⑤ 추나요법 시행 중에 식은 땀이 나는 경우에는 환자를 안정시킨 다음 증상에 따라 치료 한다.

5. 추나의 주요기법

추나요법의 주요기법에는 현재 가장 많이 사용되고 있는 기법으로는 12가지 기법을 사용한다. 이러한 기법들에 대해 소개하고자 한다. 추나기법에는 각기 시행부위에 따라 다르므로 정확한 이론과 방법을 통하여 시행하여야 한다.

1) 추법(推法)

추나기법 중 추법은 밀추(推)의 민다는 뜻으로 시행부위를 엄지손가락 끝의 모지단이나 지문이 있는 지복부를 이용하여 경락상의 경혈점과 경결부위에 밀착시켜 선을 타고 튕기듯이 밀어나가는 기법으로 쾌압법과 같은 자극으로 접촉면이 비교적 적다(그림 III-5-1).

〈그림 III-5-1〉 추법(推法)

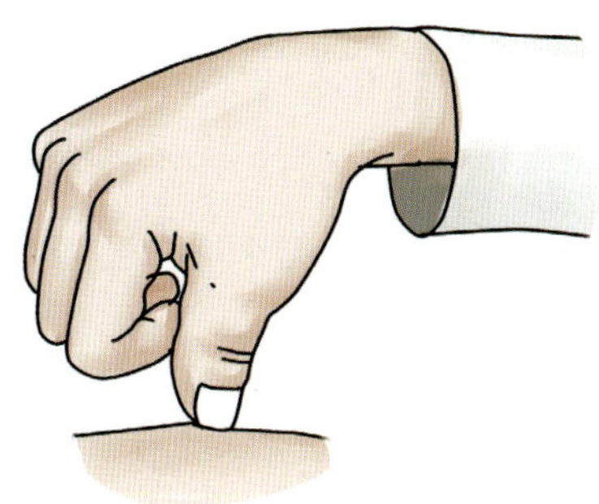

A 엄지손가락 모지단과 지복부 부착

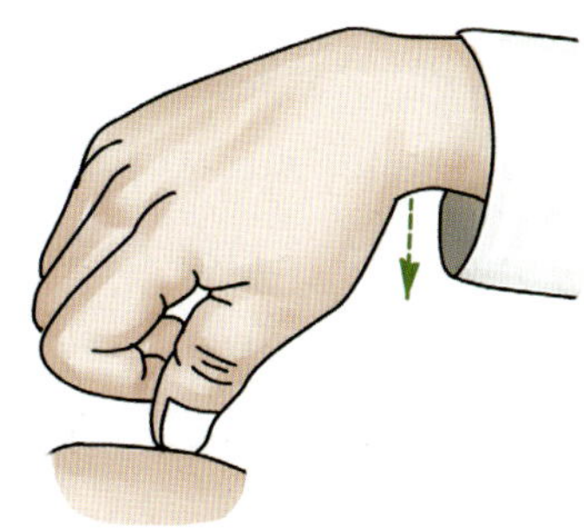

B 손목관절 아래방향 돌림

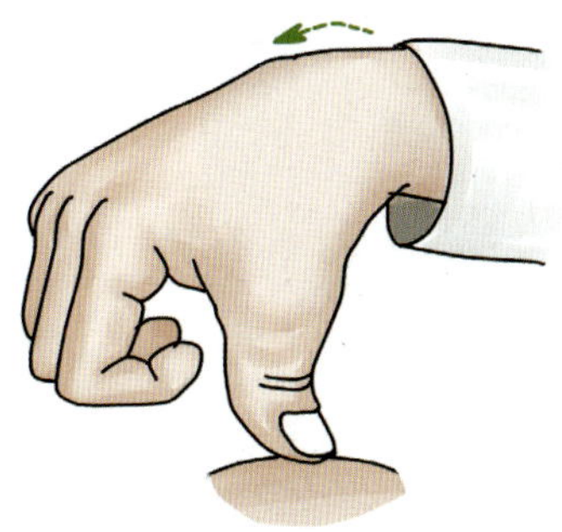

C 손목관절 앞쪽방향 돌림

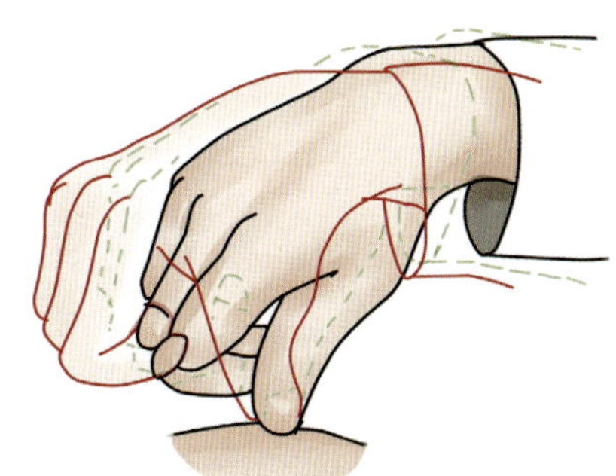

D 추법의 연속동작

(1) 시행방법

① 손에 힘을 빼고 자연스럽게 상지의 근육을 이완시킨다.

② 손목관절(wrist joint)을 여러 방향으로 움직일 수 있도록 손목관절을 굽힘시키고, 팔꿈치는 되도록 쭉 편 상태에서 시행한다.

③ 주먹을 가볍게 쥔 상태에서 엄지손가락 끝에 힘을 주어 손목관절의 움직임에 따라 엄지손가락 끝을 완만하게 이동시킨다.

④ 압을 고르게 하여 누르고 시행시간은 매 분당 약 60~80회 정도의 민첩한 속도로 밀면서 시행한다.

(2) 적응증 및 시행부위

추법의 적용부위는 근육통, 신경통, 관절통, 뼈의 통증, 배부의 긴장 및 경결, 뇌 혈관질환, 중풍, 두통, 여러 종류의 마비부위에 시행한다.

2) 나법(拿法)

나법은 엄지(thumb)와 검지(index finger) 혹은 엄지와 네 손가락 모두를 대칭으로 이용하여 경혈이나 경결부위를 교대로 꼬집듯이 쥐었다, 놓았다 하여 잡아당기는 수기법으로 자극이 약하거나 강한 자극이며 접촉면적도 비교적 넓은 편이다(그림 III-5-2).

〈그림 III-5-2〉 나법

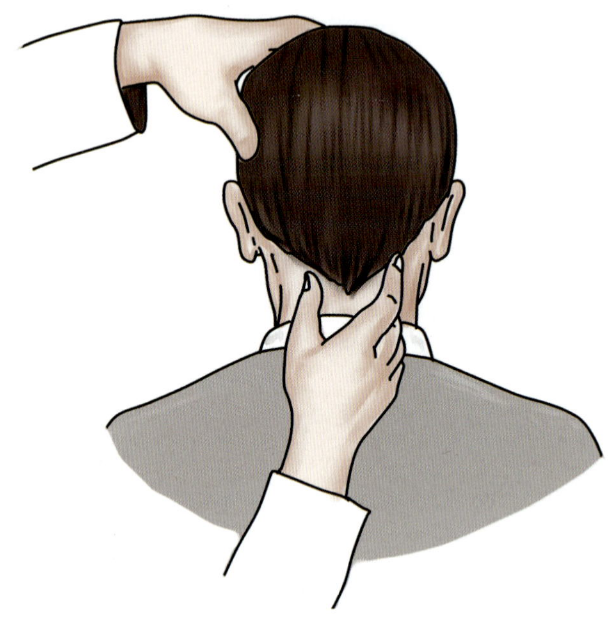

(1) 시행방법

① 시행 시에는 시행부위에서 손이 떨어지지 않고, 느리고 계속적으로 이어서 시행하여야 한다.

② 시행 시의 압은 누르고자 하는 부위를 점증압으로 서서히 가하고 갑작스러운 압은 피하고 지그시 누르면서 가볍게 시작해서 서서히 압을 증가시킨다.

(2) 적응점 및 시행부위

뒷목부위, 어깨부위의 통증, 사지통증, 관절통증 및 근·골격계의 통증부위에 적용한다.

3) 안법(按法)

안법은 엄지손가락과 손바닥, 팔꿈치 등을 이용하여 경혈점이나 경결부위를 점증압으로 서서히 압을 가하여 머무르는 압력법으로 자극이 강한 편이며, 압법이나 점법(點法)과도 비슷한 수기법이다(그림 Ⅲ-5-3).

〈그림 Ⅲ-5-3〉 **안법**

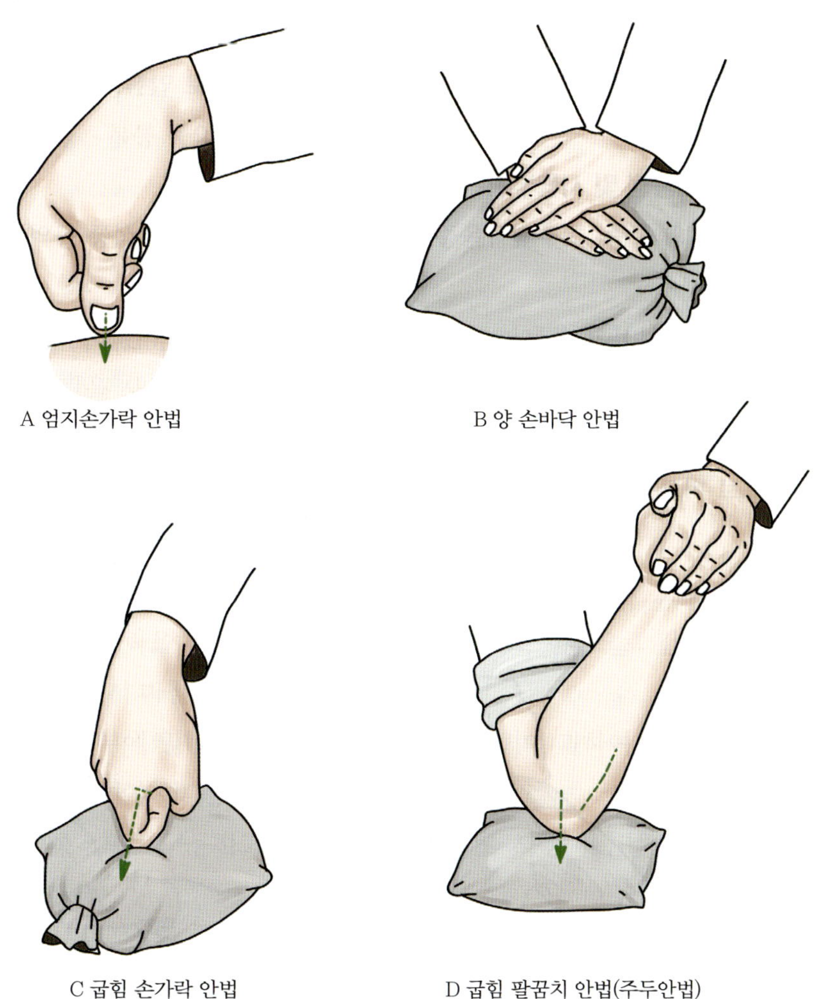

A 엄지손가락 안법

B 양 손바닥 안법

C 굽힘 손가락 안법

D 굽힘 팔꿈치 안법(주두안법)

(1) 시행방법

① 엄지손가락 안법은 모지안법이라고도 하며 경락상의 경혈점이나 유발점 등 비교적 작은 부위를 시술할 때 가볍게 주먹을 쥔 상태에서 엄지손가락을 곧게 펴서 손가락

〈그림 III-5-5〉 찰법

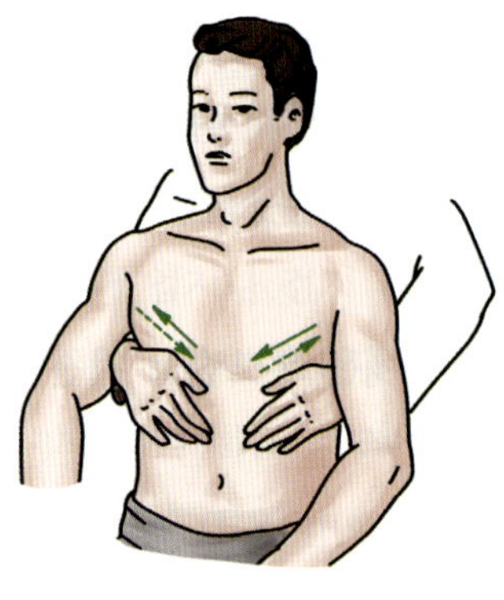

A 평찰법(平擦法)

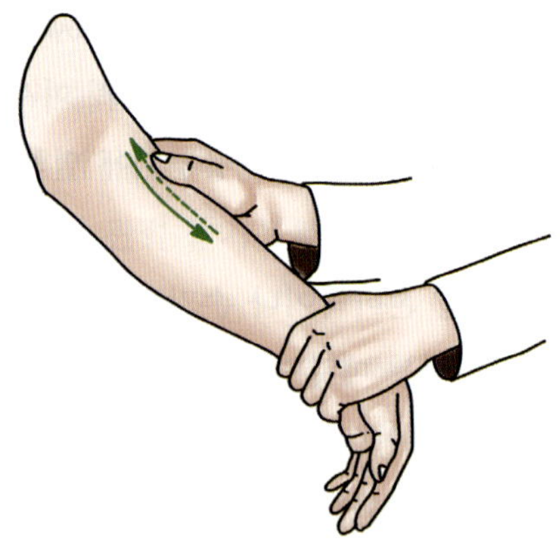

B 대어제찰법(大魚際擦法)

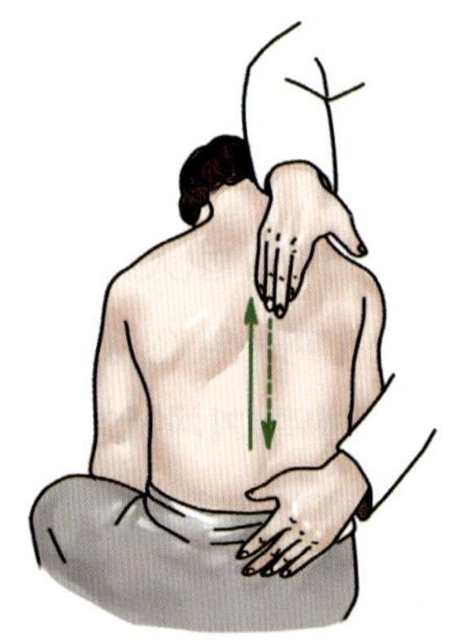

C 소어제찰법(小魚際擦法)

6) 유법(揉法)

유법은 손바닥에서 손목관절의 인접된 수근부나 첨을 이용하여, 환부를 가볍고 부드럽게 원을 그리며 흔들어 주는 수기법으로 자극량이 비교적 적다(그림 III-5-6).

(1) 시행방법

① 손목을 시행하기에 앞서 이완시키 후 손가락 마디를 풀고, 어깨를 흔들며 시행한다. 시행횟수는 매 분당 약 80~100회 정도가 적당하다.

(2) 적응증 및 시행부위

내장 또는 위장질환, 설사, 변비 등의 복부부위

〈그림 III-5-6〉 **유법(楺法)**

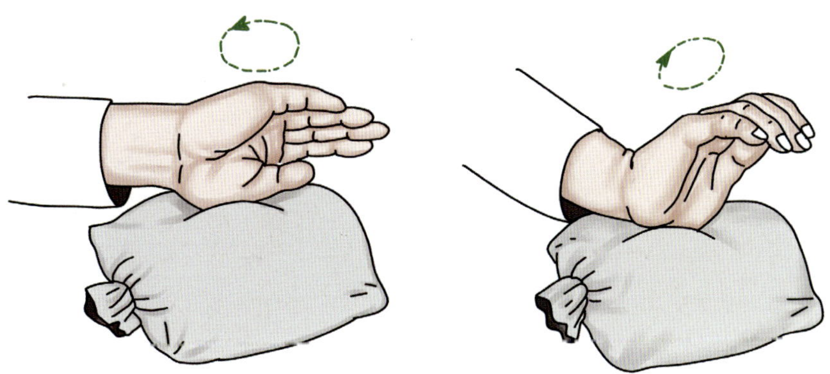

7) 요법(搖法)

요법은 양손을 이용하여 목뼈부위나 어깨관절, 엉덩관절, 무릎관절 등 비교적 큰 관절들 중에서 해당관절의 양끝 부위를 잡고 떨 듯이 흔들며 시행하는 수기법이다. 따라서 혈액순환 및 근육의 이완의 효과로 통증의 감소나 원활한 신진대사의 작용을 기대할 수 있다(그림 III-5-7).

〈그림 III-5-7〉 **요법**

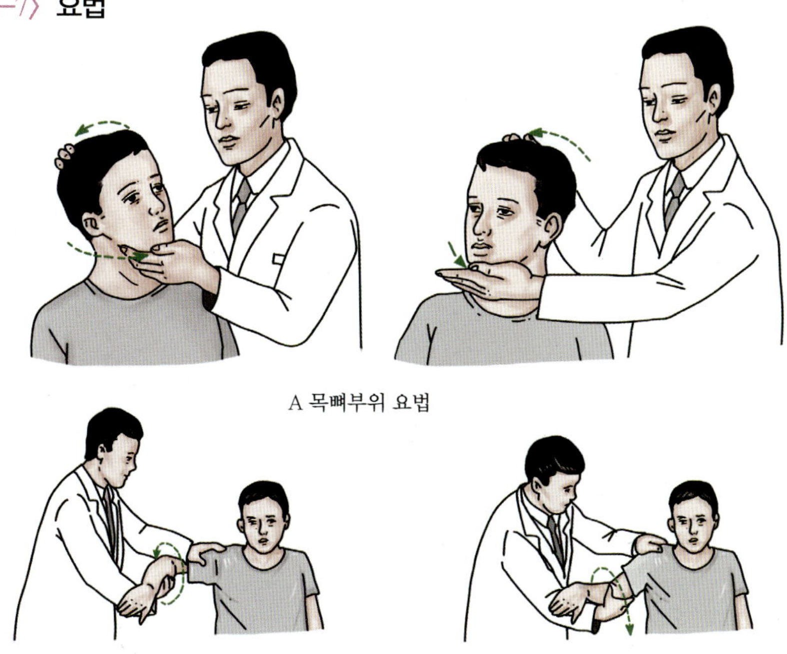

A 목뼈부위 요법

B 어깨관절 요법

〈그림 III-5-7〉 요법

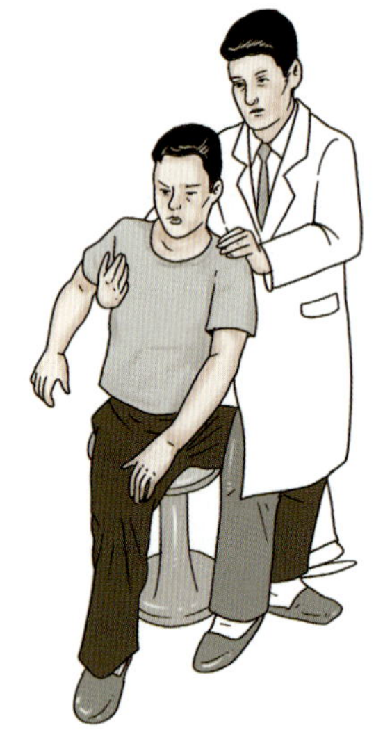
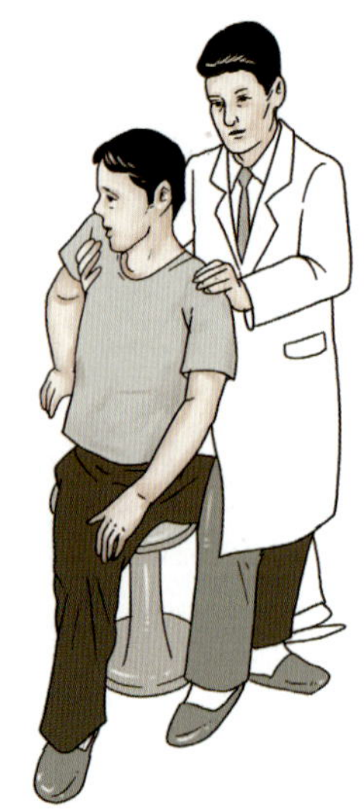

C 허리뼈부위 요법

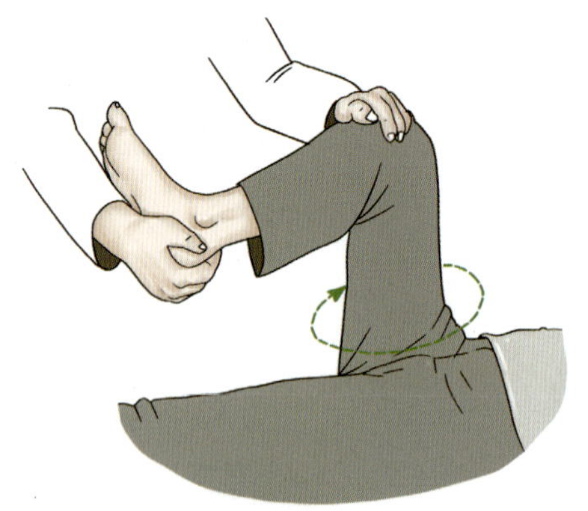

D 엉덩관절부위 요법

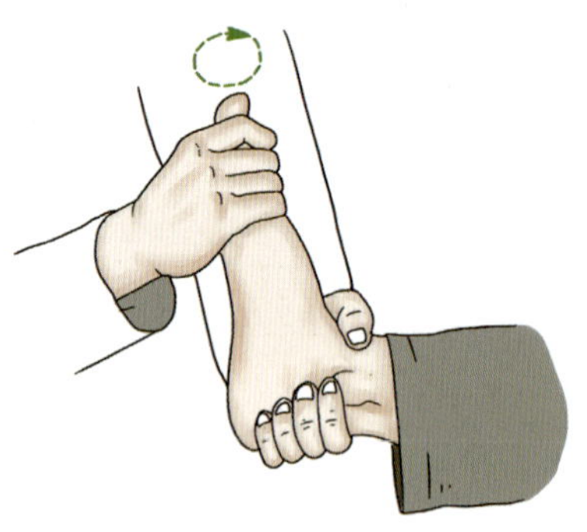

E 발목관절부위 요법

(1) 시행방법

① 목뼈부위

시행자의 한손은 환자의 뒤통수부위에, 다른 한손은 턱을 받쳐 위로 약간 들어 올리면서 오른쪽과 왼쪽 방향으로 흔들면서 회전운동을 시킨다(그림 III-5-7 A).

② 어깨관절부위

시행자의 한손은 환자의 어깨에, 다른 한손은 팔꿉관절이나 손목관절의 아래에 위치시킨 후 받쳐 들고 흔들면서 회전운동을 시킨다(그림 III-5-7 B).

③ 허리부위

시행자의 양쪽 다리를 환자의 한쪽 다리에 끼워서 고정시킨 후, 양 손을 각각 양쪽 어깨부위를 잡고 흔들며 회전운동을 시킨다(그림 Ⅲ-5-7 C).

④ 엉덩관절부위

시행자의 한손은 환자의 뒤쪽 발목을 쥐고, 다른 한 손은 무릎에 고정시킨 후 흔들면서 회전을 시킨다(그림 Ⅲ-5-7 D).

⑤ 발목관절부위

시행자의 한손은 환자의 뒤쪽 발목을 잡고, 다른 한 손은 발가락부위에 위치시킨 후 흔들면서 회전운동을 한다(그림 Ⅲ-5-7 E).

(2) 적응점 및 시행부위

사지관절 및 목 · 허리뼈의 손상으로 인한 운동 기능장애나 마비, 관절강직의 관절가동범위를 넓힐 때, 굽힘과 폄의 불능 등

8) 차법(搓法)

차법은 양 손바닥을 환부에 마주보게 하고 밀착시켜 상하 혹은 전후의 서로 반대방향으로 문지르는 수기법을 말한다(그림 Ⅲ-5-8).

〈그림 III-5-8〉 **차법**

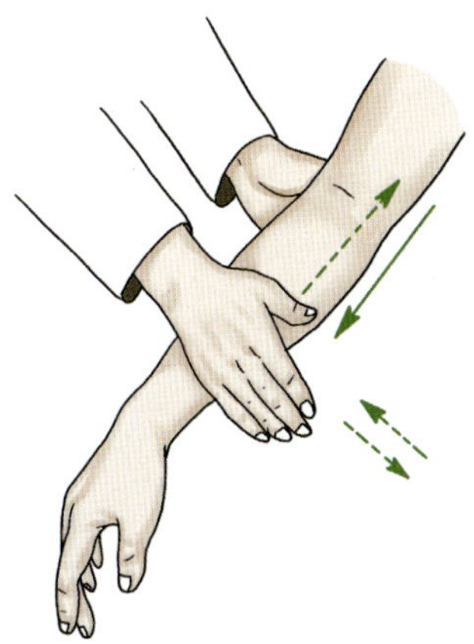

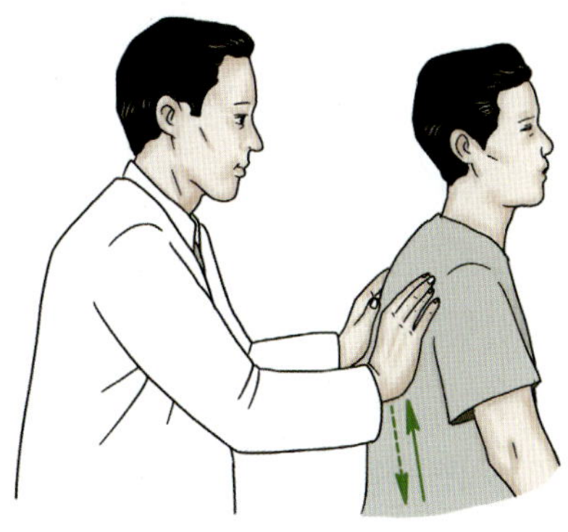

(1) 시행방법

양 손바닥을 환부에 상대적으로 밀착시켜 서로 반대방향으로 바르게 문지르면서 서서히 다른 방향으로 손의 위치를 이동시키는 방법으로 상하, 전후 반대방향으로 시행한다.

(2) 적응증 및 시행부위

경결부위, 응결부위, 사지의 부종 및 순환장애, 척추 또는 사지에 경직이나 강직이 있을 경우 근육 이완을 목적으로 하는 부위.

9) 두법(抖法)

두법은 양손으로 환자의 팔 다리의 먼쪽부위를 양손으로 쥐고 상, 하방향으로 연속적인 동작을 취하고 흔들면서 진동시키는 수기법을 말한다(그림 III-5-9).

〈그림 III-5-9〉 두법

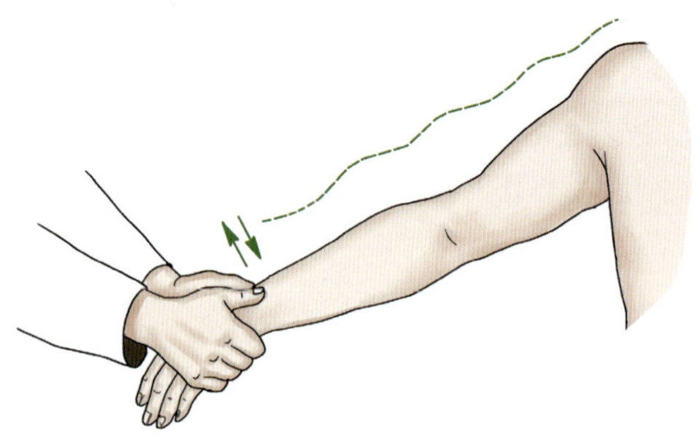

(1) 시행방법

환자 팔 다리의 먼쪽부위를 잡은 후 흔드는 폭은 적게 하고 잡아 당기면서 빠른 속도로 시행한다.

(2) 적응증 및 시행부위

팔 다리의 근육이나 관절을 이완시킬 목적으로 하고자 할 때, 순환을 증진시킬 목적으로 하고자 할 때 사지의 관절에 적용한다.

10) 염법(捻法)

염법은 시행자의 엄지와 검지를 이용하여 지문부위나 지복부위로 환부를 집게처럼 집어서 비틀어주는 기법으로 마사지의 유날기법(Patrissage)과 비슷하다(그림 Ⅲ-5-10).

〈그림 Ⅲ-5-10〉 염법

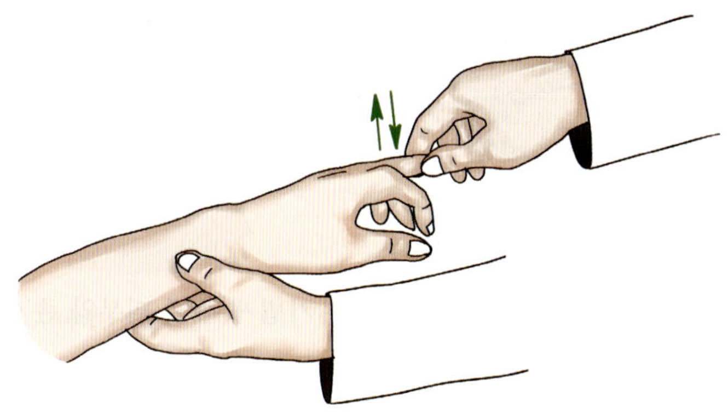

(1) 시행방법

엄지와 검지를 환부에 밀착시켜 집게처럼 집은 후 빠르고 민첩하게 시행한다.

(2) 적응증 및 시행부위

손과 발가락의 통증, 골절로 인한 관절유착, 손가락이나 발가락관절의 수술(cast off 후) 후에 관절가동범위(ROM)의 증진을 목적으로 하는 경우, 통풍, 사지의 움푹 들어간 근육(함몰부) 등에 적용한다.

11) 말법(抹法)

말법이란 양 손가락 지복부위를 이용하여 환부를 쥐고 밀착시키면서 상하, 좌우방향으로 밀어서 이완시키는 수기법을 말한다(그림 Ⅲ-5-11).

시술한다.

시술부위는 배부의 경우 2단계와 3단계 부위로 나누어 시술하며 복부는 〈그림 Ⅲ-6-6, 7〉과 같은 방법으로 시술한다. 시술 시에는 Ⅱ부 기초이론에서 제시한 보사원리, 허실관계를 숙지하고 시술 시 만족할만한 효과를 볼 수 있다.

〈그림 III-6-6〉 **배부 · 복부의 시술방법**

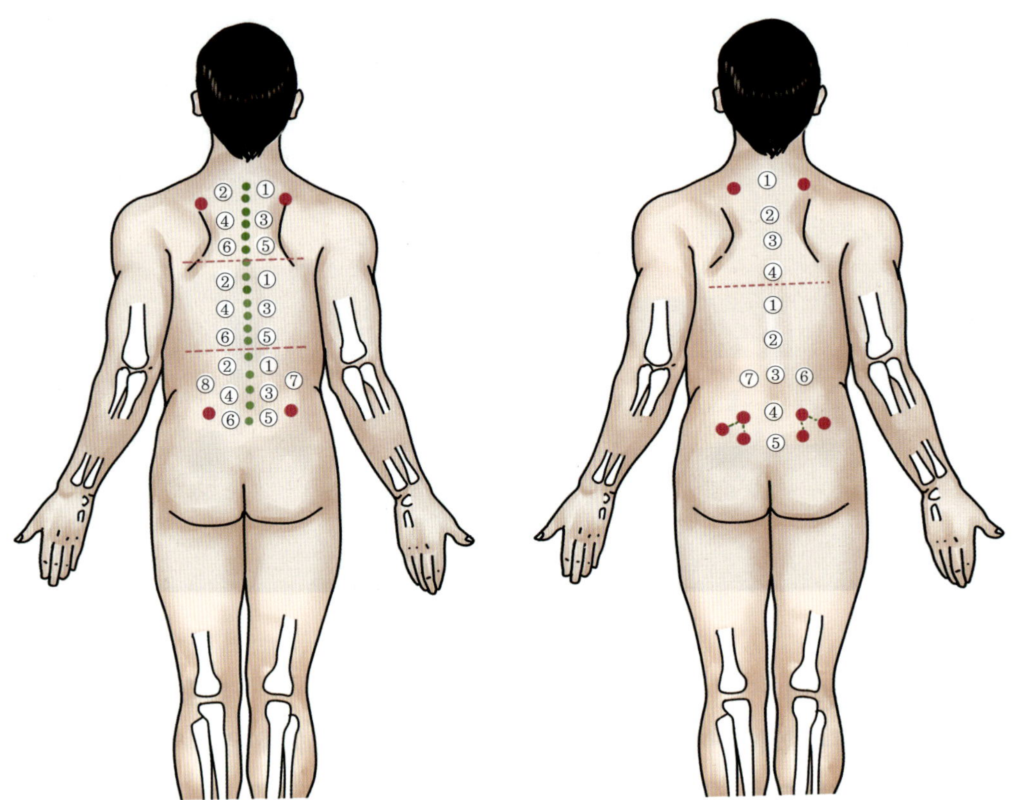

* 배부의 족태양 방광경 부위
1. 약한(허증)체질인 사람은 흡착시간을 1분 이내로 한다.
2. ●표는 사법의 경우에 3분 이내로 흡착한다.
2. 흡착 된 부항컵를 땔 때는 흡착 순으로 땐다.
4. 시술은 1부, 2부, 3부의 순으로 한다.

배부의 허리와 독맥경 부위
1. 약한(허증)체질인 사람은 흡착시간을 1분이내로 한다.
2. ●표는 실증체질인 사람에게만 붙인다.
3. 흡착된 부항컵을 땔 때는 흡착 순으로 땐다.
4. 1부 흡착 후 2부를 흡착한다.

〈그림 III-6-7〉 복부의 부항요법

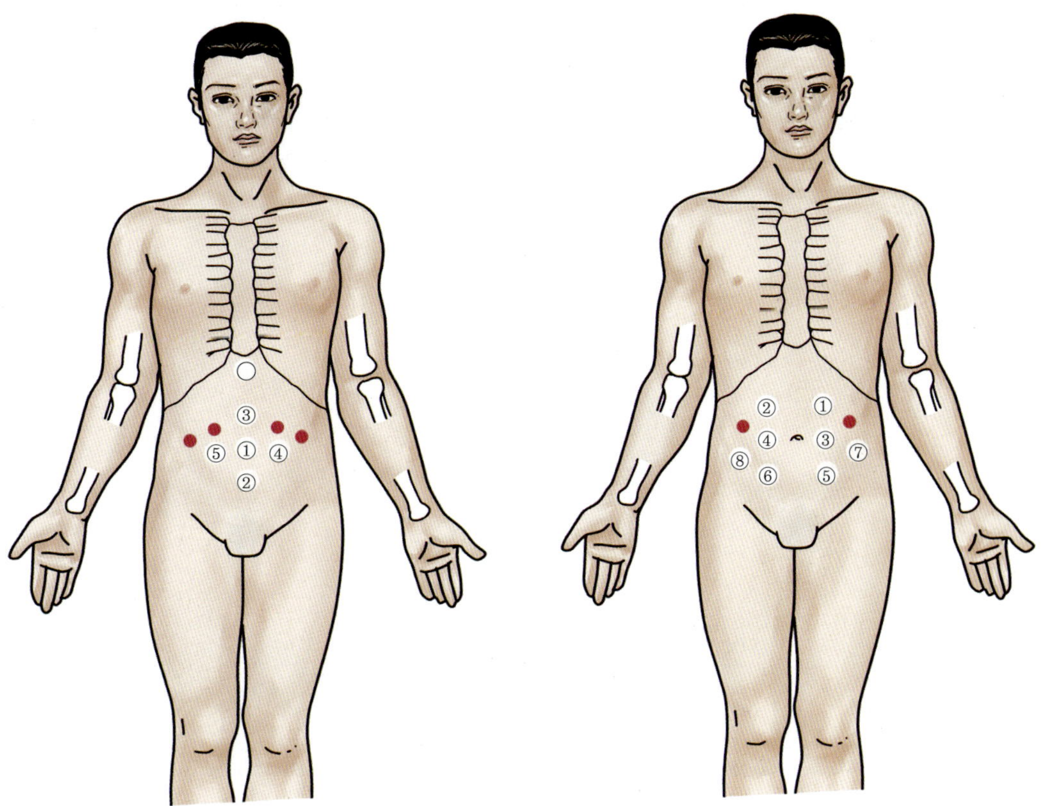

1. ◌표의 숫자 순서대로 부항컵을 흡착시킨다. 약한(허증)체질인 사람은 흡착력을 약하게 한다.
2. 흡착시간은 1분에서 5분 이내로 한다.
3. ●표는 실증체질인 사람에게 원리대로 붙인다.

(2) 국소요법

국소요법은 환부나 그 주위를 육장육부와 관련하여 경락상의 경혈반응점을 찾아서 시술하는 부항요법이다.

환부주위의 체액의 정화와 육장육부 기능은 국소에 병변이 있을 때 결국 장부경락 상의 증이나 병적반응이 피부외부로 나타내기 때문에 대증적인 치료와 함께 전신적인 근원요법을 가능하게 하는 것이다.

국소요법은 경혈의 반응점에 대하여 최대의 흡입력을 주고, 시간은 1~5분 이내로 하며, 반응주위에 2~3개 정도의 부항컵을 흡착시켜 좌우 앞뒤 대칭적으로 흡착한다.

급성질환의 경우에는 전신요법과는 달리 흡착시켰던 부위를 여러 번 반복해서 시술하기도 한다.

국소요법은 같은 질병인 경우에도 사람에 따라 반응점이 다소 차이가 있기 때문에 병명

별 국소치료점을 기본으로 해서 그 사람의 체질에 따라 특유의 국소치료 점을 찾아 시술한다.

〈그림 III-6-8〉 전신 부항요법

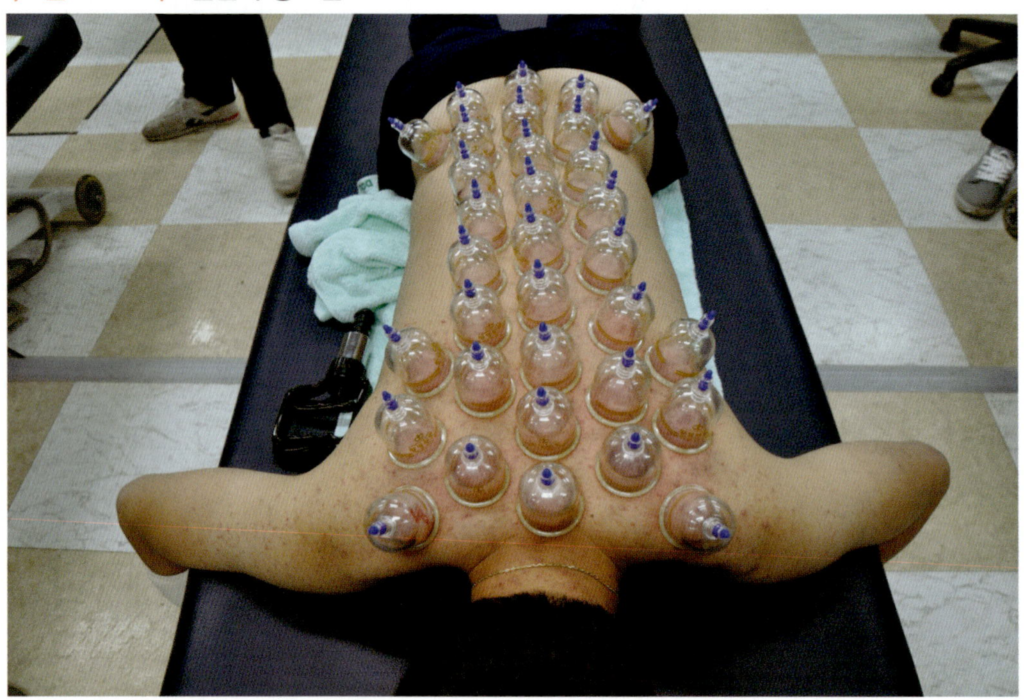

〈그림 III-6-9〉 국소적 부항요법

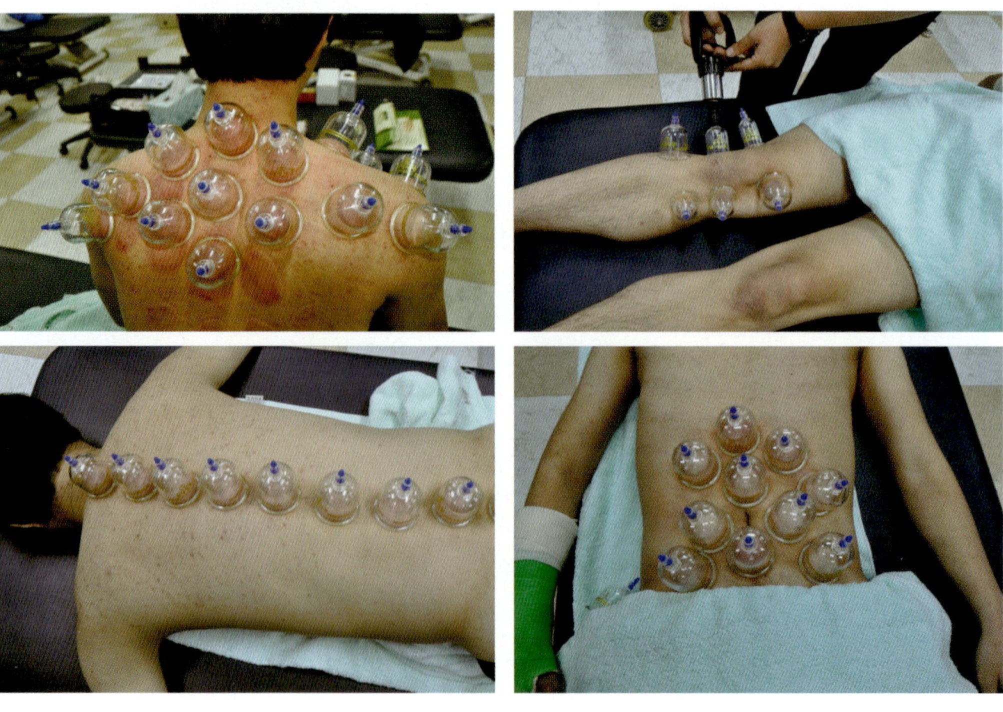

3) 부항요법 시술 시의 각종 반응

(1) 색소반응

색소반응이란 부항을 흡착한 후 피부표면에 남는 색을 말하며, 질환의 경중과 경과 예후를 판별하는 기준이 된다.

대개 옅은 홍색에서 적색 및 흑색까지 다양한 색소반응이 나타나며, 색이 짙을수록 소속장기의 기능이 저하되어 있으며, 비생리적인 체액이 많고 질환이 중하다고 판단한다. 따라서 반복적인 부항요법을 시술함으로써 새소반응이 점차 옅은색으로 변화되면 질환이 호전된다는 것을 의미한다.

또한 색소반응이 반복적인 시술에도 불구하고 나타나지 않는 경우에는 허증 반응이라 하며, 대게의 경우 간 기능이 저하 된 병적상태일 때 나타나는 반응으로 임상에서 보고된 바 있다. 이러한 경우 계속적인 시술로 인하여 색소반응이 나타나면 간 기능이 회복되는 상태로 본다.

시술부위에 나타난 색소반응을 다음과 같이 분류하여 질환의 경중과 치료성과를 판단하는 기준으로 삼는다.

단계 Ⅰ: 홍색, Ⅱ: 적색, Ⅲ: 적자색, Ⅳ: 자흑색

(2) 응고반응

부항컵을 피부표면에 흡착 시 홍색으로 나타나면 건강반응을 나타내고, 부항컵을 떼었을때 컵 자국이 응결되고, 부착표면에 털구멍이 넓어져서 딸기와 같은 형상의 반응이 나타나면 국소에 비 생리적인 체액이나 노폐물을 가지고 있다는 것을 의미한다. 이는 국소적인 조직 내에 비 생리적인 체액이 존재하기 때문에 신경세포를 자극하여 통증이 생기게 되는데, 반복된 시술로 국소의 비 생리적인 체액을 제거하면 통증이 완화된다.

대개 응고반응이 잘 나타나는 부위는 어깨나 등, 또는 허리부위이다.

(3) 자반반응

부항요법 시술 후 컵을 떼어내면 부착표면에 자색반응으로 작은 것과 엄지손가락만한 자국의 반응이 나타나는데 색소반응이나 응고반응과는 다른 것이다.

이는 병의 원인에 따라 경락상 광범위하게 나타나는 경우도 있고, 대부분 질환과 관련되는 경락상에 세로로 반응을 나타내기도 한다. 또한 이 반응은 전신요법과 같이 가벼운 시

술에서는 나타나지 않으며 국소요법으로 한 군데에 강한 흡입력으로 자극을 가했을 때 많이 나타난다.

이 반응은 색소반응보다 반점이 없어지는데 시간이 오래 걸리며 회복되는 과정에서 색소반응은 자색에서 적색으로 마지막에는 황색으로 변하면서 없어진다. 또한 부항 시술 중에 강한 통증을 느낄 때가 많이 있는데 이 반응은 반복적인 시술에 따라 통증이 완화된다.

자반반응이 잘 나타나는 호발부위의 경락은 넙다리부 가쪽의 족소양 담경, 안쪽의 족태음 비경, 팔의 뒤쪽 정중앙부로 흐르는 수소양삼초경 등의 부위에서 잘 나타난다.

(4) 수포반응

수포반응은 부항컵을 떼어낸 후 시술부위에 수포가 발생하는 것으로 부항요법의 독특한 반응의 일종이다. 이것은 피부표면상의 흡입압 차이에 따라 수포액이 표피의 투명층까지 나타나는 반응이다.

수포반응은 피부표면에 강한 압을 자극 했다고 해서 어느 부위에서나 나타나는 반응은 아니며, 질병과 관련된 국소에서만 나타난다. 또한 이 반응은 부작용이 아니므로 질병이 호전되는 경우에는 시술을 중단해서는 안 된다.

수포반응의 경우 부항기 흡인압력이 60/cmHg 이상에서 흡착하였을 때 주로 나타나며, 피부의 알러지 체질이나 선천적으로 약한 피부를 가지고 있는 사람들에게 종종 나타나는 경우가 있지만 부작용은 거의 없다. 피부표면에 수포가 형성되었을 때에는 수포반응 부위의 반복시술은 멈추고 이 반응이 소실된 후에 시술하는 것이 바람직하다.

수포반응의 처치는 소독된 침이나 바늘로 수포부위를 터뜨려 소독된 거즈로 눌러 물기를 제거하고 소독하여 반창고를 붙이면, 2~3일 후 상처는 거의 없어진다.

(5) 압통반응

압통반응은 부항 시술 시 치료부위에서 통증을 느끼는 반응으로 비생리적인 체액이 많이 모여 있을수록 강한 통증을 느끼게 된다. 생리적인 체액이 많은 정상인에 있어서는 압통반응을 거의 느끼지 못하며, 환자라도 반복적인 시술을 통해서 통증이 감소되고 질환이 완화된다.

그러므로 압통반응이 있다고 해서 부항 시술을 멈추지 말고 계속적으로 시술하는 것이 원칙이다.

4) 부항요법과 진단법

국소적으로 부항요법을 시술함에 있어서 그 적절한 치료점을 결정하는데에는 다음과 같은 진단법이 있다.

이것은 전신의 배부에 부항컵을 이용하여 시술 시 나타나는 색소반응에 의한 진단법이 있는데 배부의 족태양 방광경이나 독맥경 상에 부항컵을 흡착해 보면 색소반응이 부위에 따라 다르게 나타난다. 이것은 배수혈의 국소장부와 연결된 소속 혈에 병증의 반응이 나타나기 때문이다. 그러므로 배부에 나타나는 색소반응을 보고 그 사람의 질병상태를 결정하고, 국소적 치료점을 판단할 수 있다.

대체적으로 동양의학과 관련된 모든 임상에서는 현대의학적인 병명에 제한됨이 없이 모든 치료를 할 수 있는데 부항요법도 현대의학적인 진단에 구애되지 않고 병의 원인이 되는 이상혈액인 어혈이 신체의 어떤 특정기관에 많이 모여 있는가를 살펴보는 것이 가장 필요한 진단법이 된다.

이 색소반응에 의한 진단은 다음 그림을 보고 그 부위에 부항컵을 흡착시켜 색소반응을 보고 진단을 결정하게 되는데 부항컵에 흡인력과 흡착시간을 동일하게하고 그 색소반응의 강하고 약한 반응을 본 후에 진단하게 된다. 흡인력, 흡착력, 흡인시간이 일정하지 않을 때에는 표준적인 색소반응이 일정하지 않기 때문에 정확한 진단을 내릴 수가 없다. 가장 이상적인 방법은 배부에 흡착시키는 흡인력을 40~50/cmHg 사이에서 흡착시간은 1분 정도로 일정하게 한 후 시술하여 색소반응을 비교해 보는 것이 가장 이상적인 방법이다.

그림에 나타난 색소반응에 의한 진단방법은 번호 1번의 경우 기경팔맥인 독맥경 부위에 위치한 대추혈(C7~T1)과 2번의 신주혈(T3~T4)에 부항시술 후 이상 색소반응이 나타나면, 이 부위는 육장육부의 폐와 심장부위로써 호흡기와 순환기의 이상과 정신질환에도 관계된다. 심장은 동양의학에서 정신과도 일치하기 때문에 정신병인 경우 이 치료혈을 사용한다.

독맥경의 번호 3번 신도혈(T5~T6)과 족태양 방광경의 번호 4번 간수혈(T6~T7)은 담과 간에 해당되는 부위로써 이상색소반응인 짙은 흑색이 나타나면, 담에 이상이 있다는 것이며 불면 또는 담허증의 증상이 있는 사람에게서 이상반응이 잘 나타난다. 간수(肝兪)부위의 오른쪽에서 이상색소반응이 나타나면 간장질환을 의심할 수 있고 왼쪽에서는 비장질환에서 이상색소반응이 나타난다.

번호 5번은 위수(胃兪)혈이며 등쪽에 위치한 경혈로 족태양 방광경에 해당되며 위장질환, 6번은 부신, 7번은 신장, 8번은 대장, 9번은 소장, 10번과 11번은 방광에 해당되는 혈로서 이상과 같은 해당부위에 이상색소 반응이 나타나면 관련 질환들을 의심해 보고 또한

체조의 성격이 강하고 특정부위의 이탈된 탈구나 아탈구 등을 선별적으로 정골과 교정하는데 있어서는 다소 제한이 있다.

2. 역사

도인안교에 대한 고전적인 이론은 장자(莊子)의 각의편(刻意編)에 수록되어 있으며, 대기 속의 공기를 호흡과 체조를 통하여 우리 몸속으로 끌어들여 정기로 변환하여 부드럽게 화합하고 원활하게 소통시켜 건강을 도모하는 것이라 하였다. 따라서 도인의 체조방법에 대한 특징과 목적을 설명하였고, 도인안교를 행하는 방법에 있어서 호흡과 운동은 매우 중요한 것이기 때문에 도인행기(導引行氣) 또는 행기(行氣)라고도 하였다.

춘추전국시대 초기(B.C 380년)에는 도인에 대해 행기옥패명(行氣玉佩銘)이라고 하는 이론이 형성되었고, 도인행기의 호흡과 운동이 전문적인 학문으로 정립되어 질병치료의 개념적인 이론이 출현하게 되었다.

서한시대(西漢時代)에서는 도인과 안마에 대해 참고할 수 있는 전문적인 서적들이 출현하였으며, 후 한말(後 漢末)에 와서는 명의인 화타, 장중경 등이 의학발전에 큰 업적을 남겼다. 이 들은 도인안교법을 매우 중요시 하였다.

서 · 진에 와서는 도인안교에 관한 전문서적과 도인도(導引圖)가 끊임없이 연구되어 그 기술이나 칭하는 명칭도 다양하며 일반 대중에 이르기 까지 널리 기술이 보급되었다. 또한 도인안교에 대한 연구성과를 집대성한 책이 소원방(巢元方)의 제병원후론(諸病源候論)인데 이 책은 도인의 실제적인 방법과 행기법이 300여 종이나 수록되어 있다. 이 중에는 화타의 오금희(五禽戲)와 같은 동물동작들을 흉내내어 체조로 언급한 책과 같이 동물동작을 배경으로 어떻게 하면 자연에 접근할 수 있는가를 연구하였고, 이것이 인간의 건강생활에 어느 정도 영향이 미칠 수 있을지를 장 기간에 걸쳐 연구하고 검토되어 왔다.

수 · 당나라에 와서는 대부분 고전적인 방법들을 운용하였다.

송나라 때에는 도인법들이 그 지역의 특성에 맞게 개발되었는데 북부 송나라에서는 태극권(太極拳)이 개발되었고, 남부에서는 팔단금(八段錦) 등이 정립되어 활용되었다.

이후에는 이 시대의 다양한 질병의 출현으로 의학적인 치료방법이 개발되었고, 침구와 신약들이 여러가지 방법에 따라 사용되었다.

도인의 방법은 주로 도가를 통해 발전하고 전승되었으며 의학적인 측면에서의 연구는 더 이상 이뤄지지 않았다.

청나라에 와서는 고전에 나온 도인법에 대한 새로운 연구가 가시적인 질병치료의 방법으로 도입되어 단련목적으로 기공요법을 사용하였다. 따라서 최근에는 과학적인 방법과 기술로 효과와 효능을 찾아내는 작업과 연구가 진행되고 있다.

우리나라에서는 도인안교를 도학(道學)과정에서 함께 전해졌으나 각 임상이나 서적으로 약간씩 언급되었으나 구체적인 내용은 다뤄지지 않았지만 퇴계 이황 선생께서 저술한 활인심방(活人心方)은 도인에 대하여 자세히 기술되였고, 그 속에 양생법(養生法)인 오장도인법(五臟導引法)과 실내체조법(室內體操法) 등은 지금에 와서도 건강을 위해 여러 분야에서 많이 활용되고 있다.

그 이후에는 호흡과 관련된 정 · 기 · 신과 단전에 대한 내용은 허준 선생께서 동의보감에 자세히 수록하여 도인에 대한 기본적인 지식과 정보를 제시하였다.

하지만 현대에 와서는 예방보다는 치료에 비중을 둔 의료형태에 따라 도인안교에 대한 인식이 점점 약해져 일부 전문기관과 의학전공자, 대체의학으로 드물게 전해오고 있다.

3. 원리

1) 정 · 기 · 신(精 · 氣 · 神)과 도인안교

도인안교의 궁극적인 목적은 인체의 정 · 기 · 신의 단련에 있다.

정 · 기 · 신에서의 정(精)은 후천적으로 영양물질 가운데 정밀하고 미세하게 생성된 유기체로 인체활동의 물질적인 기초가 되는 세포, 체액 등이 포함된다.

기(氣)란 신중정기(腎中精氣), 수곡지기(水穀之氣), 청기(淸氣)가 합쳐져 생성된 물질로서 유기체의 모든 생리작용을 낳는다.

신(神)은 우리 몸에서 모든 생리활동을 정상적으로 총괄하는 것으로 볼 수 있다.

정 · 기 · 신은 따로 독자적인 기능을 수행하지 않고 긴밀한 협조관계에 의해 인체의 생명활동을 유지한다. 그러므로 기는 정(精)에서 생성되며 정은 기의 상호작용에 의하여 생성된다. 또한 정과 기가 합동으로 작용하면 신이 출현한다. 그러므로 정기가 실하면 신도 실하고, 반대로 신이 약하면 정기가 부족하게 된다.

사람이 살아가는데 있어서 이러한 정 · 기 · 신의 관계는 인간의 생명현상과 직결되며, 이 세가지의 관계가 조화와 균형이 잘 유지되었을 때 건강한 생활을 할 수 있는 것이다. 따라서 양생방법 중 도인은 정 · 기 · 신의 단련과 생명유지를 위한 방법으로 널리 사용하게 되었다.

2) 기의 검증과 실체

기(氣)는 정 · 기 · 신에서의 기(氣)와 오운육기(五運六氣) 속의 운기론(運氣論)에서의 기를 의미한다. 또한 기는 눈으로 보이는 실체는 없지만 모든 경락에서 작용과 기능이 살아있는 실체로써 동양의학에서 변증체계의 핵심이라고 볼 수 있다. 따라서 기의 검증은 변증체계의 객관화. 실체화의 주안점이 된다.

기의 실체에 대한 해석은 각 나라 별로 다르며, 여러 연구나 보고에 의하면 유럽 · 남미 등에서는 오라(Aura), 오르곤(Orgon) 등으로 간주되고, 인도의 힌두나 요가쪽에서는 프라나(Prana) 등으로 해석되어 보고되었으며, 우리가 해석하고 있는 기와 동일시 되고 있다.

오늘날 첨단과학은 기의 검증과 실체가 가시적으로 나타남으로써 유용한 기구로 활용될 수 있음을 예측하고 있다. 또한 질량, 온도, 빛, 소리, 전기 등 각종 물리학적 변수들을 미세한 부분까지 정밀하게 만들어 사용하고 있으며 아울러 측정이 가능하게 하였다.

최근에는 정 · 기 · 신, 음양오행, 역학 등의 메커니즘을 연구하는 일본의 선도수련자, 기공연구자, 무예인, 그리고 유럽 · 남북미 등의 오라 · 프라나 연구가들에 의해 동양의학과 기본철학을 바탕으로 한 첨단과학 기기들이 개발되어 응용되고 있다.

현재까지 다양하게 기의 검증과 실체에 대해 효과적으로 사용되어지는 것은, 적외선 측온기(Thermography), 정전기 측정장치, 자기측정 다이오드, 압전 세라믹 장치, 키를리언 사진장치 등 여러 가지가 있다.

이와 같은 연구보고나 사례 등을 통하여 기는 우리 몸에서 측정할 수 있는 모든 물리학적 변수들을 하나하나 씩 대응할 수 있다는 것을 제시해 주고 있다. 즉 기의 변화는 인체 피부의 온도변화와 전기, 자기, 맥박 같은 신체의 진동을 전기적으로 분석해 보면 짐작할 수 있다. 따라서 이중 통계적으로 제시된 동양의학적 변증체계의 증명도구는 "키를리언 사진장치"이다.

키를리언(kirlian) 사진장치(이하 K-장치)는 1939년 소련의 세미욘 키를리언에 의해 발명되었다. 그는 전기를 다루는 엔지니어로 당시 고주파 전기요법기계를 수리 중에 우연히 피부에서 신출한 빛이 분출되는 것을 발견하고, 고주파 고전압 방전발생기를 전극판 위에 대상물체 놓고 여기에서 발생하는 생체의 빛을 사진 감광지로 찍는 K-장치를 발명하였다.

생체의 빛 중에 사람의 손가락 끝에서 청 · 적 · 황색의 채색된 빛이 몇 개의 점에서 분출되는 것이 촬영되어 K-사진이 질병에서 증의 발생과 밀접한 관련이 있음을 확인하고, 방사선 진단기와 같이 K-장치를 진단용 기기로 사용되기 시작하였다. 이를 통해서 생체에서 분출되는 빛은 환자와 건강한 사람, 초능력자와 보통 사람에서 나오는 빛에도 차이가 있음을 알아냈다. 바로 이 시기에 소련의 한 학자가 중공 한의사들의 침술과 관련하여 관심을 갖고 관찰 한 바 각종 질환들이 경락상의 경혈점에 침을 자침하여 신기하게 치료되는 것을 보고 침 자리에 관심을 갖고 연구한 결과 바로 K-사진을 통하여 인체에서 빛이 분출됐던 곳이 바로 경락상의 경혈점이었다. 이러한 귀중한 발견이 있었음에도 불구하고 소련의 의료체계는 동양의학을 깊이 받아들이지 않았다.

그 후 K-장치는 소련의 위성국가들과 유럽에 소개되어 많은 임상연구와 통계적으로 검증되어 동양의학의 운기론(運氣論)에 근접하게 되었다.

기의 검증과 실체를 알 수 있는 K-장치가 동양의학의 변증체계에 접근할 수 있는 방법을 모색해 볼 때, 첫째는 K-장치가 영상을 통해 경락상의 경혈점과 그 주위를 출입하는 기의 움직임이 명확하고 활동감이 넘치는 것을 이 장치를 통해 볼 수 있는데, 현재 기의 실체를 측정할 수 있는 양도락기에 비해 월등한 기기이다.

둘째, 사람의 감정상태, 질병정도의 변화도 영상을 통해 일치하는 것을 볼 수 있는데, 영상을 컬러로 분석해 보면 그 색들의 변화는 동양의학의 변증체계의 자체로 볼 수 있는 것이다.

셋째, 상처나 형상이 온전치 못한 동, 식물에서는 이 장치로 촬영 시 사진에 기의 흐름이 원활치 못한 것을 볼 수 있다. 이것은 기의 실체를 반증하는 것이라고 볼 수 있다. 따라서 기의 형상은 통일적이고 총체적으로서의 기능이 생명성을 가진다는 점에서 이를 증명해 준다.

3) 고전에 기록된 도인안교의 기본법

도인안교의 동양의학에 수록된 모든 문헌들을 보면 인체에서 호흡과 관련된 내용들이 많이 다루어졌다. 이를 분류해 보면 도인안교를 시행하는 시간이나 자세, 기본방법과 효능, 치료목적 등으로 나누었으며 단전의 중요성과 부작용 등에 대해 기록하고 있다.

(1) 시간

도인안교에서 호흡법이나 체조법을 행하는 적절한 시간은 주로 새벽을 전후한 시간이 좋다고 하였다. 과학적으로 새벽의 산 공기에는 비타민이라 불리 울 정도로 풍부한 산소와 인체에 필요한 각종 효소의 기능을 원활하게 하는 음이온이 풍부하기 때문이다. 또한 새벽 공기는 혈액순환을 원활하게 하고 호흡을 충분히 할 수 있는 환경을 만들어 주기 때문에 그 시간을 맞추어 행하는 것이 중요하다고 하였다.

그러나 최근에는 각종 공해와 황사, 안개, 스모그 현상이나 공장에서 뿜어져 나오는 오염물질, 기후조건 등과 같은 환경으로 새벽공기의 의미를 부여하지 못하는 실정이다. 따라서 고전에서 밝히고 있는 도인은 행하는 장소와 시간은 환경조건에 따라 달라질 수밖에 없다.

(2) 자세

도인안교를 행하는 자세는 앉은 자세에서와 누워서 손과 발의 위치를 정해 놓고 행하는 자세가 있으며, 동작을 병용하는 경우에는 서서하는 선 자세를 택하여 주로 단련한다.

(3) 기본방법

도인안교의 기본방법은 호흡에 따라 시작하는데 호흡의 원칙은 장자의 각의편에서 언급 된 "토고납신(吐故納新)"의 원리라 할 수 있고 그 기본적인 방법으로 "취구호흡(吹呴呼吸)"이라 고 하며 여기에서 취(吹), 구(呴), 호(呼)는 모두 호기(呼氣)로 들이마신 공기를 이산화탄소와 함께 밖으로 내뿜는 방법이고 흡(吸)은 흡기(吸氣)로 대기 중의 공기를 호흡기를 통하여 몸 속 안으로 들이마시는 호흡법을 말한다. 즉 숨을 내쉬는 방법은 그 내쉬는 숨의 양이나 방법에 따라 인체에 다른 영향이 미칠 수 있고, 숨을 들이 마시는 것은 대기 중의 기를 섭취한다는 것으로 표현할 수 있다. 이러한 양생호흡(養生呼吸)은 그 이후 육자오(六字吳)에 편입되었고 오장(五臟) 속의 양생호흡에 포함되었다.

천금요방(千金要方)의 조식법(調息法)에서는 조기(調氣)의 방법으로 호흡시간, 기본자세를 언급하고 있으며, 제병원후론과 같이 설명하며, 조기 전 이빨을 서로 부딪치며 타액을 생성하기 위한 동작이으로 이것은 도인 중의 기본에 포함하는 것으로 진액(津液)을 공급하는 주요한 과정이다.

〈그림 III-7-1〉 도인안교 장면

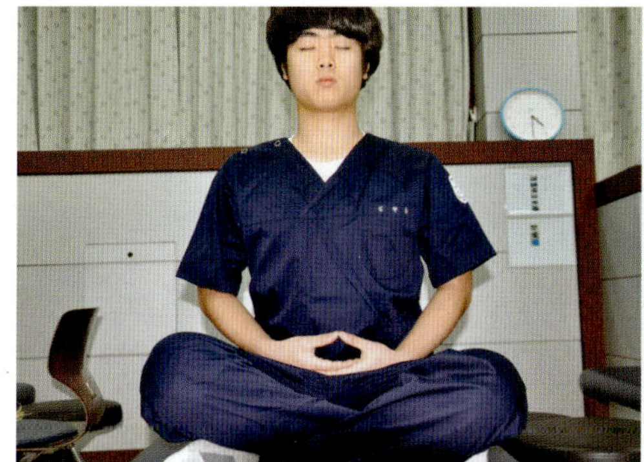

A 앉아서 하는 도인안교

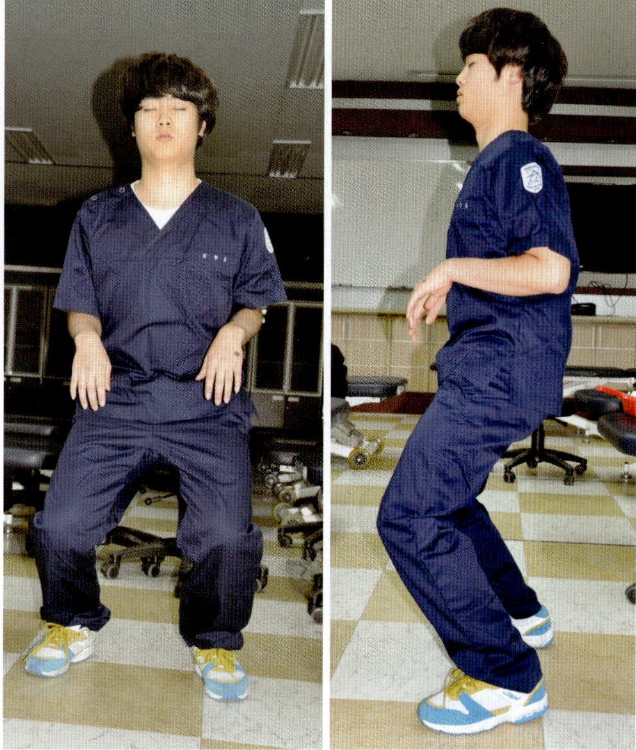

B 서서 하는 도인안교(말보참작: 말타는 자세를 하고 기를 모으거나 몸 안으로 끌어들이는 자세)

(4) 이심도인안교

이심(理心)도인안교는 이심기공(理心氣功)이라고도 하며 정제된 마음을 기본으로 대기 중의 기를 인체 내로 끌어들여 다스린다는 호흡법이다. 여기에서도 다른 도인안교법과 마찬가지로 기를 얻는 단련 같지만 이 호흡법은 단전에 기가 쌓여야 하는 기존의 사고를 떠나 누구든지 쉬운 방법으로 수련 할 수 있으며 기 호흡을 통한 인체 내의 에너지 생성과 ATP 증가, 단백질 합성기능의 향상능력, 자율면역 기능을 증강시키는데 효과를 볼 수 있다.

이심도인안교법의 근본적인 목적은 기 호흡을 행하는데 있어서 유심호흡, 무심호흡 중 어느 호흡을 하느냐에 기초를 두고 있다.

유심호흡법은 호흡 시에 의념이나 염력을 생각하면서 호흡하는 기법으로 기 자체에 대한 긍정적인 기질에 그 뿌리를 두고 있다. 또한 기에 대한 긍정적인 사고를 가질 때 기의 외형적인 실체로써 기능과 능력을 발휘하게 된다.

이심도인안교는 정공법(正功法)을 바탕으로 하며, 정공법은 어떤 일정한 자세 즉 가부좌

(양반자세) 자세나 바르게 누운 자세 등을 취하여 움직이지 않고 기 호흡을 하는 기법을 말한다. 정공법은 특별한 장소가 아닌 실 · 내외 어느 곳에서나 행할 수 있고, 호흡이나 수련 방법이 간편한 것이 특징이다.

무심호흡이란 기 호흡 중 어떠한 의념이나 염력을 떠올리지 않고 순수하게 기 호흡만을 행하는 것을 의미한다. 이 호흡법의 적응증은 스트레스나 정신적인 피로도가 높은 직종에 종사하는 사람들이나 수험생, 불면증이 있는 사람들이 수련을 하면 좋은 효과를 볼 수 있는 도인안교법이다. 평상시 신경을 많이 쓰거나 육체적 · 정신적으로 과로하면 신경세포의 기능저하와 업무능률, 의욕상실로 인하여 무기력하게 된다. 이런 때에 무심호흡을 행하면 좋은 효과를 얻을 수 있다.

4) 조신, 조심, 조식

도인안교를 하는데 있어서 몸을 정교하고 바르게 조절하는 것을 조신이라 한다. 내공이나 외공을 하는데 있어서 첫 번째 단계에 속하는 것이 자세이다. 이것은 먼저 자세를 가다듬지 않고서는 마음을 가라앉히거나 호흡을 조절할 수 없다. 따라서 몸을 바른 형태의 자세로 취한 다음 평온한 심리상태가 될 수 있도록 하는 것을 말한다. 이와 같이 마음을 평온한 심리상태로 만드는 것을 조심이라 하고, 조심이 이루어진 다음 평온한 심리상태에서 호흡을 바르고 고르게 하는데 이 호흡을 조식이라 한다. 이러한 조식으로 인체 내의 기와 정이 조화와 균형을 이루게 되면 모든 경맥(經脈)이 고르게 유주(流主) 하게 된다. 이러한 조신, 조심, 조식의 세 단계는 도인안교법을 행하는 자세로서의 준비과정이다.

(1) 조신(調身)

조신이란 몸을 반듯하게 취하는 것으로 먼저 앉은 자세에서 척추를 바르게 세우고 머리를 위에서 보았을 때 척추와 일직선이 되도록 한다. 양쪽 귀는 양어깨와 수직으로 되도록 하며 코는 배꼽과 일직선이 되게 하고, 허리는 반듯하게 편다. 양다리는 서로 교차하여 양반자세를 하고, 양손의 손가락은 서로 얽히게 하여 움켜잡는다. 그리고 얼굴에서 눈은 가볍게 감고, 입술을 약간 오므린 상태에서, 혀는 입천장을 핥으면서 전신에 힘을 주면서 아랫배로 힘을 서서히 내려 보낸다.

이러한 자세를 취하고 동작을 행한 다음 일어설 때에는 앉아 있는 그 자세에서 입을 크게 벌려 음식을 토(吐)하듯 몸 안에 있는 독기를 밖으로 힘차게 뱉어낸다. 그 이후는 모든 동작을 마치고 평상시 자세로 돌아간다.

조신의 종류로는 좌식과 입식으로 분류할 수 있다. 좌식은 쌍반좌식(雙盤坐式), 단반좌식(單盤坐式), 반반식(反盤式), 단좌식(端坐式) 등의 방법이 있으며, 입식으로는 삼도식(三圖式), 삼합식(三合式) 등이 있다.

(2) 조심(調心)

조심이란 마음을 바르고 고르게 가다듬는 것을 뜻하는데 마음이 흔들리지 않게 한곳에 집중할 수 있도록 조절한다는 의미이다.

마음(mind)이란 인간의 육체를 지배하는 근본이 되는 것으로 정신(mental) 또는 의식과 연결된다. 즉 살아있다는 것은 뇌파를 가지고 사물을 판단할 수 있는 의식을 가진다는 것을 의미하며, 조심의 필수적인 조건은 심리적 안정 상태라는 것이다.

이러한 조심의 방법에는 수식법(數息法), 송경법(誦經法), 심경법(心經法) 등이 있다.

(3) 조식(調息)

조식이란 인체 내의 힘을 기르는 내공의 근본이 되는 방법으로 선천적으로 물려받은 신중정기(腎中精氣)는 물론이고 대기로부터 기를 끌어들이는 방법을 말한다. 또 흡인된 기와 인체 내에 있는 기를 두루 순환시키는 안교법 또한 중요하다. 시행방법에는 두 가지로 구분하는데 정공(靜功)과 동공(動功)이 있다. 정공은 우리가 평상시 하는 대기 속의 공기를 호흡하는 것이고, 동공은 몸을 움직여 일정한 체조나 동작에 맞춰 호흡하는 방법이다. 어러한 조식의 방법에는 수식(數,息), 수식(隨息), 지식(止息), 관식(觀息), 환식(還息), 정식(靜息) 등의 종류가 있다.

(4) 단전호흡(丹田呼吸)

단전이란 인체 내에서 고도의 주의력 집중과 심신의 조화를 이루는 장소로써 인체의 3요소즉 정 · 기 · 신(精 · 氣 · 神)을 단련하여 단을 형성하는 곳을 말한다.

역사적으로 단전에 대해 전해져 내려오는 가장 오래된 문헌으로는 기원 후 317년에 발행된 황정경(黃庭經)으로 단전에 관한 내용들이 기록되어 있고, 장중경의 금궤요략(金匱要略) 중에는 이단전유열(以丹田有熱)이라는 명칭으로 기록되어 있는데 이는 곧 단전을 의미한다. 따라서 이단전유열은 병을 다스린다는 병리적인 면이 강조되었다.

구박자(拘朴子)라는 책에 기록된 단전의 위치는 단전을 상, 중, 하로 나누어 설명하였다.

상단전(上丹田)은 양 눈썹 사이 안쪽 방향으로 3촌 정도의 깊이에 위치해 있으며, 중단전(中丹田)은 앞가슴의 양 유두 사이 안쪽에 위치하고, 하단전(下丹田)은 배꼽 아래 2촌에 위치한다고 하였다.

그 이후에 발행된 다른 문헌들에서도 단전의 위치는 대부분 상, 중, 하로 나누어 소개되었고, 동의보감에서도 삼단전(三丹田)이 소개되어 있다.

상단전을 니환궁(泥丸宮)이라고도 하는데 위치에 대해서는 별로 이견이 없으며, 중단전도 단중(壇中)혈 내의 강궁(絳宮)으로 표현되고 있다. 그러나 하단전은 위치에 대해 다소 차이가 있지만 일반적으로 복부안의 배꼽 밑 2~3촌 부위로 생각하면 된다.

단전의 작용과 의의에 대한 내용으로는 황정경에 소개되어져 있는데 호흡과 밀접한 관련이 있다고 설명되어 있으며, 인체의 3요소인 정 · 기 · 신의 변화는 단전을 통해서 만들어지고 있음을 나타내고 있다.

호흡은 생명체의 발생과 동시에 본능적이고 자연적으로 행하여지며 순수히 숨을 쉰다는 뜻이 아닌 인체 내의 요소와 우주의 요소가 상호작용을 함으로써 기의 순환이 이뤄지고 인체 내의 나쁜 기운을 몰아내는 신진대사가 이루어지는 과정이라 할 수 있다.

동양의학에서 일반적으로 대두되는 문헌들을 보면 호흡의 일반 원칙은 가늘고, 길며, 깊게, 그리고 균등 등으로 구분할 수 있다.

세(細)는 가늘고 조용하게 한다는 뜻으로 조용하게 하는 것은 귀에 까지 소리가 들리지 않는 상태를 의미한다.

장(長)은 길다는 것을 의미하는데 사람에 따라 능력이 다르므로 일정한 표준으로는 정할 수 없지만 가능하다면 능력이 있는 한 길수록 좋고, 여러 번 반복해도 일정한 길이가 유지되어야 한다.

심(深)은 복식호흡으로 숨을 들이마실 때 하복부를 이완시켜 가로막을 내리고, 허파의 아랫부분까지 가득히 공기를 들이 마신다. 또한 숨을 내쉴 때에는 하복부를 긴장시켜 가로막을 올리고 허파 속을 비운다.

균(均)은 고르고 균등히 한다는 뜻으로 각 호흡의 길이나 흡기와 호기의 리듬을 일정하게 맞춘다는 뜻이다. 따라서 단전호흡은 인체 구성요소인 정 · 기 · 신의 단련으로 질병을 치료하고 예방하며 신체를 강화시킨다는 측면에서 연구되고 발전되고 있다.

4. 도인안교의 종류

도인안교는 그 표현이 무척 다양하고, 기를 어떻게 활용할 수 있는가 라는 관점에 따라 달라질 수 있다고 문헌들과 고전에 제시되었다. 이러한 뜻은 궁극적으로 기를 단련하여 임상에서 어떠한 방법으로 활용할 수 있는지에 영향을 받게 되는데 임상에서는 인체 내의 기

흐름, 호흡과 운동, 운동 및 주위환경에 맞는 도인으로 구분한다.

도인안교는 그 단련목적에 따라 크게 내공과 외공으로 나뉜다. 따라서 내공이나 외공은 모두 기의 단련을 전제로 하지만 그 활용방향에 대해서는 내공의 경우는 자신의 심신수련이 주목적이며, 외공의 경우는 수련된 기를 이용하여 다른 사람들의 질병치료나 외적인자로 사용한다.

1) 화타(華陀)의 오금희(五禽戲)

오금희는 고대 중국 전한시대의 의성이라 불리는 화타에 의해 다섯 가지 동물의 몸놀림을 기초로 해서 만들어 낸 도인법으로 1800년여 동안 전해져 오면서 여러 형태의 공법으로 파생되었다.

화타는 고대 중국의학의 발전에 창조적인 기여를 하였으며, 중국동부의 안휘(안후이성, 보센)에서 태어나 기원 2세기부터 3세기 동한말년에 살았다고 전해 내려오고 있다. 그는 마취제인 마비산(麻沸散)을 연구제작하여 역사학자들로 부터 최초의 마취제 발명가와 전신마취를 실시한 의학가로 불렸다. 또한 그는 1600년을 앞 당겨 미국이나 영국의 의학자들보다 마비산을 발명하였고 그 후 조선과 일본, 마로끄 등 세계 여러 나라에 전해졌다.

화타의 오금희는 현재까지 중국 사람들에게 건강을 위한 신체 단련법으로 전수되어 사용되고 있다. 그는 각종 경전에 두루 밝았고, 성격이 활달하고 강직하면서 명리(名利)에 매이지 않아 주위에서 여러 번 천거하였지만 거기에 응하지 않았다. 저서로는 화타내사(華陀內事), 화타방(華陀方), 청낭서(青囊書) 등을 제창하였지만 아쉽게도 잘 보존되지 못하여 현재에는 전해지지 않았다. 또한 삼국지에서 조조가 두통을 앓았을 때 간단한 침구치료로 큰 효과를 보자 화타를 주치의로 삼고자 하였으나 조조 한 사람만을 위한 의원으로 살아가기가 싫어, 아내가 아프다는 핑계로 거절하고 집으로 귀가하였으나 거짓이 탄로나 마침내 조조의 부하에 의해 살해되었다는 이야기도 전해지고 있다.

마왕(馬王)의 무덤에서 발견 된 도인도(導引圖)에서 한(漢)나라 때 보다 이전에 동물들의 동작을 본떠 움직이는 자세들이 나타나 있다.

춘추전국시대(春秋戰國時代)의 사람들은 곰이 나무에 달라 붙어 오르고, 새가 날아오르는 움직임을 본 떠서 삼금희(三禽戲)를 만들었다. 또한 어떤 의서에서는 육금희(六禽戲)로 전해지기도 한다. 때로 몸이 안 좋을 때는 일금희(一禽戲)를 하면 발한과 동시에 몸이 가볍고 식욕이 좋아진다고 하였다.

도인의 이론 및 방법들은 야생동물의 동작을 참고하여 오금희(五禽戲)라는 다섯 종류의 건강법을 창안해 냈다. 즉, 호희, 웅희, 녹희, 원희, 조희 – 호랑이, 곰, 사슴, 원숭이, 학 – 등의 다섯 가지 짐승의 자세와 몸놀림을 모방해서 도인요법의 특징을 정리하고 실행하기 쉽게 했다.

오늘날 오금희의 동작들은 남북조 때에 도홍경(陶弘景)이 쓴 양성연명록(養性延命錄)에 잘 기록되어 있는데 도홍경은 화타의 300년 후의 사람으로 화타의 오금희와 가장 원작에 가까운 책을 남겼다.

(1) 오금희 도인법의 자세

가. 호랑이 동작

호흡을 멈추고 머리를 낮추어 주먹을 쥐고 싸우려는 호랑이처럼 자세를 취한다. 양 손에 무거운 물건을 쥔 듯이 가볍게 일어나 공기를 삼켜 복식호흡을 통해 배로 들어가게 한 다음 공기가 배 아래로 내려가면 뱃속에서 물 내려 가는 소리를 1~7차례 정도 느낀다. 이러한 동작은 온몸의 순환을 통하여 모든 질병을 치유를 하게 한다.

나. 사슴 동작

호흡을 멈추고 머리를 낮추어 주먹을 쥔 다음 사슴처럼 머리를 돌려 꼬리 쪽을 향하게 하고, 몸을 웅크리고 어깨를 세워 발 끝으로 뛰어 넘어질 듯 발꿈치에서 머리까지 온몸을 1~3차례 정도 움직이게 한다.

다. 곰 동작

호흡을 멈추고 곰처럼 옆으로 일어나 다리를 벌리고 앞뒤로 반듯하게 세운 다음 옆쪽으로 몸통을 구부려 기가 모든 관절마디에 미치게 하여 허리를 3~5차례 정도 움직이게 한다. 힘줄과 뼈를 신장시켜 혈맥을 뜨이게 하는 동작이다.

라. 원숭이 동작

호흡을 멈추고 원숭이가 나무를 기어 올라가듯 한손으로 나뭇가지를 쥐고 한손으로는 궁둥이를 일으켜 세우듯 한쪽 다리 발꿈치로 몸을 돌리고 마음을 정리한 후 땀이 나는 듯한 느낌이 들면 동작을 마친다.

마. 학 동작

호흡을 멈추고 새가 날아가듯 머리를 들고, 꼬리 쪽에서 등쪽 호흡을 통하여 머리쪽을 향해 공기를 보낸다는 느낌으로 양 손은 활 쏘는 자세를 취하고 머리를 세워 조준하여 꼭 대기를 두 갈래로 만든다는 생각으로 정밀하게 행한다.

(2) 오금희 도인법의 수련효과

다섯 가지의 동물동작(호랑이, 곰, 원숭이, 사슴, 학)을 본떠 화타에 의해 제창된 오금희의 도인법을 통하여 얻어질 수 있는 효과는

첫째, 신경계통을 강화시켜 감각계통과 오관(五官: 눈, 코, 입, 혀, 귀)의 기능을 증진시킨다.

인체의 움직임은 대뇌겉질 신경세포의 조절에 의해 흥분과 억제를 하고 동작의 변화와 균형은 중추신경계의 명령과 감독을 받는다. 마음을 안정시키고 정신을 집중시키는 공법을 단련함으로써 대뇌에 대한 집중력 강화로 신체 기관 별 변화와 조절, 균형이 맞춰 질수 있도록 정신 집중을 통하여 자아의식으로 신경계통을 통제할 수 있는 능력을 향상시킨다.

둘째, 복식호흡으로 토납기능(吐納機能)을 확대시킨다.

오금지희를 하면서 온 몸에 힘을 빼고 몸을 위로 끌어올려 구부리면서 가슴을 펴는 동작을 통하여 좁혀있던 모세혈관의 혈행을 도와 각 관련 세포들이 운동을 활발하게 함으로써 발생하는 내기(內氣)를 증진시켜 몸 안에 있는 나쁜 기 즉 사기(邪氣)들을 밖으로 배출하도록 하여 신선한 공기가 몸 안으로 교환이 되는 효과를 가져온다. 체내에 새로운 공기가 채워지고 나쁜 기는 줄어들면서 각 세포들에 좋은 영향이 미치므로 건강을 찾을 수 있게 되는 것이다. 이 도인법을 수련하면 심장병이나 협심증 같은 증상들은 서서히 소멸되고 얼굴과 건강 등이 회복되는 것을 확인할 수 있다.

셋째, 내분비기능을 강화시키고 성 호로몬 분비를 촉진시킨다.

내분비체계를 통하여 생성되는 호르몬들은 우리 몸에서 각 기관들의 성장과 발육을 촉진시키는 요소로써 작용을 한다. 내분비 체계의 선체가 줄어지거나 잘 이루어지지 않으면 각종 질병이 나타나며 노화를 촉진시키게 된다. 이 중에서도 성호로몬의 작용 결핍이 중요하다. 따라서 일반적으로 음위조루, 늘어진 요도, 비만, 암, 종양 등의 질병에 노출된 사람들은 대부분 성호로몬의 내분비가 줄었거나 조절기능이 상실되어 나타나는 질병들이다. 이런 경우 오금지희(五禽之戱) 도인법으로 아랫배에 힘을 주고 몸통의 굴신운동(屈伸運動)과 좌 · 우 어깨흔들기, 몸을 숙여 무릎 껴안기 등의 동작들을 통하여 성 호르몬 분비에 영향이 미쳐 성호르몬을 촉진시킬 수 있다.

넷째, 경락소통을 원활하게 하고 사기의 침입 방지와 몸 밖으로 사기의 배출을 도와 준다.

인체에 경락소통이 원활치 못하면 질병에 노출되어 증이 발생하게 된다. 예를 들면 여

성들이 겪는 생리통으로 고생하는 경우도 이러한 결과에 해당한다. 오금지희 도인법을 통하여 온몸에 힘을 뺀 상태에서 각 관절들이 부드럽게 움직일 수 있는 동작들을 행함으로써 경락 상의 기가 원활히 소통되고, 혈액순환이 증진될 수 있도록 돕는다. 따라서 내장의 기능을 튼튼하게 하고, 원기(元氣)를 증진시키며, 막히거나 원활치 못한 경락이나 혈관들의 원활한 소통으로 건강한 삶을 누린다.

다섯째, 장과 비위가 활동할 수 있는 동작으로 소화와 비뇨기관의 기능을 강화시킨다.

위장기능이 좋은지, 나쁜지에 따라 건강에 중요한 영향이 미치게 된다. 소화력이 나빠지면 헛배가 부르고, 변비, 설사 등의 소화기 질환에 노출되게 된다. 그리고 비위가 허하게 되면 노화를 촉진시키는 원인이 되기도 한다. 따라서 오금지희 도인법의 닭이 알을 부화하는 동작을 행하면 장과 위에 자극을 주게 되어 맑게 하는 작용이 나타난다. 이러한 도인법을 통하여 장과 비위의 기능을 촉진시킨다면 소화기능이 좋아져 소화기 질환들을 치유하고 발생률을 줄일 수 있다.

(3) 오금희 도인법의 주요 사항

오금희 도인법을 행함에 있어 각 동작들에 대한 요점들을 잘 이행하고 지켜졌을 때 효과에 차이가 있다.

첫째, 호흡은 몸의 동작에 따라 자연스럽게 행한다.

오금희 도인법의 동작들을 행함에 있어 호흡은 몸의 동작에 맞춰 자연스럽게 해야 한다. 동작 따로 호흡 따로 하게 되면 도인법의 효과는 물론 호흡이 답답해지거나 짧아지고 긴장을 하게 되어 결국 진정한 도인법의 효과를 볼 수 없다. 동작 시의 몸 놀림 또한 부드럽고 자연스럽게 행함으로써 좋은 효과를 볼 수 있다.

둘째, 도인법 동작 시 온몸에 근육의 힘을 빼준다.

도인법을 하면서 몸이 경직되어 굳어 있거나 반대로 너무 힘이 빠져있는 상태에서 하게 되면 진정한 효과를 볼 수 없다. 적절하게 온몸에 힘을 뺀 상태에서 도인법 동작들을 자연스럽게 연결시켜야 하며, 중간에 하다가 멈춰서는 안된다. 몸을 웅크리는 자세를 행할때에는 양 엉덩관절이 팔 안으로 들어가게 한 다음 아랫배를 눌러 준다.

셋째, 도인법 동작 시 전신이 부드럽고 조화가 서로 잘 이뤄질 수 있도록 신중을 기해서 행한다.

양 손의 손바닥을 뒤집는 동작시에는 배를 안으로 집어 넣고 등을 쭉 편 상태에서 어깨를 움츠리게 한 다음 전신이 서로 조화가 잘 이뤄질 수 있도록 부드러운 동작으로 행한다.

넷째, 도인법 동작 시 서로 연결동작으로 자연스럽고 부드럽게 행한다.

양손으로 원을 그리는 동작을 할 때에는 손가락은 순서에 따라 곡선을 그리고, 팔을 들어 올릴 때에는 힘차게 올리면서 두 다리를 곧게 편다. 정신을 집중시키고 눈은 손의 동작을 따라서 움직인다. 아랫배는 힘을 주어 들어가게 한 다음 동작들은 꼬리를 중심으로 하고 부드럽고 연관성이 있도록 동작을 행한다.

다섯째, 목을 굽힘 때에는 동작을 연결한다.

목을 구부릴 때에는 목의 근육에 힘을 빼고 어깨, 허리, 배의 동작들을 연결시켜야 한다. 이때 동작들을 행할 때 부드러운 동작으로 빠르지 않고 자연스럽게 한다.

여섯째, 몸의 중심을 움직임에 따라 다르게 잡는다.

몸의 중심은 동작을 행할 때 마다 엉덩뼈 위쪽 또는 아래쪽으로의 움직임과 엉덩이의 움직임에 따라 다르게 잡는다. 허리의 움직임의 폭은 적게하여 부상은 입지 않도록 한다.

일곱째, 몸통을 펼 때에는 꼬리뼈 부위를 중심으로 무리가 가지 않도록 고정시킨다.

몸통을 굽혔다 펼 때에는 꼬리뼈를 중심으로 과도한 힘이 가해지지 않도록 허리에 힘을 가하여 고정시킨다.

여덟째, 몸을 위쪽으로 들어 올릴 때에는 발꿈치를 바닥에 대고 아랫배를 안으로 당긴다.

왼손을 들어 올릴 때는 오른발을 땅에 집고, 반대로 오른손을 들어 올릴 때는 왼쪽 발을 바닥에 댄다.

아홉째, 양발을 전, 후, 좌우로 위치를 바꿀 때에는 정확한 방향으로 해야 하고, 보폭은 민첩하게 연결동작으로 해야 한다.

몸통을 구부리고 펴고, 회전과 원을 그리는 동작들을 행할 때에는 허리, 서혜부, 배 등과 조화가 잘 이뤄 질 수 있도록 진행시켜야 한다.

열 번째, 몸의 생리적인 변화에 있는 임산부나 생리중인 여성은 동작들을 행할 때 자연스럽운 동작으로 행함이 원칙이다.

열 한번째, 자신감을 가지고 계속적으로 한다.

형(形), 공(攻), 해(解)의 단계와 순서에 따라 동작들을 점진적l으로 열심히 훈련하면 잘할 수 있다. 그러나 정확한 동작과 공법에 따르지 않으면 좋은 효과를 기대할 수 없다.

열 두번째, 도인법의 훈련은 일상생활 속에서 생활화 한다.

연습시간이나 횟수는 개인의 체질이나 진도에 맞게 정하는 것이 바람직하며 매일 꾸준한 연습으로 좋은 효과를 볼 수 있다.

열 세번째, 훈련한 동작들을 반복적으로 연습하여 익숙하게 하고 다음 동작들을 배운다.

동작들을 계속적으로 반복하여 훈련하면 익숙하게 되며, 도인법의 생리를 깨닫게 된다. 그러므로 한 단계에 머무르지 말고 실력 향상에 최선을 다 한다.

1) 만능건강기(3호기)의 사용방법

(1) 붕어운동

바로 누운 자세에서 허리를 중심으로 하여 다리를 발 받침대에 올려놓고, 몸을 좌우로 흔드는 운동이며, 물속에서 붕어가 헤엄치는 것과 같은 모습이다. 이것은 처음 30초 동안 다리만 흔들게 하는 동작으로 레버만 작동하고, 다음에는 상체만 흔들게 하여 처음 2~3분 동안 1단 레버로 작동하고 나머지 1~2분은 조금 빠른 3단 레버로 작동한다. 근래에는 기계의 작동법이 다양하게 개발되어 나오고 있지만 효과면에서는 같다.

이 동작은 척추의 무리 없는 rolling이 척추의 교정과 허리 등근육의 경결을 풀어주고 허리나 등의 근육통이나 척추뼈의 변형성 척추증이나 디스크에서 오는 신경통의 치료에 효과가 있고 걸음걸이나 운동부족에서 오는 위 · 장의 기능저하를 해소시키는 데 도움을 준다(그림 III-7-3).

〈그림 III-7-3〉 붕어운동

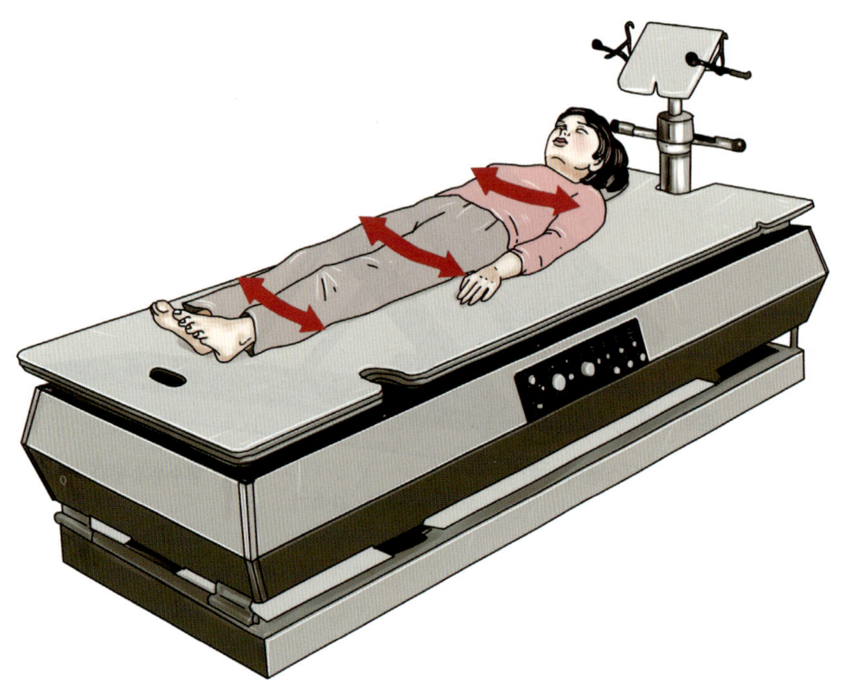

(2) 모관운동

바로 누운 자세에서 팔 다리를 높이 치켜세워 가볍게 떠는 동작으로 3~5분간을 실행한다. 이것도 만능치료기 위에서 모관대에 팔과 다리를 끼워서 진동기 레버를 작동하면 된다. 허약한 환자의 경우에는 처음 며칠 동안 진동기의 레버를 1단에서 2단으로 완만하게 한 후 점차 익숙해지면 3단으로 실행한다.

그리고 이 동작을 기계로 실시할 때에는 시술자가 옆에 있으면서 발목의 상하 올리기 운동, 좌우로 비틀듯이 기울이는 영전운동, 양손과 발을 벌렸다가 합장하는 운동, 무릎관절의 진동운동 등 여러 가지 도인술을 그 증상에 따라 적절하게 실행할 수 있다.

이 동작은 사지말단의 모세혈관에 진동을 주어, 심장으로 환류하는 정맥순환을 도와서 심장의 부담을 경감해 주기 때문에 혈관순환의 증가와 심장질환에 큰 도움이 된다. 심장병, 고혈압, 동맥경화증, 하지신경통, 치질, 정맥류, 퇴행성관절염 등에 좋은 효과를 볼 수 있다(그림 Ⅲ-7-4).

〈그림 III-7-4〉 **모관운동**

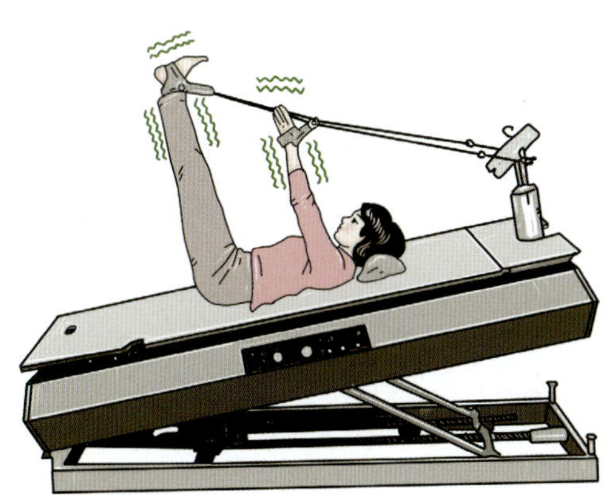

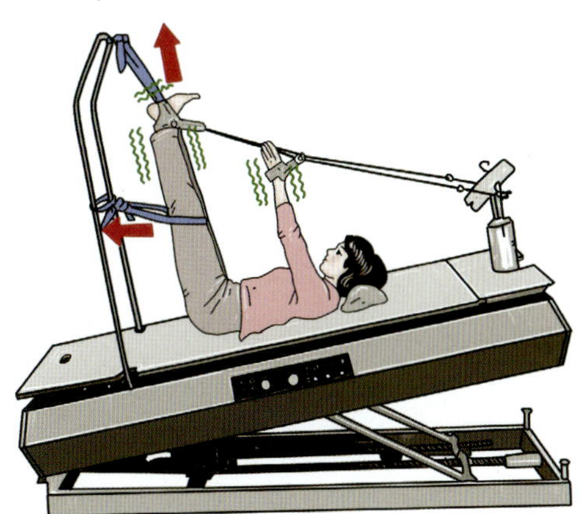

(3) 목뼈(경추)견인법

가죽을 이용한 견인띠에 목뼈부위를 고정하여 목뼈사이를 매달리게 하여 늘리는 방법이다.

이 기계를 만능치료기(3호기)라고 하며, 기계의 각도가 90°까지 일어서게 되어 있고, 각도를 자유롭게 조절할 수 있으며 붕어운동과 같은 좌우 흔들기(rolling) 동작을 할 수 있어 척추교정 및 디스크에 효과적이다. 특히 경추의 추간판 협착증 및 척추변형에 좋은 효과가 있으며, 중풍이나 기타 마비환자의 재활치료법에도 각광을 받고 있다(그림 Ⅲ-7-5).

〈그림 III-7-5〉 목뼈(경추)견인법

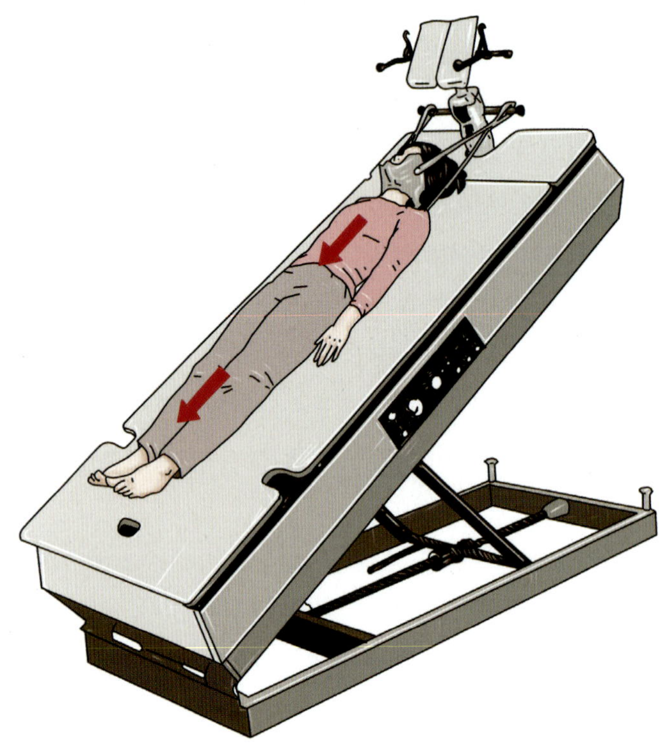

(4) 척추진동법

앉은 자세에서 다리를 쭉 펴고(long sitting position), 모관진동기에 가죽벨트를 연결하여 환자의 어깨부위에서부터 등쪽 아래로 척추를 따라 진동을 고르게 실행한다. 이때 진동벨트에 3지압을 동시에 압자극으로 시행하면 독맥경과 족태양방광경에 진동과 압자극을 가해져 더욱 효과적이다. 이 동작은 내장의 기능을 조절하고 소화불량, 변비, 위하수, 허약체질 및 비만환자의 단식 중 내장의 연동운동에 좋은 효과를 볼 수 있으며, 허리나 등의 퇴행변화나 관절염을 완화시키며, 심신의 피로 및 근육긴장을 이완시키는데 이용할 수 있는 좋은 치료기이다(그림 III-7-6).

〈그림 Ⅲ-7-6〉 척추진동법

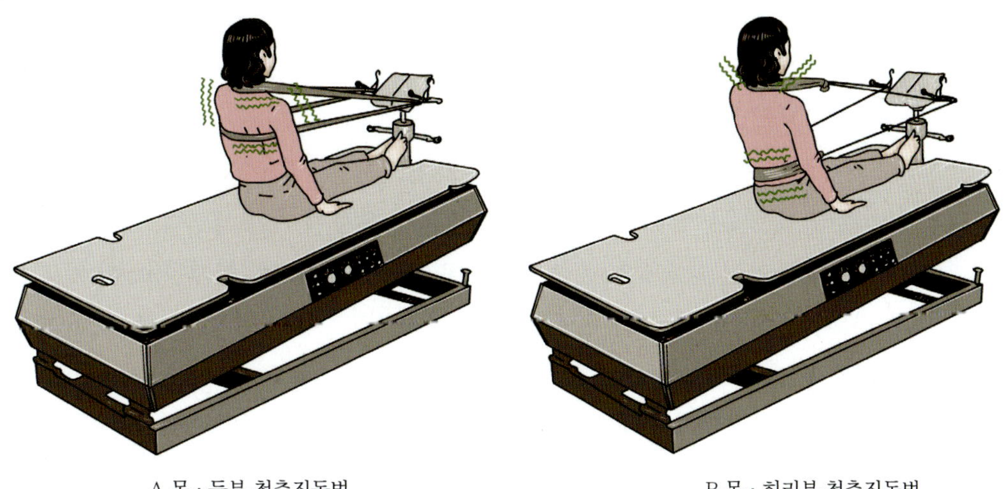

A 목 · 등부 척추진동법　　B 목 · 허리부 척추진동법

8. 건강체조

건강체조에는 기공체조, 단전호흡법, 에어로빅, 요가, 웨이트 트레이닝 등 유무산소 체조범이 많이 있으나 이 체조법은 우리나라의 체조가인 노재천 옹이 건강을 위해 스스로 체득한 것으로 쉽게 따라할 수 있어 기술해 본다.

1) 지기상달(地氣上達)

지기상달의 지기(地氣)는 발바닥에 운동이나 체조를 수련하여 얻어진 기를 의미하며, 체조를 행할 시 발바닥의 용천혈을 자극하여 기를 생성하게 한 다음, 다리를 향해 위로 올려 보내는 체조법으로, 교선 건강법의 가장 기본이 되는 운동법이다. 반듯이 누운 자세에서 발 뒤꿈치를 축으로 두발을 좌우로 흔들면서 서로 부딪치는 동작을 반복한다. 발바닥을 3등분해서 앞쪽 정중앙에는 기가 샘처럼 끊임없이 솟아난다는 용천혈이 위치해 있다. 지기상달은 이 용천혈을 자극하여 생성된 기를 다리를 타고 위로 올려보내면, 발바닥에서부터 상쾌한 기분이 느껴지고, 지기가 점점 위로 올라와 배꼽부분을 통과할 때는 배꼽부분이 시원해진다. 명치부분 통과 시에는 그 부분이 시원해지고, 머리까지 올라오면 코가 상쾌해지고, 눈이 열리는 듯하며, 이마가 시원해진다. 그러나 지기가 상행하다가 막힌 부분이 있어 머물게 되면 그 부분이 무겁고 답답함을 느끼게 한다. 만약 머리부위에서 막혀 있다면 코가 맵고 눈이 아프다. 이 체조법은 불면증, 류머티스성 관절염, 무좀, 습진, 그 밖의 발과 다리의 모든 질병에 효과가 나타난다.

2) 온냉교구(溫冷狡構)

온냉구교는 복부부위에 기 소통을 원활하게 해주기 위한 체조법으로, 반듯하게 누운 자세에서 둥글고 긴 막대기를 두 손으로 잡고 배꼽을 중심으로 아래위로 쓸어주기를 반복하는 체조이다. 인체에서는 배꼽 위에서는 열, 아래에서는 냉이 발생하는데 이 운동법은 배꼽 위의 열과 배꼽 아래의 냉을 서로 조화시켜 체온이 정상적으로 조절되게 하면서, 지기상달로 아랫배까지 통과하여 올라온 발의 지기를 상체로 전달하는 운동이다. 이 운동은 지기상달과 병행하여 실시한다. 따라서 발바닥의 기운이 배꼽까지 소통되지 않았을 경우에는 명치 밑에서 배꼽아래 부위을 위주로 하고, 배꼽 위로 지기가 올라 왔을 때에는 명치 윗부분에 중심을 두고 한다. 이 체조법은 장무력증, 소화불량, 변비, 심장병에 효과가 나타난다.

3) 기육자동(氣六自動)

기육자동은 비뇨생식기 부위의 기를 다스리는 체조법으로서, 반듯하게 누워서 무릎을 구부리고 엉덩이를 들었다, 내렸다를 반복하는 체조법이다. 옆으로 누워서 할 때에는 한손을 바닥에 짚고 엉덩이를 들었다 내렸다를 반복한다. 이 체조법은 지기가 상승하다가 엉덩이 부위에서 막혔을 때 소통이 잘될 수 있도록 풀어주는 방법이다. 이 체조법은 방광과 콩팥질환에 효과가 있고, 남성들의 정력과도 관계가 있다.

4) 명기유통(命氣流通)

명기유통은 등과 가슴, 등뼈부위를 다스리는 체조법으로, 반듯하게 누워 양 팔꿈치를 굽혀 바닥에 대고 몸을 위로 올렸다가 내려놓기를 반복하여 등뼈, 어깨, 목뼈부위에 진동을 주는 방법이다. 이 체조법은 지기가 올라가다가 등, 가슴부분에서 막혀 소통이 안될 때 답답한 기분을 느끼게 되는데 이런 경우에는 이 체조법을 열심히 행해야 한다. 등 가슴부위의 지기가 막혔던 것이 풀어지면 등과 가슴부위가 시원함을 느끼게 된다. 이 체조법을 행할 때 머리부분이 더워지거나 어지러운 느낌이 들면 진동을 줄이거나 약하게 하여 머리부분을 쉬게한 다음 다시 실시한다.

5) 천기하달(天氣下達)

뒷 목부분을 다스리는 체조법으로, 반듯하게 누워서 둥근 목침을 베고 머리를 좌우로 굴리는 운동이다. 옆으로 누워서 목침을 옆으로 세우고, 머리를 앞뒤로 굴리기도 한다. 좌우 교대로 해야 한다. 이 운동은 머리까지 올라온 지기를 다시 아래로 내려 보내는 운동이다. 머리 부분이 막혀 기운이 잘 소통이 되지 않으면, 코가 맵고, 머리가 무거우며, 덥고, 땀이 나며, 눈이 아픈 증세가 나타난다. 이럴 때에는 양손의 엄지손가락으로 귀 윗부분을 누르고 나머지 손가락은 이마 부위를 감싸서 머리 꼭대기까지 세게 누르면서 잘 눈실러 준다. 천기하달은 기억력을 좋게 하고 시력을 정상적으로 회복시켜 주는 효과가 있다.

6) 기육수동(氣六手動)

복부중앙의 배꼽부위를 다스리는 체조법이며, 이 방법은 반듯하게 누워 양손을 모아 배꼽을 중심으로 위쪽과 아래쪽을 쓸어주는 운동이다. 양손을 깍지 끼고 배꼽 밑에 대고 지그시 배를 감싸고 진동을 주는 방법도 있다. 이 운동은 배꼽부위가 막혀 소통이 안 되는 것을 해결하는 방법으로, 눕거나 앉거나 똑바로 선 자세에서 할 수 있다. 초보자가 이 운동을 열심히 하면 효과가 매우 좋다. 머리가 좋아지고, 정신이 맑아지며 소화기능이 좋아지는 등의 효과가 있다.

7) 명기수동(命氣手動)

목부분에서 가슴부분의 명치까지 다스리는 체조법으로 반듯하게 누워 양손을 모아서 명치위에서부터 목 아래 부분까지 위쪽과 아래쪽으로 쓸어주는 방법이다. 가슴부위가 막혀 소통이 안될 때 해결하는 체조법으로 이 체조도 역시 눕거나, 앉아서 또는 똑바로 선 자세에서 행할 수 있다. 가슴부위에 막혔던 것이 뚫려 소통이 원만해지면 호흡이 시원스럽고, 눈을 감으면 아지랑이 같은 것이 앞에 나타나 아물거린다.

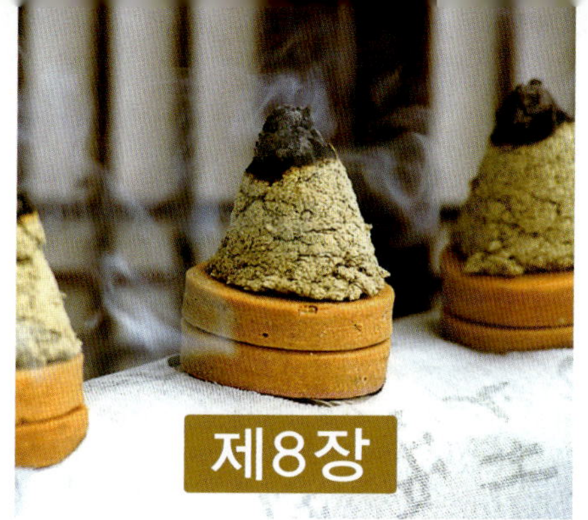

한방 광선요법 (Oriental Photo-Therapy)

한방에서의 광선요법은 현대 이학적(理學的)인 기기(器機)를 이용하여, 경락을 자극하고, 기혈순행과 혈액순환을 높여 질병을 치료하는 요법으로 한방물리치료에서 가장 중요한 위치를 차지하며, 임상적으로 그 활용도가 매우 높다.

광선요법은 자연적이고 인공적인 광선을 개발하여 질병을 예방하고 치료하는 방법으로, 광선치료에 이용되는 물리적 인자로는 태양광선을 바탕으로 자외선(Ultra-voilet), 가시광선(종합가시광선, Visible-Ray), 적외선(Infra-Red), 레이저(Laser) 광선 등이 있으며, 최근에는 특정 전자파를 이용한 광선치료기기인 TDP(Tending Diancibo Pu)를 개발하여 한방임상에서 활용하고 있다. 이 광선치료기기들은 주로 복사에너지를 이용하여 경락을 자극하면 전체적으로 경락상의 기 흐름을 조정하여 균형을 맞춤으로서 질병치료가 가능하게 되는 것이다.

지구상에 존재하는 모든 생명체가 살아가는데 필요한 근본적인 에너지는 빛이라고 할 수 있다. 즉 태양의 에너지에 의하여 모든 생물들은 에너지를 공급받고 있는 것이다. 식물들은 빛이 있는 곳에서만 성장할 수 있고, 빛에 의해 성장한 식물들의 전환에너지는 동물들이 먹고 자란다. 이러한 현상은 자연법칙이며 순리이다.

광선에는 여러가지 색깔의 빛을 발하는데 많은 종류들이 있다. 따라서 빛이 발하는 색깔의 조화로는 빨강, 주황, 노랑, 초록, 파랑, 남색, 보라색 등의 무지개 색을 가지고 있으며 특히 적색, 황색, 녹색, 자색, 청색의 색조들은 각자 특별한 생리적작용을 한다.

동물이나 식물들의 모든 생명체의 근원인 빛을 광선으로 개발하여 우리 인체의 경락 상의 경혈점에 쪼이게 되면 기혈순행이 왕성하고 질병을 치유하게 되는 것이 임상에서 괄목할 만한 방법이다. 따라서 한방물리요법 분야에서 미래에 밝은 가능성을 보여주고 있다.

이러한 광선들을 이용한 치료기기들은 비록 서양의학에서 개발되었더라도 동양의학적 원리에 입각하여 한방물리요법에 사용될 수 있다면, 지속적인 응용과 개발이 되어야 할 것이다.

1. 의료와 광선

동양의학에서는 적색, 황색, 녹색, 자색, 청색 등의 빛의 색깔을 이용하여 특성에 따라 각 장부에 조사하여 응용하고 있다. 즉 적색(火)은 심장에 배속되어 흥분, 자극 및 열 작용을 하고, 황색(土)은 영양을 지배하는 비위에 배속되며, 태양광선의 황등색은 동 · 식물의 성장을 촉진한다. 또한 녹색이나, 자색(金) 등은 진정작용의 효과가 있다. 청색(木)은 간에 배속되어 대사를 조절한다는 규명이 보고되어 있다.

이와 같은 빛의 색조를 이용하여 광선을 쪼일 때 적색은 진통, 소염, 황등색은 성장, 녹색은 정신신경의 안정에 효과를 나타내며, 자색은 뼈를 튼튼하게 하고, 이물의 배설을 돕는 데 유익하다. 또한 경락상의 경혈점에 대해서도 국소장부의 상생상극과 색조를 이용한 활용법은 침이나 뜸 이상으로 효과를 노릴 수가 있다.

2. 빛의 역사와 복사에너지

1) 광선(빛)의 역사

광선에 대한 역사적 기록은 성경에서 처음 언급되었으며, 천지창조가 빛으로 시작되었다는 것으로 전해오고 있다.

원시시대부터 태양은 원시인들에게 있어서 숭배의 대상과 강한 신이었고, 살아있는 모든 동 · 식물의 생활과 생존의 기본요소였다. 따라서 인류가 태양에 대한 관심이 오래 전부터 이어져왔지만 18세기 전후에 이르러서야 과학적인 연구가 활발히 진행되었다.

뉴우턴(Newton)은 프리즘에 의한 분광연구로 무지개의 비밀을 찾아 규명하였으며, 광선은 미세한 입자로 구성되어 있으며, 그것은 발광체에서 입자형식으로 복사된다는 입자설을 주장하였다. 이러한 입자설은 19세기까지 지배적인 견해였으나 그리말디(Grimaldi: 1618~1663)에 의하여 입자설을 일부 보충한 피동설이 주장되었다. 이 설에 의하면 빛은 끊임없이 진동하며 빠른 속도로 움직이면서 동력이 전달된다는 것이다.

그 후 호이겐스(Huygens: 1629~1695)는 매질 속에서 하는 운동을 종파라고 하였으며, 영(Young: 1773~1829)은 간섭현상으로 보고하였으며, 프레스(Presnel: 1788~1827)는 회절현상으로 피동설을 설명하여 보고하였다. 이러한 이론은 헤르츠(Hertz: 1857~1894)에 의하여 확실하게 제시되어 광선의 발달형식은 피동설로 굳어졌으나, 아인슈타인(Einstine: 1879~1955)의 광량자설로 다시 입자설로 규명되어 그 후 논리적 경쟁이 시작되었다.

이러한 논쟁 속에 광선의 전달형식이 피동과 입자의 이중성이라는 입장에 도달하였으며, 에딩톤(Eddington: 1822~1944)에 의하여 물질파로 이름이 붙여졌다.

2) 광선의 분류

백색광 분광기에 광선을 비추게 되면 7가지 무지개 색의 띠가 생기는데 굴절이 적은 적색에서 자색까지 나타난다. 이 7가지 색의 가시광선 바깥쪽으로 불가시 광선이 존속한다.

적색 띠 바깥쪽으로 온도계를 놓으면 온도가 상승하는 것을 볼 수 있으며 이러한 온도의 상승은 열 작용이 있다는 것으로 이를 적외선(Infra−red: IR)이라고 한다.

자색 띠 바깥쪽으로는 감광작용이 나타나는데 이것으로 보아 화학작용이 있다는 것을 알 수 있으며 이를 자외선(Ultra−voilet: UV)이라 부른다.

3) 광선의 특징

광선에는 아래와 같은 특징들을 가진다.

① 힘이나 다른 전기들을 가지고 만들어 낼 수 있다.
② 전파는 가시 매개체가 없이도 된다.
③ 매개체에 따라 속도가 다르나 진공 내에서는 진행속도가 같다.
④ 항상 진행방향은 곧바로 직진한다.
⑤ 반사, 굴절, 산란 그리고 흡수는 매개체에 의하여 된다.

〈그림 III-8-2〉 반사의 종류

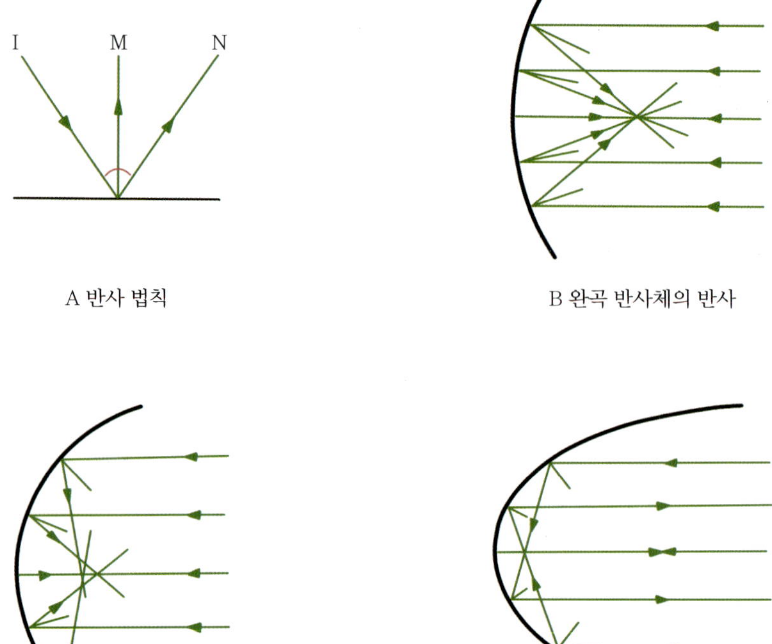

A 반사 법칙

B 완곡 반사체의 반사

C 심곡 반사체에 대한 반사

D 포물 반사체에 대한 반사

3) 흡수 법칙(Absorption law)

광선이 새로운 매질에 복사되면 새 매질에 의하여 흡수가 이루어진다. 이는 매질의 종류에 따라서 흡수도가 다르며, 반드시 흡수된 광선만이 광학적 효과가 있다. 광선이 흡수될 경우 이 광선은 에너지의 형태가 되고 에너지는 파괴될 수 없기 때문에 효과를 갖는다.

이로 인해 빛은 흡수되어야만 효과를 일으킨다는 그로투스의 법칙이 생겨났다.

특정한 복사선에 대하여 흡수체로 작용하는 정도는 일반적으로 어떤 물질이 외부로 오는 복사선에 대하여 물질의 구성체가 공명하여 다른 에너지로 전환정도에 따라 결정된다.

4) 거리제곱 반비례 법칙(Inverse square law)

광선의 강도는 입사각에만 영향을 받는 것이 아니라 광원으로부터 물체까지의 거리에

〈그림 III-8-5〉 램버트의 코사인 법칙

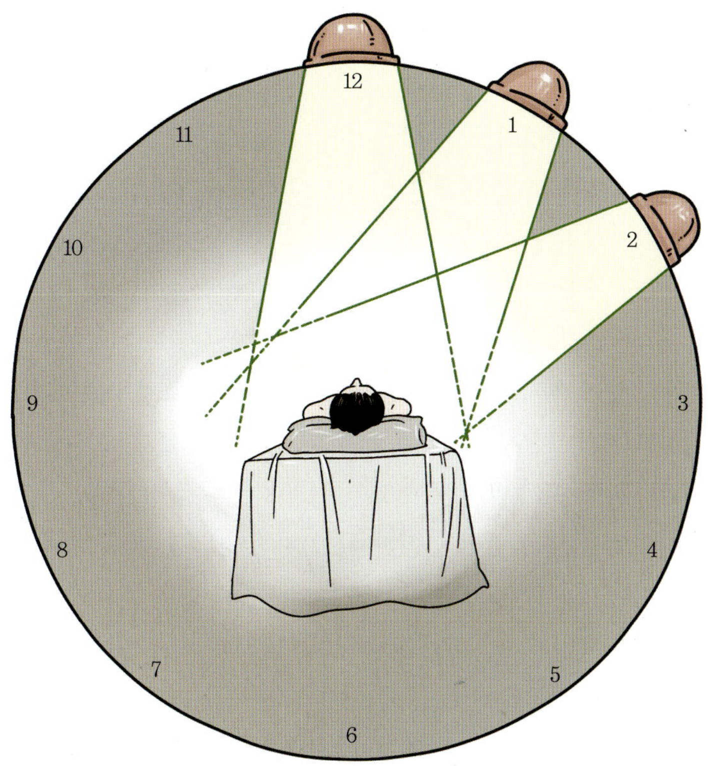

6) 빈 법칙(Wien's law)

빈(wien's)은 최대 방출광선의 파장은 열원의 절대온도에 따라 반비례 한다고 하였다. 일반적으로 파장이 길수록 열작용이 나타나고 파장이 짧을수록 에너지가 커져서 광화학적 작용이 생긴다. 예컨데 파장에 따라 적외선의 경우 근적외선과 원적외선으로 나눠지는 것을 알 수 있다.

$\lambda m T$=일정

단, λm은 가장 센 복사선의 파장, T는 절대온도이다.

7) 그루투스 – 드래퍼 법칙(Grotthus–Draper's law)

그루투스–드래퍼 법칙(Grotthus–Draper's law)은 흡수된 광선만이 광화학적 효과를 나타낸다는 법칙이다. 주로 눈의 망막 내 미세혈관의 응고와 뒤쪽으로 붙이는데 레이저 빔의 열 발생을 이용하기도 한다.

4. 피부와 복사에너지

1) 피부

피부는 인체에서 가장 큰 기관이며, 그 부속기관 들은 털, 샘, 손톱, 발톱 등과 함께 외피계통을 이룬다. 성장이 끝난 성인의 피부의 총 면적은 3,000평방 인치이며, 무게는 약 6파운드로서 전 체중의 16% 정도를 차지하고, 전신에 순환하고 있는 혈액의 1/3을 공급받고 있다. 피부의 두께는 1~2 mm이나 손바닥이나 발바닥의 피부는 약 6mm 가량으로 두껍고 눈꺼풀은 0.5mm로 가장 엷은 부분이다.

피부는 여러 조직이 같은 기능을 수행하도록 구조를 이루고 있기 때문에 하나의 기관으로 인정이 된다. 피부의 구조를 보면 두 개의 층으로 구성되어 있는데 표층인 표피는 얇은 각질, 각소(keratin)에 의해 덮여 있고 여기에 단백질 집합체인 털과 손, 발톱이 달려 있다.

피부의 깊은 층은 진피 층이라 하여 피하지방 층 바로 위에 놓여 있다. 여기에 땀을 분비해서 피부 밖으로 내보내는 땀샘, 신경, 혈관 그리고 지방을 분비해서 피부표면으로 보내는 피지선과 여포 등이 위치하고 있으며, 모발 여포 주변에는 입모근(털에 붙어 있는 근육)이 자리 잡고 있다.

12경락의 경맥은 모두 피부 층에 분포되어 있으므로 모든 질병의 발생은 반드시 피모로부터 시작이 된다. 병사가 인체에 침입하면 피부의 세포사이가 열리게 되므로 맥락으로 출입되어 해산되지 않고 오랫동안 머물게 되면 경맥으로 들어가서 장위(腸胃)를 침범하게 된다.

폐(허파)의 합은 피(皮)이고, 그 영(榮)은 모(毛)라 하였고, 병사가 폐에 침입해 있으면 피부로 전이 되어 통증을 일으킨다 라고 하였다. 동양의학에서 피부의 기능은 주로 내부 장기와 연관시켜 해석하고 있으며 병사(病邪)가 침입하는 통로로 간주하고 있다. 또한 12경맥의 급맥이 모두 피부에 분포되어 있으므로 외부의 물리적인 자극이 내부 장기에 영향을 미치고 전체적으로 경락조정이 가능하다는 것이다.

〈그림 III-8-6〉 **피부와 그 부속기관**

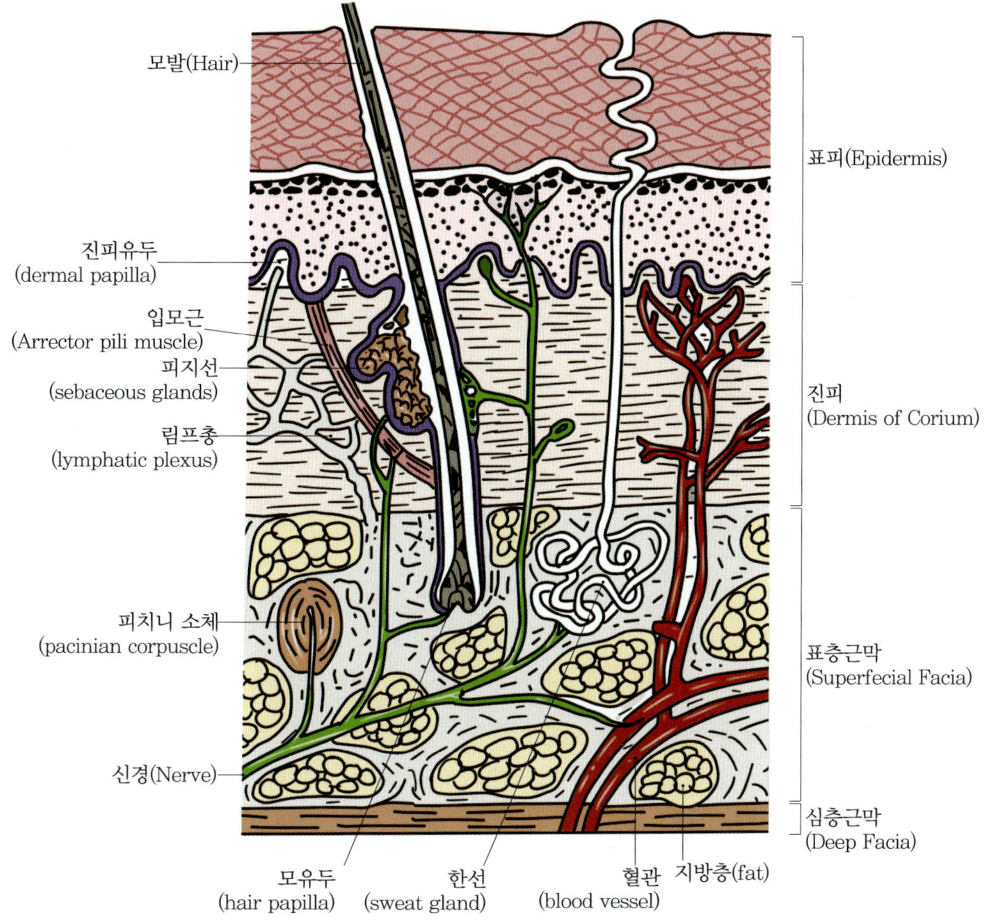

2) 피부의 기능

(1) 신체보호

피부는 햇빛이나 미생물로부터 보호하며 물로부터 방수하는 역할을 한다. 피부의 표면은 기름분비로 산성보호막을 형성하고 병원체의 증식을 막는다. 진피에 있는 케라틴 단백질은 피부를 방수시키고, 피부의 각질층은 피부가 긁히는 것을 방지하며 미생물이 들어오지 못하게 한다. 피부가 자외선에 노출되면 멜라닌이 합성되어 태양광선을 흡수하고 분산시킨다. 표면에 마찰이나 자극이 활발해져 보호막인 굳은살을 형성하여 외부자극으로부터 보호하고 조직액의 증발 또는 유출을 막고 있으며 동시에 체외의 수분 흡수도 방지하고 있다.

(2) 체온조절

자율신경계의 자극과 말초혈관 및 한선(sweat gland)의 협조로 인체의 온도를 조절하는데 피부는 중요한 역할을 담당한다. 세포대사나 근육대사로부터 몸속에서는 열이 발생한다. 따라서 혈관의 확장에 의한 복사열의 손실이나 발한으로 인한 증발, 혈관수축에 의한 열 축적 등에 의해 체온을 유지하게 된다.

열이 과도하게 손실될 경우 근육에 세표대사가 증가하여 떨림이 나타나고, 털 세움근육은 털에 붙어 있어 자율신경의 자극에 의해 불수의적으로 수축하면 닭살이 나타나는 현상이 생긴다.

(3) 배출 및 분비

땀의 분비기능은 몸을 냉각시키는 동시에 땀을 통해 액체화된 노폐물을 체외로 배출하는 수단이 있다. 소량의 칼슘, 젖산 그리고 노폐물 및 염분이 땀을 통하여 체외로 배출된다. 인체의 요구변화에 따라 땀의 성분과 양이 다르다.

(4) 감각기

피부는 신경종말과 수용기, 온도감각, 촉각, 통각 등의 감수기가 분포되어 감각기로 작용하여 외부환경과 관계되는 많은 정보를 수용한다. 이 수용기는 차례로 특수한 감각정보에 중추신경계를 변화시켜 적절한 대처가 이뤄지도록 한다. 따라서 뜨겁거나 찬 것으로부터 동작을 피하거나 추울 경우에는 따뜻한 옷으로 보온을 하고자 하는 좀 더 복잡한 것을 요구하기도 한다. 감각 수용세포들은 손바닥, 손가락, 발바닥, 얼굴 그리고 외음부에 많이 모여 있다. 반대로 등이나 목의 뒷부분 그리고 관절부분의 피부에는 감각신경이 적게 분포되어 있다. 즉 피부가 얇을수록 일반적으로 민감하다.

(5) 비타민D 합성

피부는 비타민D 생산을 하는 특수한 기능을 가지고 있다. 피부에 자외선이나 햇볕에 노출되면 피부에 있는 스테롤(sterol)이 변화되어 비타민D를 합성하는 기능이 있어 형성하게 된다. 이 비타민D는 인체내의 칼슘과 인의 항상성을 유지하는데 중요하므로 뼈의 성장이나 골절 후 치유를 촉진한다. 따라서 비타민D의 결핍은 구루병(Rickets)을 발생시키는데 피부의 자외선에 의한 비타민D 합성으로 구루병을 예방할 수 있다.

(6) 영양소저장

인체의 대사에 필요한 에너지원인 지방을 피하에 간직하는 창고 역할을 한다.

(7) 의사소통 및 전달

피부계통은 의사를 소통하는데 있어서 중요한 역할을 한다. 얼굴에 나타나는 표정이나 피부색을 보고 그 사람이 어떤 상태인지를 알 수 있다. 즉 창피함, 분노, 놀라움, 행복함, 슬픔, 절망 등 감정을 표현해 준다. 또한 특별한 외피샘에서 분비되는 분비물의 냄새는 그 사람의 감정을 무의식적으로 나타낸다.

3) 피부의 성질

(1) 방수성(water proof)

물은 피부를 통해 흡수가 불가능 하지만 기름이나 지방질은 흡수가 잘된다. 마찰에 의해 피지선이 확대되므로 이때 영양 등이 흡수(피지선, 한선, 모공)된다.

(2) 탄력성(elastic)

피부는 수축과 이완작용을 한다. 즉 따뜻한 온도 적용 시 이완이 되며, 한랭에서는 수축이 된다.

(3) 유연성(priable)

정상적인 피부는 자극을 빨리 감지하고, 깨끗하고 탄력성이 있으며, 따뜻하고 부드럽다. 운동 후에 발한이 잘되는 피부는 건강한 피부라 할 수 있다.

5. 복사 에너지의 피부침투

피부에서 복사에너지는 파장에 따라 침투 및 흡수되는 층에서 치료효과가 나타난다. 복사에너지는 파장에 의해 침투나 흡수가 다르며 흡수되는 층은 다음과 같다.

(1) 원위 자외선(Far U-V)

원위 자외선의 파장은 1,800~3,900Å으로 침투가 매우 적으며 각질층에서 대부분 흡수된다. 피부표면 0.01~0.1mm까지 침투하여 광화학적인 작용과 효과를 나타낸다.

(2) 근위 자외선(Near U-V)

근위 자외선의 파장은 2,900~3,900Å으로 0.1~1mm까지 침투하며 비교적 유두층에 강하게 흡수되어 광화학적인 작용과 효과를 나타낸다.

(3) 가시광선(visible ray)

가시광선의 파장은 3,900~7,700Å으로 1~10mm까지 침투하며 각질층에서는 적은 양이 흡수되고 대부분 진피층에서 흡수되어 작용과 효과를 나타낸다.

(4) 레이저광선

레이저 광선의 파장은 He-Ne Laser광선인 경우 6,328Å으로 피부침투는 10~15mm로 피하조직까지 침투하여 효과를 나타낸다.

(5) 근위 적외선(Near I-R)

근위 적외선의 파장은 7,700~15,000Å으로 1~10mm까지 침투하며 상층에서 흡수가 강하고 하층으로 갈수록 흡수가 약하나 진피까지 침투하여 작용한다.

(6) 원위 적외선(Far I-R)

원위 적외선의 파장은 15,000~150,000Å으로 1~0.05mm까지 침투하나 실제적으로 침투가 적으며 표피부에 흡수되어 작용한다.

〈그림 III-8-7〉 프리즘에 비추어 본 가시광선

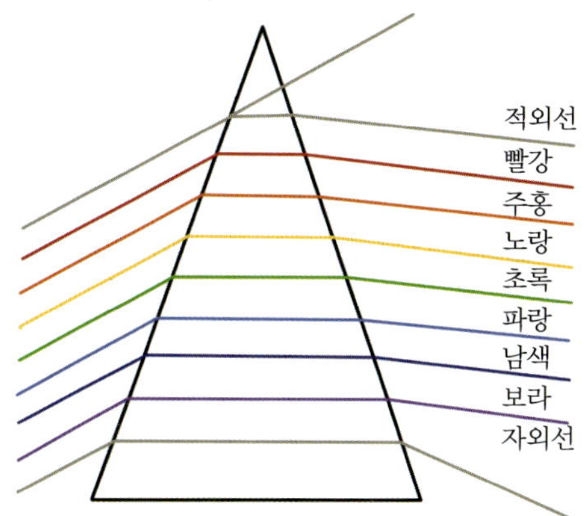

〈그림 III-8-8〉 전자기 스펙트럼

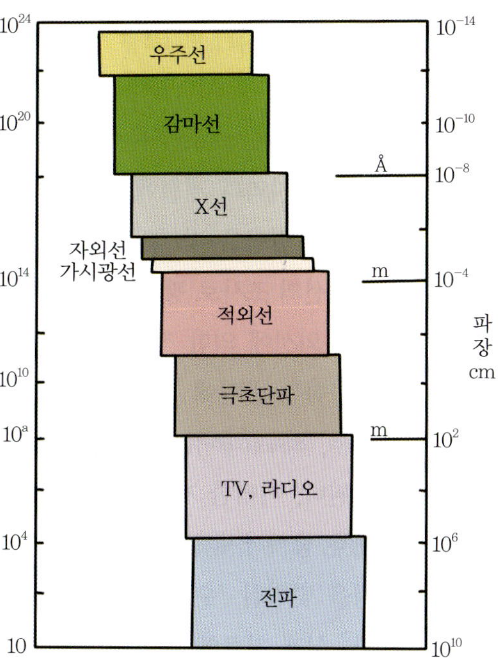

〈그림 III-8-9〉 복사에너지의 분류럼

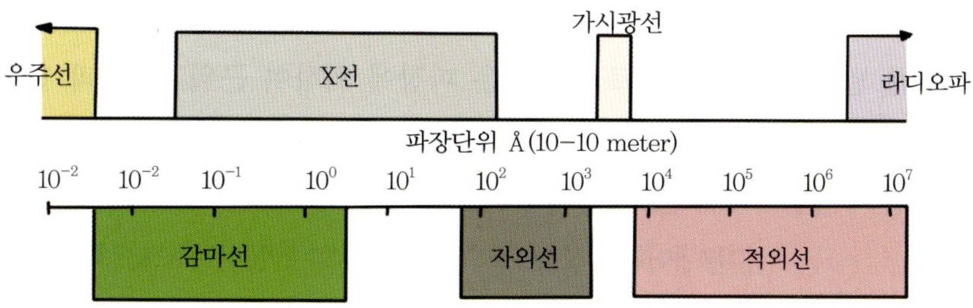

(4) 살균효과

자외선은 박테리아나 바이러스 그리고 곰팡이 등에 대한 살균효과가 있으므로 피부의 상처나 감염치료에 유용하게 사용된다. 최근 산업체나 식당, 실험실 등에서도 공기 또는 식기 소독을 목적으로 다양하게 사용되기도 한다.

(5) 강장작용

자외선을 피부에 조사할 때 일반적인 강장효과가 나타나며, 이러한 효과는 만성질환 등의 치유에 다양하게 이용할 수 있다. 강장효과로 내분비 및 자율신경계통을 조절하여 인체의 균형을 유지시킨다.

3) 치료방법

(1) 조작방법

자외선의 흡수정도는 각 개인에 따라 차이가 다르므로 제1회의 조사로 그 병인의 최소 홍반량을 조절해야 한다. 치료 전에는 환자나 시술자 모두 보호안경을 써서 눈을 보호하고, 자외선 램프에 스위치를 넣고 3~5분간 경과 후 광선이 안정된 후에 조사를 시작한다. 조사의 거리와 시간은 규정한 기준에 맞추어 시술한다. 일반적으로 성인은 2° 홍반량으로 시작해서 점차적으로 5~6°의 홍반량을 증가시킨다. 일반 환자는 매일 혹은 2~3일 간격으로 1회씩 치료하여 5~10회를 1치료과정으로 설정한다.

(2) 홍반량의 측정법

자외선 램프의 평균 홍반량의 측정은 동일한 조건하에서 성인 남녀 각 10~15인의 홍반량 시간을 측정하여 평균치를 구한 것으로 대량 3~6개월마다 되풀이하여 측정한다. 따라서 램프의 평균 홍반량에 대한 정보를 미리 알고 치료에 임해야 한다. 평상시에는 빛을 받지 않는 하복부를 선택하여 환자의 홍반량을 측정한다. 종이에 6개의 작은 구멍을 뚫어 아랫배에 놓는다. 그 위에 백지로 작은 구멍을 덮고 자외선 램프의 거리를 보통 50cm 정도로 맞추어 일정한 시간 간격으로 15초, 30초, 혹은 1분간으로 조사한다. 차례로 1분간씩 조사하면 마지막에는 제1란을 6분간, 제6란은 1분간만 조사한 것으로 된다.

일반적으로는 24시간 경과 후에 어느 부위의 피부가 가장 약하며 균등하게 홍반이 형성되었는지를 확인한다. 예컨대 제4란이 이에 해당된다면 조사거리가 같은 조건일 때 그 환자의 홍반량은 2분간이다.

(肝虛症) 등이 개선되어 질병으로 부터 치유할 수 있는 조건이 만들어지게 된다.

(5) 수면효과

종합가시광선기를 전신에 조사했을 경우 종합가시광선의 온화하고 푸근한 특성은 긴장 완화와 심신의 긴장을 풀어 줌으로써 불면증의 치료와 함께 수면효과를 노릴 수 있다.

(6) 대사효과

종합가시광선은 조직에 직접 광열에너지를 공급하여 조직대사를 높이고 체표면의 혈관과 림프관을 확장하여 순환을 원활하게 하며 병의 독소나 노폐물을 배설하게 해줌으로서 질병의 치유와 더불어 식욕을 항진시키는 효과를 가진다.

(7) 체온조절효과

우리 몸은 체온이 37℃ 이상 오르게 되면 생리적인 균형을 잃게 되어 여러 가지 병적인 현상이 나타나게 되는데 흔히 대증요법으로 무절제하게 열을 내리는 것은 질병의 증상을 악화시키는 결과가 되기도 한다.

일반적으로 열을 내리는 것은 생리적으로 기능을 평상적으로 유지하려는 방법일지라도 몸의 기본적인 균형을 바로 잡으려는 항상성 반응을 방해하고 이로 인하여 자연치유 기능의 장애로 질병이 악화되기도 한다. 그러나 종합가시광선요법은 발열로 소실된 체력을 방열에너지로 보충하고, 나아가서 직접적으로 감염요소들을 억제하기 때문에 질병치료의 근본적으로 해결할 수 있는 요법이 되고, 또한 악한으로 열이 생길 때 부족한 체열을 빠르게 보충해주므로 급 · 만성 감염질환에 직접적으로 열을 내리는 해열작용의 효과를 볼 수 있다.

(8) 종창흡수효과(腫脹吸收效果)

종창부위에 종합가시광선를 조사하게 되면 초기에는 염증의 흡수작용을 촉진하는데 우수한 효과를 나타낸다. 그리고 염증이 진행되어 종창이 화농성이나 고름이 잡혀 있는 경우에는 집광기를 이용하여 그 부위를 집중적으로 조사하면 통증의 완화는 물론 질병의 확산을 방지하고 국소적으로 화농이 촉진되면서 자연적으로 고름이 감소되면서 세포의 활성화로 인해 상처가 빠르게 치유가 촉진된다.

〈그림 III-8-10〉 광선치료기: 스텐드형

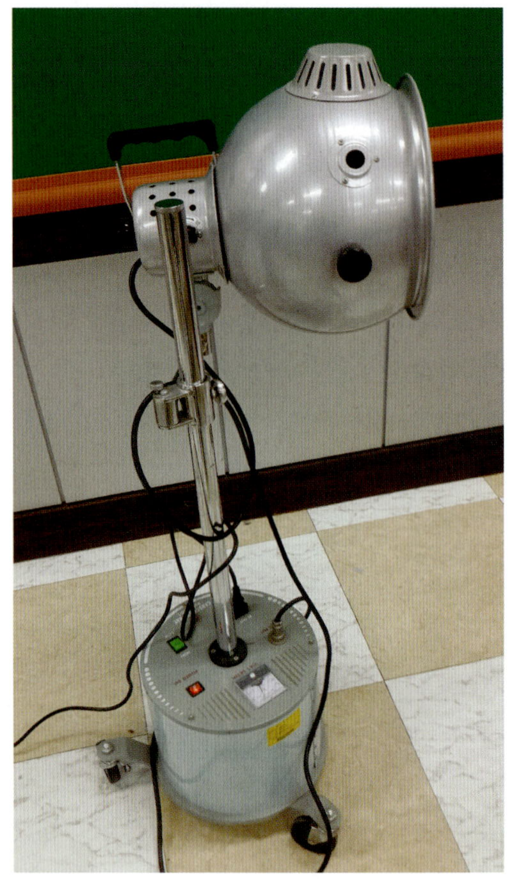

〈그림 III-8-11〉 광선치료기: 좌식형

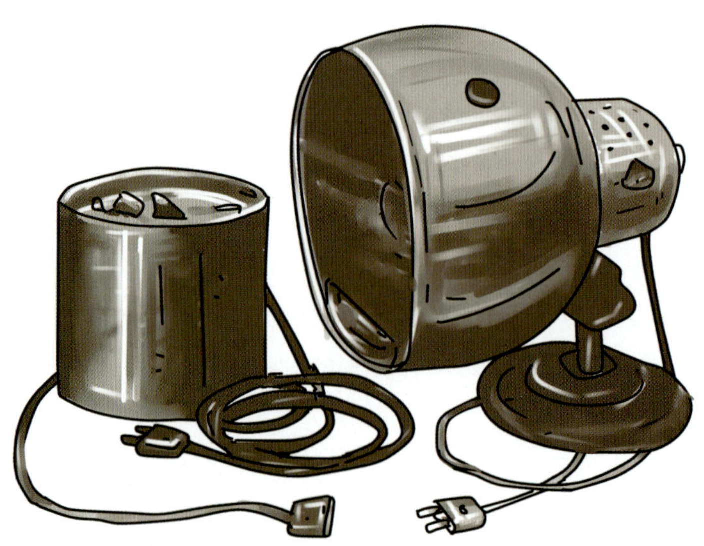

〈그림 III-8-12〉 **탄소막대의 종류**

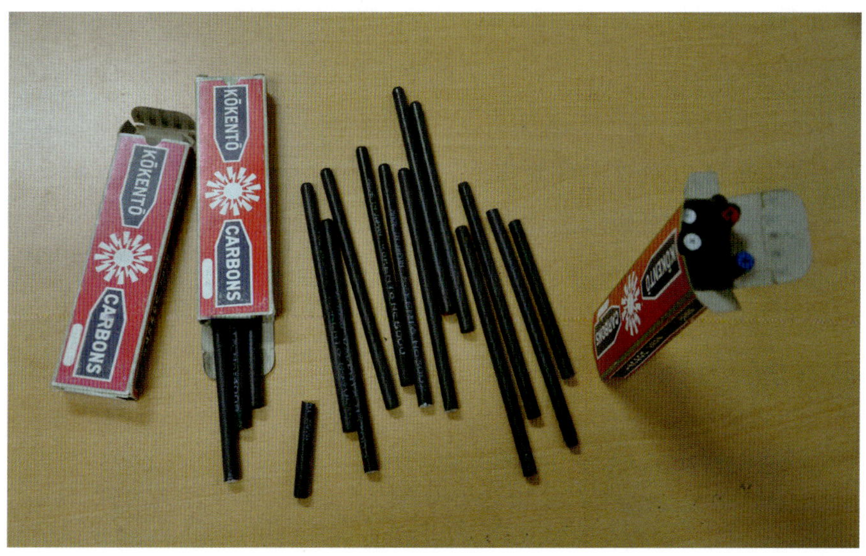

5) 임상실제의 종합가시광선기(탄소방전등)

(1) 탄소의 종류와 그 용도

종합가시광선기(탄소방전등: carbon arc, 黑田, 鈴木, 宇都宮 등)에 사용되는 탄소막대는 일본에서 개발되었으며 탄소막대의 중심에 구멍을 뚫어 그 안에 서로 다른 성분을 삽입하여 두 개의 막대를 방전하여 스파크에 의해 빛을 발하게 하여 사용한다. 탄소막대는 성분에 따라 고유번호를 붙여 질환 별로 선택하여 질병을 치료할 수 있도록 되어 있다. 인공의 종합가시광선을 얻는 광원은 탄소이며, 이의 성분의 차이에 따라 광선의 파장에 변화가 나타나며 치료의 용도도 다르게 변화된다.

탄소막대의 굵기는 약 8mm이며, 교류 100V에 5~8A의 전류가 흐르면 탄소막대 사이에서 방전이 일어나 빛을 발하게 되며, 광선의 분포는 태양광선과 유사하나 다소 적은 양의 자외선(U-V)과 적외선(I-R)이 함께 방출되기 때문에 인공종합가시광선이라고 한다.

탄소막대는 성분에 따라 1000번과 3000~6005번의 번호가 붙여져 이를 사용하지만 임상에서 실제로 많이 사용되는 탄소막대는 기본적으로 5000번의 탄소막대와 다른 번호의 탄소막대를 합쳐 방전을 시키게 되면 무지개 색을 발한다. 이 빛깔을 환부에 조사하게 되면 빛의 색깔에 따라 서로 다른 효과가 나타나는 원리이다. 따라서 임상에서 주로 이용되는 탄소막대는 5000번에 3000, 3001, 3002, 4008번 등의 번호를 주로 사용한다. 탄소막대의 종류와 용도는 아래 표를 참조한다(표 Ⅲ-8-2).

〈표 III-8-2〉 탄소막대 종류 및 용도

탄소번호	포함원소	색 깔	효 과
1000		빨강색	종창, 욕창, 화농, 개방성 상처
3000	K	연한 남색	피부질환, 심장, 호흡계 질환
3001	철	빨강색	염증 및 통증성 질환(안과질환)
3002	스트론튬, 라듐	하얀색	마비질환(비뇨기 및 당뇨병)
3003	철 세륨	초록색	피부병, 골 및 심장 질환
3004	Cd	빨강색	통증성 질환
3005	제2철	붉은 빨강색	염증 및 진통작용(심부)
3006	Sr	엷은 빨강색	진통
3007	Al	진한 빨강색	진통, 종창흡수
3009	아연(납)	진한 붉은색	피부병
4003	은	붉은색	종양으로 인한 진통
4008	철, 칼륨, 철	등색	염증 및 통증성 질환
5000	탄소	등황색	다른 탄소막대와 병용해서 사용
5002	철Sr	초록색	심, 호흡기 질환
5003	K	빨강색	진통, 안질환
6002. 3	은	빨강색	종창 및 개방성 상처
6005		초록색	진통, 피부질환

(2) 조사시간

종합가시광선기의 조사시간은 전신적 부분과 국소적 부분으로 나누어 해석할 수 있다. 전신은 주로 복부, 배부, 무릎, 발바닥 등으로 1국소 당 5분씩 총량 20분을 조사한다, 국소 부분은 어깨, 등, 허리, 얼굴 등 한 부위에 5분을 조사을 한다. 그러나 특정한 환자나 욕창 같은 질환 등에 대한 조사시간은 1국소 당 수 십분 또는 수 시간을 조사해도 무방하다.

(3) 조사각도

종합가시광선기와 조사부위와의 각도는 수평으로해서 조사하는 것이 원칙이다. 조사각도를 수직 또는 상하로 쪼이게 되면 탄소가 연소될 때 탄소막대에서 타는 불티가 튀거나 재가 떨어져 화상을 입을 우려가 있기 때문이다. 또한 열기와 연기가 조사부위에 직접 닿게 되어 환자에게 불쾌감과 또한 치료 효과면에서도 감소하게 된다.

그러나 환자의 체위와 증상에 따라서 30° 정도의 전후 상 하방은 무방하나 요즈음은 치료기구가 잘 발달되어 체위 등과 상관없이 수평조절이 용이하다.

(4) 조사거리

종합가시광선기와 조사부위와의 거리는 약 30cm 정도가 적당하다. 이 치료는 서양의학에서의 온열효과로 하는 것이 아니고, 열감에 의한 에너지 요법이기 때문에 열감을 표준으로 거리를 조절해서는 안 되며, 조사부위의 온도가 약 40℃도를 유지하는 것이 적당하다.

그러나 계절에 따라 종합가시광선기와 조사거리는 다소 차이가 있을 수 있다. 여름에는 주위 온도가 높기 때문에 너무 가까운 거리에서 조사하게 되면 땀띠의 초래와 발한이 심해 부작용이 나타날 수 있으므로 탄소등의 조사거리는 1m 정도를 유지하는 것이 가장 좋으며, 이와 반대로 겨울에는 실내의 주위온도가 낮기 때문에 탄소막대의 연소 시 불티가 튀지 않는 범위 내에서 최대한 가까운 거리를 유지하는 것이 바람직하다.

(5) 탄소호광등 및 집광기의 사용

광선의 집중적인 주사를 위하여 집광기를 사용하는데 1호, 2호, 3호 등이 세 종류가 있다. 대략 집광기를 사용하는 방법은 환부에 직접 복사와 경락(치료부위를 1~50번까지 번호를 붙여 구분하였다)을 이용한 동양의학적 방법을 이용하고 있으며, 피부과를 비롯하여 외과, 내과 등 임상에서 각과에 적용되며 많은 질병을 치료할 수 있다고 설명하고 있다(遺傳과 光線, 黑田著).

광선치료기기에 집광기를 부착하여 조사할 경우에는 전신의 피부질환이나 화상치료에는 집광기를 부착치 않는다. 집광기를 부착하지 않는 부위로는 양쪽 발등과 발바닥, 양쪽 무릎부위, 복부, 허리부위 등이다.

1호 집광기의 부착은 복부의 작은 부위(소복부), 어깨등 부분, 어깨뼈 사이 부위(등쪽 흉부), 뒤통수 부위, 손가락이나 발가락 부위를 조사할 때 부착한다.

2호 집광기는 인후부위와 귀 부위, 눈 부위, 머리와 목 부위, 항문, 음부 등에 부착한다.

3호 집광기는 비교적 작은 국소부위를 조사하고자 할 때 부착하는데 입 주위나 눈꺼풀 항문 앞 부위나 그 외 경락상의 경혈점을 조사할 목적으로 사용된다.

〈그림 III-8-13〉 집광기의 사용

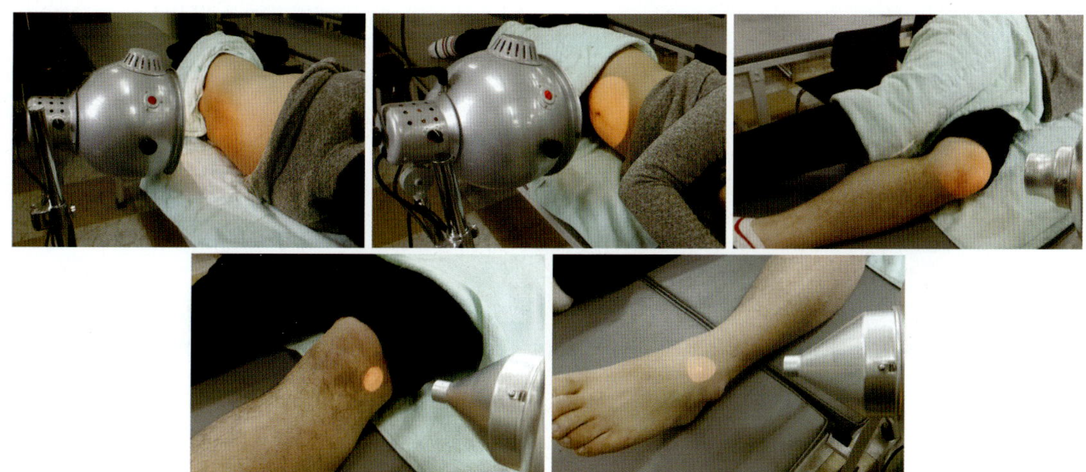

〈그림 III-8-14〉 집광기의 종류

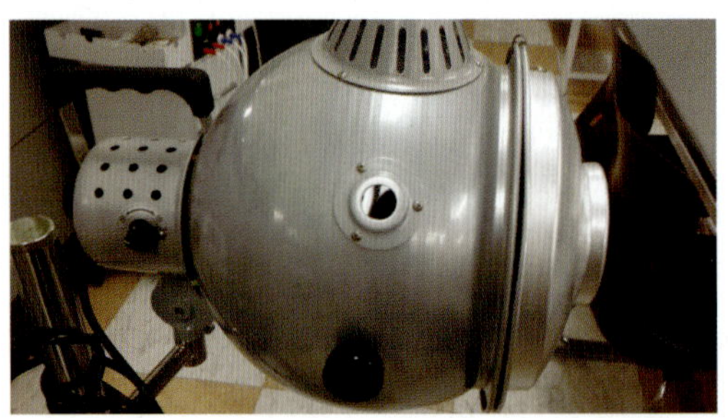

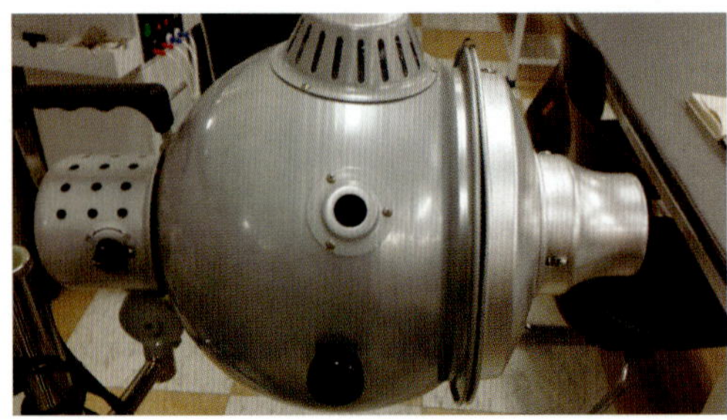

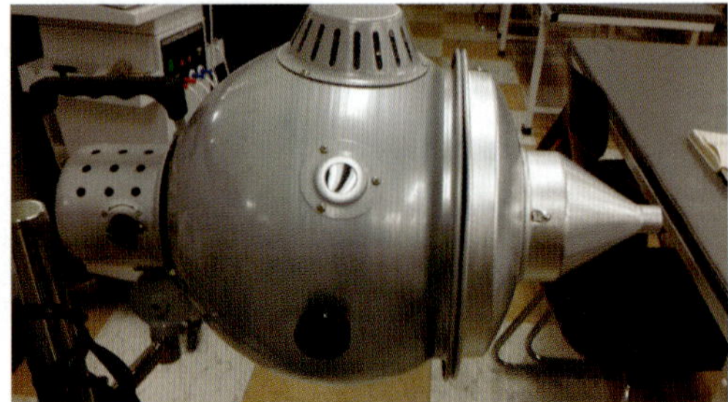

〈그림 III-8-15〉 집광기의 실태

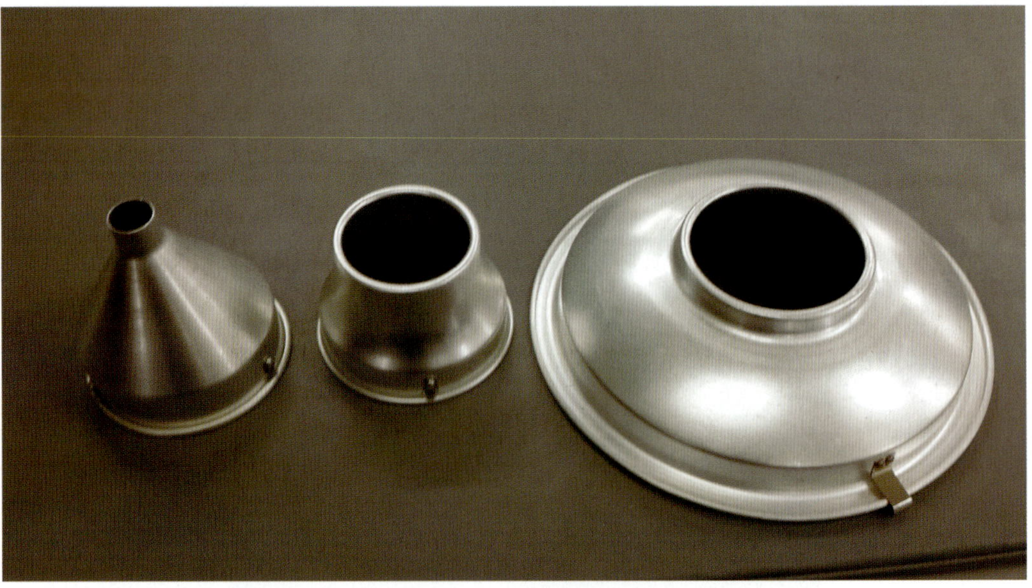

(6) 종합가시광선기(탄소방전등: 카본Arc)의 질환별 사용번호와 조사부위 사용방법

번호부위에 따른 사용집광기

1. 양발(배측부) 및 발목(집광기 개방)
2. 양 무릎(개방)
3. 뒤통수 부위(1호 집광기)
4. 좌우 인, 후부(2호 집광기)
5. 복부(개방)
6. 허리(개방)
7. 양 발바닥(개방)
8. 입안(2호 집광기)
9. 왼쪽어깨(1호 집광기)
10. 오른쪽 어깨(1호 집광기)
11. 상 복부(복장뼈 밑: 2호 집광기)
12. 양 어깨뼈 사이(2호 집광기)
13. 오른쪽 궁둥이 부위(2호 집광기)
14. 왼쪽 궁둥이 부위(2호 집광기)
15. 앞 이마(2호 집광기)
16. 눈과 코(1호 집광기)
17. 왼쪽 귀(2호 집광기)
18. 오른쪽 귀(2호 집광기)
19. 오른쪽 관자뼈 부위(2호 집광기)
20. 왼쪽 관자뼈 부위(2호 집광기)
21. 항문(2호 집광기)
22. 머리 정수리 부위(2호 집광기)
23. 왼쪽 샅굴부위(1호 집광기)
24. 오른쪽 샅굴부위(1호 집광기)
25. 음부(2호 집광기)
26. 회음부(2호 집광기)
27. 오른쪽 간장부위(2호 집광기)
28. 등(배부: 1호 집광기)
29. 종아리(개방)
30. 뒤 넙다리 부위(개방)
31. 복장뼈 부위(2호 집광기)
32. 목뼈아래 부위(1호 집광기)
33. 막창자 꼬리(오른쪽 하복부. 2호 집광기)
34. 오른쪽 팔꿉관절 뒤쪽(1호 집광기)
35. 왼쪽 팔꿉관절 뒤쪽(1호 집광기)
36. 왼쪽 관자뼈 부위(2호 집광기)
37. 오른쪽 관자뼈 부위(2호 집광기)
38. 오른쪽 귀밑샘 부위(2호 집광기)
39. 왼쪽 귀밑샘 부위(2호 집광기)
40. 오른쪽 꼭지돌기(2호 집광기)
41. 왼쪽 꼭지돌기(2호 집광기)
42. 왼쪽 신장부위(2호 집광기)
43. 오른쪽 신장부위(2호 집광기)
44. 오른쪽 젖가슴 아래(2호 집광기)
45. 오른쪽 어깨뼈 밑 부위(1호 집광기)
46. 오른쪽 겨드랑이(2호 집광기)
47. 왼쪽 겨드랑이(2호 집광기)
48. 왼쪽 비장부위(2호 집광기)
49. 왼쪽 어깨뼈 밑 부위(1호 집광기)
50. 왼쪽 젖가슴 아래(2호 집광기)
51. 허리상부(1호 집광기)

〈그림 III-8-16〉 질환별 사용번호와 조사부위

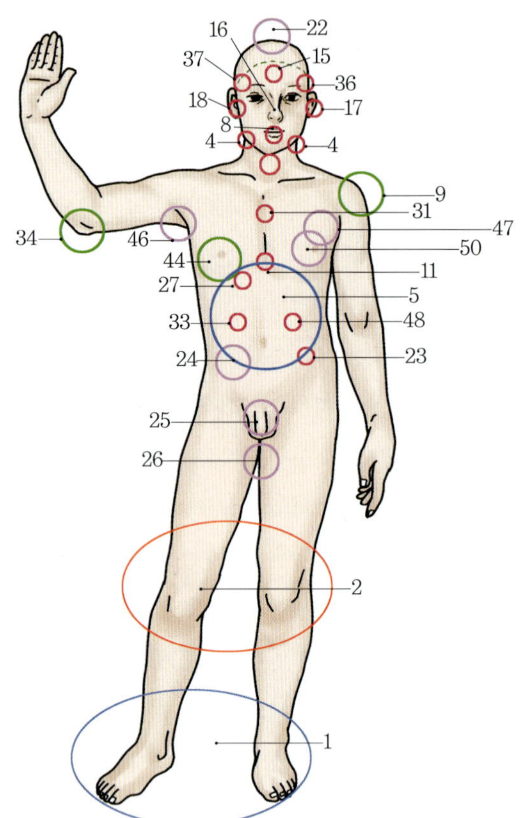

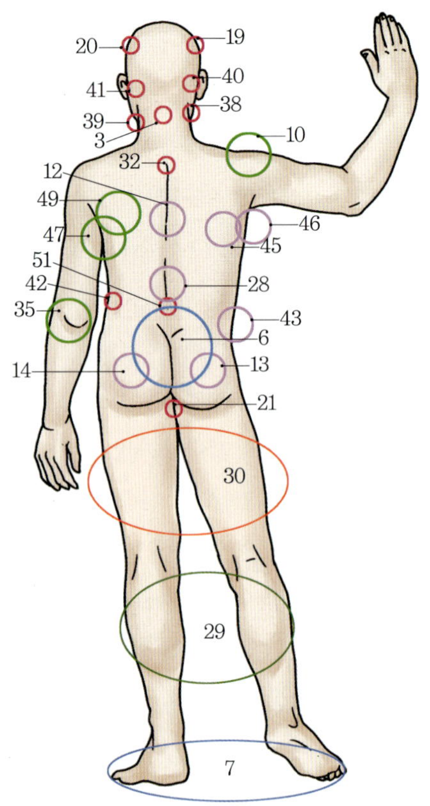

6) 병명과 종합가시광선의 조사부위

(1) 얼굴신경의 경련 및 마비, 신경통

카본 사용번호: 3002–3002번

얼굴신경 경련 시의 경우 국소적으로 3002번과 3002번의 카본으로 2호 집광기를 사용하여 7, 2, 3, 5, 6부위를 각 5분 씩 조사한다.

얼굴신경 마비의 경우에는 3002–3002번으로 40, 41, 18, 17부위를 10~15분간 조사하고, 반대의 면 7, 2, 3, 5, 6부위를 각 5분 씩 조사한다.

얼굴에 신경통이 있으면 3001–3002로 2호 집광기를 사용하여 40, 41, 18, 17부위를 각 5분씩 조사한다. 그 외 7, 2, 5, 6부위를 격일로 조사하고, 얼굴에 통증이 있으면 완화될 때까지 얼굴에 20~30분씩 1일 2회를 행한다(단 3, 5, 6부위는 1일 1회 조사한다).

(2) 삼차 신경통

카본 사용번호: 3002–3002번

뇌신경 5번인 삼차신경으로 인한 치통인 경우 3002번과 3002번을 2호기 집광기를 부착하여 하여 얼굴의 위턱(상악)과 아래턱(하악)에 집광기를 옮기면서 30~40분간 조사한 다음 다시 7, 2, 3, 4부위를 조사한다.

(3) 당뇨병(Diabet Melletus: DM)

카본 사용번호: 3001–4008번 또는 5002–5002번

당뇨병의 광선요법은 종합가시광선기에 3001번과 4008번으로 7, 1, 2, 3, 28번 부위를 2호집광기를 부착하여 각 5분씩 조사한다. 시력이 약하거나 백내장이 발생한 경우에는 1, 2, 3, 28부위와 7, 2, 3, 16부위를 교대로 조사한다. 증상이 호전되어 혈당량이 감소하고, 목마름을 전혀 느끼지 않는다면 1, 2, 5, 6부위 혹은 3, 7, 11, 2, 8부위 등을 각 5분 씩 조사한다. 또한 가능하다면 7, 1, 2 ,4, 28부위에 2호 집광기를 부착하여 계속적으로 조사하는 것이 좋다. 혈당이 상당히 조절된 후에도 2~3개월 간은 계속해서 조사하는 것이 좋다.

(4) 굳은 어깨(동결견, 오십견: Frozen shoulder)

카본 사용번호: 3002–3002번

굳은 어깨의 광선요법은 종합가시광선기에 3002번과 3002번을 사용하고, 1호 집광기를 부착하여 32, 34, 35, 10, 9부위를 각 10분씩 조사한다. 조사 중 1~2주간에 효과가 없으면 탄소막대 3001–3009번으로 바꾸어 조사를 한다. 굳은 · 동결어깨에 통증과 관절유착이 심한 경우에는 30~50회 정도 조사하면서 운동치료를 병용하게 되면 좋은 치유효과를 볼 수 있다.

(5) 비만증

카본 사용 번호: 3000–5000 또는 3001–5000

비만인 경우 단식과 냉온욕, 3호기 도인안교, 수기요법, 부항요법, 전기요법과 병용하여 처음 1주일은 7, 1, 2, 3부위로 각 5분씩, 다음 주는 7, 2, 23, 24, 5, 6부위와 7, 2, 6, 27, 28부위를 교대로 각 5분 씩 매일 반복적으로 조사한다.

③ 화농성 늑막염인 경우 카본막대 5000번을 사용하여 조사한다. 몸에 열이 높거나 떨리는 경우에는 7부위를 1시간 조사한 다음, 1 ,2, 4부위를 각 5분간 씩 그리고 5부위를 10분 간 조사한다. 국소인 경우는 3호 집광기를 부착하고 3001번을 5000번과 합쳐 사용하면 좋은 치유효과를 볼 수 있다.

(14) 늑간신경통

카본 사용 번호: 3002-5000

늑간신경통은 갈비사이에 있는 구조물들을 지배하는 신경으로 갈비사이에 담이 침습하여 이상반응을 일으켜 신경통증을 일으키는 질환으로 호흡곤란과 결리는 현상이 동반된다. 담에는 육음(六淫) 즉 풍담(風痰), 한담(寒痰), 서담(署痰), 습담(濕痰), 조담(燥痰), 화담(火痰) 등이 있다.

늑간신경통에는 탄소막대 3002-5000번으로 1호 집광기를 부착하여 국소표면에 30분간 조사한다. 국소부위가 왼쪽과 오른쪽일 경우와 가슴 쪽과 등 쪽의 상 · 하 양면일 때에는 양면에 각 10분 씩 조사한다.

(15) 견비통

카본 사용 번호: 3001-4008

견비통은 어깨부위의 전면과 후면에 통증이 나타나는 경우를 말하며 원인에 따라 다르다. 호흡기질환으로 통증이 나타난 경우에는 7, 1, 2, 4부위를, 자궁의 질환으로 인해 통증이 발생한 경우에는 7, 5, 6, 3부위를 조사하고, 안과 질환이 원인인 경우이면 3, 16, 27부위를 3호집광기를 부착하여 사용하며 매일 반복적으로 조사한다.

(16) 결막염

카본 사용 번호: 3001-5000

눈의 결막에 염증이 생긴 질환으로 2호 집광기를 부착하여 16, 3, 27부위를 조사를 한다. 두통이 심한 경우에는 36, 37 부위를 추가하여 조사한다. 신경이 쇠약하고 몸이 허약한 자는 7, 2, 16, 3, 27부위와 16, 3, 27, 36, 37부위를 교대로 조사한다. 반복적으로 매일 5~7회 정도 조사로 좋은 치유효과를 볼 수 있다.

(17) 무좀

카본 사용 번호: 3002-3000

급성으로 손가락과 발가락 사이가 짓무르거나 수포가 생겨 아프고, 가려운 것은 급성 지간 습진성으로 본다. 이런 경우에는 탄소막대 3002-3002번으로 2호 집광기를 부착하여 지간을 벌리고 전후해서 각 10분간 씩 조사한다. 그리고 이런 상태에서 환부를 긁거나 비누로 씻어서 자극을 주는 것은 피해야 한다. 가시광선을 처음 1회 조사로 가려움증이 어느 정도 소실되나 계속적으로 반복해서 지간에 조사하면 5~10일 전후로 증상이 완화되면서 치유되는 것을 볼 수 있다. 무좀은 재발률이 높고 지간이 좁아 무좀이 잘 발병하는 사람은 치유 후에도 손, 발가락 사이를 항상 건조하고 위생적으로 관리를 해야 재발을 방지할 수 있다. 또한 지간에 만성 무좀으로 진행된 경우에는 무좀균이 깊게 침투하여 잠재하고 있으므로 3002-3000번을 2호 집광기를 부착하여 국소부위만을 반복적으로 조사한다. 계속해서 1일 5회 정도로 조사하여 가려움증이 잡히면 30회 정도에서 치유효과를 볼 수 있다.

(18) 단독

카본 사용 번호: 3001-4008

단독은 급성질환으로 피부점막의 손상부에 세균인 연쇄상 구균이 침입하여 고열과 통증 그리고 심한 부종을 일으키며 발생한다. 이 질환은 탄소막대 3001번 4008번으로 먼저 1, 2, 7부위를 각 5분씩 조사하고, 환부는 2호 집광기를 부착하여 작열감이나 동통이 완화될 때까지 조사한다. 조사 이후 2시간이 지나도 체온이 내리지 않고 통증이 계속되면 재차 같은 방법으로 앞서 한 조사부위에 반복적으로 조사한다. 그리고 두 번째 부터는 4, 5, 6부위를 각 5분 씩 더 조사하면 좋은 효과를 볼 수 있다.

(19) 두드러기

카본 사용 번호: 3002-3002, 5000-3000

벌레, 곤충, 동 · 식물에 의한 외적요인에 의해 발생되는 두드러기는 탄소막대 3002번 또는 3000번-5000번을 사용하여 해당부위에 조사한다. 국소부위가 넓으면 집광기를 사용하지 않고 해당부위를 약 15분 이상으로 조사한다. 국소부위가 좁은 경우에는 각 부위에 2호 집광기를 부착하여 각 10분씩 조사한다. 조사 후 가려움증이 없어지거나 상당히 완화한 경우에는 그 다음날 부터는 3000-5000번으로 조사한다. 계속해서 반복적으로 조사하면 두드러기가 호전된다.

선천적 알레르기 피부나 음식으로 인한 내적요인으로 발생한 두드러기는 2호 집광기를 부착하여 해당부위나 가려움증이 나타나는 부위를 골라 1시간 정도 조사를 하게 되면 두드러기가 가라 앉는다. 단 소양부위가 많은 경우에는 5~10분 씩 소양 국소를 찾아 조사한다. 이 경우 두드러기가 심한 경우에는 시행자의 필요에 따라 시간을 늘려 조사하는 것도 무방하다.

(20) 백반

카본 사용 번호: 4003-4003

백반이란 백색증이라고도 하며 피부에 전신 또는 국소적으로 하얀 얼룩반점이 어떤 요인에 의해 발생하는 피부질환이다. 따라서 약물요법이나 피부과적 처치를 받지만 잘 완쾌가 되지 않고 하얗게 외관상으로 미용상 좋지 않게 반점으로 남는다.

백반증은 탄소막대 4003-4003번을 합쳐 2호 집광기를 부착해서 백반부위를 1국소 당 5분간 씩 조사한다. 백반이 전신에 퍼져 있는 경우에는 집광하지 않고 환부에 대응하여 조사한다.

조사 횟수와 기간은 100회 이상을 환부에 따라 1년 정도까지 조사한다. 빠르게 회복되는 경우에는 30~50회로도 백반증에서 황색의 소반점이 떠오르면서 회복되어 없어진다.

(21) 염좌(Sprain)

카본 사용 번호: 3001-3002 또는 3000-5000

염좌를 입어 종창이 생긴 경우에는 탄소막대 3001번과 5000번을 합쳐 20분 정도 조사하고, 국소의 증상에 따라 집광기를 가감한다. 종창이 없으면 탄소막대 3000번과 5000번을 국소부위를 20분 정도 조사한다.

(22) 습진

카본 사용 번호: 3002-3002

습진은 비위생적인 환경에 노출되거나 세균이나 온도에 관계되어 피부가 짓무르거나 종기와 같은 상처가 나는 피부질환으로 급성과 만성으로 분류한다.

만성인 경우에 국소부위가 좁으면 집광기를 사용하고 넓으면 그대로 조사한다.

급성인 경우에는 1국소 당 5분, 만성은 1국소 당 10분씩 조사한다. 환부가 넓으면 만성이라도 처음 2~3일은 1국소 당 5분씩 조사하여 1일 조사시간을 30분 정도로 한다. 급성 습진은 보통 탄소막대 3002번 두 개를 합쳐 사용하고, 만성인 사람은 3002-3000번을 합하여 사용한다.

(23) 치루

카본 사용 번호: 5000–3002

치루는 항문피부에 구멍이 뚫여 지속적으로 변 냄새가 나는 진물이나 고름 같은 분비물이 속옷에 묻어 나오게 되며, 항문주위의 불편감, 통증을 동반하기도 한다. 그리고 고름이 배출되면 부기는 빠지지만 다시 붓고 찢어져 고름이 나오는 일을 되풀이 한다. 간혹 구멍이 막히게 되면 통증과 부종, 열이 발생한다. 치루의 초기에는 3호 집광기를 부착하여 7, 1 ,2, 23, 24, 6부위에 각 5분간 씩 조사하고 국소 한 군데만 조사할 경우에는 1시간 정도 조사한다. 초기에는 5~6회 정도 조사했을 때 좀 회복되는 기미가 보이며, 조사 횟수가 7~8회 정도했을 때 회복기미가 없고 계속해서 곪아 고름이 나오면 완전히 치유될 때까지 반복적으로 조사한다. 고열이나 항문주위에 통증이 있을 때에는 7, 2, 23, 24부위에 각 5분씩 조사한다. 한 부분을 조사해야 되는 경우에는 3호 집광기를 부착하여 1~2시간 씩 1일 2회 정도 조사하여 저절로 곪아서 고름이 나올 때까지 반복적으로 조사한다.

(24) 위 궤양과 위산과다

① 위 궤양

카본 사용 번호: 4008–5000

내시경 또는 내과 진단으로 위궤양이나 위산이 과다하게 분비되어 소화장애를 일으키는 경우의 위궤양은 카본막대 4008–5000을 합쳐 7, 1, 2, 6, 12, 23, 24부위를 한 부위 당 각 5분 씩 조사한다. 빠르면 1~5회로 조사로 효과가 나타난다.

② 위산 과다

카본 사용 번호: 3001–5000 또는 3001–5000

과다하게 위산이 분비하여 소화장애를 일으키는 경우에는 초기에 7, 6, 5, 12부위를 각 5분씩 조사하고, 만성인 경우에는 7, 1, 2, 12부위를 공복 시에 쓰린 통증이 사라질 때까지 계속해서 반복적으로 약 1개월 동안 조사한 다음 증상이 호전되지 않을 경우나 호전이 되어도 7, 5, 6, 3부위와 1, 2, 11, 12부위를 교대로 반복해서 조사한다.

(25) 양성 전립선 비대증

카본 사용 번호: 3002–5000

양성 전립선 비대증은 남성 배뇨장애로 전립선의 크기가 증가하여 배뇨를 힘들게 하는 질환이다. 남성 생식기관의 일부인 전립선은 정자와 섞여 정액을 만드는 액체를 만든다.

즉 전립선 비대증은 전립선이 비대해지면서 방광 아래부분에서 소변이 나오는 길을 막아 요도의 소변 흐름을 막거나 감소된 상태를 말한다.

양성 전립성 비대증은 탄소막대 번호 3002번과 5000번을 합쳐 가시광선기에 집광기를 부착하지 않고 개방하여 7부위를 20분, 2부위와 66부위를 각 5분 씩 조사하고, 1호 집광기를 부착하여 7, 2, 66부위를 각 10분씩, 2호집광기로 26부위를 10분, 42, 43부위는 각 5분씩 총 70분 정도를 하루에 1회 씩 반복적으로 1개월 간 계속해서 조사하면 좋은 효과를 볼 수 있다. 전립선 비대로 너무 커서 소변이 막힌 경우에는 하루에 2회 정도 조사한다.

(26) 통풍

카본 사용 번호: 3001–4008

통풍이란 우리 몸 안에 요산이라고 하는 물질이 몸 밖으로 빠져 나가지 못하고 과도하게 축적되어 발생하는 관절염의 일종으로 다른 사람이 지나가면서 일으킨 바람에 의해서도 많이 아프고 온몸에서 열이 난다고 하여 통풍이라고 한다.

요산이란 우리가 먹는 여러 음식이 소화되어 최종적으로 대사된 후 나오는 물질로서 보통 혈액 내에 녹아 있다가 소변으로 배출된다. 통풍 환자에서는 혈액 내 요산이 지나치게 많아서 이것이 결정체로 변하고, 이 요산 결청체가 관절 내에 침착하여 염증을 유발하게 된다. 대개의 통풍 환자들은 혈액 내에 요산이 정상치 이상으로 높아 고요산혈증을 가지고 있다. 하지만 고요산혈증을 가진 사람이라도 증상이 나타나지 않는 사람이 많아 요산이 높다고 모두 통풍 환자가 되는 것은 아니다. 통풍 관절염은 고요산혈증이 심할수록, 또 기간이 오래될수록 발병할 가능성이 높고, 주로 남자에게서 호발되는 질환으로 대개 첫 발작적 관절염을 40~50세에서 많이 나타난다. 식생활 습관이나 음주가 통풍 발병에 중요한 원인으로 작용한다.

통풍은 광선치료기에 2호 집광기를 부착하고, 탄소막대 3001번과 4008번을 사용하여 7, 2 ,23부위와 24부위를 각 10분씩 환부가 진통될 때까지 조사한다. 단 환부 이외의 조사는 하루 1회만 한다.

(27) 피부염

카본 사용 번호: 3000–5000

염증이란 피부와 체내 장기의 장소를 가리지 않고 다양한 부위에서 발생한다. 피부에 염증이 생기면 음식이나 온도, 환경 등 여러가지 주의해야 할 점들이 많다. 즉 환부를 긁지 말아야 하고, 치료 중에는 비누나 도포제 사용을 금한다. 또한 자극성 음료(술)나 매운 음식, 담배 등을 피한다. 가려움증이 없어져도 피부색깔이 다른 부위와 같아질 때까지 계속적인 치료를 받는다.

피부염이 발병되면 먼저 카본막대 3002번과 5000번으로 3~5회 환부에 조사한다. 이후 효과가 없는 경우에는 3000-5000번으로 교환하여 3~5회 환부에 조사한다. 그래도 가려움증이 계속되면 3000-3002번을 조사하고 효과가 없으면 3000-3000번만을 사용한다.

(28) 혈압항진증

카본 사용 번호: 5000-3000 또는 5002-5002

혈압항진증은 혈압이 정상 수치보다 높은 병적인 상태를 말하며 즉 고혈압으로 최고 혈압이 160 이상이거나 최저 혈압이 95 이상인 경우이다. 혈압항진증인 경우 광선치료기에 카본막대 5000-3000번 또는 5002-5002번을 사용하여 7, 1, 2, 3부위를 조사한다. 약 1개월 간 조사한 후 11부위를 눌렀을 때 통증을 느끼는 경우에는 7, 11, 3, 6, 12부위를 혈압을 체크하면서 안정될 때까지 조사한다. 카본조사 이후에도 혈압이 호전되지 않을 때에는 11부위보다 27부위를 조사한다.

특히 비만한 사람은 1, 2, 5, 6부위와 7, 27, 28부위를 교대로 조사한다. 이 조사방법으로 50회 정도 조사했을 때 혈압강화가 되지 않을 경우에는 50, 23, 24부위를 추가하여 조사한다. 되도록이면 다이어트와 함께 저녁 식사량을 반으로 감하면 좋다.

8. 적외선(Infra-red)

1) 개요

태양광선을 프리즘으로 분석해 보면 보라색에서 빨강색까지 일곱가지 색이 무지개처럼 보인다. 이를 무지개 색이라고도 불린다. 프리즘으로 분해된 빨강빛의 바깥쪽에 온도계를 놓았더니 빨강빛 보다 온도가 훨씬 높아지는 것을 1800년 영국의 천문학자인 허셀(William Herschel, 1738-1822)에 의해 태양광선을 연구하던 중 발견되었다. 그는 눈에는 보이지 않으나 열작용이 대단히 큰 미지의 빛이 여기에 있다고 추측하여 이것을 적외선(infra-red)이라 명명하였다. 적외선은 빛에 가까운 성질을 가지며 반사, 굴절, 간섭, 직진 등 빛에 근접한 현상을 나타낸다. 또 적외선의 파장은 물질을 구성하는 분자에 흡수될 수 있고 이에 따라 분자는 상당한 운동을 하게 된다. 따라서 이러한 분자운동이 열의 효과를 나타내므로 적외선은 어떠한 물질들을 따뜻하게 하는 성질을 가진다.

적외선이란 스펙트럼 분석에서 적색광의 외측에 있는 적색의 선으로 파장은 7,700~150,000Å이며 열작용이 있기 때문에 열을 생성하는 열의 선이라고도 한다. 가시광선이나 자외선은 파장이 짧지만 상대적으로 energy가 너무 크기 때문에 물질들에 잘 흡수되지 않지만 적외선의 파장은 물질들에 잘 흡수되고 열작용이 강하게 나타난다. 이러한 적외선의 복사열을 이용하여 치료에 응용하는 것을 적외선요법(Infra-Red Therapy)이라고 한다.

적외선 요법은 "남방적색 인통어심"이라 하였고, 오운행대론에 "남방생열 열생화, 화생고, 고생심-기색위적"이라 하여 적색자극은 우리 인체의 순환기계에 영향이 미친다는 것을 알 수 있다(소문 김귀진언론).

적외선요법의 해석은 서양의학에서 온열효과와 크게 다르지 않다. 동양의학에서의 적외선효과는 적외선을 우리 몸에 조사했을 때 경혈에 온열인자가 작용하여 기혈영위에 유주흐름이 상향되며 전신적인 경락상의 균형과 조정이 가능하게 되어 질병치유를 촉진시킬 수 있다.

일반적으로 적외선의 파장은 원위적외선(Far I-R)과 근위적외선(Near I-R)의 두 종류로 구분되는데 이중 임상적으로 많이 사용되는 것은 근위적외선이다.

2) 장파적외선: 원위적외선

대부분 원위적외선은 가열된 물체에서 방출되는 것이 일반적이다. 특히 낮은 온도의 저온체(low temperature bodies)에 의해서 방출된다. 특히 뜨거운 물방울이나 전기 열패드(eletric heart pad), 둔탁한 적색히터(dull red heater) 등에서 많이 방출된다. 이 광선의 파장은 15,000~150,000Å으로 조직깊이 2mm이상 침투하지 못하고 대개 0.5mm의 피부 겉층에서 강하게 흡수된다.

3) 단파적외선: 근위적외선

모든 빛이 나는 물체에서는 근위적외선이 방출된다. 예를 들면 태양, 전기방전, 백열등 그리고 특별히 고안된 고온 적외선 등에서 방출이 잘된다. 근위적외선의 파장은 7,700~15,000Å으로 피부조직에 5~10mm 깊이까지 침투할 수 있으므로 혈관, 림프관, 신경말초 및 다른 피하조직에 직접 영향을 줄 수 있으므로 의료용 적외선은 거의 근위적외선에 가깝다. 적외선요법은 다른 이학적 자극인자보다 열의 침투가 깊으며 넓은 부위도 치료할 수 있는 장점이 있다. 또한 시술자가 치료부위를 계속해서 관찰할 수 있으며, 기계의 조작도 용이하다. 적외선요법에 있어서 열작용을 이용한 국소적 자극을 목적으로 하기 보다는 국소적인 자극에 전신적인 개선에 목표를 두어야 한다.

장파적외선은 빛을 발하지 않는 등(non luminous lamp)으로 고안되어 주로 방출되고, 단파 적외선은 빛을 발하는 등(luminous lamp)으로 고안되어 방출된다.

4) 적외선 조사의 효과

(1) 통증 완화(Pain relieve)

적외선 복사는 통증완화의 목적으로 주로 사용된다. 급성염증이나 손상 직후에 오는 통증은 경미한 열로 조사할 때 효과적이며, 만성병으로 인한 동통은 강한 열을 30분 정도 조사하고, 반 자극(counter-irritation)에 의해 통증을 완화시킬 수 있다.

대사물의 젖산이나 노폐물이 조직에 축적되면 통증을 일으킬 수 있는데 적외선 복사를 통해 혈액순환을 증진시켜 노폐물을 제거함으로써 통증을 완화시키기도 한다.

(2) 근 이완(Muscle Relaxation)

적외선의 복사는 근육을 이완시킴으로써 운동의 효율을 높여 주어 운동치료를 하기 전에도 많이 이용되며, 근 경축(muscle spasm)을 완화시킴으로써 통증완화도 시킬 수 있다. 조직이 따뜻할 때 근육은 이완되며, 통증완화는 근 이완을 촉진시킨다.

(3) 혈액순환증진(Increase Circulation of Blood)

적외선의 조사는 관절염이나 다른 염증이 있는 경우에 통증 및 근경축 완화와 혈액순환의 증진을 가져오므로 많이 사용된다. 또한 적외선의 복사는 혈액순환의 증가로 백혈구의 수가 증진되여 항염증 작용으로 여러 가지 염증을 예방하고 심부조직의 조혈을 완화시킨다. 또한 표피조직에 현저한 효과가 있어 표피 상처나 감염치료에 자주 사용된다. 또한 심부조직의 울혈(congestion)을 완화시키기 위해서도 사용된다.

(4) 노폐물제거

적외선 복사는 넓은 부위의 치료를 통해 땀샘의 활동을 증가시켜 발한작용과 함께 노폐물의 제거를 증가시키고 신진대사를 높인다.

5) 치료방법

일반적으로 치료용으로 사용되는 적외선램프는 250W를 사용하며 램프와 조사부위 조사거리는 빛이 나는 등(luminous lamp)은 약 18~20inch 정도가 좋고, 빛이 나지 않는 등(non luminous lamp)은 24~30inch 정도의 조사거리를 둔다. 국소치료 시에는 적외선 등의 높이를 조절할 때 주의 깊게 해야 하며 등은 치료부위의 중앙에 위치해서 조사해야 한다.

등의 반사경은 치료부위와 90°일 때 가장 효율적인 효과가 나타난다. 만약 15°정도로 경사되어 복사시키면 강도가 약 5% 정도 감소가 된다.

조사량과 조사시간은 환자가 쾌적한 온기를 느끼고 피부가 화상을 입지 않을 정도로 20~30분간 조사한다. 조사시간에 최대의 효과를 얻으려면 최소한 20분 정도의 조사로 치료해야 하며, 조사 중에 수시로 환자의 감각과 국소의 반응에 주의하며, 필요에 따라 조사거리를 조절한다.

6) 적응증(indication)

적외선 치료의 적응증은 전도 및 전환 열과 중복되는 경우가 많다. 치료적 효과는 진정효과, 근 이완 그리고 혈액순환의 증진을 들 수 있다.

① 통증성 질환– 요통, 어깨통, 관절통, 후두통, 흉통, 복통 등
② 염증성 질환– 관절염, 좌상, 타박상, 염좌, 탈구, 골절 등의 외상이나 급성기관지염, 급성인후염, 결막염, 부비동염 등
③ 사지순환기 질환– 혈전성 맥관염, 혈관계 질환, 혈전성 정맥염, 폐색성 동맥내막염, 레이노병, 지단홍 통증 등
④ 피부 질환– 욕창, 동상, 급성포진 등
⑤ 운동마비 질환– 신경염이나 중풍의 후유증
⑥ 다른 물리요법을 시행하기 전에 예비요법으로 사용하는 경우

7) 금기증 및 주의사항

① 유아나 어린이, 노인들은 열 자극의 적응이 어려우므로 되도록이면 금한다.
② 적외선 조사 시 시술자가 조사부위의 열 손상 유무를 자세히 관찰하여야 하며 감각장애환자에게는 반드시 화상의 위험이 있다는 것을 염두에 두고 조사한다.

③ 피부이식 이후나 외상의 급성기에는 적외선 조사하지 않는다. 피부이식 직후의 적외선 조사가 필요한 경우에는 복사열 대신 반사열을 적용한다. 복사용량은 거리 즉 거리제곱 반비례 법칙에 따라 조절시킨다.

④ 과도한 열 자극이 되면 과한 발한작용과 두통이나 현기증, 변비 등이 생길 수 있다. 조사 후에는 온도의 변화로 오한이 발생하여 질병 진행이 될 수도 있다.

⑤ 장기 병상생활을 한 환자에게 적외선 조사를 할 경우 기립성 저혈압이나 빈혈, 현운 등이 생겨 실신할 수 있으므로 갑자기 자세변화를 시키는 것은 피한다.

⑥ 얼굴에 적외선을 조사할 경우에는 눈이나 입은 거즈나 솜으로 덮고 조사한다.

⑦ 고열이 있는 환자나 열을 동반하는 질환, 출혈성이 있는 질환, 심장질환, 악성종양 등에는 피한다.

⑧ 여름 날씨나 고온에서 조사를 할 경우 두통이 나타날 수 있으므로 되도록 온도를 맞추서 조사하거나 피한다.

〈그림 III-8-17〉 **적외선 등(램프)**

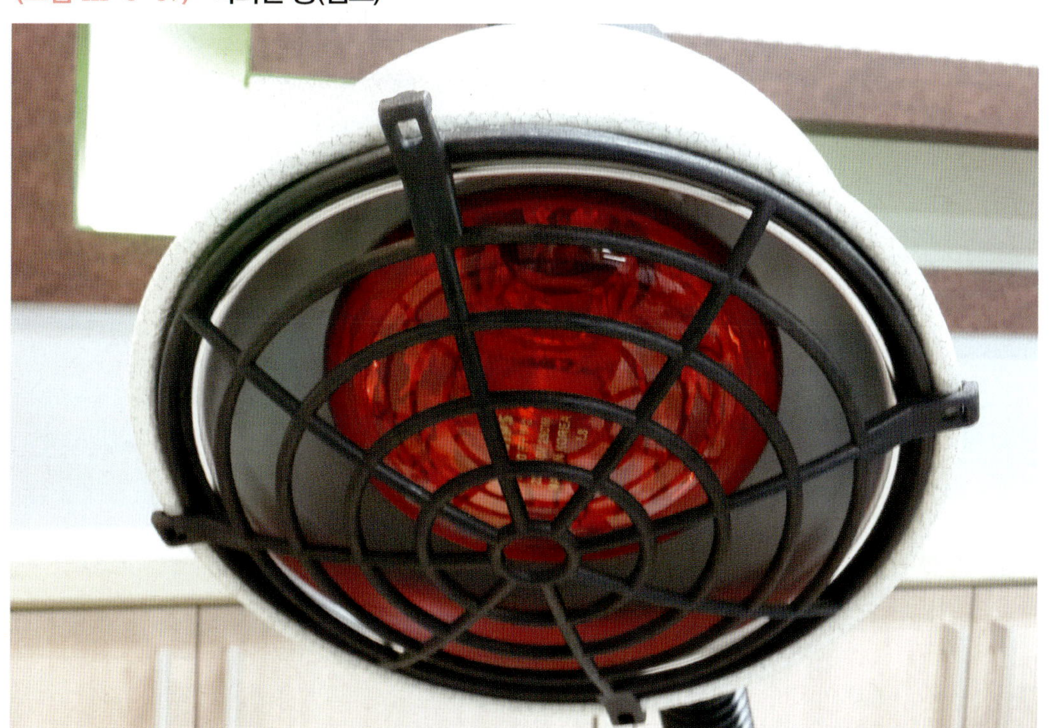

〈그림 III-8-18〉 적외선 치료기의 종류

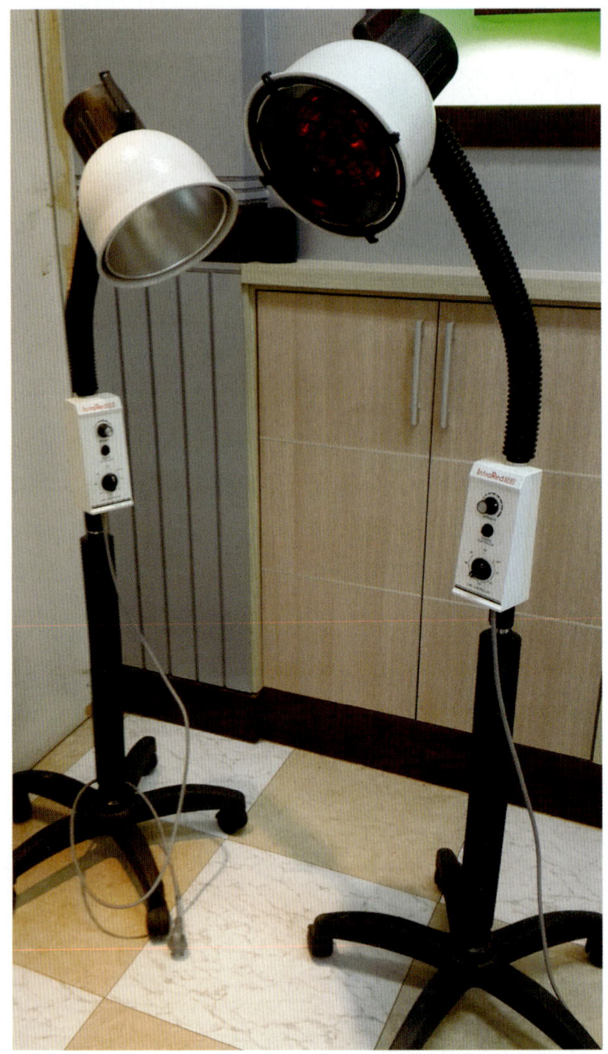

9. 태양광선요법(일광욕: 日光浴)

1) 태양광선의 정의

일광은 태양광선의 근원이며, 지구상에 도달하는 복사에너지는 태양의 20억분의 1 정도에 해당한다. 그 나머지 에너지는 지구공간에서 소멸된다. 태양광선은 적외선(Infra-red), 가시광선(Vissible Ray), 자외선(Ultra-Voilet)으로 구성된다. 따라서 태양광선은 지구의 대기권에서 적외선은 52%, 가시광선 43%, 자외선은 5%로 구성되고, 대기를 통과하여 지상에

도달하면 적외선은 약 60%, 가시광선 약 40%, 자외선은 약 1% 이하로 소실된다. 이것은 태양이 30° 위치에 있을 때 해당되며, 대기 중에 물방울 및 얼음덩어리 등이 원인이 된다. 지상에 도달하는 태양복사 에너지에는 계절, 시간, 지면의 높고 낮음과 지역에 따라 많은 차이가 나타난다.

태양광선요법이란 일광욕(日光浴)이라고도 하며 태양광선을 인체에 조사하게 되면 여러 가지 효과가 나타나고 질병의 치료와 예방으로 건강을 증진시킨다. 예를 들어 병상생활을 장기간 하는 환자에게 일광욕을 해줌으로서 비타민 D의 생성과 함께 구루병(Ricket)을 치료 또는 예방과 질병에 대한 저항력을 증강시킨다. 또한 이를 위해 건강한 사람도 바닷가나 해수욕장에서 태양광선 아래 일광욕을 즐기거나 자외선을 이용으로 질병을 치료하는 것도 이에 속한다.

2) 태양광선요법의 효과

태양광선요법은 비타민 D를 생성하고, 구루병(Ricket)의 예방과 질병에 대한 저항력을 증강시킨다. 또한 온열효과(Thermal effect) 및 화학적 효과(Chemical effect)도 있고, 대장균, 결핵균 등에 살균효과가 있다. 온열작용으로 혈액순환을 증진시키고 항염증 작용 및 통증을 완화 시키는 효과와 피부혈관을 충혈시키는 작용을 한다.

3) 태양광선요법의 적응증(indication)

태양광선이나 일광욕의 적응증으로는 구루병, 복막염, 만성결막염, 빈혈, 비만증, 당뇨병, 만성기관지염, 뼈결핵, 관절결핵, 비뇨기결핵, 림프선결핵, 피부질환 및 허약체질, 골절 및 창상 등에 치유 및 치료목적으로 적응된다.

4) 태양광선요법의 금기증(Contraindication)과 주의사항

태양광선이나 일광욕을 할 때 금기해야 할 사항들은 급성 열성질환이나 활동성 결핵에 노출된 경우에는 이 요법을 피한다. 또한 조사량의 과다로 인한 오심, 구토, 현기, 체온상승 등이 나타나면 즉시 조사를 중지하거나 조사량을 감소시키고 충분한 수분을 공급한다.

일광욕을 며칠 간 시행했을 때 전신의 피로나 불면증, 식욕감퇴 등의 증상이 나타나면 태양광선이 축적된 상태이므로 태양광선요법을 일시 중단하였다가 시간을 두고 증상이 완화되면 다시 시작한다.

5) 태양광선요법의 방법

(1) 시행지역의 선택

태양광선요법(일광욕)을 하고자 할 때 적합한 시행지역의 선택은 낮은 지대보다는 높은 지대가 좋고, 도시보다는 시골이 좋으며, 내륙보다는 해변이 적합한 시행지역이라 할 수 있다.

겨울이나 동절기에 일광욕을 실내에서 실행하고자 할 때에는 밖에서 유리창으로 통과된 태양광선을 조사하는 경우는 효과가 없으며 반드시 태양광선을 직접 조사 받아야 한다.

(2) 계절과 시간의 선택

태양광선요법(일광욕)은 한랭지대를 제외하고는 사계절 모두 일광욕을 시행할 수 있는데 대개 늦가을이나 겨울, 그리고 초봄까지는 오전 10시 이후, 오후 2시 이후가 가장 적합한 시간대이며, 여름인 7~ 8월까지는 강한 햇볕을 피하여 오전 8시 이전이나 오후 4시 이후가 좋다.

(3) 시행시간

태양광선요법(일광욕)을 하기 전에 갑자기 발생하는 반응을 피하기 위하여 공기욕(풍욕: 風浴)을 먼저 시행하는 것이 좋다.

처음에는 실내에서 1주일 정도 하루 10~15분간 씩 공기욕을 먼저 시행하고 그 이후 실외로 진행해 나가며 시행한다. 태양광선요법(일광욕)을 할 때의 자세는 누워서 하는 것이 좋으며, 머리부위는 조사하지 않는 것이 좋고, 파라솔이나 수건으로 가리고 시행한다. 태양광선 요법(일광욕) 이후 다시 공기욕을 10~15분간 시행하거나 34~36℃의 미온수욕을 한 후 휴식을 취하는 것이 좋다.

(4) 조사량의 측정

태양광선요법은 열선 측정기로 조사량을 측정하기도 하나 대체로 피부의 홍반량을 측정하여 그 시간을 기준으로 삼는 방법이 일반적이다. 종이에 5~6개의 작은 구멍을 뚫어 이 종이를 빛을 받지 않는 전완부(팔의 앞쪽)에 놓고 첫째 구멍은 10분간 조사하고, 둘째 구멍은 15분간 다음 구멍부터는 5분간씩 늘려서 조사한다. 24시간 후에 홍반이 형성된 구멍이 처음 조사할 시간이 되면 현저한 홍반이 발생하는 약 10분의 1에 해당되는 시간이다. 기본이 되는 조사시간을 산출한 후 질병의 종류와 병인의 체질에 따라 조사시간을 증감한다.

(5) 롤리아(Rollier)의 방법에 의한 치료법

노출부위를 흉 · 복부 부위, 종아리 부위 넙다리 부위, 발목 부위 및 발 부위 등 5등분하여 점진적으로 노출시간을 증가하여 치료하는 방법이다. 첫째 날은 5분간을 발 부분을 노출시키고, 둘째 날에는 무릎 아래부위까지 5분간 노출시키며, 세쨋 날에는 넙다리 부분까지 5분간 노출시키는 방법으로 일주일 간 노출시키면 복부가 15분, 종아리 부가 20분, 넙다리 부가 25분, 발목 부가 30분, 발 부가 35분 노출이 되는 것이다. 이러한 방법을 통하여 7~15일 정도까지 시행할 수 있다. 여름에는 총 노출시간이 평균 2~3시간이고, 겨울에는 평균 3~4시간을 한다(표 Ⅲ-8-3).

〈표 Ⅲ-8-3〉 **롤리아(Rollier)의 태양광선 욕 방법**

Days	1st	2nd	3rd	4th	5th	6th	7th	8th	9th	10th
					5 min	10 min	15 min	20 min	25 min	30 min
				5 min	10 min	15 min	20 min	25 min	30 min	35 min
			5 min	10 min	15 min	20 min	25 min	30 min	35 min	40 min
		5 min	10 min	15 min	20 min	25 min	30 min	35 min	40 min	45 min
	5 min	10 min	15 min	20 min	25 min	30 min	35 min	40 min	45 min	50 min

10. 레이저 광선요법(Laser Therapy)

1) 개 요

Laser란 Light Amplification by Stimulated Emission of Radiation의 뜻으로 각 머릿글자를 따서 만든 용어로 가시광선과 적외선의 영역에서 발생되는 일종의 전자파의 성질을 갖는 빛이다. 1960년 미국의 T.H. Muimun이 처음으로 의학에 도입하였으며, 1970년을 전후로 소련의 니크오프 및 Mester 등이 계통적인 실험연구를 통하여 국소의 혈관확장, 진통 및 소염작용이 있음을 보고하였고, 중국에서 광침이란 개념으로 강압 및 진통효과가 있음을 입증하였다. 국내에서도 1980년을 전후하여 진통 및 소염효과가 있음이 보고되었다. 현대에는 각종 수술 및 정형외과, 피부과, 내과, 외과, 신경외과, 산부인과 등 전 진료과목의 각종 질환에 적용되며 동양의학에서도 수많은 연구와 경락상의 경혈점에 조사하여 동양의학적인 질환에도 폭 넓게 사용되며, 특히 한방 임상에서 이용되는 레이저는 경락과 경혈상의 흐름을 이용하여 조사하는 요법으로 특히 물리요법에 이용되는 Laser는 He-Ne Laser로 장치가 비교적 간단하고 출력도 좋고 수명도 길다는 이점이 있어 이를 많이 사용한다.

He-Ne Laser를 해당부위에 조사하면 Laser의 광선반응과 전자장의 자극을 거쳐 경혈부에 작용하게 된다. 이러한 물리적 인자의 영향으로 환자의 경락계통의 실조가 조정되면서 생체의 회복이 촉진된다.

He-Ne Laser의 파장은 6,328Å으로 피부조사 시 직경 1~2mm의 광선이 형성되고 이때 피부 투과력의 깊이는 10~15mm 로 약 1.5cm이다.

Laser는 가시광선, 적외선, 자외선과 더불어 이학적 기기를 이용한 경락 자극요법으로, 사용이 간편하고 치료시간이 짧으며 금기증이 별로 없다는 특징이 있다. 이러한 첨단 의학기술과 기기들을 바탕으로 다양한 연구와 물리요법에 대한 적극적인 연구가 이루어져야 하겠고, 임상에서의 활용도가 높아야 할 것으로 생각한다.

2) Laser 광선의 고찰

(1) 발생원리

원자 또는 분자를 높은 energy로 자극을 주어, 그 원자나 분자가 높은 energy를 얻어 기의 상태가 올라가고, 이 상태의 원자 혹은 분자가 바닥상태로 다시 내려가면서 옆의 다른 원자나 분자를 자극시켜 기 상태를 만들어 주면서 원자 또는 분자는 빛이 발생하게 되는데 이것을 발진이라 한다. 이 발진된 빛이 광 공진기 내의 두 개의 거울 사이를 왕복운동을 하면서 증폭이 되어 작은 구멍을 통하여 비춰지게 된다.

(2) Laser 광선의 특성

레이져 광선의 성질은 응집성(cohereht), 단색성, 지향성, 평행광선(direction ality), 고휘도(brightness) 등의 특성을 가지고 있다.

응집성은 간섭(interference)의 특성으로 융합체(holography)를 만든다. 레이저는 이런 특성 때문에 여러 개의 관자를 모을 경우 매우 높은 출력을 만들어낸다.

단색성은 단일방식(Single mode)을 가지는 단일주파수이다. 무지개 색 중에서 이미 흡수했던 색만 받아들인다. 레이저광은 유도방출에 의하여 선택적으로 방출된 특정 파장의 빛이 두 개의 반사거울에 여과되기 때문에 단일색으로 구성된 빛을 이룬다.

레이저 특성 중 지향성, 평행광선(direction ality)의 레이저는 방산이 극히 적어서 원 거리에서도 평행하게 달리므로 지향성이 좋다. 즉 광선의 초점을 한 곳에 모을 수 있다는 성질을 가지고 있다.

고휘도(brightness) 성질의 휘도는 인체 각 단위에서 나오는 빛의 출력밀도를 말하는데, 레이저 광선은 단색성이 대단히 높으므로 같은 선의 태양광 보다 훨씬 높다.

(3) 매질에 의한 Laser의 분류

매질에 따라 레이저는 고체, 기체, 액체 레이저로 분류 된다. 이 매질의 레이저 종류들은 그 특성에 따라 각각 다른 용도로 활용되며 다양하게 응용되고 있다.

* Gas Laser
* Natural gas: He-Ne laser
* ionized gas: Ar+, Kr+, Xe laser
* Molecular gas(분자로 된 레이저): CO2 laser
* Chemical Laser(화학적): HF Laser(불화수소로 된 레이저)
* Solid state Laser(고체 상태로 된 레이저): Ruby, Glass, YAG.
* Semiconductor Laser(반도체인 레이저): GaAs(비소게르마늄)
* 액체 Laser: 색소 laser

위에 제시한 Laser 중에서 피부미용과 의료에 많이 이용되는 것은 He-Ne laser와 CO_2 Laser가 많이 쓰인다.

① 헬륨-네온-레이저(He – Ne Laser)

자연적인 gas의 매질에 He과 Ne을 6 : 1의 비율로 섞은 기체로 He은 가볍고 활발한 원자이므로, 각 입자간의 충돌의 확률이 높고 energy의 전달을 용이하게 한다. 그래서 이 원자의 구조가 단순하므로 Energy level의 밀도를 높이는데 있다. 이 He–Ne laser는 He이 먼저 여기 상태로 된 후 Ne을 자극시켜 Ne에서 Laser가 발생하는 것이다. 이 레이저는 저출력 제이저 중 가장 대표적이며 632.8nm의 붉은 파장을 가진다. 작은 것은 출력이 0.5mW에서 큰 것은 100mW의 다양한 제품 등이 개발되어 의료용으로 사용되고 있다.

② 탄산가스 레이저(CO_2 Laser)

탄산가스 레이저(CO_2 Laser)는 활성매질로 사용되는 가스혼합의 레이저이며 He에 질소를 여과시켜, 질소가 다시 이산화탄소를 여과시켜, Laser를 발생하게 하는 것으로 CO_2 : N_2 : He이 1 : 1.5 : 0.4 의 비율로 섞여있다. 투과 깊이는 1~20um 사이이며, 활성매질은 이산화탄소, 질소, 헬륨을 포함하고 1 : 3 : 15의 비율로 적용된다. 파장은 10.600nm이다.

③ 아르곤 레이저

아르곤 레이저는 가시광선 영역의 레이저이며 수백에서 수십 w의 출력의 대형 아르곤 레이저 등이 있다. 이 레이저는 청색과 녹색에서 강한 레이저 빛이 발현되므로 특수조명으로 많이 사용된다.

④ 엑시머 레이저

엑시머(eximer)는 영어의 excited dimer의 준말로 여기상태로 존재하는 분자를 가르킨다. 엑시머 레이저의 영역은 고출력 자외선 영역으로 미세가공과 의료분야에서 실용화가 진행되고 있다. 엑시머 레이저 중 가장 좋은 효율성이 있는 것은 크립톤불소 레이저이다.

⑤ 고체 레이저

고체 레이저는 루비레이저, 니오디움 야그 레이저와 니오디움 글라스 레이저 등이 있으며 주로 활성원자가 균등하게 분포되어 있는 유리나 결정체 등의 고체를 사용하여 빛으로 여기시킨다.

⑥ 반도체 레이저

반도체 레이저(Semi–conductor Laser)는 다이오드 레이저로도 불리며, 개발된 레이저 중 가장 작은 크기의 레이저이다. 즉 보통 1nm 이하이다. 반도체 레이저는 효율성과 빠른 속도로 간단하게 변조할 수 있는 초소형 레이저로 사용이 편리하고 다루기가 용이하다. 또한 재료에 따라 발광파장이 가시광선에서 적외선까지 여러 가지로 선택할 수 있으며 수명이 아주 길다.

가장 선호되는 반도체 레이저의 종류로는 GaAs, GaAl, GaAlAs 등이 대표적이다.

⑦ 액체 레이저

액체 레이저는 넓은 동작 파장영역으로 연구용 광원으로 많이 선호되며 의료용으로 사용되는 코발트나 핵연료인 우라늄의 동위원소를 분리하는 데에도 많이 사용된다. 또한 액체 레이더의 대표적으로 불리는 것은 색소(dye)레이저로 화학염료인 색소를 매질로 이용한다.

3) 레이저가 인체에 미치는 영향

(1) 생리학적 효과

레이저의 생리적 효과로는 온열 및 가열효과, 전기적효과, 세포가열효과로 분류할 수 있다.

① 일반적인 온열 및 가열효과

피부 및 각각의 세포가 광속의 에너지를 흡수하게 되면 우리가 태양광선욕(일광욕)을 해서 피부가 검게 변하는 것과 같이 레이저에 의한 발적현상이 나타난다. 이러한 현상은 레이저 강도와 전류의 지속시간에 따라서 차이가 있다. 피부는 주위조직이나 혈관들이 집중된 레이저광 에너지를 흡수하는 세포들이 그 에너지를 분산시킨다.

그러나 동물체의 눈이나 생식기에서는 주위조직과 연결이 자장 작으며, 따라서 레이저 광속이 이러한 것에 들어왔을 때 깊숙한 상해가 이루어져 실명이 된다던가, 생식기능을 잃어버릴 위험성이 크다. 색소가 들어 있는 조직은 색소가 없는 다른 일반 조직보다도 레이저에너지를 많이 흡수하므로 안구 속에 있는 감광부위는 고출력 에너지에 의해 1초 내에 손상이 되므로 안구에는 직접적으로 레이저를 조사하거나 육안으로 쳐다보는 일이 없어야 한다.

반대로 피부의 반점이나, 기미, 주근깨, 점 등은 직접적으로 조사하게 되면 이러한 작용에 의해 빠른 시일 내에 파괴되어 새로운 세포의 활성화가 이루어져 아름다운 피부를 누릴 수 있다.

② 전기적 효과

헤모글로빈, 즉 적혈구가 레이저 광을 받음으로써 전기 전도률에 따라 변화를 일으키는 점에서 쉽게 이해할 수 있다. 헤모글로빈은 철(Fe) 원자의 킬레이트 분자이며 따라서 이 적혈구 세포는 레이저 에너지를 넓은 스펙트럼에서 잘 흡수한다는 것을 예측할 수 있다.

③ 세포가열효과

레이저의 세포가열효과에는 응고작용, 절단작용, 압력효과, 광화학적 효과로 분류한다.

첫째 응고작용은 피부나 조직 등을 수축시키고 피부나 조직을 탈수시킴으로써 각질의 형성이나 탄화작용으로 침착 된 세포, 즉 멜라닌세포 파괴 등의 효과가 있다.

둘째 절단작용은 헬륨-네온 레이저로 일정한 에너지를 제한시킨 상태이기 때문에, 높은 에너지로 상승시키게 되면 절단시키는 작용을 하고, 조직에서 급속히 수분이 증발된다.

셋째 압력효과는 굳은 피부 및 각질 등은 충격파에 의해 제거되며, 요로결석이나 담석 등의 의료용으로 쓰인다.

넷째 광화학적 효과는 생리학적 변화에 의해서 피부조직의 세포활성화 및 세포변형을 시키는 작용을 한다.

(2) 의료용 레이저

① 탄산가스 레이저(CO_2 laser)

탄산가스 레이저는 지혈과 동시 수술을 할 수 있으며 임상의 각 진료과에서 아래와 같은 용도로 사용된다.

성형외과: 피부병, 미용수술, 영구 문신제거
흉부외과: 심장, 혈관수술
정형외과: 뼈 관절질환
신경외과: 뇌막, 청신경, 뇌종양 등의 수술
이비인후과: 고막, 혀, 수술
안과: 수정체수술
산부인과: 자궁, 후두암, 질 성형
일반외과: 욕창, 담석
비뇨기과: 종양, 직장종양, 굳은살, 소화기, 탈장접합, 요로 결석증
한의학: 경락을 이용한 각종 질병치료

② 아르곤 레이저(Ar laser)

아르곤 레이저는 파장 4885Å−5154Å 영역에서 의료용으로 사용된다.

피부과: 모반, 문신제거

성형외과: 뇌막염

내과: 위궤양

이비인후과: 연골 구멍 뚫기

③ 크롬 레이저(Kr laser)는 파장 6,471Å에서 선택적인 세포응결에 작용한다.

④ 헤륨−네온 레이저(He−Ne laser)는 한방에서 침술이나 온열자극 효과가 있다.

⑤ 루비 레이저(Ruby laser)는 치과의 충치, 치석제거, 구강종양 등에 사용된다.

⑥ 색소 레이저(Color laser)는 안과나 내과 내시경 영역에서 많이 사용된다.

위에 제시한 레이저는 각 진료과에서 의료용으로 다양하게 사용된다.

4) 피부에 미치는 레이저 광(光)

레이저 광이 인체 피부에 미치는 영향으로는 신진대사의 촉진, 세포의 활성화, 면역작용의 증강, 스포츠에 의한 각 부위의 통증, 경락 경혈 상의 자극효과 등이 나타난다.

첫째 신진대사의 촉진(Increase of metabolism)으로 사람의 피부는 내부로 부터 새로운 피부 를 형성하고 낡은 피부와 교체되어 간다. 그러므로 조사부위에 레이저 광을 조사하게 되면 낡은 피부는 속도가 빠르게 세포형성이 활발히 진행된다. 이것이 상처를 단기간에 치료하고 새로운 피부이행이 더욱 빨라지는 효과를 발휘한다.

둘째 세포의 활성화에 레이저 광은 피부 내의 세포를 적당하게 자극하여 활성화 시킨다. 특히 최상의 주안점은 진피 상층부의 혈액순환을 좋게 하고 세포를 활성화시키는데 더욱 더 진피내의 각종 섬유를 활성화시킨다.

셋째 면역작용의 증강으로 인체가 가지고 있는 면역작용이 강화하는 것도 확실한 현상으로 통증제거나 신경통, 류머티스성 관절염, 관절통 등에 면역작용이 나타난다.

넷째 스포츠에 의한 각 부위의 통증 등에 응용되어 효과를 발휘한다.

다섯째 경락 경혈 상의 자극효과로 지금까지 한방치료적인 염증성 환부, 여드름, 피부염, 피부질환, 뾰루지, 피부창상 등을 직접 자극하므로 침구효과를 발휘한다. 특히 환부에 침을 자침하는 것이 아니기 때문에 획기적인 방법이다.

5) 피부미용과 타 질환으로 사용되는 레이저 광의 적응증

레이저 광의 피부미용에 적응되는 적응증에는 기미, 주근깨, 여드름, 얼굴의 잔주름, 종기. 부스럼, 색소침착 부위 등이다. 또한 레이저 광이 다른 질환의 적응되는 질환으로는 고혈압이나 기관지 천식, 알레르기성 비염, 추간판 탈출증, 류머티스성 관절염, 삼차신경통, 견갑통, 요통, 생리통, 간염으로 인한 협통 등에 사용된다.

6) 주의사항

레이저 광을 인체에 조사할 경우 주의해야 사항들은 눈에는 절대로 조사해서는 안 되며, 조사했을 때 경우에 따라서는 실명의 위기까지 올 수 있다. 수분이 많은 조직이나 생식기 계통에는 조사를 피하며 특별한 지식 없이 조사했을 때에 정자나 생식기의 파괴로 임신이 불가능해 질 수 있다.

또한 레이저기는 습한 곳에 두거나 폭발 위험성이 있는 물체를 가까이 두어서는 안 된다.

치료가 끝나면 부드러운 수건으로 위생과 청결을 위해 반드시 먼지를 닦아내야 한다.

7) 조사시간 및 사용방법

한방임상에서 경락상의 경혈점을 조사해서 치유시키는 목적으로 사용하는 레이저는 헤륨-네온 레이저(He-Ne laser)가 주로 쓰이는데, 사용이 간편하고, 출력이 안정되어 있어서 수명이 긴 장점이 있다.

레이저를 조사하기 위해 먼저 발진부위를 선정하고 조준한다.

조사거리는 되도록 가깝게 위치하는 것이 좋고 최소간격은 1cm로 유지한다.

시간의 선택은 2분, 5분, 10분, 15분의 시간 중 적절한 시간을 선택하여 해당부위가 넓은 경우 레이저기기를 옮겨 가면서 장시간 조사해도 좋다.

일반적으로 헤륨-네온 레이저의 피부 침투깊이는 1.0~1.5mm정도로 알려져 있다. 따라서 레이저 피부 투과력에 대한 정확한 결론을 얻기 위해서는 차후 많은 임상증례를 가지고 광범위하게 적극적인 연구가 이뤄져야 할 것이다. 또한 최첨단기술의 개발이나 한방물리치료 발전을 위한 무한한 노력이 이어져야 할 것이다.

10. 특수전자파 요법기(T.D.P: Teding Diancibo pu)

1) 개요

특수전자파는 특정한 전자파를 조사해서 치유시키는 일명 특정전자파 요법기라고 하며, 중국의 과학자인 쿠웬빈에 의해 최초로 개발된 광선을 이용한 의료용 요법기이다.

쿠웬빈은 중국우주산하의 각 공장에 근무하는 사람들 중 유난히 특정공장에서 근무하는 사람들이 건강하고 장수하는데 관심을 갖고, 여러 방향으로 조사해 보니 그 공장은 우주 항공용으로 쓰이는 특수 합금체를 생산하고 있었으며, 이 물질이 인체에 어떠한 영향을 미쳐 그와 같은 현상이 나타나는지와 이 물질을 장기간 보다 단기간 접촉해서 우리 인체에 좋은 효과를 낼 수 있는 장치를 고민하던 중 개발하게 되었다.

특수 합금체를 이용한 이 장치는 그 동안 중국 전자파 스펙트럼 연구협회, 동중경지부, 중경규산염연구소, 중경의과대학, 중국군사의학과학원, 제3군의대학, 중국인민해방군병원, 중국계량과학연구원 등 20여개 이상의 권위 있는 기관에서 엄격하게 수 많은 동물실험을 거쳐 인체에 전혀 해가 없음을 증명하였고, 중경과학기술위원회에서 특별히 구성한 협의회에서 인가를 받았다.

특수전자파 요법기는 중국 전역의 의료기관에서 사용되어 왔고, 2,000만 명 이상이 치료를 받았다. 또한 중국 국가대표선수단이 해외원정 경기 시 경기향상 및 치유용으로 필수품이 되기도 하였다. 이를 계기로 우리나라에서는 1988년 서울 올림픽부터 알려져 보급되었다.

특수전자파 요법기는 중국우주항공부 산하 중경파산공장에서 제작되고 있으며, 이 장비의 핵심인 30여종의 복합합금 방사판은 중경규산염연구소에서만 생산되고 있다. 중경파산공장은 1987년 중국국가 의약관리국에 의하여 독점생산업체로 지정되었다.

현재 특수전자파 요법기는 국내 의료기회사에서 제작하여 상품으로 각 의료기관에 판매되어 환자치료에 사용되지만 방사판은 중국에서 수입, 조립되어 판매하고 있으나 사용이 홍보되지 않아 시판이 저조한 실정이다.

특수전자파 요법기는 인체조직의 심장혈관조직이나 호흡조직. 신경조직. 운동조직. 혈액순환조직. 생산조직 등에 치료효과를 가지고 있으며 염증이나 설사. 신체자극 등을 멈추게 하고 진통. 진정작용에 효능이 있다. 이런 효과는 이 요법기가 생산하는 신비스러운 세포재생 촉진작용, 혈액순환 촉진작용, 체내 미량원소 조절작용, 에너지 생성작용, 진통 작용 등에 좋은 효과를 나타낸다.

이 장치에 대한 이론적인 논쟁은 현재로써는 의미가 없다. 그 이유는 이 장치가 아직 치료메커니즘을 규명하는 데는 앞으로도 더 많은 시간이 필요하기 때문이다.

2) 특수전자파 요법기의 응용과 연구

특수전자파 요법기(T.D.P)는 과학자들에 의해 태양 가시광선을 중심으로 좌우에 있는 단파와 장파의 파형을 분석하여 생물체에 대해 가장 유익한 파장범위인 자외선 0.2Å을 선택한 것이다.

또한 30여 가지의 원소를 특별히 선정하여 가려낸 다음 복사판을 만들어 300−600℃의 온도에서 작용하여 방출되는 파장을 이용하여 의료용으로 개발한 요법기를 말한다. 특수전자파 요법기는 생물체에 대해 광범위한 생체효과를 가지고 있다. 이 복사판은 과학연구원에서 실험한 결과 방사능에 대해 부작용이 없는 것으로 보고되었다.

특수전자파 요법기의 가장 핵심부위는 복사판이다. 이 판에 도말 된 30여 가지의 원소들이 생물체와 밀접한 관계를 가지고 있고 이 원소들은 Crystal Compound, Non−crystal Compound, 산소화물, 단질원소 이 4가지 각각 다른 존속상태를 특수방법으로 배열, 혼합하여 만든 것이다. 또한 특정온도의 작용 아래에서 다른 전자복사를 방사하게 됨으로써 3가지 다른 파장의 복사기를 개발하였다. 즉 농업용 T.D.P(파장 0.22−50), 축업용 T.D.P(파장 0.55−50), 인류용 T.D.P(파장 2−55)이 만들어졌다.

3) 특수전자파 요법기의 사용법

특수전자파 요법기를 조사하는 방법에 있어서는

첫째, 방사판과 환부와의 거리는 30−40㎝의 간격을 두고 조사하여야 한다.

둘째, 조사로 인해 피부의 온도가 약 40℃ 일 때가 가장 좋은 효과를 얻을 수 있다.

셋째, 매일 조사시간은 30분~60분 사이로 하며, 하루 1~2회 정도가 가장 적당하다.

넷째, 치료기간은 10일 정도로 하며, 연장을 해야될 경우나 건강을 위해여 장기적으로 조사를 해도 무방하다.

4) 적용범위

임상 각 진료과나 한방 물리요법에서 특수전자파 요법기를 이용하여 적용할 수 있는 범위는 아래와 같다.

첫째, 외과적 질병으로 각종 연부조직손상, 화상, 동상, 욕창, 만성 피부궤양, 전립선염, 남성성기능 장애, 림프계염, 맥관염, 결합조직염, 간질성 방광염에 기인한 방광경련, 상처감염.

둘째, 내과적 질병으로 성인 기능성 설사, 만성기관지염, 관상동맥 심장병으로 야기된 협심증, 류머티스성 관절염, 어깨팔꿈치(견주)염 등

셋째, 부인과적 질병으로 생리통, 골반염, 후발성불임, 성냉담증 등

넷째, 소아과적 질병으로 유아설사, 소아폐렴, 신생아피부경화증 등

다섯째, 이비인후과적 질병으로 중이염, 인후염, 귀연골막염, 부비강염, 치근막염 등

여섯째, 안과적 질병으로 결막염, 망막염 등

일곱째, 신경과적 질병으로 안면신경마비, 신경쇠약, 뇌혈관손상에 의한 후유증 등

여덟째, 피부과적 질병으로 습진, 지루성 피부염, 대상포진, 신경성 피부염, 경피증, 부분탈모증 등에 적용한다.

5) 특수전자파 요법기 사용 시 주의사항

임상 각 진료과나 한방 물리요법에서 특수전자파 요법기를 이용하여 적용할 수 있는 범위는 아래와 같다.

첫째, 요법기 사용이나 조사 중에 복사판(Head)을 임의대로 움직이지 않는다.

둘째, 요법기나 복사판에 강한 충격과 습기에 주의한다.

셋째, 요법기에 합선의 위험과 부식할 수 있는 유인이 되므로 각종 세제나 물로 닦지 말아야 한다.

넷째, 안면에 요법기를 조사할 때 부작용은 없지만 색안경이나 타올, 눈가리개 등으로 가리고 사용해야 안전하다.

〈그림 III-8-19〉 특수전자파 요법기(T.D.P)

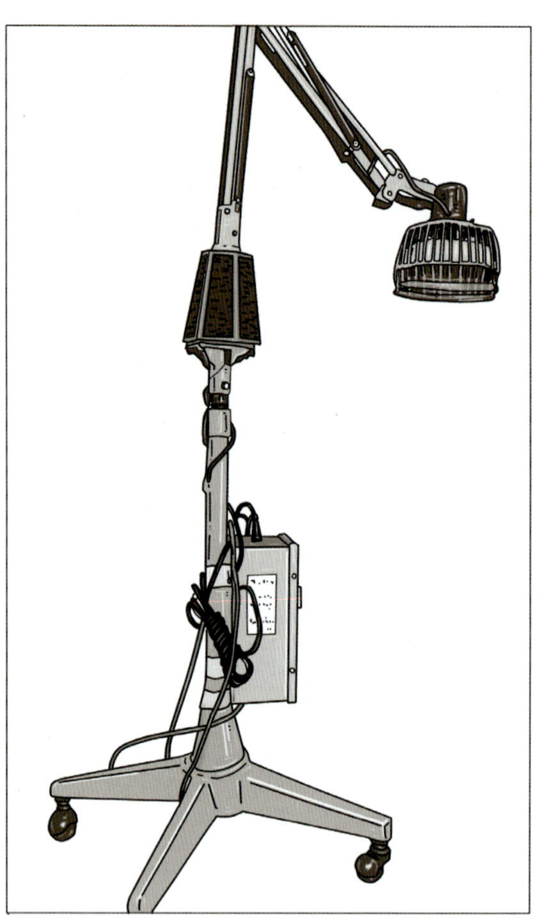

〈그림 III-8-20〉 복사 및 방열판(T.D.P)

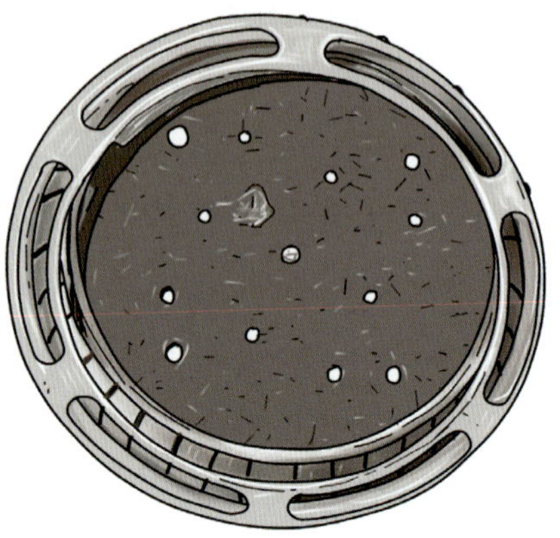

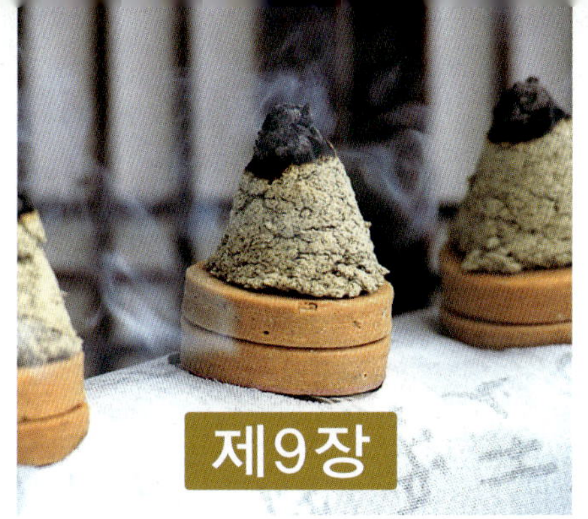

한방 수 요법
(韓方 水 療法: Hydro-therapy)

1. 개요

지구상에 모든 생물들은 물을 필요로 하며, 우리가 살아가는데 없어서는 전혀 생명을 유지할 수 없는 것이 물이다. 따라서 물은 인체에서 가장 필요로 하는 것이며, 풍부한 것이기도 하다. 물에는 무기물질이 용해되어 있고 성분과 용량이 항상 일정한 범위 내에서 조절되어 내적 환경을 유지하고 있다.

물의 중요성은 단순히 생명을 유지하기 위해 필요하다는 정도를 넘어서 생명의 일부라 해도 틀린 말이 아니다. 물은 세포 내에서는 신진대사의 매체가 되고, 세포 밖에서는 환경의 매체가 된다. 그러므로 물은 생명의 원천이며 근원이라고 할 수 있다.

한방에서의 수 요법은 이러한 물의 액체성, 기체성, 고체성의 성질과 형태를 이용하여 인체에 내적 · 외적으로 자극을 줌으로써 치료적 효과를 얻는 요법이라 할 수있고, 물을 응용하여 의료적 목적으로 물의 다양한 물리화학적 성질에 따라 질병치료에 이용하는 한방 물리요법의 한 분야로 정의할 수 있다.

물에 대한 역사는 물을 이용한 질병치료에 관한 성경에서의 기록이나, 인도의 석가탄생에 관한 서적에서 더운물과 찬물을 이용하여 목욕을 하였다는 기록이 있고, 물은 지구상에 모든 물질들을 깨끗하게 정화한다는 뜻에서 종교적인 의식으로 다양한 방법으로 이용되기도 하였다. 또한 원시인들과 고대인들은 수족이 아프거나 통증이 있으면 개울물이나 폭포수를 이용하여 통증을 경감시키고 치료를 했다는 기록이 있다. 현대에 와서는 물을 응용하여 치료의학으로 다양하게 사용되기 까지는 그간에 사용했던 오랜 경험들에 의해 이루어진 것이다.

물을 의학적으로 이용했다는 기록은 수 천년 전 중국의 전설적인 인물로 알려진 황제가 제창한 의서인 황제내경 소문에 있으며, 이집트와 아라비아에서는 광천수를 이용했다는 기록이 있고, 로마에서는 공중목욕탕을 이용하였다는 문헌이 제시되었으며, 또한 히포크라테스는 관절질환에 물을 이용하였다고 전해 내려오고 있다. 따라서 19세기에 들어서는 압주법이나 좌욕 등으로 발전하였다.

이러한 역사를 겯쳐 거듭 발전된 수 요법은 이론적 근거와 실용화가 이루어져 의학적인 방법으로 최근에는 여러 가지 물을 이용한 의료기기들이 개발되어 이 기구들을 질병치료에 사용하고 있으며, 한방과 관련 의료기관에서는 사용이 간편하고, 안전한 최첨단 수 요법 기기들을 도입하여 환자나 질병치료에 사용하고 있는 실정이다.

수 요법의 의학적 작용들은 물을 이용한 진정작용과 자극의 양면작용을 하고 있다. 그리고 신진대사를 촉진하여 체액을 정화하는데 작용을 하며, 해독과 중화작용, 청결효과가 있어 상처를 깨끗하게 해주므로 화상치료에도 많이 활용되고 있다.

위에 제시된 여러 가지 효과들은 양면성을 가지고 해석할 수 있다. 즉 현대의학적으로 사용되고 있는 수 요법의 여러가지 기기들에는 컴퓨터 프로그램을 가미한 첨단기구들을 이용하여 우리 신체에 물의 자극을 주어 치료에 사용하고 있는가 하면, 동양의학에서는 아직도 민간요법의 영역에서 물을 응용한 치료법들을 개발하여 사용하고 있다.

2. 물의 의학적 효과

물은 온수와 중 온수, 냉수와 빙 냉수 등으로 온도에 따라 액체 · 기체 · 고체로 달라지지만 사용에 따른 효과는 여러 가지가 있다.

(1) 자극효과

일반적으로 물을 이용한 자극은 정신을 잃었을 경우 냉수를 얼굴이나 가슴에 적용함으로써 의식을 찾는 경우를 들 수 있다.

(2) 진정효과

진정효과는 물의 온도에 따라 다소 차이는 있지만 주로 약 37.3℃~38.9℃(100°F~102°F)에서 나타나며 광기가 있는 환자에게 사용될 수 있다.

(3) 진통효과

통증의 경감이나 완화시키기 위한 진통을 목적으로 사용하는 수 요법에는 습포(Moisture Pack), 상지욕, 압주욕(폭포수 욕), 분무욕(Spray), 와류욕(Whirpool Bath), 얼음찜질, 초욕(paraffin Bath) 등이 있다.

(4) 해열효과

열을 내리기 위한 해열의 목적으로 사용하는 물의 온도는 보통 35℃~37.8℃(95°F~100°F)의 욕조의 물에 몸을 담그면 열을 내리는 작용으로 해열효과가 생긴다.

(5) 방부효과

증기나 끓는 물은 병원성 미생물의 발육과 그 작용들을 제거 또는 정지시킨다. 증기욕은 방부효과가 있다.

(6) 발한효과

고온욕이나 습사우나를 이용하면 땀의 양이 증가한다, 발한작용으로 사용하는 수 요법에는 염수욕(소금물 욕)이나 상자욕, 고온욕, 찜질욕 등이 있다.

(7) 강장효과

물을 적당하게 이용하였을 경우 결핵이나 기타 질병이 있는 환자에게서 소화기계에 영향을 주어 식욕증진 등의 효과를 가져 온다. 따라서 일반인에게 있어서도 물은 신체적, 정신적으로 건강하게 하는 강장제로 작용한다.

(8) 발열효과

인위적으로 열을 나게 하거나 치료목적으로 체온을 상승시킬 때 사용하는 요법이며, 한증막, 쑥탕기, 각탕요법, 염수욕, 상자욕, 고온침수욕, 고온모포 찜질 등이 있다.

(9) 이뇨효과

외적으로 냉수를 적용시키며, 우리가 추울 때 소변량이 증가하는 것처럼 얼음물을 마시면 소화량의 증가와 함께 유독성을 감소시키는 효과가 있다. 이 때 소변 량은 1배 정도 증가한다.

(10) 하제효과

한방에서의 하제는 토제와 같은 의미로 이법(裏法)으로써 설사나 세장 또는 관장, 장세척을 통하여 하제효과를 노리는 수 요법이다.

(11) 대사작용 증진효과

적절한 방법으로 물을 잘 이용하였을 경우 여러 가지 생리적 효과에 의하여 대사작용을 증진 시킬 수 있는 효과를 볼 수 있다.

(12) 수면효과

적절한 물의 온도를 이용하여 물에 몸을 담금으로 인하여 나타나는 최면효과로서 일종의 수면효과가 있으며, 지속욕, 족욕, 습지찜질 등이 있다.

(13) 토제효과

한방에서의 토제효과는 이법(裏法)으로 치료하는 법을 말하며 다량의 미온수를 마시게 하여 위로부터 강제적으로 비 소화물질을 토하게 함으로 써 얻는 효과이다.

(14) 국소마취효과

얼음이나 드라이 아이스를 비닐이나 수건에 싸서 사용하며 신체조직의 치료부위에 적용하여 냉각시키거나 차게 하면 피부에 분포된 감수기들은 일시적으로 자극에 대한 감지능력을 둔화하여 약품에 의하여 마취가 된 것과 같은 효과를 가진다.

3. 수 요법의 종류

1) 냉 · 온탕 목욕

냉 · 온욕은 냉 · 온수를 사용하여 음양을 교차시킨다는 뜻으로 일명 음양교환욕(陰陽交

換浴)이라고도 하며, 냉탕과 온탕에 교대로 각 1분간씩 반복적으로 전신욕 및 국소욕을 하는 것을 의미한다.

냉 · 온욕은 또한 자연적인 음양의 조화와 균형을 이루게 함으로써 실조된 자율신경계의 기능을 항진시키고, 냉탕과 온탕에 온도를 적용시켜 각 조직의 수축과 이완을 반복하게 함으로써 혈액순환계의 흐름에 영향을 주며, 냉탕의 교대적 피부자극이 신경감수기의 전달기능을 촉진하고, 각 조직에 활발한 대사작용이 이루어 질수 있도록 도움을 준다. 또한 내부장기의 이상반응으로 나타나는 체표부의 경혈점에 생긴 기미나 경결 등 피부변화에 대한 정화작용이 이루어진다.

냉 · 온욕은 건강한 사람이나 어떤 질환을 치료하고자 하는 의미에서 시행방법은 처음 시작 시 반드시 냉탕부터 시작하여 1분간씩 냉온욕을 교대로 하며, 냉온욕을 마칠 때에도 냉탕으로 끝 마쳐야 한다. 단 관절염환자의 경우에는 온탕으로 시작해서 온탕으로 마쳐야 한다.

냉 · 온욕의 교대횟수는 냉탕이 6～7회, 온탕이 5～6회가 이상적이다. 시작과 종료가 냉탕이기 때문에 냉탕이 온탕보다 1회가 많은 것으로 된다.

냉 · 온욕은 가능한 매일 하는 것이 좋고 건강할 때도 평소에 꾸준히 계속적으로 하게 되면 건강에 많은 도움이 된다.

냉 · 온탕 욕조의 온도는 냉탕 섭씨 18° 전후, 온탕 40℃ 전후가 가장 이상적이고 효과적이나 노약자나 고령자, 또는 순환계 질환이 있는 환자에게는 냉탕이 25℃ 전후, 온탕이 42℃ 전후로 하여 팔다리 말단 욕부터 시작하여 차차 익숙해지도록 해야 하며, 반드시 한의사 또는 물리치료사의 지시에 의해서 시행하여야 한다. 교대시간은 각 1분간씩 하는 것이 적당하다.

탕의 온도를 적절히 맞추고, 특히 냉 · 온욕을 매일하게 되면 온도가 높을수록 기분이 상쾌해지나 섭씨 43℃이상의 고온으로 목욕을 하게 되면 몸과 피부에 무리를 주고, 매일 냉온탕 시에 화학적 제제인 바디 삼푸나 몸 세척제 그리고 비누를 쓰게 되므로 피부에 합성되는 지용성비타민 A, D의 결핍과 신경과민 등이 일어날 수 있다.

또한 냉 · 온욕 시 적절한 도인안교법을 병용하면 더욱 효과적이다. 냉탕에서는 동공법을 하고 온탕에서는 호흡법과 정신통일을 기하는 정공법을 주로 한다(그림 Ⅲ-9-1).

〈그림 III-9-1〉 냉온욕 장면

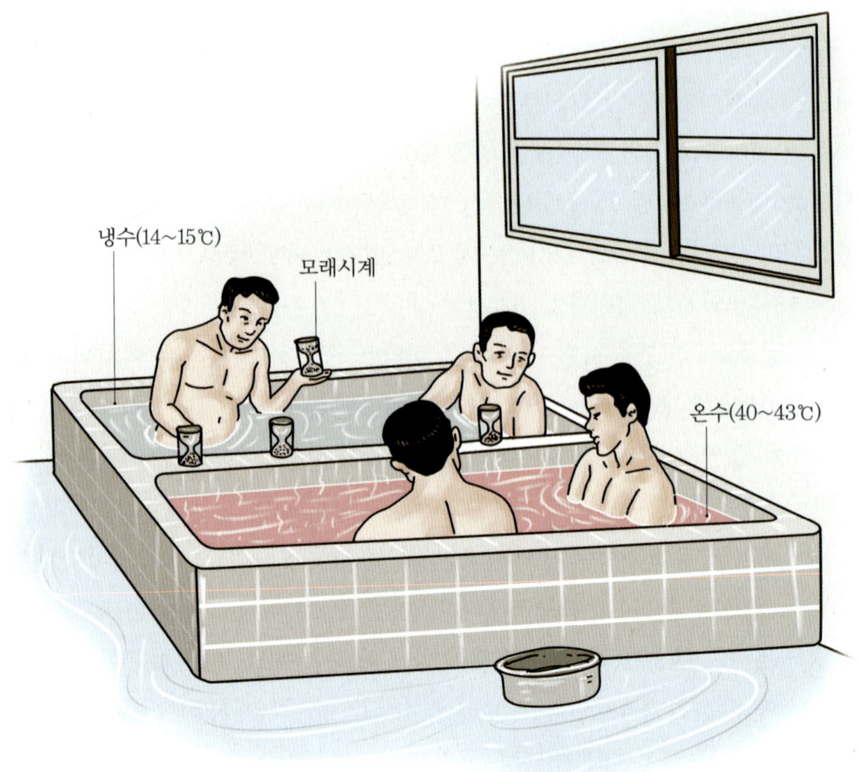

2) 각탕요법(Fussbader)

각탕요법은 국소욕과 반신욕의 방법으로 욕조의 물에 여러 가지 뿔 즉 녹용, 서각, 영양각, 녹각을 물에 담가 우려내어 그 물을 사용하는 목욕법이다. 일반적으로 공급이나 가격이 고가이므로 주위에서 손 쉽게 구입할 수 있는 녹각을 주로 많이 사용한다. 이 목욕법은 고열이나 미열 등을 동반한 환자에게 응용하는 것으로 목욕시간 때는 오후 3시 이후가 적당하다. 각탕법을 1회 시행으로 오히려 열이 상승하는 경우도 있지만 염려할 필요는 없으며, 4시간 정도 휴식한 후 다시 시행하면 열이 내린다.

목욕을 하면서 발한이 되면 생수, 식염, 비타민C 등을 섭취하도록 한다. 심장병이나 신우염, 수종, 당뇨병과 감기로 목의 통증이 있을 경우에도 각탕법을 시행하면 효과적이다. 또한 기침이 발생하는 경우에도 각탕으로 치료하면 완화된다.

각탕의 방법은 욕조나 양동이에 온수를 넣고 발이나 종아리 넙다리부 순으로 욕조에 담그는데 이 때 자세는 눕거나 의자를 놓고 앉아도 된다. 그리고 무릎에서 위쪽으로는 담요나 큰 타올을 이용하여 덮는다.

물의 온도를 올리는 데에는 전열기나 주전자를 사용하며, 뜨거운 물이 피부에 닿지 않도록 하고, 5분마다 온도를 1℃씩 올려 42℃에서 정지한다. 이 방법은 섭씨 40℃에서 5분간, 41℃에서 5분간, 42℃에서 5분간씩 15~20분간 담근 후에 발을 온탕에서 꺼내어 잘 닦고 준비해 둔 냉수에 1회만 담근다. 이 때에 온수의 온도와 시간은 다음과 같은 방법으로 실시한다. 냉수의 온도를 섭씨 14℃에서 2분간(1회), 섭씨 18℃에서 2분간(1회) 실행한 후 냉수에서 발을 꺼내 물기를 닦고 담요나 타올을 덮고 누워서 휴식을 취한다.

(1) 20분 각탕요법

① 냉수를 이용한 각탕은 하지 혈액을 차게하여 알칼리도를 높이며 발한을 촉진시키는 방법이다. 20분 정도에서 발한이 되면 효과가 나타난 것이다.

② 발한이 잘 되지 않는 사람들은 15분쯤 지났을 때 감잎차를 따뜻하게 하여 조금씩 마시면 발한작용이 된다.

③ 계속적으로 발한작용이 없는 경우 중지하지 말고 5~10분정도 시간을 늘리면 발한작용이 나타날 수 있다. 그러나 30~40분 이상 너무 장시간 동안 시행하면 관절에 부종이 초래될 수 있어 가급적 멈춘다.

④ 각탕물에 담근 시간이 20분이 넘은 경우 냉수에서 발을 꺼내 물기를 닦은 후 발목의 부작용이 있을 경우를 예방하기 위해 부목을 발목 양옆에 착용하게 하고 모세관운동을 실시하거 하루나 이틀 정도는 걷지 않고 앉아서 쉬는 것이 좋다. 또는 양동이에 소금물을 만들어 발을 담근 후 수건으로 물기를 닦고 건조될 때까지 누워 있고 되도록 서거나 걷지 않는 것이 좋다. 따라서 이러한 규칙을 지키지 않을 경우 발의 관절에 염증 또는 신장염, 심장병의 유발 위험이 높다.

⑤ 각탕 후에는 계속적으로 타올이나 담요를 이용하여 보온을 유지하고, 발한이 완전히 멈출 때까지 누워서 안정을 취한다.

〔주의사항〕

각탕으로 발한작용 후에는 2시간 반 이내에 생수와 소금, 비타민C(감잎차)를 보급하여 마시게 한다. 그리고 소금은 각탕의 시행 전 보통 2g, 시행 후 2g을 물에 타서 마시게 한다. 또한 발한작용이 심할 경우에는 다시 2g을 1시간 쯤 지나 소금물로 만들어 마시거나 과일이나 야채에 묻혀서 먹는다. 또한 감기나 결핵 등으로 염분의 섭취가 과잉되어 있을 경우에는 처음 2, 3회는 소금을 섭취하지 않는다.

① 생수, 소금, 비타민C 등을 보급할 경우에는 생수와 비타민C는 함께 섭취하고 40분쯤 지나 소금은 야채나 과일에 묻혀서 먹는다. 그리고 30~40분간은 물을 마시지 않는 것이 좋다.

② 각탕을 20분정도 시행한 후에는 발목의 손상을 예방하기 위해 모세혈관 운동을 한다.

③ 각탕을 시행할 때는 아침이나 저녁에 실시하는 것도 좋지만 일종의 수면법이기 때문에 되도록이면 밤에 시행하여 그대로 수면할 수 있도록 한다.

④ 각탕을 시행시간은 오후 3시 이후로 한다. 열이 나거나 고열일 경우에는 오후 3시, 6시, 9시 주로 3회를 시행하며 처음 1회 시행 후 열이 내리더라도 다시 열이 오르기 때문이다.

⑤ 피부가 거칠거나 반응이 좋지 않는 경우에는 각탕 시행 후에 발목이나 발부분에 올리브유나 동백기름 또는 마그밀 물을 엷게 발라 피부를 부드럽게 해준다. 피부궤양 등에는 따뜻한 물에 1/400 의 명반을 넣어 시행하면 좋다.

⑥ 각탕은 식후보다는 공복 시에 시행하는 것이 좋다. 식후에는 되도록 30분정도 지나서 시행한다.

⑦ 컨디션이나 몸의 상태가 좋지 않을 때 각탕을 시행할 경우에는 생수나 레몬즙, 따뜻한 녹차를 마시면서 시행하는 것이 좋다.

⑧ 냉수로 각탕을 시행한 후에 발이 차거나 온기가 나지 않을 경우에는 다음 회 부터는 냉수에 담그는 시간을 1분 정도로 줄인다. 또한 지체부자유로 누워서만 있거나 걷지 못하는 환자는 냉수에 담그는 것을 피한다.

⑨ 각탕 중 호흡이 빨라지거나 거칠어지는 경우에는 시행을 중지하고 발목에 냉온수 교대욕을 1, 2회하고 난 후 각탕을 계속해서 시행한다.

⑩ 미열이 있는 경우는 각탕을 3회 정도 만 시행하고, 소금은 섭취하지 않게 하고 익일 이후 부터 섭취하게 한다.

⑪ 각탕과 동시에 가슴부분에 겨자찜질을 같이 경우에는 여름에는 각탕부터 시행 후 겨자찜질, 겨울에는 겨자찜질 먼저 시행 후 각탕을 나중에 시행하는 순서로 한다.

⑫ 각탕 종료 후에는 되도록 걷지 않는 것이 좋다. 발목에 손상을 일으키기 쉽기 때문에 될 수 있으면 누워 있고 자기 전에 시행하여 아침까지 수면을 취하게 한다.

(2) 40분 각탕법

40분 각탕법은 보통 20분 각탕의 시행으로 발한이 안될 때, 40분 각탕법을 시행한다. 보통의 20분 각탕법으로 물의 온도를 43℃까지 올려 5분간하고, 발한작용이 없을 경우 같은 온도에서 5분간 연장하고, 그래도 발한작용이 없는 경우 다시 5분간 연장하며 끝날 때는 40분에 이르게 한다. 이러한 방법으로 시행하면 발한작용이 대부분 나타난다.

각탕법을 20분 이상 시행하면 발의 복사뼈(malleolus) 부분이 물에 불어 부종이 생길 수 있다. 이런 상태에서 보행을 할 경우 그 부위에 염증이 나타날 수 있으므로 각탕 시행시간이 20분을 초과 시에는 걷지 않고 어느 정도 쉬는 것이 좋다. 20분 각탕으로 발한작용이 없고 계속해서 고열이 심한 경우에는 40분의 각탕법을 시행하는데 보통 증상이나 질병이 심한 경우이므로 치료과정을 주의 깊게 살펴 시행한다.

3) 겨자요법

겨자를 이용한 겨자요법은 겨자의 독특한 매운맛의 강한 자극을 이용하여 해당부위에 적용하였을 때 통증을 완화시키고, 경직된 근육과 혈관의 이완 그리고 항염증 작용에 효과가 있다.

적응증은 폐렴(pneumonia), 기침, 늑막염, 폐결핵, 후두결핵, 천식(asthma), 기관지염(bronchitis), 감기, 협심증, 심장병, 신경통, 어깨통증, 중이염(otitis media), 맹장염(appendicitis), 히스테리, 피로회복, 인후통증(pharyngalgia) 등에 적용한다.

(1) 겨자반죽 찜질

겨자반죽은 적당한 용기에 보통 100g의 겨자를 담아 같은 양의 온수를 부어 반죽을 한다. 충분히 섞어 용기를 거꾸로 뒤집어도 반죽이 흐르지 않을 정도로 만든다.

어른의 경우 겨자와 밀가루를 1:3 정도, 어린이는 1:5 정도, 유아는 1:12 정도의 비율로 섞어 사용하는 것이 좋다.

겨자의 반죽에 사용하는 물의 온도는 55℃가 가장 효과적이며 70℃가 넘으면 효력이 감소하고 100℃이상이면 거의 효과가 나타나지 않는다. 또한 물의온도가 35℃이하에서도 효과가 없다.

겨자반죽찜질은 수건이나 무명헝겊에 3㎜두께로 겨자반죽을 발라 그 바른 천을 해당부위에 얹고 기름종이나 타월을 이용하여 덮는다. 그 후 2~3분 씩하여 겨자반죽을 바른 천의 끝부분을 들어 피부의 충혈여부를 살펴 빨갛게 충혈이 확인되면 반죽한 천을 떼어낸다.

는 온수 2리터 정도에 큰 숟가락 하나 정도의 겨자가루를 사용하며, 욕조온도는 43℃가 적당하다. 또한 겨자목욕은 겨자 대신에 겨자알콜이나 겨자기름를 사용하는데 겨자알콜은 200리터의 물에 200~300g, 겨자기름은 2g씩 넣는다. 겨자기름을 물에 타기 전에 일정량을 알콜로 희석한다. 겨자는 심한 자극이 있는 성질을 가지고 있기 때문에 탕에 들어가기 전에 모직헝겊을 이용하여 눈과 코, 입 부분을 잘 가린 다음 얼굴부위를 잘 보호하고 입욕을 하여야 한다. 치료 후에는 따뜻한 물로 몸을 닦고, 안정을 취한다. 겨자욕조의 온도는 35℃~38℃가 적당하고, 치료시간은 10분정도가 좋다. 겨자는 피부자극이 심하기 때문에 피부혈관들을 급격히 충혈시킨다.

4) 약물탕 요법

약물탕 요법은 목욕탕에 한약재를 이용하여 담그는 온욕법으로 대표적으로 애엽탕이나 녹차탕을 들 수 있고, 기타 광물성 약재를 이용한 약물탕 요법 등이 예전부터 동양의학에서 전해져 내려오고 있다. 또한 천연적인 약물탕 요법으로는 온천요법 등을 들 수 있는데 약물탕 요법은 일반적인 수 치료법의 효과와 더불어 피부를 통하여 약리적인 효과를 기대하는 이중적인 목적이 있다고 볼 수 있다. 일반적으로 깨끗한 물에 여러 종류의 풀과 꽃 또는 꽃 잎, 잎사귀, 식물뿌리나 줄기를 끓여서 만들고, 창포, 민들레, 녹차잎 등과 식물의 마른 잎과 꽃 또는 줄기에서 성분들을 추출하여 만든다. 투과성이 좋은 천으로 건조한 한약재나 식물들을 주머니를 만들어 그 속에 넣어 가열한 뒤 욕조에 넣는 방법이 있고, 사우나탕에 한약재를 줄로 엮어 걸거나 통속에 넣어 스팀을 이용하여 김을 쏘이거나 걸어 놓는 방법 등 다양하게 건강이나 질병치유에 이용한다.

(1) 애엽탕(艾葉湯: 인진쑥) 목욕

애엽탕은 쑥탕이라고도 하며 따뜻한 욕조에 미리 애엽(인진쑥)을 넣어 두고 뚜껑을 닫아 물을 데운 다음 그 물에 전신적 또는 국소적으로 담가서 목욕하는 방법을 말한다. 땀이 날 정도로 5~10분간 전신욕 또는 반신욕으로 욕조에 들어가 있다가 20℃ 전후의 냉탕으로 들어가 교대욕을 한다. 주로 애엽탕의 적용은 식욕부진이나 만성소화장애, 냉증, 부인병, 신경통, 갱년기장애 등에 효과적이다. 또한 애엽(인진쑥)은 전통적으로 우리 몸에 노폐물 및 피부미용에도 효과적이므로 우리가 공중목욕탕이나 사우나탕에서 흔히 볼 수 있는 식물이다.

(2) 창포탕(菖蒲湯: 창포) 목욕

창포탕 목욕은 한약재인 창포나 길경 또는 원지를 같은 양으로 섞어 진하게 달인 후 그 물을 따뜻한 욕조의 물과 혼합하여 전신 또는 반신욕으로 목욕을 한다. 창포탕 목욕의 적용은 피부병, 특히 습진에 효험이 있고, 만성호흡기질환과 늑간신경통 등에도 창포탕으로 목욕한 후에 활석 1/100을 탄 찬물에 1분간 몸을 담그고 나오면 더욱 더 효과적이다.

(3) 소엽탕(蘇葉湯: 들깻잎) 목욕

소엽탕 목욕은 소엽(들깻잎)과 창출을 같은 양으로 섞어 진하게 달인 물을 따뜻한 욕조에 타서 전신 또는 반신욕으로 목욕하는 방법이다. 이 목욕은 두드러기나 기타 알레르기 피부염에 효과가 있고, 식중독이나 중독성 급성신염 등에 효과가 있어 치유하고자 많이 사용한다.

(4) 미기탕(美肌湯) 목욕

미기탕 목욕은 오트밀 30g과 유산 5g, 붕산 2g을 미온수(24℃~33.5℃)에 풀어 용해한 다음 이 물을 온탕에 혼합하고, 냉탕에는 3종류 이상의 생야채를 갈아서 15g정도 혼입한 다음 전신 또는 반신욕으로 냉 · 온욕을 교대로 하면 피부미용에 효과적이다.

(5) 유황탕(硫黃湯: 유황) 목욕

유황탕 목욕은 자연적 유황탕이나 유황을 물에 녹여 목욕하는 방법이다. 유황탕은 온탕에 이산화황을300~400g정도 녹여서 그 물에 목욕을 한다, 유황탕은 천연 온천욕으로도 유명하며, 주로 모든 피부질환과 피부미용에 효과가 있어 많은 사람들이 유황탕을 이용한다.

(6) 침엽수 목욕

침엽수 목욕은 항아리나 큰 그릇에 소금 1000g, 알콜15.0g, 정유5.0g, 테러빈유 5.6g, 플루오레스틴 1.5g의 약제를 잘 섞어서 뚜껑을 덮어 보관하였다가 목욕 시 물 200L에 혼합하여 욕조에 타서 전신 또는 반신욕으로 사용한다.

(7) 멜리사 목욕

멜리사 목욕을 하기 위한 방법으로는 한약재인 멜리사 20g과 톱풀 20g, 쓴쑥 20g, 창포뿌리 20g, 박하잎 20g, 소나무잎 20g의 약제를 10L의 물에 넣고 끓인 다음 200L의 물에 혼합하여 전신 또는 반신욕으로 사용한다.

(8) 송엽(松葉: 소나무잎) 목욕

송엽 목욕은 큰 그릇에 소금 30g과 수소탄산소다 15g, 용뇌(보르네올) 0.05g, 테레빈유 0.2g, 송엽 엑기스 2g, 플루오레스틴 0.03g 을 넣어 끓인 후 물 200L와 혼합하여 전신 또는 반신욕으로 사용한다. 송엽에서 나오는 피톤치드 성분은 머리를 맑게 하고, 혈액순환을 좋게 하여 몸과 마음을 상쾌하게 한다.

(9) 장미꽃(장미꽃잎) 목욕

장미꽃은 근육을 이완시키고, 피부를 윤택하게 하며, 전체적으로 몸살 기운이 있는 관절부위를 완화시키는 효과와 향긋한 냄새가 있기 때문에 흥분된 상태에서 마음을 가라앉히는 진정작용도 있다. 따라서 장미꽃 목욕은 더운물을 욕조에 담고 그 위에 목욕 1시간 전 장미꽃 잎을 띄운 다음 전신 또는 반신욕으로 몸을 담근다.

(10) 마늘 목욕

마늘을 이용한 목욕은 마늘은 맵고 냄새가 그렇게 좋지 않기 때문에 마늘을 익혀 냄새를 제거한 다음 욕조의 더운물에 넣어 우린 다음 사용하면 발한효과를 가져오며, 혈액순환을 증진시키고 또한 피로회복에도 좋은 반응을 보인다.

(11) 쌀겨 목욕

쌀겨 목욕은 쌀겨를 밥 그릇으로 한 그릇 정도 욕조의 더운물에 담그기 1시간 전에 타서 우린 다음 그물에 전신 또는 반신욕을 하거나 적당하게 쌀겨를 거즈로 싸거나 자루에 넣어 목욕을 하는 동안 얼굴 또는 머리, 손과 발을 문지르면 쌀겨에 있는 유분이 인체에 붙어 있는 기름때를 없애주기 때문에 피부를 청결하게 하는 효과가 있다.

(12) 인삼 목욕

인삼성분은 몸을 따뜻하고 열을 발산하게 하는 양의 성분으로 피부를 자극한다. 또한 혈액순환을 돕고, 신진대사를 원활하게 하며, 진정작용도 있다. 따라서 몸이나 수족이 찬 사람이나 환자의 경우 인삼의 잔뿌리나 인삼 잎 또는 말린 줄기 등을 끓여 목욕물에 적당한 비율로 섞어 사용한다. 흔히 고급 호텔목욕탕이나 온천에 가면 인삼탕을 볼 수 있다.

(13) 미역 목욕

미역 목욕은 욕조의 더운물에 젖은 미역이나 말린 미역을 잘게 썰어 적당하게 넣은 다음 그물에 전신 또는 반신욕을 한다. 미역은 주로 식품으로 사용되는 청정해역의 미역을 사용하는 것이 좋다. 미역에는 철분이 많이 함유되어 있어 피부를 습하게 하고 윤기을 간직해 주는 효과가 있기 때문에 건강하고 싱싱한 피부를 가지게 한다. 또한 목욕 중에 미역을 거즈에 싸서 몸 전체를 골고루 문지르면 건강한 피부를 간직할 수 있다.

(14) 차조기 목욕

차조기 목욕은 식물인 차조기의 줄기와 잎을 말려서 욕탕의 재료로 사용한다. 적당한 크기의 주머니 속에 차조기를 넣고 목욕 1시간 전 욕조의 더운물에 우린 다음 전신 또는 반신욕을 한다. 차조기의 함유성분은 강하기 때문에 마음이나 기분을 상쾌하게 하는 작용을 하고 근육통이나 냉증, 타박상, 통풍에 좋은 효과가 있다.

(15) 박하 목욕

박하 목욕은 박하를 이용하여 욕조의 더운 물에 타서 그 물에 전신 또는 반신욕으로 하는 방법이다. 이는 박하의 줄기와 잎을 말려서 욕제로 사용한다. 박하는 멘톨효과가 있어 시원하고 냉한 느낌의 자극효과가 있어 근육통이나 냉증 그리고 기분을 트이게 하므로 노이로제에 효과가 있다. 피부에 붙이면 발열효과도 나타난다.

(16) 당귀, 천궁 목욕

당귀와 천궁을 이용한 목욕법은 한약재인 당귀와 천궁의 뿌리를 말려서 욕제로 사용한다. 말린 천궁이나 당귀를 주머니에 넣어 욕조의 더운 물에 목욕 1시간에서 1시간 30분 전에 넣은 후 그 물에 전신 또는 반신욕으로 하는 방법이다. 당귀나 천궁은 주로 보약으로 사용하는 약재이며 즉 보기제로 사용된다. 신경통에도 효과가 있고, 이 두 가지 약초는 성약이라고 할 만큼 당귀작약산의 주성분으로 신체를 따뜻하게 하는 성질을 가지며, 혈액순환을 촉진시키고, 기를 잘 통하게 하는 통기제로도 쓰인다.

5) 낙수 요법

낙수 요법은 폭포수를 연상하면 된다. 즉 떨어지는 물을 우리 몸에 맞아 경락상의 경혈점을 자극하므로서 자극효과와 물 마사지를 통하여 우리 몸의 기 순환을 원활히 하는 목적으로 시행한다. 주로 폭포수 밑에서 떨어지는 물을 맞는다든지 사우나탕의 인공 수압을 이용한 물줄기를 필요한 부위에 적용시킴으로써 근육의 이완이나 혈액순환의 증진, 통증의 감소, 해열작용 등의 효과를 볼 수 있다.

6) 한방온열치료

한방에서의 온열치료는 주로 발한목적도 있지만 자극을 통하여 진정효과나 통증의 감소 및 완화를 목적으로 이용된다.

(1) 모래찜질

모래찜질은 주로 해변이나 해수욕장 등에서 모래를 이용하여 기온이 올라가는 5월부터 모래찜질을 일광욕과 함께 병용하여 시행한다. 이 찜질의 목적은 진정효과나 통증의 완화 그리고 감소를 목적으로 하는 질환 등에 많이 적용하는 대중요법 중의 하나이다.

(2) 된장찜질

된장찜질은 필요한 만큼의 된장을 그릇에 넣어 뜨겁게 데운 다음 적당한 천으로 싸서 환부에 적용시켜 된장의 성질을 이용한 자극요법으로 주로 통증의 완화나 감소를 목적으로 이용된다.

(3) 돌찜질

돌찜질은 맥반석이나 광물질이 든 돌 또는 일반적인 돌을 불에 달구어 적당한 온도로 확인 후 종이에 싸서 환부에 대고 찜질을 하는 방법으로 주로 동통의 완화나 감소 목적으로 사용되지만 화상의 위험이 있어 주의해야 한다.

(4) 쑥찜질

쑥은 한방용어로 애엽(艾葉)이라고도 하며 주로 인진쑥을 사용한다. 국소적인 방법으로 쑥을 물에 끓여 탕 속의 물과 석어 그 물에 환부를 담그거나 김을 쏘여 쑥의 약리작용이나 온열작용을 목적으로 시행한다. 주로 관절통의 완화 및 감소 그리고 냉증치료에도 사용한다.

(5) 소금찜질

소금이나 해수(海水)는 우리 몸에 삼투효과가 있어 노폐물 제거 및 비만관리에 적절히 사용된다. 소금찜질은 대중목욕탕이나 찜질방 사우나를 이용하여 가는 소금을 몸에 골고루 바른 후 땀을 내면 발한작용과 함께 노폐물 제거와 청결효과를 가져오며 소금을 불에 볶아서 헝겊에 싸거나 주머니 속에 넣어 환부에 대면 온열효과와 적절한 치료효과를 볼 수 있다. 속이 좋지 않거나 배앓이의 경우 배꼽 위에 올려 치유시키는 방법으로 사용하기도 한다.

7) 한방에서의 냉치료

한방에서의 냉치료는 찬 성질을 이용하여 냉 효과을 얻는다. 수로 냉은 자극효과가 있으므로 해열, 소염, 진통 및 부종의 감소를 목적으로 얼음, 냉수, 콩 등을 사용하였다.

(1) 얼음 및 냉수

옛날에는 주로 동물을 잡아 방광을 이용하여 그 속에 얼음을 넣어 환부에 적용시켜 해열 및 진통을 목적으로 사용하였다. 요즘에는 찬 증기가 나오는 기기들이 개발되어 환부에 사용하고, 냉장고의 보급으로 가정에서도 손쉽게 여러 가지 다양한 모양의 얼음을 만들어 주머니나 비닐봉투에 넣어 타올에 싸서 이용하기도 한다.

냉은 한방에서 음(陰)의 성질로 응용되며 관절염으로 열이 있거나 부종이 있는 경우, 타박상 초기의 동통과 부종이 있는 경우 이를 완화시키는 목적으로 흔히 사용한다.

(2) 콩을 이용한 냉치료

약간 덜 마른 콩을 자루에 담아 찬 곳에 두었다가 콩 자루 속에 발이나 손을 넣어 냉각시키는 방법으로 주로 동상치료에 많이 사용하였으나 요즘에는 의료의 발전과 의약품 그리고 여러 가지 동상에 대한 치유법들이 개발되고 동상에 노출되는 경우가 흔치 않아 사용을 거의 하지 않는다. 따라서 오래 전에 사용했던 전통적인 치유법으로 간작하고 있다.

(3) 두부를 이용한 냉치료

두부를 이용한 냉치료는 콩과 마찬가지로 두부를 냉각시켜 두부 속에 손가락을 집어넣어 동상치료에 주로 사용하는 방법이다. 그러나 이 치유법도 특별한 경우를 제외하고는 요즘에는 거의 사용치 않는다.

8) 증기를 이용한 찜질

조선 세종 때부터 서울 사대문 근처에 한증막을 두고 평민들에게도 치료를 할 수 있도록 하였으며 황토를 이용하여 특수한 시설로 토굴을 만들고, 불을 지펴 가열한 후에 밀폐하여 그 속에서 땀을 나게 하는 방법으로 이용하였다. 이것은 북구지방에서 크고 작은 돌들을 밀폐한 토굴에 가열하여 발한작용을 하게 한 방법과 비슷하다.

최근에는 증기를 품어내는 수치요법용 치료기구가 개발되어 임상에서 사용되고 있으며, 증기열을 이용한 사우나탕이 널리 보급되어 대중들이 이 시설을 많이 이용하고 있다. 또한 찜질방이 전국 어디에서나 설치되어 다목적으로 이용할 수 있어 건강이나 관절과 관련된 여러 질환 또는 동통을 완화시키고 진통효과, 신진대사의 증가, 혈액순환의 촉진 등의 목적으로 많이 이용된다.

9) 된장을 이용한 복부찜질

복부에 된장을 이용하여 찜질하는 방법으로 밥그릇 하나 정도의 된장을 뜨거운 물에 반죽하여 타월에 5mm정도의 두께로 바르고 그 위에 거즈를 2장 정도 덮어 배꼽을 중심으로 거즈부분이 배에 닿도록 한다. 배꼽에는 미리 직경3㎝ 정도의 종이를 붙여 소양증을 예방한다. 그리고 그 위에는 타월로 덮어서 보온을 유지시킨다. 그렇게 한 다음 4시간 이상 복대로 묶은 상태로 지낸다 .

된장찜질은 열을 내리고 배변의 소통을 원활하게 하며, 호흡을 잘되게 하고 소변량을 증진시켜 복수를 흡수하는데 목적을 두고 이용되고 있다.

된장찜질은 주로 대장질환, 늑막염, 결핵, 심장병, 신장병, 복부팽만, 호흡곤란, 배뇨, 만성변비증, 만성위장병 등에 뛰어난 효과가 있고 중풍이나 뇌일혈에도 적응된다.

된장을 이용하여 복부에 찜질을 할 경우 알아두어야 할 사항들은 배속에 많은 양의 변이 차 있는 경우 묽은 미음이나 갈분(갈근: 칙뿌리)미음을 주어서 장관이 비는 것을 막는다. 또한 된장찜질을 복부에 하는 경우 심한 설사를 해도 계속해서 실시하는 것이 좋다.

된장으로 인해 피부에 부작용이나 헐거운 사람은 메밀범벅을 이용하면 좋으며, 된장찜질의 횟수는 대부분 1회에 끝내지만 경우에 따라서 1주일에서 10일 또는 2주 이상 시행해야 하는 경우도 있다. 이렇게 계속적으로 해야되는 경우에는 새로운 된장을 1홉(약150g)정도 기존의 된장에 합해서 붙이도록 한다. 된장은 속성으로 만들어 낸 것을 이용하기 보다는 가능하면 가정에서 숙성시켜 만든 오래된 재래식 된장을 사용하는 것이 더욱 효과적이다.

10) 메밀을 이용한 찜질

된장에 알레르기나 이로 인해 피부가 좋지 않은 사람들은 메밀을 이용해서 찜질을 대신한다. 대부분 메밀은 피부에 부작용을 주거나 알레르기 반응이 잘 일어나지 않고 피부를 윤택하게 하는 성질을 가지고 있기 때문이다.

1홉(150g)정도의 메밀가루에 5g 정도의 먹는 소금을 섞어 적은 양의 물에 잘 반죽하고 그 다음에는 뜨거운 물로 진득진득하게 반죽하여 이것을 천에 발라 배에 붙여 시행한다.

메밀은 성질이 차기 때문에 해열과 배변소통 그리고 호흡을 원활하게 하고 소변량을 증가시켜 이뇨작용을 돕고 복수를 흡수하고자 하는 목적으로 이용한다.

따라서 메밀찜질은 주로 중풍이나 뇌일혈 그리고 대장질환, 늑막염, 결핵, 심장병, 신장병, 복부팽만, 호흡곤란, 배뇨, 만성변비증, 만성위장병 등에 적응된다.

11) 토란을 이용한 찜질

토란을 이용하여 찜질을 하고자 할 때는 10개 정도의 토란을 껍질 채 털이 약간 탈 정도로 숯불에 구워 껍질을 벗긴 후 강판에 짓 이긴 다음 10g 정도의 밀가루를 섞는다. 2g정도의 볶은 소금과 껍질을 벗긴 생강 2쪽을 잘 이겨서 섞어 반죽한다. 그러면 끈적끈적하고 하얀 고약으로 변한다. 이것을 깨끗한 천이나 기름종이에 6mm정도 발라서 해당부위에 붙인다. 혹시 해당부위가 열이 있는 경우에는 2~3시간마다 교환해서 붙인다. 반대로 정상적인 체온으로 열이 없는 경우에는 5~10시간 정도 장시간 붙여 두어도 좋다. 그 이후에 붙인 해당부분에 손이나 기구를 이용하여 모세관 운동을 해주면 더욱 효과적이다.

토란을 이용한 찜질의 적응증으로는 종기, 피부 및 유방암, 중이염, 염좌, 맹장염, 치통, 류머티스 관절염, 신경통, 어깨결림, 근염 등에 매우 효과적이다.

토란을 이용해서 찜질을 할 경우 알아두어야 할 사항들은

첫째, 토란찜질을 한 후에 피부가 헐어서 가려울 때는 토란이 덜 구워졌거나 피부가 약하기 때문에 잘 구운 토란을 사용하고, 찜질을 일시 중단하여 환부에 마그밀을 엷게 바르거나 올리브유를 바른다. 하지만 너무 구운 토란은 효과가 떨어지고, 피부에 올리부유를 바른 상태에서 토란 약을 붙이면 환부에 잘 접착이 안 되므로 붕대로 감싸 테이프를 붙여 시행한다.

둘째, 토란약을 붙여 찜질을 하면 전체부위가 부종이 생길 수 있지만 이런 경우는 효과가 나타나는 반응이므로 중지하지 말고 계속해서 시행한다.

셋째, 피부에 알레르기나 두드러기가 잘 생기는 사람은 해당부위에 올리브유를 바른 후 토란찜질을 한다.

넷째, 종양이나 피부 종기 등의 환부에 토란 약을 붙이면 흰 좁쌀 같은 것이 돋아나면서 결국에 종기나 종양이 회복되게 된다.

다섯째, 종기의 경우는 피가 나올 때가지 눌러 짜낸 다음 그 위에 토란 약을 붙여 시행하면 효과적이다.

여섯째, 얼굴에 주근깨나 기미가 있는 부위에 약 1주일정도 붙이면 얼굴이 희어지면서 주근깨나 기미가 사라진다.

일곱째, 오래 된 혹이나 종양도 토란 약을 붙이면 떨어지는 수도 있고, 눈에 보이지 않게 살 속에 박힌 가시도 토란 약을 붙이면 밖으로 나오기도 한다.

여덟째, 만성적인 천식이나 해소도 가슴 전체에 토란 약을 붙이는 방법으로 약 3주 정도 붙이면 치유가 된다.

아홉째, 피부에 하얀 얼룩이 퍼지는 백납병이나 빨강 사마귀 등에는 그 위에 엽록소나 마그밀, 올리브, 토란 약을 각 1주일씩 차례로 잠자는 중에 붙여 3회 정도 반복 시행하면 좋은 효과를 볼 수 있다.

12) 간장온곤약(肝腸溫崑蒻)을 이용한 찜질

간장온곤약 찜질은 간은 따뜻하고, 비장은 찬(肝溫脾冷)체질이 건강한 체질인데 간장(肝臟)부위를 따뜻하게 하는 것은 간장의 비대충혈(肥大充血)을 치유하고 경화(硬化)를 예방하게 한다. 따라서 간장부위에 곤약을 붙여 따뜻하게 하는 방법을 의미한다.

치료방법으로는 밤에 잠자기 전 곤약을 소금물로 데쳐 따뜻하게 한 다음 헝겊으로 여러 겹 싸서 우측 상복부 간장부위에 붙인다. 열이 식어감에 따라 포장물을 벗기고 20분~25분간 따뜻하게 열을 가한 후 그대로 수면을 취한다.

치료방법으로는 매일 다음과 같은 방법으로 찜질을 시행한다. 매일 자기 전 2주간 계속해서 시행한다. 이 기간이 끝나면 하루는 쉰다. 쉬고 난 다음날 하루는 냉하게 시행 후 두 번째로 찜질로 들어간다. 두 번째부터는 다시 따뜻하게 한 찜질로 10일간 시행하고, 하루는 냉하게 시행 후 세 번째로 들어간다. 세 번째는 1주일간 따뜻하게 행하고, 하루는 차게 하고, 네 번째로 들어간다. 네 번째는 5일간 따뜻하게 시행한 후 하루는 차게 한다. 이러한 방법으로 찜질을 시행하며 특히 목의 인두나 후두가 좋지 않는 환자에게는 같은 쪽의 무릎과 경락이 연결되어 있어 정강이 앞면과 넙다리 아래부위를 싸서 시행하면 좋은 효과가 나타난다.

13) 술을 이용한 목욕법

술을 이용한 목욕법을 술탕이라고도 하며 특히 정종이나 청주를 탕 물에 타서 하는 목욕방법으로 일본에서 도인술의 대가인 하야시마 마사오가 개발하였다. 이 목욕법은 술의 알콜성 자극과 성질을 이용하여 피부를 청결하게 하고 혈액순환을 잘되게 하는 효능이 좋아 일본 전역에 전해지면서 많은 사람들이 시행하고 있다. 또한 일본에서는 청주보다 알코올 도수가 높은 18도 정도의 아미노산과 염분 등이 주성분인 목욕용 술이 개발되어 상품화시켜 따로 판매되고 있고 가정에서도 이를 사용하여 술 목욕을 많이 시행하고 있는 실정이다.

정종이나 청주는 쌀을 원료로 하기 때문에 순수한 자연식품이다. 적당한 알코올 농도와 당분, 아미노산, 비타민, 구연산 등이 많이 포함되어 있기 때문에 술 목욕은 인체의 기와 혈을 활발하게 하는 한방의 건강비법이다.

우리 몸에 냉증(冷症)이나 습증(濕症) 그리고 과로로 인한 피로 등은 신체 일부의 내장이나 관절 등에 혈액순환을 정체하게 하는데 이러한 증상은 빠르게 노화를 진행시킨다. 따라서 이런 경우에 술 목욕을 시행하면 기의 원활한 흐름과 혈액순환을 증가시켜 관련 질병들을 치유시키는데 좋은 목욕법으로 대두되고 있다.

치료방법으로는 욕조에 물의 온도를 41℃~42℃정도로 해서 정종이나 청주를 2L 정도 탕 물에 섞은 다음 입욕하여 시행한다.

몸이 더워지고 발한작용이 생기면 탕 물에서 나와 타올로 몸을 닦고 건조시키면 된다.

술 목욕은 술의 세정력이 다른 원료들보다 강한 특성을 가지고 있어 물의 오염이 다른 탕 물보다 심하게 나타난다. 그러므로 털구멍 안의 노폐물까지 용해되기 때문에 탕 물이 유백색으로 변하여 더럽게 보여지지만 이 물을 다시 사용할 수 있다. 따라서 다시 사용할 경우에는 기존의 탕 물에 정종이나 청주를 1L정도 더 첨가해서 사용해야 더 좋은 효과를 볼 수 있으며, 2회용 정도로 사용한 후 이 물을 버리고 다시 새물로 교환한다.

술 목욕법의 장점으로는 탕 물을 끓이지 않고 미지근한 물에도 기(氣)의 흐름에 좋은 효과가 나타나기 때문에 높은 온도에서의 욕조에 장시간 있지 않고 짧은 시간으로도 좋은 치유효과를 볼 수 있다.

14) 시래기를 이용한 목욕

시래기를 이용하여 목욕은 피부병이나 소아천식, 류머티스관절염, 중풍, 당뇨병, 고혈압 등의 질병으로 몸이 허약해진 경우 술 목욕은 너무 강한 자극이 될 수 있으므로 좀 더 약한 자극으로 이를 대체하는 목욕으로 시래기를 사용하여 시행하는 방법이다.

시래기는 비타민C가 다른 음식이나 재료들에 비해 가장 많고 몸을 덥게 하며, 기혈(氣穴)의 흐름을 활발하게 하는 특성을 가지고 있다.

여성의 경우 냉증과 불임증에도 효능이 있으며, 피부병이나 회백질척수염(소아마비), 근위축증, 파킨슨씨병, 매니애르병 등의 치료에도 응용된다.

시래기를 이용한 목욕 방법은 많은 무우잎을 1주일 정도 줄에 걸어 그늘에서 말린다, 말린 무우 잎은 시래기로 변하고, 이 시래기를 천으로 된 무명주머니에 넣고 끓인다, 끓인 물로 환부를 담그거나 주머니를 욕조의 탕 물속에 함께 넣고 목욕을 한다. 처음 1주일 정도는 주머니 속에 시래기를 열 개 정도로 해서 매일 바꾸어준다. 시래기 한 주머니로 여러 명이 다 같이 사용할 수 있다.

15) 도인술과 함께 하는 목욕법

도인술을 이용하여 목욕을 함께하는 방법은 국소적 목욕 방법으로 우리 몸에는 구조적으로 뚫린 구멍이 9군데가 있어 각자 주어진 기능을 하고 있다. 즉 눈 2, 코 2, 귀 2, 입 1, 하반신의 성기와 항문 각 1 등 사람은 이 9개의 구멍을 통해서 자연과 소통하고 외부세계와 교류한다. 도인이란 이러한 이론과 원리에 기초하여 자연과 하나가 된다는 노자가 제창한 철학으로 지켜지고 있다. 그러므로 인간은 자연과 일체하는 존재감을 가지며, 이 9개의 구멍을 통해서 자연과 소통하는 교류의 접점이며 건강을 지키는데 매우 중요한 부분으로 생각하고 있다. 따라서 이 9개 구멍의 건강을 지키기 위해서는 다음과 같은 세척법들이 필요하다.

(1) 눈을 씻는 방법

적당한 용기에 깨끗한 물을 채우고, 용기에 얼굴을 담그고, 눈을 뜬 상태에서, 안구를 상하, 좌우로 3회 정도 움직이고, 호흡을 한 후 다시 얼굴을 담가 안구를 회전시킨다. 이 동작이 익숙해지면 1회에 모든 눈 돌림 동작을 수행할 수 있다. 주로 밖에서 집으로 돌아온 후에 이 방법을 시행하는 것이 효과적이며, 아침에 일어나서 하거나 잠자기 전에 하는 것도 좋은 방법이다.

(2) 코를 씻는 방법

도인안교법에서는 호흡을 적절하게 작동시키는 것을 중요하게 생각한다. 호흡법을 통하여 대기 속의 기를 몸 안으로 끌어들여 정기(精氣)와 사기(邪氣)를 교환하여 소통시킨다. 신선한 기가 몸의 구석구석까지 경락으로 기 순환을 통하여 보내져 에너지로 사용되고, 노폐물은 밖으로 배설되므로 우리 몸에 기의 소통을 원활하게 하여 조화와 균형을 맞춤으로서 건강을 유지하게 된다. 그러나 기의 소통이 충분하지 못하고 사기가 정체되면 우리 몸의 각 부분에 노쇄현상이나 질병이 발생하게 된다. 따라서 공기의 통로인 콧길(구멍)은 도인안교법에 있어서 질병을 치유시키고 노화의 진행을 막거나 느리게 진행시키는 통로이므로 항상 청결하게 유지시켜야 한다. 따라서 청결을 계속적으로 유지하기 위해서는 좀 괴롭고 어색하지만 한쪽 손가락을 사용하여 한쪽 콧길을 차단시키고 다른 한 손은 주사기를 사용하거나 손바닥에 미지근한 물을 콧구멍에 흘려 넣은 후 입으로 내뱉게 한다. 이 방법을 처음 시행 하는 경우에는 코에 통증과 함께 물이 콧길을 통하여 입속으로 들어가지 않지만 2~3일 계속해서 시행하면 가능하게 된다. 이러한 방법을 시행하여 한 방울의 물이라도 통하게 된다면 그 이후에는 코가 상쾌해지게 된다. 이 방법은 코감기 치유에도 효과적이다.

(3) 입을 씻는 방법

최근에는 구강 세척제가 잘 개발되어 차속에서나 장소에 구애를 받지 않고 입속을 세척하여 치아나 인두의 건강을 지켜 호흡기계나 소화기계의 건강법이 지켜지고 있다. 동양의학에서 건강한 사람의 잇몸은 혈색이 좋고 핑크색으로 띄게 된다. 또한 외출에서나 식사 후에 입안을 청결히 하는 것은 현대인에 있어서는 건강을 지킬 수 있는 일반적인 상식이며, 기본적인 예절과도 관계가 있다.

육장육부의 내장이나 신장이 좋지 않은 사람은 혈색이 좋지 않고, 근육의 위축도 발생한다. 그러므로 입속의 관리를 위한 건강을 지키기 위해서는 칫솔보다는 본인의 손가락을 이용하여 굵은 볶은 소금으로 잇몸을 문지른다. 처음에는 피가 나거나 통증이 있지만 계속해서 반복하면 통증이 없어지고 잇몸의 혈색이 좋아 치아가 건강해진다. 잇몸질환인 치조농루의 예방에도 도움이 된다.

(4) 귀를 지키는 건강법

귀는 물을 이용하여 귀를 씻을 경우 귓속에 물이 들어가 질환을 야기할 수 있고 거기에 따른 부작용이 생길 수 있기 때문에 손을 사용하여 욕조에서 다음과 같은 동작으로 시행한다.

먼저 양손으로 귓바퀴 위쪽 부분을 잡고 9번 정도 잡아당긴다. 그 다음에는 아래쪽 귀볼을 9번 정도 잡아당긴다. 그리고 양 귓바퀴 중간부위를 뒤쪽을 향하여 9번 잡아당긴다. 도인술에서 전해지는 귀의 건강법은 귀를 상 · 하, 뒤로 잡아당기면서 귀의 통로를 넓혀 주어 귀의 건강을 지킨다.

(5) 여성의 생식기 씻는 법

여성의 생식기의 세척제는 요즈음 시중 약국에서 의약품으로 많이 판매되고 있다. 그러나 욕조에서 여성이 물로 씻어서는 안 되는 곳이 생식기의 질부분이다. 여성의 질 안에는 여러 가지 유산균이 있어 작용을 하며 이 유산균들은 외부의 세균들로 부터 방어하는 작용을 한다. 따라서 질 속을 씻으면 유산균의 작용이 약화되어 부인병에 노출되기 쉽다. 그러므로 여성의 생식기는 표면만을 닦거나 씻어내는 것이 좋다.

여성에서의 월경은 성 기능 작용에 의한 신혈이다. 즉 건강한 영성의 경우 나쁜 운기를 1개월에 한번 씩 배설하는 생리적 현상인 것이다. 그러나 월경 중에 입욕으로 인해 생리에 영양이 미치면 어혈로 변하게 되어 두통이나 복통 또는 자궁이나 난소에 질병의 원인이 되기도 한다. 또한 갱년기 장애의 원인이 된다. 월경은 여성의 기본적 생리현상이다. 규칙적이고 순조로운 생리가 여성의 건강을 지키는 지름길이므로 젊음과 건강을 소중히 여기는 여성은 생리 중에도 생식기를 청결하게 하는 것이 중요하다.

(6) 남성의 생식기 씻는 법

남성에게서 입욕방법의 경우에는 금냉법(金冷法)과 강정법(强精法)의 두가지로 시행하는데 금냉법의 경우 남성의 성기에 물을 끼얹는 방법으로 귀두부분을 한 손으로 들어 올려 아래쪽 중심선에 찬물과 뜨거운 물을 교대로 5번씩 10회 정도 반복해서 시행한다.

강정법은 욕조에 몸을 담그고 발을 펴고 앉아서, 왼손으로 음낭 전체를 덮는 것처럼 쥐고, 고환을 50회 정도 가볍게 누르며 문지른다. 성기가 발기되면 욕조 안에서 무릎을 꿇은 자세로 허리를 일으켜 미골(꼬리뼈)부위를 한쪽 손바닥으로 대고 상하로 발기가 끝날 때까지 문지른다. 따라서 연결부위 경락상의 경혈점을 자극함으로써 남성생식기인 성기의 단련법으로 좋다.

(7) 항문을 씻는 방법

목욕 시 항문을 청결히 한다는 것은 아주 중요하며, 질병의 예방과 배변에도 많은 도움이 된다. 항문의 기혈 흐름을 좋게 하기 위한 방법으로는 좌욕으로 항문을 따뜻하게 충분히 한 다음 반 일어선 자세에서 손바닥으로 항문을 50회 정도 두드려 약한 진동을 준다. 그리고 상하로 엉덩이 근육을 움직이면 배변이나 치질의 예방이나 치유에 좋은 효과를 볼 수 있다.

항문은 인체에서 배설하는데 중요한 역할을 한다. 일상생활에서 항문을 더러운 곳이라고 생각하기 때문에 많은 신경을 쓰지 않지만 여기에는 의외로 항문의 혈액순환장애인 치질이나 치루, 탈홍 그리고 직장암 등의 질환이 잘 발생하는 기관이므로 청결을 유지하고 관리를 잘해야 할 부위이다.

16) 기혈의 흐름을 활발하게 하는 전신 목욕법

(1) 목욕을 통한 경락상의 마찰법

목욕으로 몸을 씻는 것은 개인위생과 몸을 청결하게 하는 효과를 가져 올 수지만 아울러 피부마찰을 통하여 기혈의 흐름을 원활하게 할 수 있는 것이다. 따라서 욕조에서 몸을 씻을 때 경락의 유주순서에 따라 피부에 마찰과 자극을 주면 기혈의 흐름을 촉진시켜 소속장기에 좋은 영향를 줄 수 있다. 그러므로 도인의 방법을 이용하여 누구나 같은 동작으로 시행하면 건강증진에 도움이 된다.

몸을 씻을 때 기혈의 흐름을 활발하게 할 수 있는 바람직한 방법에는 비누나 바디샴푸를 사용한 피부마찰이 효과적이다.

(2) 팔 부위를 씻는 방법

팔을 씻을 때에는 음양론(陰陽論)에서 상체나 상지의 앞쪽은 음(陰)에 해당하므로 주로 음 경락(陰經絡)의 맥이 흐른다. 경락의 유주(流主)에 따라 음 경락인 수태음폐경(手太陰肺經), 수궐음심포경(手厥陰心包經), 수소음심경(手小陰心經)은 가슴에서 손가락 방향으로 흐르기 때문에 가슴 쪽에서 손가락 방향으로 30회 정도 문질러 피부마찰을 하면 관련 장부(臟腑)에 기혈의 흐름이 원활하게 되어 건강에 도움이 된다. 또한 이와 반대로 상체나 상지의 뒤쪽은 양맥(陽脈) 즉 수양명대장경(手陽明大藏經), 수소양삼초경(手小陽三焦經), 수태양소장경(手太陽小腸經)의 경락이 흐르기 때문에 손에서 머리 쪽으로 올라가면서 30회 정도 문지른다. 따라서 관련 장부인 대장, 삼초, 소장에 좋은 영향이 미치게 된다. 팔 전체의 마찰이 상 · 하로 골고루 이루어지도록 씻고, 양손을 교대로 사용하여 씻으면 더욱 효과적이다.

(3) 목 부위를 씻는 방법

목의 앞부분은 음맥이므로 아래에서 위로 30회 정도를 기준으로 문질러 마찰을 해줌으로써 관련된 장부에 기혈의 흐름을 원활히 할 수 있고, 목의 뒷부분은 고개를 숙인 상태에서 같은 방법으로 위에서 아래로 30회 정도 문질러 마찰한다. 이때 손바닥은 편리한 쪽으로 사용하고 되도록이면 오른손과 왼손을 교대로 사용한다.

(4) 가슴 부위를 씻는 방법

가슴부위는 주로 음맥이 지배하므로 음(陰)의 유주순서를 따라 시행하여야 한다. 복부에서 가슴부위를 걷쳐 목을 향하여 문질러 마찰을 하고, 가슴 유두부분과 심장근처는 양손바닥을 이용하여 동시에 원을 그리며 30회 정도 문질러 자극한다. 갈비뼈 부위는 양 손바닥을 이용하여 동시에 좌우로 문질러 마찰한다.

(5) 배부위를 씻는 방법

배의 부분도 음의 방향이므로 양 손바닥을 하복부에 대고 상 복부를 향하여 30회 정도 반복하여 문지르고, 배꼽주위는 원을 그리며 마찰한다. 원의 방향은 시계방향으로 돌리면서 문지른다. 그 이유는 소화작용의 방향이 시계방향이기 때문이다.

(6) 등 부위를 씻는 방법

등(배부)은 양맥(陽脈)이 지배하지만 손이 등에 닿지 않아 시행할 수 없기 때문에 양 손바닥을 허리에 대고 엉덩이 쪽을 향하여 30회 정도 반복해서 문지른다. 등은 족태양방광경(足太陽膀胱經)과 기경팔맥(奇經八脈)에 속하는 독맥(督脈)이 흐르기 때문에 육장육부(六藏六腑)에 소속된 경락이므로 중요한 부위이다. 등의 상부는 손이 닿는데 까지는 할 수 있지만 정확한 자극이 되지 않아, 서로 밀어 주거나 타올이나 목욕수건을 이용하여 위쪽과 아래쪽 그리고 X자형으로 교대로 마찰한다.

(7) 발 부위를 씻는 방법

앉은 자세에서 좌우 발가락 하나하나를 손가락으로 감싸듯이 해서 씻는다. 발등과 정강이 무릎, 허벅지 안쪽 등은 위 · 아래로 30회 정도 쓰다듬는다. 일반적으로 문지르는 순서는 안쪽을 먼저 하고, 다음으로 바깥쪽을 씻는다.

(8) 얼굴 씻는 방법

얼굴은 세안할 때 생각 없이 습관적으로 상 · 하로 문지르지만 기혈이 흐르는 방향을 따라 양손의 손바닥을 이용하여 이마부분은 중심부에서 외측방향으로, 코 부분은 손가락 끝을 이용하여 콧대를 따라 양 눈, 볼 부분을 향하여 마찰하고, 볼과 턱은 위에서 아래로 20회 정도 문질러 마찰한다. 얼굴 씻는 방법은 얼굴 중심부에서 바깥방향으로 씻는 것이 습관화 되면, 세수를 상 · 하로 씻을때 보다는 기혈의 흐름이 더욱 빠르고 효과적이다.

(9) 머리 씻는 방법

머리는 양손의 손가락 끝으로 두피를 마찰하면서 머리의 이마부분에서 마루뼈부위로 올라가면서 문질러 마찰한다.

뒤통수부위는 뒷목 부위에서 관자부위로 올라와 차츰 머리 윗쪽부위를 향하여 문지르며 마찰한다. 가볍게 손가락 끝에 힘을 주고 두피를 움직이면서 30회 정도 마찰하여 자극을 주면서 씻는다.

17) 진흙을 이용한 목욕법(Mud bath)

예부터 진흙은 높은 비율과 낮은 전도율이 있어 진흙탕이나 진흙을 몸에 발라 피부미용이나 질병치유에 사용하였으며 지금도 화장품이나 다른 용도로 많이 사용되고 있다. 또한 여러 야생동물들도 몸을 위해 여러 용도로 진흙 속에서 장시간 담그고 있거나 몸에 바르고 있는 것을 잡지나 사진 그리고 텔레비전을 통해 볼 수 있다.

목욕용으로 사용되는 진흙은 광물진흙, 광물바다진흙, 유기토탄 등이 쓰이며, 적응증은 피부의 삼투성 변화를 유도하여 병적 산물의 용해, 연화 또는 흡수에 의한 제거효과와 신진대사를 증가시키는 등의 생리적 효과가 있다.

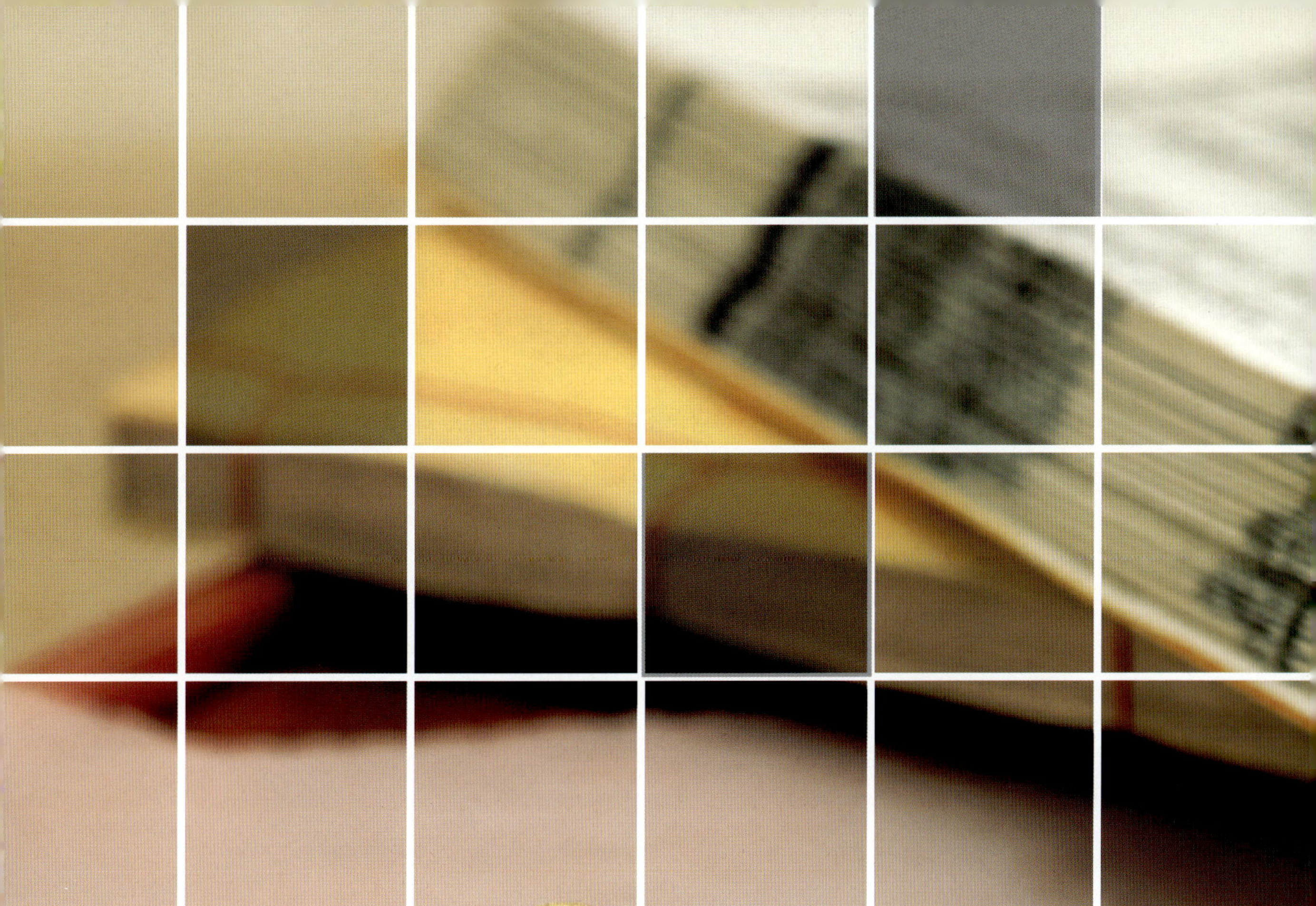

참고문헌

색 인

〈참고문헌〉

1. 공동철, 『김봉한의 부활하는 봉한학설과 동서의학의 대역전』, 학민사, 1993.
2. 금귀진, 『실험기공요법, 중국, 향한태성서국, 1992.
3. 김용남 · 박흥기 외5인, 『한방물리치료학』, 정담, 1998
4. 명치국 편, 『의송정공수련법』, 중국, 북경과학기술출판사, 1992.
5. 문상은, 『전신조정술』, 현문사, 1994.
6. 박종철 · 박치환, 『수치료학』, 현문사, 1995.
7. 박종철, 『수치료의 이론과 실제』, 현문사, 1997.
8. 박찬의 · 박대준, 『광선치료』, 대학서림, 1996.
9. 박흥기, 『레이저의 의학적 이용에 대한 고찰』, 대한물리치료과 협회지, 대한물리치료사협회 Vol. 5, No 1. 1983.
10. 신민교 외, 『도인기공학』, 서울, 영림출판사, 1988
11. 신용철, 『한방기공클리닉』, 서울, 북클럽, 1988
12. 신준식, 『한국추나학(제1판)』, 대한한의학회 추나분과학회 부설출판사, 1995.
13. 이변택, 『알기쉬운 우리의 한의학』, 대한 한의사협회. 1994.
14. 이응세 · 천상렬, 『자기 치료법에 관한 문헌적 고찰』, 한방재활의학회지, Vol. 7. Co. 1. 1997
15. 이혁 · 조성태, 『한방미용학개론』, 청구문화사, 1995.
16. 임규상 외 5인, 『한방간호학』, 현문사, 1994.
17. 임준규 역, 『중국기공』, 서울, 보건신문사, 1987.
18. 임준규, 『동의자연요법대』, 고문사, 1991.
19. 임준규 · 신현재, 『동의 물리요법과학』, 고문사, 1986.
20. 전국 한의과 대학 재활의학과학 교실, 『동의재활의학과학』, 서원당, 1995.
21. 정진기 · 조필형, 『중의학개론』, 계측문화사, 1973.
22. 조효충, 『성제총록』, 중화민국, 계측문화사, 1993.
23. 진효식 외. 『자요법』, 중국, 인민위생출판사, 1993.
24. 함용운, 『광선치료학』, 현문사, 1995.
25. 홍성균, 『광동수기요법』, 자작나무, 1996.
26. 홍원식 편, 『정교 황제내경』, 서울, 동양의학연구원, 1981.
27. 길재호 외 5인, 『스포츠 경혈지압 라이브러리』, 대경북스, 2003.

28. 하헌용 · 안병용, 『한의학 개론』, 정문각, 2005.
29. 한방간호연구회, 『대학한방간호』, 현문사, 1998.
30. 이휘준, 『한방물리치료학』, 대학서림, 2004.
31. 김성훈, 길재호, 송호철, 『한방과 건강생활』, 정문각, 2005.
32. 김용남, 『한방물리치료학』, 현문사, 2001
33. 이원재 외 5인, 『스포츠 카이로프락틱 라이브러리』, 대경북스, 2004.

ㄱ

ㄱ

ㄴ

ㄷ

ㅇ

ㅈ

ㅊ

ㅋ

ㅌ

ㅍ

ㅎ

저자 **김용남**

경희대학교 한의과대학 부속 한방병원 물리치료실장 역임
현 남부대학교 물리치료학과

한방물리치료 중재학

Oriental Physical Therapy Interention

2015년 8월 1일 인쇄
2015년 8월 5일 발행

저　자 김용남
발 행 인 이승수
발 행 처 도서출판 의학서원

등록번호 제406-00047호 / 2006. 3. 2
주　소 서울시 영등포구 당산로 41길 11(당산동4가) SK V1 센터 W동 1508호
Tel 02) 2678-8070(代)　**Fax** 02) 2678-8073
홈페이지 www.dhsw.co.kr
E-mail bookkorea@naver.com

정 가 35,000원
ISBN 979-11-86006-44-3 93510